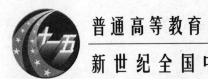

普通高等教育"十一五"国家级规划教材

新世纪全国中医药高职高专规划教材

中西医结合五官科学

（供中西医结合专业用）

主 编　马　涛（邢台医学高等专科学校）

副主编　郭兆刚（云南中医学院）

　　　　肖家翔（贵阳中医学院）

　　　　王胜涛（河北省人民医院）

中国中医药出版社

·北京·

图书在版编目（CIP）数据

中西医结合五官科学/马涛主编 . —北京：中国中医药
出版社，2006.6（2011.7 重印）（2015.2重印）
普通高等教育"十一五"国家级规划教材
ISBN 978 - 7 - 80156 - 991 - 2

Ⅰ. 中…　Ⅱ. 马…　Ⅲ. 中西医结合 - 五官科学 - 高等
学校：技术学校 - 教材　Ⅳ. R76

中国版本图书馆 CIP 数据核字（2006）第 035691 号

中国中医药出版社出版
北京市朝阳区北三环东路 28 号易亨大厦 16 层
邮政编码　100013
传真　010 64405750
河北欣航测绘院印刷厂印刷
各地新华书店经销
*
开本 787×1092　1/16　印张 34.25　字数 650 千字
2006 年 6 月第 1 版　2015年2月第3次印刷
书　号　ISBN 978 - 7 - 80156 - 991 - 2
*
定价　41.00 元
网址　www. cptcm. com

李庆生（云南中医学院院长　教授）

李连达（中国中医科学院研究员　中国工程院院士）

李佃贵（河北医科大学副校长　教授）

吴咸中（天津医科大学教授　中国工程院院士）

吴勉华（南京中医药大学校长　教授）

张伯礼（天津中医药大学校长　中国工程院院士）

肖培根（中国医学科学院教授　中国工程院院士）

肖鲁伟（浙江中医药大学校长　教授）

陈可冀（中国中医科学院研究员　中国科学院院士）

周仲瑛（南京中医药大学　教授）

周　然（山西中医学院院长　教授）

周铭心（新疆医科大学副校长　教授）

洪　净（国家中医药管理局科技教育司副司长）

郑守曾（北京中医药大学校长　教授）

范昕建（成都中医药大学党委书记、校长　教授）

胡之璧（上海中医药大学教授　中国工程院院士）

贺兴东（世界中医药学会联合会　副秘书长）

徐志伟（广州中医药大学校长　教授）

唐俊琦（陕西中医学院院长　　教授）

曹洪欣（中国中医科学院院长　教授）

梁光义（贵阳中医学院院长　教授）

焦树德（中日友好医院　教授）

彭　勃（河南中医学院院长　教授）

程莘农（中国中医科学院研究员　中国工程院院士）

谢建群（上海中医药大学常务副校长　教授）

路志正（中国中医科学院　教授）

颜德馨（上海铁路医院　教授）

秘书长　　　　王　键（安徽中医学院党委书记、副院长　教授）

洪　净（国家中医药管理局科技教育司副司长）

办公室主任　王国辰（中国中医药出版社社长）

办公室副主任　范吉平（中国中医药出版社副社长）

前　言

随着我国经济和社会的迅速发展，人民生活水平的普遍提高，对中医药的需求也不断增长，社会需要更多的实用技术型中医药人才。因此，适应社会需求的中医药高职高专教育在全国蓬勃开展，并呈不断扩大之势，专业的划分也越来越细。但到目前为止，还没有一套真正适应中医药高职高专教育的系列教材。因此，全国各开展中医药高职高专教育的院校对组织编写中医药高职高专规划教材的呼声愈来愈强烈。规划教材是推动中医药高职高专教育发展的重要因素和保证教学质量的基础已成为大家的共识。

"新世纪全国中医药高职高专规划教材"正是在上述背景下，依据国务院《关于大力推进职业教育改革与发展的决定》要求："积极推进课程和教材改革，开发和编写反映新知识、新技术、新工艺和新方法，具有职业教育特色的课程和教材"，在国家中医药管理局的规划指导下，采用了"政府指导、学会主办、院校联办、出版社协办"的运作机制，由全国中医药高等教育学会组织、全国开展中医药高职高专教育的院校联合编写、中国中医药出版社出版的中医药高职高专系列第一套国家级规划教材。

本系列教材立足改革，更新观念，以教育部《全国高职高专指导性专业目录》以及目前全国中医药高职高专教育的实际情况为依据，注重体现中医药高职高专教育的特色。

在对全国开展中医药高职高专教育的院校进行大量细致的调研工作的基础上，国家中医药管理局科教司委托全国高等中医药教材建设研究会于2004年6月在北京召开了"全国中医药高职高专教育与教材建设研讨会"，该会议确定了"新世纪全国中医药高职高专规划教材"所涉及的中医、西医两个基础以及10个专业共计100门课程的教材目录。会后全国各有关院校积极踊跃地参与了主编、副主编、编委申报、推荐工作。最后由国家中医药管理局组织全国高等中医药教材建设专家指导委员会确定了10个专业共90门课程教材的主编。并在教材的组织编写过程中引入了竞争机制，实行主编负责制，以保证教材的质量。

本系列教材编写实施"精品战略"，从教材规划到教材编写、专家审稿、编辑加工、出版，都有计划、有步骤地实施，层层把关，步步强化，使"精品意识"、"质量意识"始终贯穿全过程。每种教材的教学大纲、编写大纲、样稿、全稿都经专家指导委员会审定，都经历了编写启动会、审稿会、定稿会的反复论证，不断完善，重点提高内在质量。并根据中医药高职高专教育的特点，在理论与实践、继承与创新等方面进行了重点论证；在写作方法上，大胆创新，使教材内容更为科学化、合理化，更便于实际教学，注重学生实际工作能力的培养，充分体现职业教育的特色，为学生知识、能力、素质协调发展创造条件。

在出版方面，出版社严格树立"精品意识"、"质量意识"，从编辑加工、版面设计、装帧等各个环节都精心组织、严格把关，力争出版高水平的精品教材，使中医药高职高专教材的出版质量上一个新台阶。

在"新世纪全国中医药高职高专规划教材"的组织编写工作中，始终得到了国家中医药管理局的具体精心指导，并得到全国各开展中医药高职高专教育院校的大力支持，各门教材主编、副主编以及所有参编人员均为保证教材的质量付出了辛勤的努力，在此一并表示诚挚的谢意！同时，我们要对全国高等中医药教材建设专家指导委员会的所有专家对本套教材的关心和指导表示衷心的感谢！

由于"新世纪全国中医药高职高专规划教材"是我国第一套针对中医药高职高专教育的系统全面的规划教材，涉及面较广，是一项全新的、复杂的系统工程，有相当一部分课程是创新和探索，因此难免有不足甚至错漏之处，敬请各教学单位、各位教学人员在使用中发现问题，及时提出宝贵意见，以便重印或再版时予以修改，使教材质量不断提高，并真正地促进我国中医药高职高专教育的持续发展。

全国中医药高等教育学会
全国高等中医药教材建设研究会
2006 年 4 月

编 写 说 明

　　《中西医结合五官科学》系新世纪全国中医药高职高专中西医结合专业国家规划教材，根据中西医结合专业培养计划与课程教学大纲编写，主要供高职高专中西医结合专业教学使用，亦可供五官科临床医务工作者参考。

　　全书分眼科学、耳鼻咽喉科学、口腔科学三篇。各篇又分总论与各论。各篇总论分别介绍各部分的解剖生理、与脏腑经络的关系、所属疾病的病因病理、检查法以及疾病常见症状辨证、治疗概要等。各论介绍各部分常见病、多发病以及其中西医诊疗方法。附录为五官科常用方剂索引，介绍其出处、药物组成，以便查阅。

　　本书编写的宗旨是中西医结合。在选材上，尽量体现思想性、科学性、先进性、实用性。在编写过程中，注重高职高专中西医结合专业的教学特点和五官科临床工作的实际需要。在中西医教学内容的组合上，合理取舍，力求使中西医两种思维方式尽量达到协调统一。在章节顺序上，以五官各部结构分类为依据，以西医病名为提纲，构建本书系统。

　　本书编写分工：第一篇第一章、第二篇第一章、第三篇第一章由马涛、马冠峰编写；第一篇第二章、第七章由邓小燕编写；第一篇第三章，第五章第四节、第五节由喻京生编写；第一篇第四章第一节，第五章第一节、第二节、第三节由肖家翔编写；第一篇第四章第二节、第六章由杨光编写；第二篇第二章第一节、第二节、第十二节至十五节由黄海芸编写；第二篇第二章第三节至十一节由郭兆刚、陈祖琨编写；第二篇第三章由陈隆晖编写；第二篇第四章由忻耀杰、滕磊编写；第二篇第五章由宣伟军编写；第三篇第二章、第三章、第五章、第六章、第七章、第八章、第九章由马涛、王胜涛编写；第三篇第四章由曹志中编写；附录方剂索引由马冠峰整理。

由于编者水平有限，对五官科学以及中西医结合认识上有还有待不断提高，难免挂一漏万，恳请读者和同道们在使用过程中给予指正，不吝赐教。

马 涛

2006 年 4 月

目　录

第一篇　眼科学

第二篇　耳鼻咽喉科学

第三篇 口腔科学

附　录

第一篇

眼科学

第一章

眼科学总论

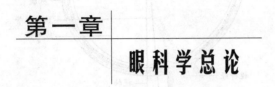

第一节　眼的应用解剖与生理

眼，即视觉器官，由眼球、视路、眼的附属器3个部分组成。

一、眼球

眼球由眼球壁与眼内容物构成，近似球形，位于眼眶内，借眶筋膜与眶壁联系，周围有脂肪等组织衬托。成人眼球前后径平均数为24mm，垂直径为23mm，水平径为23.5mm。眼球向前方平视时，突出于外侧眶缘12~14mm为正常，两眼相差通常不超过2mm。见图1-1-1。

颈内动脉分出眼动脉，眼动脉再分成视网膜中央动脉与睫状动脉，以营养整个眼球。

眼球除有视神经支配外，还受睫状神经支配，它含有感觉、交感、副交感纤维，由此发出许多分支，分布整个眼球。睫状神经节位于球后10~18mm、视神经孔前方约10mm、视神经的外下方。眼球手术时行球后麻醉，即麻醉此神经节。

（一）眼球壁

眼球壁分为外、中、内3层。

1. 外层　又称纤维膜，由致密的纤维组织构成，坚韧而有弹性，具有保护

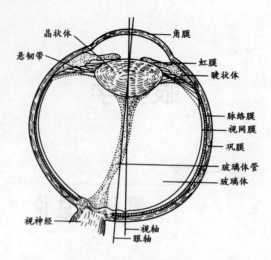

图 1-1-1　眼球剖面图

眼内组织和维持眼球形状的作用。纤维膜分角膜与巩膜两部分，两者交界处称角巩膜缘。

（1）角膜　位于眼球前面，占纤维膜的 1/6，质地完全透明，表面光滑润泽，具有重要的屈光作用。其前面呈凸状，后面呈凹状，横径约为 11.5mm，垂直径约为 10.5mm。

角膜无血管，周围的血管终止在角巩膜缘，形成血管网，角膜营养主要靠此血管网和房水供应。代谢所需的氧，80% 来自空气，15% 来自血管网，5% 来自房水。

角膜的感觉神经极为丰富，主要来自三叉神经的睫状神经。角膜感觉特别敏锐，一旦受到外界刺激，则立即发生保护性闭眼反应。

角膜是一相当透明的组织。因为角膜没有血管，表层细胞无角化，基底细胞无色素，纤维薄板排列极为规则，又有丰富的透明质酸，即使是神经纤维也是脱髓的细小轴索，这就保证了角膜的高度透明性。同时，角膜又有一定的弯曲度，前面的曲率半径为 7.84mm，后面的曲率半径为 6.8mm，为重要的屈光组织之一。

角膜的组织结构由前向后分为 5 层：① 上皮细胞层：由 5~6 层细胞组成，与球结膜上皮相连续，再生能力强，损伤后在无感染的条件下，一般 24 小时可以修复；② 前弹力层：主要由胶原纤维构成，损伤后不能再生，而形成较薄的瘢痕组织；③ 基质层：又名实质层、主质层或间质层，占角膜厚度的 9/10，由与角膜平行的纤维束薄板组成，排列极为规则，具有同等屈光指数（如不规则，则屈光指数不同，即为散光）。本层无再生能力，一旦损伤，则为结缔组织所修复，形成较厚的瘢痕组织；④ 后弹力层：为一层透明的均质膜，由胶原纤维所组成，损伤后有再生能力。本层有弹性，较为坚韧，损伤后可再生；⑤ 内皮细胞层：为整齐的单层内皮细胞组成，与虹膜表面内上皮相连，具有角膜－房水屏障功能，不能再生，缺损区主要依靠邻近的内皮细胞扩展和移行来覆盖。

（2）巩膜　占整个纤维膜的 5/6，位于角膜周边的后方，前面覆盖以球结膜，内面与睫状体、脉络膜相连；后极部稍偏内侧有视神经穿过，穿过处为巩膜筛板，极薄，上有许多筛状孔。巩膜颜色呈乳白色，但儿童因巩膜较薄可显出内面的色素组织而呈淡青色，老人因脂肪沉着而呈浅黄色。巩膜由致密交错的纤维组织构成，质地坚韧，不透明，具有保护球内组织的作用。

（3）角巩膜缘　角膜与巩膜交界处，宽约 1mm，角膜缘血管网即位于此，其深处为前房角。见图 1-1-2。

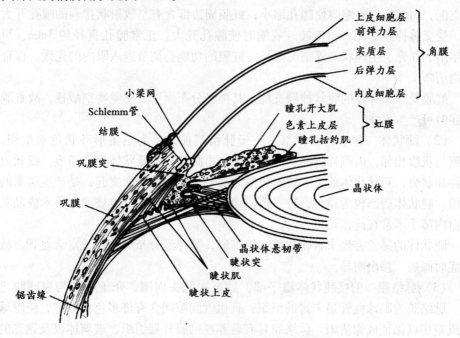

图 1-1-2　眼球前部经向切面示意图

角膜缘是前房角的外壁，内有巩膜静脉窦（又称输淋管或 Schlemm 管，是围绕前房角一周的房水排出管）和小梁网（前房角的网状结构，具有过滤作用，可阻止微粒或细菌进入输淋管）等结构。

角膜缘血管网由两层组成：浅层由结膜血管分支构成，位于结膜内；深层由睫状前血管分支构成，位于巩膜浅层。临床上所称的角膜浅层血管新生，即来源于表浅的结膜血管；深层血管新生，即来源于深层的睫状血管。角膜、巩膜、虹膜、睫状体发炎时，可引起睫状血管充血，因位置较深，故颜色暗红，血管不能移动，临床上称为睫状充血。

2．中层 中层即葡萄膜，又称为血管膜或色素膜，含有丰富的血管和色素。由前向后依次为虹膜、睫状体、脉络膜。

（1）**虹膜** 位于晶状体前面。表面有很多呈放射状排列的精细条纹，系虹膜实质内血管呈放射状走行而成，称虹膜纹理；纹理与纹理之间的凹陷，称隐窝或隐沟，当虹膜发炎时，因虹膜充血肿胀，纹理显示不清，隐沟即消失。周边与睫状体相连处称虹膜根部，此处较为薄弱，眼球挫伤时容易断离，称虹膜根部断离。虹膜的颜色因人种而异，白色人种色素少，虹膜色浅，呈淡黄或浅蓝色；有色人种色素多，虹膜色深，呈棕褐色。

虹膜中央圆孔即瞳孔。近瞳孔缘含有呈环状排列的瞳孔括约肌，受副交感神经支配，司缩瞳，收缩时使瞳孔缩小；虹膜周边部含有呈放射状排列的瞳孔开大肌，受交感神经支配，司散瞳，收缩时使瞳孔开大。正常瞳孔直径约 3mm，可因年龄、屈光、生理状态等情况而异。虹膜的功能是调节进入眼内的光线，保证视物清晰。

虹膜受三叉神经的睫状神经支配，其神经分布周密，感觉特别敏锐，故虹膜炎症时可产生疼痛。

（2）**睫状体** 起于虹膜根部，止于脉络膜前缘，为三角形环状色素组织，外侧与巩膜相邻，内侧环绕晶状体赤道部，由睫状冠与睫状体平部组成。睫状冠又称睫状突，乃睫状体前 1/3 较为肥厚的部分，其内侧表面突起，是产生房水的部位。睫状体后部较为扁平，称平部或睫状环，血管极少，故玻璃体手术或晶状体白内障手术常在此作切口。

睫状体的感觉神经来自睫状长、短神经，其神经分布周密，又富含血管，故炎症时眼痛、渗出明显。

（3）**脉络膜** 前接睫状体扁平部，后至视乳头周围，介于巩膜与视网膜之间。脉络膜为眼球血管最丰富的组织；且血管间隙间含有许多色素细胞，使眼球形成暗房以保证成像清晰。脉络膜具有营养视网膜外层组织、玻璃体以及遮光的作用。

脉络膜不含感觉神经纤维，故发炎时无疼痛感。

3．内层 内层即视网膜，前至锯齿缘，后至视乳头，位于脉络膜与玻璃体之间；除色素上皮外，余均为透明的薄膜。视网膜具有感光和传导神经冲动的作用。

在视网膜后极偏鼻侧，有一称视乳头（又称视盘）的圆形区，是视网膜神经纤维集中穿出眼球的部位，直径约 1.5mm；其中央呈漏斗状凹陷，称生理凹陷。凹陷内有暗灰色小点，为视神经穿过巩膜处，名巩膜筛板。视乳头因仅有神经纤维，没有感光细胞，故无视觉，在视野检查中呈现一盲点，称生理盲点。在视网膜正后极，离乳头颞侧约 3~4mm 处，有一椭圆形区域，称黄斑（由于该区含有丰富的叶黄素得名）。黄斑部无血管，且为单层、极薄，其正中为中心凹，是视力最敏锐的地方；中心凹处有一反光亮点，称中心凹光反射。

视网膜组织结构：由外向内分为 10 层（见图 1-1-3）：色素上皮层（视网膜的最外层，此层与脉络膜紧贴，不易分离，但与视网膜之间存在着潜在空隙，临床上所称的视网膜脱离即视网膜与色素上皮层自此空隙分离）、视细胞层（此层含杆体与圆锥两种细胞）、外界膜层、外颗粒层、外丛状层、内颗粒层、内丛状层、神经节细胞层、神经纤维层（主要由神经节细胞轴突即视神经纤维组成）、内界膜层。

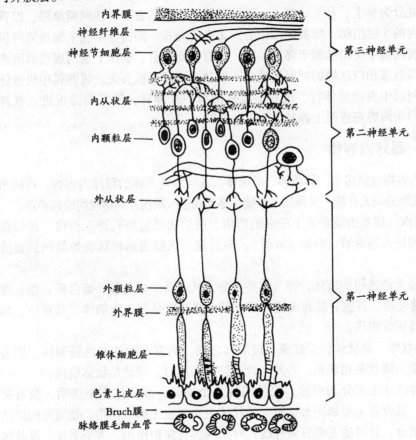

图 1-1-3 视网膜的组织示意图

视网膜感光系统：由 3 级神经元组成，光感受器细胞为第一神经元，双极细胞为第二神经元，神经节细胞为第三神经元。第一神经元光感受器细胞有两种细胞：一种形状如圆锥状，为圆锥细胞（即视锥细胞），具有感受明光和辨别颜色的作用，主要分布在黄斑部；另一种形状如杆状，为杆体细胞（即视杆细胞），具有感受暗光的作用，司暗视觉，主要分布在视网膜周围，越近黄斑部越少，至黄斑部中心凹时则无此类细胞。第二神经元与第三神经元主要是传导神经冲动，即光线达到视细胞后，经化学变化产生光冲动，传至双极细胞（第二神经元），再至神经节细胞（第三神经元），再由神经节细胞节后纤维沿视神经传达到大脑，产生视觉。

视网膜血管：视网膜血管有视网膜中央动脉与静脉。动脉颜色较红，管径较细；静脉颜色较暗，管径较粗，两者之比为2:3。视网膜中央动脉在视神经乳头面或边缘处分为鼻上、鼻下、颞上、颞下动脉，每支约占1/4视网膜象限，以营养视网膜内的5层组织；唯黄斑部中心凹无血管分布，而由脉络膜毛细血管网供应营养；视网膜中央动脉属于终末动脉，没有侧支吻合，临床上视网膜动脉阻塞的病人，即造成相应区域的视网膜缺血，以致功能减退或丧失。视网膜中央静脉基本与视网膜中央动脉伴行，最后汇成视网膜中央静脉，经巩膜筛板进入视神经，而后归于海绵窦或眼上静脉。

（二）眼球内容物

眼球内容物包括房水、晶状体、玻璃体。其均为透明体的眼球内容物，连同角膜一并构成眼的屈光介质，又称屈光系统，是光线进入眼内并到达视网膜的通路。

1. 房水　房水由睫状突上皮细胞产生，由后房经过瞳孔进入前房，再经前房角小梁网进入输淋管（Schlemm 管），最后流入巩膜表面睫状前静脉回到血液循环。

房水是无色透明的液体，98.1%是水分，其余是少量乳酸、蛋白质、糖、维生素C、葡萄糖、谷胱甘肽和无机盐等。其主要功能是营养玻璃体、晶状体、角膜以及维持正常眼压。

2. 晶状体　晶状体位于虹膜与玻璃体之间，为双凸面的弹性透明体，周边通过悬韧带与睫状突相联系。若外伤致悬韧带断离时，可致晶状体脱位。

晶状体临床上可分为囊膜、皮质与核3个部分。晶状体完全透明，没有神经、血管，其营养主要靠房水供给。晶状体主要起屈光调节作用，是屈光间质的重要组成部分，且可滤去部分紫外线，对视网膜有保护作用。人至老年，晶状体核变硬，弹性降低，调节力减退，视近物时因晶状体凸度不能增加而出现老视。

3. 玻璃体　玻璃体为无色透明的胶质体，充满于晶状体后面的空腔内。玻璃体主要成分是水，占98%以上，还含有少量胶原与透明质酸酶等。玻璃体透明，本身无神经、血管，也无固定的细胞，靠房水及脉络膜等组织供应营养，新陈代谢也甚微，一旦丢失，不可再生；如因周围组织外伤、炎症、出血，可致玻璃体混浊，影响视力。

玻璃体的作用：屈光，维持眼球形态，还有对视网膜和眼球壁的支撑作用。若玻璃体液化或手术丢失过多，支撑力减弱可出现视网膜脱离。

二、视路

视觉传导的通路即为视路，其自视网膜起，经视神经、视交叉、视束、外侧膝状体、视放射至皮质视中枢止。视路中任何部位受到损害，均可影响视功能。根据神经分布的特点，不同部位的病变有特定的视野异常。通过视野改变的分析，有助于颅内病变的定位。见图 1-1-4。

1. 视神经　视神经起于视乳头，止于视交叉，由视网膜神经节细胞发出的神经纤维汇集而成。全长约50mm，分为球内段、眶内段、管内段及颅内段（临床上所称的球后视神经炎是对后3段的概括）。

穿出筛板前，球内段视神经无髓鞘，穿出筛板后包绕视神经的髓鞘可分为3层：自外至内依次为硬膜、蛛网膜及软膜。硬膜与蛛网膜之间的空隙为硬膜下腔，蛛网膜与软膜之间的空隙为蛛网膜下腔，均与脑之同名腔相

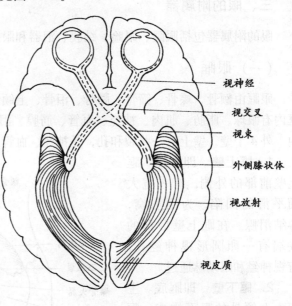

图 1-1-4　视路示意图

视神经
视交叉
视束
外侧膝状体
视放射
视皮质

通。腔内充满着脑脊液，当颅内压增高时，常见视乳头水肿。眼眶深部组织的感染，也能沿神经周围的脑膜间隙扩散至颅内。

视神经髓鞘上富有感觉神经纤维，故当急性炎症时球后常有疼痛感。

2. 视交叉　视交叉位于颅内蝶鞍上方，双眼视神经纤维在此处进行部分交叉：双眼视网膜鼻侧的纤维交叉至对侧（来自视网膜颞侧的纤维不交叉）。当邻近组织有炎症或肿块压迫时，即可出现颞侧偏盲。

3. 视束　视束是自视交叉至大脑外侧膝状体节细胞止的左右各一束神经。

每一视束包括同侧的颞侧纤维与对侧的鼻侧纤维，因此，当一侧视束有病变时常出现同侧偏盲。

4. 外侧膝状体 外侧膝状体位于丘脑后端的外侧，为视觉的皮质下中枢（视分析器的低级视中枢）。它收纳大部分由视束而来的纤维，发出视放射纤维。

5. 视放射 视放射为视路中的中枢神经元。由外侧膝状体发出的视觉纤维向上下作扇形散开，形成视放射，均终止于大脑枕叶的皮质纹状区。视放射经过的部位在大脑半球占有较大范围，如果邻近部位有病变，即可影响视放射而产生视野缺损。

6. 纹状区 纹状区位于大脑枕叶皮质，全部视觉纤维在此终止，为人类视觉的最高中枢。

三、眼的附属器

眼的附属器包括眼眶、眼睑、结膜、泪器和眼外肌等 5 个部分。

（一）眼眶

眼眶由额骨、蝶骨、筛骨、腭骨、泪骨、上颌骨、颧骨 7 块颜面骨组成。眼眶内有眼球、脂肪、肌肉、神经、血管、筋膜、泪腺等组织。眼眶分为上、下、内、外 4 个壁，壁上有一些裂和孔，是神经、血管通过之处。见图 1-1-5。

1. 眶上壁 即眶顶。眶上壁前部的外侧，有一宽大而平滑的凹陷，为泪腺窝，容纳泪腺。在眶上壁后部的尖端有一卵圆形视神经孔，有视神经和眼动脉通过。

2. 眶下壁 即眶底。主要由上颌骨的眶面构成。眶下缘中下约 4mm 处，为眶下孔，有眶下神经及眶下动脉通过。

3. 眶内壁 眶内壁前方为泪囊窝，泪囊居于其中。眶内壁中部为筛骨纸板，是眶壁中最薄的骨壁，若外力作用于内侧壁时，容易损伤。

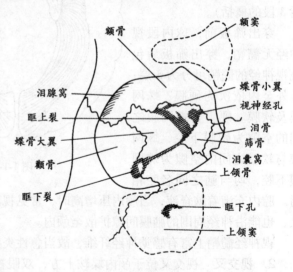

图 1-1-5 眼眶前面

　　4. 眶外壁　眶外壁乃眶壁中最坚固的骨壁。在眶外壁与下壁之间有眶下裂，三叉神经第 2 支及眶下动脉由此通过。在眶外壁与眶上壁的分界处，视神经孔外侧有眶上裂，有动眼神经、滑车神经、外展神经、三叉神经第 1 支及眶上静脉通过。

　　眼眶周围与鼻窦的关系密切：眼眶前上方为额窦，下方为上颌窦，内侧有筛窦，后方有蝶窦。因此，鼻窦的炎症或肿瘤常可侵及眼眶内。

（二）眼睑

　　眼睑分上下眼睑，位于眼眶前面，对眼球有保护作用。

　　上下眼睑间的裂隙称睑裂。正常睑裂睁大时，上睑可遮盖角膜上缘 1 ~ 2mm。上下眼睑相连处为眦部，在颞侧的为外眦，在鼻侧的为内眦。内眦处有肉状隆起为泪阜，泪阜周围的浅窝为泪湖。眼睑的边缘称睑缘。睑缘分前后两唇，前唇生有排列整齐的睫毛，后唇有一排细孔，为睑板腺开口处，前后唇之间称唇间线或灰白线。眼睑的组织结构由前至后分为以下 5 层（见图 1-1-6）：

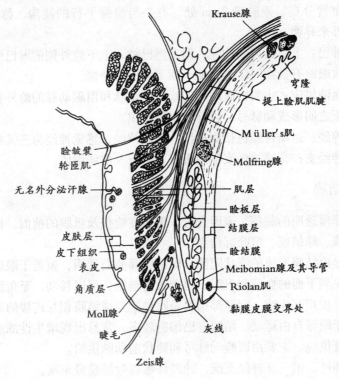

图 1-1-6　眼睑矢面观

　　1. 皮肤　全身皮肤最薄处，细嫩，富弹性，易形成皱褶，血供丰富，外伤后愈合迅速。

2. 皮下组织 为疏松的蜂窝状结缔组织，炎症和外伤时易发生水肿和瘀血。

3. 肌肉 肌肉主要有眼轮匝肌与提上睑肌。

眼轮匝肌：为横纹肌，位于皮下组织之后，其肌纤维的走行环绕于上下睑，收缩时眼睑闭合，受面神经支配。面神经麻痹时，眼轮匝肌失去收缩作用，眼睑不能闭合，易发生暴露性结膜角膜炎。

提上睑肌：该肌起源于眶尖的总腱环，一部分止于睑板上缘，一部分穿过眼轮匝肌止于上睑皮肤，具有提睑作用，受动眼神经支配。当动眼神经麻痹或提上睑肌先天发育不全时，可出现上睑下垂。

4. 睑板 为眼睑的支架，为致密的结缔组织，质硬似软骨。睑板内有垂直并开口于睑缘的睑板腺，分泌油脂，润滑睑缘，并防止泪液外溢。若睑板腺阻塞，分泌物潴留，即可发生睑板腺囊肿。

5. 睑结膜 睑结膜紧贴睑板后面的黏膜组织，不能移动，透明而光滑，有清晰的微细血管分布，距睑缘 2mm 处，有一与睑缘平行的浅沟，称睑板下沟。此处易停留外来异物。

眼睑的淋巴：上下睑内侧均注入颌下淋巴结，上下睑外侧的淋巴结均注入耳前淋巴结，故眼睑有炎症时常有耳前、颌下淋巴结肿痛。

眼睑的血液供应：主要由眼动脉的睑内侧动脉和泪腺动脉的睑外侧动脉在眼轮匝肌与睑板之间形成动脉弓，以营养眼睑组织。

眼睑的神经：运动神经包括面神经、动眼神经；感觉神经为三叉神经的眼神经支与上颌神经支；交感神经支配睑板肌、血管及皮肤腺体。

（三）结膜

结膜为菲薄透明的黏膜，表面光滑，覆盖在睑板及巩膜的前面。根据解剖部位分为睑结膜、球结膜、穹隆部结膜。

结膜囊是由结膜形成的囊状间隙。球结膜菲薄而透明，覆盖于眼球前部巩膜上，可清晰见到下面的血管和巩膜，附着较为疏松，可以移动，至角膜缘处附着较紧，与角上皮相互连续。穹隆部结膜是睑结膜与球结膜相互连接的部分，组织疏松，有利于眼球自由运动。结膜淋巴细胞较多，常易出现增生性滤泡。

结膜血液供应，主要由眼睑动脉弓和睫状前动脉供给。

结膜的神经，由三叉神经支配，神经纤维以睑结膜最丰富。

（四）泪器

泪器包括泪腺与泪道两部分。见图1-1-7。

1. 泪腺 泪腺位于眶缘外上方处，居于额骨的泪腺窝，恰在眶缘里面，正常时不易触及。泪液乃透明稍呈乳白色的液体，除含有少量蛋白与氯化钠外，还含一种特殊的溶菌酶。泪液的功能除湿润眼球外，还有杀菌作用。

泪腺的血液供应，由眼动脉的泪腺支供给。

泪腺的神经，含感觉、交感、副交感3种神经纤维。

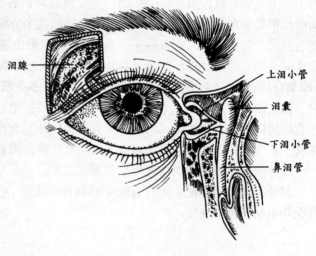

图 1-1-7 泪器

2. 泪道 泪道是排泄泪液的通道，由泪点、泪小管、泪囊、鼻泪管组成。

（1）泪点 为泪道的起始部，在内眦部上下眼睑边缘各有一针尖样的小孔，即为泪点，分别称为上泪点与下泪点。

（2）泪小管 为连接泪点与泪囊的小管。从泪点开始后的一小段泪小管，长1～2mm，与睑缘垂直，然后呈水平位转向泪囊，长约8mm。

（3）泪囊 为一囊状结构，位于眶内壁前下方的泪囊窝内，为泪道中最膨大的部分，大部分在内眦韧带的下方，此为寻找泪囊的重要标志，上端为盲管，下端与鼻泪管相接，长约12mm，宽约4～7mm。

（4）鼻泪管 位于骨性鼻泪管内，上端与泪囊相接，下端开口于下鼻道，全长约18mm。

正常情况下，泪液的排泄依靠瞬目和泪小管的虹吸作用，自泪点经泪小管、泪囊、鼻泪管排泄至鼻腔。若某一部位发生阻塞，泪液排出障碍即可产生泪溢。

泪道的血液供应，主要由睑内侧动脉、内眦动脉供给。

泪道的神经，主要受三叉神经的滑车下神经支配。

（五）眼外肌

眼外肌是指附在眼球壁的肌肉，据其行走方向包括上、下、内、外4条直肌与上、下2条斜肌。眼外肌的作用，主要使眼球向各个方向转动。双眼12条肌肉的作用是相互合作、相互协调的。如一眼向某个方向转动时，另一眼也必然跟随着向同一方向转动（即双眼平等运动）；当双眼由视近距离物体转向视远距离物体时，则双眼同时外转（即外展运动）；当视近距离物体时，则双眼同时内转（即集合运动）。上述每一动作的完成，必然有多条肌肉参与，如右眼向外侧观时，则右眼外直肌收缩，上下斜肌协同，内直肌松弛；而左眼则内直肌收缩，上下直肌协同，外直肌松弛。因此，只有肌肉间相互合作、相互协调才能保证双眼单视，扩大视野。如某条肌肉麻痹，则可产生眼位偏斜而出现复视。

眼外肌的血液，由眼动脉发出的肌支支配。

眼外肌的神经支配，除外直肌受外展神经支配、上斜肌受滑车神经支配外，其余均由动眼神经支配。

第二节　眼科检查法

一、视功能检查

（一）中心视力检查

中心视力检查，简称视力检查，分远视力与近视力检查。视力即视锐度，是对物体相邻两点的分辨能力，反映的是黄斑部中心凹的功能。

1. 远视力检查 现用国际标准视力表与对数视力表检查。

（1）国际标准视力表检查　将视力表挂在日光灯照明或自然光线充足的墙壁上，视力表与被检查者相距5m，表上第10行视标与被检眼向前平视时高度大致相等。检查时两眼分别进行，先查右眼后查左眼；如戴镜者先查裸眼视力，再查戴镜视力。嘱被检查者辨别视标的缺口方向，自视标0.1顺序而下，至患者不能辨认为止，记录其能看清的最下一行的视力结果。正常视力为1.0以上，不足1.0者为非正常视力。

若被检查者在5m处不能辨明0.1视标时，则嘱被检查者逐渐向视力表移近，至恰能辨清为止，按公式：视力 =（被检查者与视力表距离（m）/5m）× 0.1计算。如被检查者在4m处看清0.1，则视力为4/5 × 0.1 = 0.08。若在0.5m

处不能辨别 0.1 时，则嘱被检查者背窗而坐，检查者置手指于被检眼前，由近至远，嘱患者辨认手指的数目，记录其能够辨认指数的最远距离，如指数/30cm。若在最近处仍无法辨别指数，则改为检查眼前手动，记录其眼前手动的最远距离。若手动也不能辨别，则在眼前以灯光照射，检查被检眼有无光感，如无光感则记录视力为 0 或无光感。

（2）对数视力表检查　对数视力表是用 5 分记录法表示视力增减的幅度，其检查方法与国际视力表相同。如在 5m 处仅能辨认第 1 行视标者，记为 4.0；辨认第 2 行者，记为 4.1；辨认第 3 行者，记为 4.2……；辨认第 11 行者，记为 5.0；5.0 以上为正常视力。表中共 14 行视标，最佳视力为 5.3。

2．近视力检查　常用的为标准近视力表。检查时需在自然光线充足或灯光下进行。将标准近视力表置于受检眼前，距离 30cm，两眼分别进行检查，由上而下，若能辨别 1.0 以上，则该眼近视力正常；若不能辨别者，可以调整其距离，至看清为止，然后将视力与距离分别记录，如 0.8/25cm、0.2/35cm 等。

（二）周围视力检查

周围视力检查即视野检查。视野是一眼注视正前方固定不动，所能见到的空间范围；视野反映的是黄斑部中心凹以外视网膜的功能。视野分周边视野及中心视野（黄斑中央周围 30°以内的视野）两种，视野检查对诊断某些内障眼病有重要意义。

1．周边视野检查

（1）对比视野检查法　受检者与检查者相对而坐，距离约 1m，双方眼睛维持在同一高度；如检查右眼，则遮盖被检查者左眼和检查者右眼，另一眼互相注视，固定不动；检查者伸出手指，于两人之间假定的平面上，从上下左右各方位的周边逐渐向中心移动，嘱受检者觉察到手指时即告知，比较受检者与检查者的视野。如双方同时察觉，则受检者视野大致正常，如检查者已察觉到而受检者没有察觉，则受检者视野缩小。以同样方法检查左眼。

（2）弧形视野计检查法　现常用的是投射式弧形视野计。

检查者嘱受检者下颌搁在下颌架上，调节下颌托，使受检眼与视野计中央在同一水平上，并保持视固定点不动，另一眼严密遮盖。检查者将视标由周边向中央慢慢移动，当患者初见视标时即将弧度数记于视野图纸上；旋转弧板，以同样方法检查（正常每隔 30°查 1 次，共 12 次）；如需结合做颜色视野，方法同上，以正确辨别视标颜色为准。将视野图纸上所记录的各点以线连接，即得出受检眼的视野范围，同时记录视标的大小、颜色及光线的强弱。下次复查时，各种条件均应相同，以便前后对照。正常以白色最大，蓝、红、绿依次缩小。

2. 中心视野检查 用平面视野计检查。

检查时受检者下颌搁在颌架上，受检眼固视白色圆盘，另眼遮盖，检查者用视标先查出生理盲点，即在颞侧 10°~20°内，沿上下左右方向将视标由外至内缓慢移动，瞩受检者看不见视标时立即告诉检查者，然后在视屏上用大头针作标记；再在视野计各经线上由外至内依次检查，如发现有暗点存在，即在该区仔细检查，用大头针将暗点的轮廓标记好；最后将生理盲点及暗点记录在中心视野图纸上，并标明视标的大小、颜色及检查的时间。

视野检查的其他方法还有 Amsler 方格检查法、Goldmann 半球形定量视野计检查法以及自动化视野计检查法。

（三）色觉检查

色觉是视网膜锥体细胞辨别颜色的能力。正常黄斑部辨色力最强，愈到周边部其辨色力愈弱。色觉障碍表明锥体细胞功能有缺陷。色觉障碍是一种性连锁遗传的先天异常，也有发生于某些神经、视网膜疾病者，后者称获得性色盲。色觉障碍包括色盲和色弱。对颜色完全丧失辨别能力者，称色盲；对颜色辨别能力减弱者，称色弱。

检查色觉最常用的方法是用假同色表（色盲检查图）检查。检查时，常在白昼日光下进行（但不能戴有色眼镜），色盲表距离被检眼约 50~80cm，每个版面辨认时间不得超过 10 秒，如发现辨色力不正常，可参照说明书确定色盲性质。从事司机、美术、化学、医学、建筑等职业，必须要有正常色觉，因此，色觉检查是体检的必须项目。

（四）光觉检查

光觉是视器辨别各种不同光亮度的能力。明适应是当人眼从暗处进入明处时极为短暂的适应过程，明适应检查无任何临床意义。当人眼从明处进入暗处，最初一无所见，等待片刻后才能看到周围的一些物体，这个适应过程是杆细胞内的感光色素视紫红质复原的过程，称为暗适应。暗适应的快慢主要反映视网膜杆体细胞的功能。视紫红质复原的过程需要维生素 A 才能合成，当维生素 A 缺乏时，杆体细胞的作用减弱，至暗处看不见物体，称为夜盲。常用的检查方法有两种。

1. 对比法 检查者与被检查者在相同的明适应条件下，同时进入暗室，观察某一物体或夜光表或视力表上的最大视标（需有微弱光）。分别记录在暗室内停留可辨别上述物体所需的时间，然后进行比较，以判断受检者的暗适应功能。

2. 暗适应计检查 暗适应计比较精确的是 Goldmann-Weekers 暗适应计。此种暗适应计为半球形，有精确的调光装置和自动描记系统，并附有适应前的照明系统。可测定视网膜各部位的功能。检查时嘱受检者进入暗室，坐于仪器前，面对球口，将头部置于固定位置，开亮仪器中的灯光，让受检者注视仪器中乳白色玻璃板 5 分钟达到明适应；然后关灯，将乳白色玻璃板换成黑白线条相间的玻璃板，逐渐增强板上的光亮度，以致超越患者的光刺激阈，当受检者看到黑白线条时马上报告，并在暗适应表上记录。这对于确诊有无夜盲、夜盲的程度及疗效判断是比较客观的依据。

二、外眼检查

外眼检查，一般先右后左，先健眼后患眼，由外向内，有顺序而系统地检查，以免遗漏。检查时要认真仔细，动作轻巧，特别对眼外伤、角膜溃疡病人，更应小心，以免造成眼球穿破。疼痛剧烈影响检查时，可酌情滴用表面麻醉剂，在无痛情况下进行。

（一）眼睑检查

注意眼睑开合是否自如，位置是否对称，有无内翻、外翻及上睑下垂等；有无水疱、脓疱、红肿、压痛、硬结、水肿、肿瘤等，如有应注意其部位、范围和程度，还应注意耳前及颌下淋巴结是否肿大、触痛；睑缘（睑弦）有无红赤、溃疡、鳞屑、黄痂等；睑板腺开口有无分泌物阻塞；两眦皮肤有无红赤糜烂，是否干裂出血；睫毛排列是否整齐，有无倒睫或脱落，睫毛颜色是否正常，有无变白，如有变白多是原田氏和小柳氏病的象征；若有外伤，注意眼睑有无擦伤、裂口、皮下瘀血及气肿等，如有气肿，用手指触摸时是否有捻发音。

（二）泪器检查

泪器检查包括泪腺与泪道两部分。

1. 泪腺检查 在正常情况下泪腺是不能触及的，如有炎症或肿块可致泪腺增大，此时可在外上眶缘触及。泪腺分泌情况可用 Schirmer 试验、测量泪膜破裂时间等方法检查。

2. 泪道检查 注意内眦部泪囊区有无红肿硬结以及红肿范围、硬结程度有无瘘管等。

如有泪溢可用下列方法检查泪道是否阻塞：

（1）荧光素钠试验 将 1%~2% 荧光素钠滴入结膜囊内，2 分钟后擤出鼻涕，如带绿黄色，即表示泪液可以通过泪道。

（2）泪道冲洗 用 3ml 注射器 6 号钝性针头向下泪小点插入注生理盐水（先垂直插入约 1.5mm，再沿泪小管呈水平方向推进 3~5mm），如生理盐水流入鼻腔或咽部，表示泪道通畅；如从原泪点反流，则表示泪小管阻塞；如从上泪点反流，则表示鼻泪管阻塞；如有脓性分泌物，则表示有慢性泪囊炎。

（3）X线碘油造影或超声检查　可进一步了解泪道阻塞的部位及泪囊大小，以便选择手术。

（三）结膜检查

检查时最好用检眼灯或手电照明，必要时可加用放大镜。结膜检查包括球结膜、睑结膜、穹隆部结膜。

1. 球结膜检查　检查者用拇指与示指轻轻撑开上下眼睑，球结膜即可暴露，再嘱受检者向上下左右移动，球结膜即可全部检查到。

注意球结膜有无充血及充血的范围，是否伴有水肿及水肿程度，是否伴有分泌物及分泌物性状，是否光滑润泽，有无增生物，有无混浊干燥斑；两眦部结膜有无三角形膜状物；结膜下是否出血，出血的部位与范围等。

2. 睑结膜与穹隆部结膜检查　检查睑结膜必须翻转眼睑，下睑翻转比较容易，只要嘱受检者往上看，轻轻将下睑往下拉，即可暴露；翻转上睑时，必须嘱受检者往下看，检查者以拇指与示指夹住睑边皮肤，轻轻提起，拇指向上示指向下进行捻转，上睑即可翻转，然后拇指将已翻转的上睑固定于睑缘，若再施加压力，即可充分暴露；如难以翻转者，可用拇示指夹住上睑边缘皮肤，向前轻轻捻转，另手持棉签或玻璃棒，横置于睑板上缘向下轻压，即可翻转。

注意睑结膜血管是否清晰，有无乳头或滤泡增生；睑结膜有无瘢痕及其范围，是否光滑，有无结石，结石是否高出于结膜表面；睑内是否有局限性红肿及脓头，有无肉芽等新生物，有无异物存留，有无睑球粘连。

（四）角膜检查

检查者将上下眼睑撑开，让角膜充分暴露；用检眼灯或手电作照明，或加用放大镜及使用裂隙灯显微镜检查，则可见到角膜的细微病变。

注意角膜是否透明，有无白色混浊；角膜溃疡、损伤可用1%~2%荧光素钠染色；炎症性混浊应分辨是星点状、树枝状、地图状，还是凝脂状或蚕食状，是位于浅层还是深层；如为瘢痕性混浊，应注意其厚薄、范围、部位、是否与虹膜黏着；角膜有无膜状物；角膜有无新生血管，血管来自的方向及数量的多少。

检查角膜知觉是否存在，可由消毒棉签抽出一条纤维，将其尖端从颞侧触及角膜之各部位（注意不要从正面，避免患者出现眨目而混淆试验结果）。如立即出现瞬目反射，则知觉正常；如反应迟钝或毫无反应，则知觉减退或消失。

注意角膜之大小，用透明尺测量。我国正常人角膜横径为11mm，大于

12mm 为大角膜，小于 10mm 为小角膜。

（五）巩膜检查

注意巩膜颜色，如有黄染多是肝胆疾患的表现；注意巩膜有无结节，是否充血；反复发作的巩膜炎，局部可出现青紫色隆起，甚至形成巩膜葡萄肿；如小儿巩膜全部变薄呈青蓝色，并伴有大眼球、大角膜，乃先天青光眼的表现；如有外伤，应细心检查有无裂口，有无内容物嵌顿，有无异物。

（六）前房检查

主要检查前房的深浅度、内容物和前房角等情况。前房的内容物为房水。正常房水清澈透明，若虹膜、睫状体、脉络膜炎症可致房水混浊。轻微的混浊如阳光下之扬尘，称为丁达尔（Tyndall）征，在裂隙灯下清晰可见；较重的混浊可见渗出物附于角膜后壁（即 KP），甚至形成条索状或团絮状渗出。对于外伤者，注意有无积血，是否有异物存留。

（七）虹膜检查

检查虹膜应利用检眼灯加放大镜，最好是在裂隙灯显微镜下进行。

注意虹膜的颜色，虹膜纹理是否清晰，如有发炎则虹膜肿胀、纹理不清、隐沟消失；虹膜表面是否光泽，有无结节、肿物；虹膜是否粘连，以及是前粘连还是后粘连，是部分粘连还是全部粘连；虹膜表面有无新生血管；如有外伤，应注意虹膜根部是否断离。

（八）瞳孔检查

正常瞳孔双侧等大等圆。检查时应注意瞳孔之大小是否正常，两侧是否对称，边缘是否整齐；若边缘不整齐，注意有无前后粘连，瞳孔区有无机化膜。检查瞳孔反射对于诊断视器及全身病变有重要意义。

1. 直接对光反射 嘱受检者注视远方，以消除集合反射；检查者用检眼灯或手电自侧方照射一眼，正常时瞳孔立即缩小，撤去光照射时瞳孔随即散大。

2. 间接对光反射 当照射一眼瞳孔，另一眼瞳孔也立即缩小，称间接对光反射。检查方法同直接对光反射，但观察的是未照射眼睛的瞳孔反应。

3. 集合反射 又称调节或辐辏反射。嘱患者注视远方，然后嘱其立即注视距眼前 15cm 的物体，此时注意观察双侧瞳孔变化。正常者双侧瞳孔应同时缩小。

（九）晶状体检查

一般用斜照法检查，必要时可散瞳后用裂隙灯显微镜检查。

注意晶状体是否混浊，如有混浊应注意其形状、颜色与程度，判断晶状体是否全部混浊；检查晶状体是否存在，有无脱位，是半脱位还是全脱位，是脱在前房还是玻璃体内。

（十）眼球检查

我国正常人眼球突出度约为 12～14mm，平均为 13.6mm，两眼差不超过2mm，眶距约为98mm。

注意眼球位置是否正常，两侧是否对称；眼球是否突出，如有突出，应注意突出程度、方向与眼别；眼周皮肤是否伴有红肿及球结膜有无水肿等；眼球有无低陷，是单侧还是双侧；眼球有无震颤，如有应注意震颤的方向及其频率。

眼球突度测量：检查时将眼球突出计测量器嵌于患者双眼之外侧眶缘，嘱其向前平视，然后检查者用单眼分别观察测量器的反光镜，查出两眼角膜顶点投影在标尺上的毫米数，即为眼球突出度。

（十一）眼外肌检查

通过观察眼球位置是否偏斜，眼球运动有无障碍，是否有复视及复像分析，以了解眼外肌的功能。

（十二）眼眶检查

注意观测眼眶是否对称，表面是否光滑，有无畸形，有无红肿、压痛；如有外伤，注意眶内有无瘀血，眶骨有无骨折，皮下有无气肿；如眼球突出，应触查眶内压是否增高；如怀疑眶内有血管瘤，可行听诊检查和压迫眼球检查，或让患者仰首及低头俯视，以观察眼球突出度的情况；如怀疑其他肿块，可结合超声波、X线摄片或 CT 扫描等方法进行诊断。

三、内眼检查

内眼检查是通过瞳孔对内眼进行检查。检查使用的眼底镜有直接眼底镜与间接眼底镜两种。

（一）直接眼底镜检查法

直接眼底镜包括照明系统与观察系统，照明系统主要由光源、集光镜、光栏圈、投射镜和反射镜组成。观察系统由观察孔和透镜转盘组成。透镜转盘上嵌有 +20 ~ -20 屈光度的镜片，转动转盘，可调节屈光度，以适应检查者与被检查者的屈光情况。直接眼底镜所看到的眼底像，是放大16倍的直像。眼底检查在暗室进行，一般先在小瞳孔下初步观察，如瞳孔过小或欲详查，可在排除青光眼的前提下散大瞳孔。常用散瞳剂为 1% ~ 5% 的苯肾上腺素或 0.5% ~ 1% 托品酰胺。

检查时，手持眼底镜，示指放在转盘上拨动转盘；查右眼时站在被检眼右侧，用右手持眼底镜，用右眼检查；检查左眼时与此相反（三左三右方法）。首先用彻照法检查屈光间质，将转盘拨至 +8 ~ +10 屈光度，距被检眼 10 ~ 20cm，将检眼镜光线射入被检眼瞳孔区，正常情况下，瞳孔区呈均匀橘红色反光；如果屈光间质有混浊，则在红色的背景下可见点状、丝状或片状黑影。判断混浊部位的方法是：令被检者上、下、左、右转动眼球，如黑影移动方向与眼球转动方向一致，则混浊在角膜上；如眼球移动时，黑影的位置不变，则混浊位于晶状体上；如黑影移动的方向与眼球转动方向相反，且在眼球突然停止转动后，黑影仍有飘动，则混浊位于玻璃体内。

检查眼底时，将眼底镜靠近被检眼，并将转盘拨到"0"处，如有屈光不正，可拨动转盘至看清眼底为止。首先检查视神经乳头，令患者向正前方平视，光线自颞侧约15°处射入，视神经乳头便可窥及；然后沿视网膜动脉分支检查血管及后极部各象限视网膜；检查黄斑部时，让患者注视眼底镜光源，或将眼底镜光源向颞侧移动；最后让患者向上、下、左、右各方向注视，改变眼底镜的投照角度，检查视网膜周边部。

（二）间接眼底镜检查法

目前常用头戴式双目间接眼底镜。双目间接眼底镜的构造包括照明部分、目镜、物镜及巩膜压迫器等。通过间接眼底镜所看到的眼底像为放大 3 ~ 4 倍的倒像。

间接眼底镜检查，虽然眼底像为倒像，放大倍数较小，但可见范围大，在同一视野内可以观察视乳头、黄斑及后极部视网膜，结合巩膜压迫器的使用，易于发现视网膜周边部的病变。

（三）眼底检查内容

1. **视乳头** 正常视乳头为圆形或略呈椭圆形，色淡红，边界清楚，有时颞侧可见脉络膜弧形斑。视乳头中央色泽稍淡，呈漏斗状凹陷，称为生理凹陷。生理凹陷之大小与视乳头直径之比称为杯盘比，用杯/盘或 C/D 表示，正常 C/D ≤

0.3，两眼相差≤0.2。凹陷底部隐约可见暗灰色小点，为巩膜筛板。

检查时注意视乳头的大小、形状、颜色、边界是否清楚，乳头面有无新生血管，生理凹陷有无加深、扩大，以及杯盘比值的改变；有无出血、水肿、渗出、充血；视乳头上动脉有无搏动及血管是否屈膝等。

2. 视网膜血管 注意血管的粗细、比例、行径、弯曲度、管壁反光、分支角度及动静脉有无交叉压迫或拱桥现象；血管有无阻塞、新生血管及血管壁有无白鞘等。

3. 黄斑部 黄斑部位于视网膜后极，距视乳头颞侧缘约2~2.5PD（PD为视乳头直径，1PD=1.5mm），略偏下方，大小约1个视乳头或稍大，呈暗红色，无血管，其中心有一反光点称中心凹反光。青少年在黄斑周围可见一反光晕。

检查时应注意中心凹反光是否存在，有无水肿、出血、渗出、色素紊乱及黄斑囊样变性或裂孔等。

4. 视网膜 正常视网膜是透明的，眼底颜色因脉络膜和色素上皮层的关系呈均匀的深橘红色，当脉络膜血管透见时，则呈豹纹状眼底。

检查时应注意有无水肿、出血、渗出及色素沉着，有无机化物、新生血管及肿瘤，有无裂孔及脱离。

（四）眼底检查记录

眼底检查记录可以用文字描述，亦可以用示意图记录，或两者结合应用，眼底病变应记录病变的部位、范围、隆起或凹陷，以及病变的形态、颜色、边界等。

四、眼压检查

（一）指测法

检查时嘱患者双眼尽量往下注视，检查者将双手示指尖置于一眼上睑板上缘的皮肤面，中指和无名指固定于前额作支撑，两指尖交替轻压眼球，借指尖的感觉以大致估计眼压的高低。记录"Tn"表示眼压正常，"T_{+1}"表示眼压轻度升高，"T_{+2}"表示中度升高，"T_{+3}"表示重度升高，眼球坚硬如石；"T_{-1}"表示眼压稍低，"T_{-2}"，表示中度减低，"T_{-3}"表示重度减低，眼球柔软如棉。本法简便易行。

（二）眼压计测量法

1. 修兹（Schiotz）眼压计 修兹眼压计主要结构包括眼压计支架和与砝码

联结在一起的压针以及杠杆和指针；眼压的高低决定于角膜被压陷的深度。通过杠杆和指针，在刻度盘上指示出一定的读数，再从换算表上查得眼压的实际数值。

检查前先在试盘上测试，指针应在刻度"0"处，否则应进行校正；然后用75%酒精消毒底盘；患者取低枕仰卧位，精神放松；用0.5%地卡因滴眼以表面麻醉，每3分钟滴眼1次，共2～3次，待角膜刺激症状消失，眼能自然睁开时开始测量；检查者位于受检者头顶端，嘱受检者注视正上方一指定目标，使角膜保持正中位；检查者用左手拇指和示指分开上下眼睑并固定于上下眶缘，右手持眼压计垂直放在角膜正中央，迅速读出指针的刻度读数。测量完毕，结膜囊滴入抗生素眼药水以防感染。正常眼压为 1.33～2.79kPa（10～21mmHg）。

2. Goldmann 压平眼压计 这是目前国际通用的最准确的眼压计，附装在裂隙灯显微镜上，用显微镜观察，坐位测量。此眼压计为一种压平眼压计，在测量时仅仅使角膜凸面稍稍变平而不下陷，眼球容积改变很小，所以基本上不受球壁硬变的影响。

3. 非接触压平眼压计 此眼压计的原理是利用一种可控的空气脉冲，其压力具有线性增加的特性，将角膜压平一定的面积，再用监测系统感受角膜表面反射的光线，并将角膜压平到一定程度所需的时间记录下来，换算成眼压的 kPa 数值。它的最大优点是彻底避免了通过眼压计引起的交叉感染，也能应用于对表面麻醉药过敏的患者；缺点是所测数值可能偏低。

五、裂隙灯显微镜检查

裂隙灯显微镜简称裂隙灯，是眼科常用的检查器械，它将强而集中的光源和双目显微镜的放大作用相配合，不仅能准确观察眼前部各组织的细微病变，而且可以调节焦点和光源宽窄，做成光学切面，观察到角膜、晶状体各层次的变化及玻璃体前1/3的情况；如配合前置镜、接触镜、三面镜等，可进行玻璃体后部、眼底以及前房角的检查。

裂隙灯显微镜的构造主要包括照明系统的裂隙灯和放大系统的显微镜两大部分。裂隙灯系统由光源、集光透镜、光栏盘、滤光片、投射镜及反射镜或棱镜组成。显微镜系统由目镜和物镜构成，更换目镜或物镜，可获得不同的放大倍率，常用的放大倍率为 10 倍和 16 倍。转动镜筒上的调整环，可校正目镜上的焦点，以纠正检查者的屈光不正。显微镜的瞳孔间距离亦可自行调整。

裂隙灯检查前，不要用眼膏，不使用附件时一般不用表面麻醉剂。欲检查晶状体周边部、玻璃体和眼底，当先散大瞳孔。

裂隙灯检查在暗室进行。受检者坐在检查台前，调整裂隙灯高度，使受检者坐姿舒适；将下颌放在下颌架上，前额顶住托架上的前额横挡。检查时一般使光线自颞侧射入，与显微镜成45°左右，在检查深部组织如晶状体或玻璃体前部时，角度要小，可在30°或30°以下，检查玻璃体后部和眼底时，角度以5°～10°为宜。一般先用低倍镜观察，看到的物像清晰且视野大，必要时用高倍镜观察。

常用裂隙灯检查方法有以下6种：弥散光线照射法、角膜缘分光照射法、后部反光照射法、镜面反光照射法、间接照射法。

第三节　中医眼科学概论

一、眼与脏腑

眼为视器，具有视万物、察秋毫、辨形状、识颜色之功，其与脏腑经络等组织有着非常密切的关系。眼禀脏腑先天之精所成，受后天之精所养。眼的发育、眼的功能是五脏六腑的精气不断输注的结果："五脏六腑之精气皆上注于目而为之精，精之窠为眼，骨之精为瞳子，筋之精为黑眼，血之精为络，其窠气之精为白眼，肌肉之精为约束，裹撷筋骨血气之精而与脉并为系，上属于脑，后出于项中。"（《灵枢·大惑论》）

（一）眼与五脏的关系

眼与各脏的生理关系："大抵目窍于肝，生于肾，用于心，润于肺，藏于脾。"（《审视瑶函》）

1. 眼与心

（1）心主血脉，诸脉属目　血属心所主，脉与心相连，心气推动血液在脉管内运行不息，循环无端，以营养各组织器官；只有心主血脉的功能正常，眼才能得到血液的营养。

（2）心主神明，目为心使　心藏神，主宰生命的一切，机体的脏腑经络、四肢百骸、筋骨皮肉、形体官窍等均属心神所主；眼之视物辨色及神态表现也属心神支配。

2. 眼与肝

（1）肝开窍于目，目为肝之外候　肝对应于目，深藏于体内的肝脏通向体外的窍道为目。一方面肝所受的精微物质能上输至目，供养目窍，从而维持眼的视觉功能；另一方面，肝脏若发生病理改变，可从眼部表现出来。

（2）肝气通于目，肝和则能辨五色　肝之精微物质通过肝与目联系的经脉，源源不断地输送于目，肝气充盈和畅，目方能视物辨色。

（3）肝主藏血，肝受血而能视　肝有贮藏血液、调节血量的功能，肝的藏血功能正常，肝血才能营养于目。

（4）肝主疏泄，气畅则目明　肝主疏泄，疏泄即舒畅调达。一是舒畅气机，只有疏泄功能正常，气机才能和顺调畅，肝气才能上承于目；二是条达情志，肝之疏泄，能使七情调和，精神舒畅，气血和平，眼才能保持正常功能。

3．眼与脾

（1）脾主运化，输精于目　脾具运化功能，运化水谷精微，运化水湿，目受水谷精微以滋养。若脾虚失运，则目失所养。

（2）脾主升清，温煦于目　脾能将清阳之气升运于目；目得温煦，则视物精明。

（3）脾主肌肉，睑具开合　眼睑肌肉，靠脾之精气升腾结聚而成，清阳之气上升，则眼睑开合自如。

（4）脾主统血，血不外溢　脾的统摄使血液在脉道内正常循行，不至于溢于脉外；目中血液之正常循行，也与脾主统血有关。

4．眼与肺

（1）肺主气，气和目明　肺主全身之气，通过肺朝百脉，将血液运行于全身；肺司呼吸，即呼出浊气，吸入清气，并与体内水谷精微之气相结合而输布于全身，以营养眼和其他脏腑组织。若肺气亏虚，眼失所养，则视物昏暗。

（2）肺主宣降，润泽目珠　肺主宣发，能使津液气血布散于全身；肺主肃降，能通调水道，维持正常的水液代谢。宣发与肃降，两者相互制约，相互协调，共同完成布散津液气血、通调水道的功能，眼才能得到润泽濡养。

5．眼与肾

（1）肾主藏精，精充目明　肾主水，受五脏六腑之精气而藏之。一是肾精之盛衰关系到人体的生长壮老情况，也自然关系到眼的形成、发育与衰退；二是肾精能生髓，髓能养脑，脑为髓海，髓海有余，则目光炯炯有神，髓海不足，则目光昏暗。

（2）肾寓阴阳，涵养瞳神　肾寓真阴真阳，为水火之脏，水为真阴，火为真阳，为全身阴阳之根本，五脏之阳气靠此升发，五脏之阴气靠此滋养。瞳神（中医说法，指瞳孔）为肾之精华，而神光藏于瞳神，赖肾精以滋养，靠命火以温煦，才有正常的视功能。

（3）肾主津液，上渗于目　肾者，水脏，主津液。肾主水的功能正常，才能调节水液，布散津液，上渗于目，化为泪与神水（中医说法，指房水），以润泽五轮，滋养眼珠（眼球）。

（二）眼与六腑的关系

一方面眼与五脏的关系非常密切，而腑与脏表里相合，如小肠与心、胆与肝、胃与脾、大肠与肺、膀胱与肾（三焦为孤腑），一腑一脏，互为表里，相互配合；另一方面六腑的功能是受盛水谷，消化饮食，化生气血，输布精微，传导糟粕，代谢水湿，如胃主受纳和腐熟水谷，胆主贮藏和排泄胆汁以助消化，小肠主分清别浊，大肠主传导糟粕，膀胱主贮藏和排泄尿液，三焦主气化和通调水道，这些功能在消化水谷和代谢水湿过程中起着重要作用，只有六腑的功能正常，眼才能保持着正常状态；此外，眼中之神膏（中医说法，指玻璃体）、神水分别与胆、三焦直接发生着联系。

（三）眼与气血的关系

气与血，关系密切。血由气生，气由血化；气为血帅，血为气母；两者相互滋生，相互为用，共同完成营养组织器官的作用。

1. 眼与气的关系　气在体内无处不至，无处不有。能升腾上达又能在目中往来生用之气，称为眼中之真气。这种真气能和畅调达，升降出入，往来生用，又与脾气升清、肺气宣降、肝气疏泄、肾气充盈、心气旺盛等脏腑功能密切相关。

2. 眼与血的关系　血由水谷精微变化而来，藏于脉管内，靠气的推动以输布全身，眼得到血液的营养，才有正常的功能。血液的生成和营养作用，与心主血、脾统血、肝藏血、肺朝百脉、肾主骨藏髓等功能密切相关。

（四）眼与津液的关系

津液是体内正常的液体，清而稀者为津，浊而稠者为液，具有濡养滋润眼组织的作用。眼中之神水、神膏均赖津液以滋养，神水在内则滋养神膏，神膏又能涵养瞳神；在外可润泽眼珠，保持着黑睛（中医说法，指角膜）、白睛（中医说法，指球结膜、前部巩膜）的润滑光泽；另外，津液还能补益脑髓，脑髓充足，则视物精明。

二、眼的五轮学说

所谓轮，是喻眼珠形圆而转动之意。五轮学说是将眼部由外至内分为眼睑、两眦、白睛、黑睛和瞳神 5 部分，分属五脏，分别命名为肉轮、血轮、气轮、风轮与水轮，分别与内在脏腑相应，并运用脏腑、五行学说，借以说明各轮的生理功能、病理变化及其相互关系，以指导诊断与治疗的学说。

（一）五轮的基本概念

1. 肉轮　部位在胞睑（中医说法，指眼睑），内应于脾，脾主肌肉，故称肉轮。

脾与胃相表里，故肉轮的生理病理与脾胃有关。胞睑分上下，在上者称为上睑或上胞，在下者称下睑或下胞；上胞属脾，下睑属胃。上下睑之间的裂隙称睑裂。胞睑的边缘称睑弦，或胞沿，或眼弦，生有排列整齐的睫毛，与眼睑共具挡灰遮光、润泽眼珠等卫护功能。

2. 血轮　部位在两眦（指泪阜、半月皱襞、上下泪点及眦部结膜血管），内应于心，心主血，故称血轮。

心与小肠相表里，故血轮的生理病理与心、小肠有关。上下眼睑交接处为目眦，鼻侧的称内眦或大眦；颞侧的称外眦或锐眦、小眦；大眦处上下眼睑间各有一细小孔窍，称泪窍（泪小点），具有排泄泪液的作用。两眦血络有输送气血津液的作用。

3. 气轮　部位在白睛，内应于肺，肺主气，故称气轮。

肺与大肠相表里，故气轮的生理病理与肺、大肠有关。白睛表面覆有一层透明的膜样组织（球结膜），具有润泽眼珠的作用；里层质地坚韧，具有保护珠内组织的作用。

4. 风轮　部位在黑睛，内应于肝，肝主风，故称风轮。

肝与胆相表里，故风轮的生理病理与肝、胆有关。黑睛质地透明，是保证神光发越的重要组织，又具有保卫涵养瞳神之功。

5. 水轮　部位在瞳神，内应于肾，肾主水，故称水轮。

肾与膀胱相表里，故水轮的生理病理与肾、膀胱有关。瞳神有狭义与广义之分，狭义的瞳神是指黄仁（中医说法，指虹膜）中间之圆孔，具有阳看能小、阴看能大的功能；广义的瞳神包括晶珠（中医说法，指晶状体）、神水、神膏、视衣（中医说法，指脉络膜、视网膜）、目系（中医说法，指视神经、包裹视神经的鞘膜及其血管）等，是视觉发生的重要部位。

（二）五轮的临床意义

眼之有轮，各应于脏。轮与脏为标本关系，轮为标，脏为本。脾有病则现于肉轮，心有病则现于血轮，肺有病则现于气轮，肾有病则现于水轮。如胞睑红赤糜烂，红赤为热，糜烂为湿，病位在肉轮，内应于脾，则可辨证为脾胃湿热；白睛红赤而肿，红赤为热，肿为风，病位在气轮，内应于肺，则可辨证为肺经风热；黑睛生翳，状如薄脂，为实为热，病位在风轮，内应于肝，则可辨为肝胆火炽。若为多轮病变则有两种情况，一是多轮同病，如胞睑红肿兼白睛红赤，则为脾肺实热；一是多轮先后发病，常与脏腑生克乘侮有关，如白睛红赤而后发生黑睛星翳，则为肺金克肝木之候。不难看出，五轮学说在临床上具有一定的实用价值，但五轮辨证注重轮位与相应脏腑的对应关系，故有其局限性，特别是水轮病变，与全身各脏腑均有关系，而不能专责之于肾与膀胱。因而临证时，既要注重局部病变，又不能拘泥于五轮，必须从整体观出发，综合病情，全面分析，才能实施正确的诊疗措施。

三、眼与经络的关系

眼与脏腑保持着密切联系，靠经络为之贯通；眼能得到精津气血的濡养，靠经络为之运输。经络网络周身，无处不有，无处不到，具有运行气血、沟通表里、联系内外、调节脏腑等功能。

1. 眼与十二经脉的关系　十二经脉是体内循行的主要干线，每条经脉又有旁支别络，纵横交错布于周身；它们之间，表里相合、内外相贯、上下相通、首尾相接，从手太阴肺经始，至足厥阴肝经止，周而复始，循环无端，运行不息，将精津气血输送于全身，以营养所有组织器官。

眼与十二经脉均有着密切关系，其中除手厥阴心包经、足少阴肾经、足太阴脾经、手太阴肺经与眼间接发生联系外，其余8条经脉起于或止于或分布于眼部，与眼直接发生联系。足之三阳经均起于眼或眼附近，手之三阳经均有1～2条支脉终止于眼或眼附近，分布在眼眶下部的经脉有5条。因此，经脉一旦失调，即可影响至眼而产生眼病。

（1）循行于内眦部的经脉　足太阳膀胱经、足阳明胃经、手太阳小肠经。

（2）循行于锐眦部的经脉　足少阳胆经、手少阳三焦经、手太阳小肠经。

（3）循行于两眦部的经脉　手太阳小肠经。

（4）循行于目眶下部的经脉　手阳明大肠经、手少阳三焦经、手太阳小肠经、足阳明胃经、足少阳胆经。

（5）与目系有联系的经脉　足厥阴肝经、手少阴心经。

2. 眼与十二经筋的关系　十二经筋是十二经脉之气结聚于筋肉关节的系统，分布在同名经脉循行部位之体表筋脉上，其中直接分布到眼部的主要是手、足三阳经的经筋：足太阳之经筋、足阳明之经筋、手太阳之经筋、手少阳之经筋、手阳明之经筋。

经筋的作用主要是约束骨骼，活动关节，维络周身，司人体正常运动；网维在眼及眼周的支筋，主要是司眼睑开合及眼珠运动。

3. 眼与十二经别的关系　经别是经脉另行分出循行在身体较深的经脉干

线，经别是经脉循行路线的补充，也可沟通与其相表里的阴经与阳经的联系，协助十二经脉以运行气血于眼部，使眼得到营养，以发挥正常的视功能。其中与眼直接发生联系的经脉有：手少阳经与手太阳经别出的经脉，合于目内眦；足少阳经与足厥阴经别出的经脉，系目系，合足少阳经于目外眦；足阳明经别出的经脉，上行沿咽部出于口，再上行至鼻梁及眼眶下方，联系目系，与足阳明本经相合。

4. **眼与奇经八脉的关系**　奇经八脉即任脉、督脉、冲脉、带脉、阳维脉、阴维脉、阳跷脉、阴跷脉。它们之间无表里相合，也不与脏腑直接联系。其中与眼有直接关系的有：阳跷脉经过目内眦，阴跷脉至目内眦，阳维脉终于眉上，督脉经过前额下行至鼻，任脉经过面部至目眶下。

奇经八脉有加强经脉之间的联系和调节气血的作用，经脉气血充足流畅，保证了眼部营养的正常供应。

四、眼病病因病机

（一）眼病病因

眼病病因广泛，包括外感六淫、疠气、内伤七情、外伤、饮食不节、劳倦过度、先天因素、衰老因素以及药物因素等。

1. **六淫**　六淫即风、寒、暑、湿、燥、火。六淫致病在眼病中较为常见，特别在外眼病中占主导地位。"正气存内，邪不可干"，"邪之所凑，其气必虚"，六淫侵入机体能否发病，与脏腑功能密切相关。凡脏腑功能正常、阴阳气血协调、正气旺盛，则邪气不易侵入；反之脏腑功能失常、阴阳气血失调、正气虚弱，则邪气最易乘虚袭人。六淫中，某种邪气可单独致病，但多数情况下是两种或两种以上邪气复合致病。

六淫致病特点，可概括为："风则流泪赤肿，寒则血凝紫胀，暑则红赤昏花，湿则沿烂成癣，燥则紧涩眵结，火则红肿壅痛。"（《银海指南》）

（1）风

① 风性轻扬，易犯上窍：眼为上窍，易受风邪侵犯；风邪所致眼病有发病迅速、变化较快的特点；单独为病者较少，外障眼病中常是风热、风火、风寒等复合致病。

② 风为阳邪：风邪所致外眼病，多具红肿热痛等热性症状。风在眼睑肌腠，则出现睑肤瘙痒，甚至痒如虫行；风中经络则出现眼睑下垂、口眼㖞斜、目珠偏斜等。

（2）寒

①寒为阴邪：眼部因寒邪所致的紫胀疼痛均喜温喜按，且温之则减，按之则舒。

②寒邪伤阳：寒邪所致外眼病，常兼有畏寒发热等卫阳受遏现象。

③寒性凝滞：凝滞眼睑血脉，则眼睑白睛血凝紫胀；凝滞经络，则眼痛、头痛。

（3）暑　暑为阳邪：其性炎热升散，易致人体汗出、耗气伤津；暑发病有明显的季节性。

（4）湿

①湿邪污腻：眼睑皮肤糜烂、渗出黄水、白睛黄浊、黑睛腐渣样翳障等，均与湿邪有关。

②湿邪黏滞：临床上湿邪所致眼病，除眵泪有黏腻感外，常缠绵不愈，反复发作。

③湿邪重浊：湿为阴邪，易阻遏人体阳气。如清阳被蔽则头重，困于四肢则肢重。

（5）燥　燥为阳邪：其性干燥，侵入人体则伤津耗液，表现干燥性症状，如紧涩干燥、眦角皮肤干裂出血等。

（6）火

①火性炎上：火性炎上易熏灼目窍。火邪常为某些内外障眼病的常见病因。

②火为阳邪：火邪所致病理变化均是阳证表现，如红赤肿胀、赤脉粗大等。

③火邪急猛：火邪为病，均来势猛、病情重、发展快。

④毒由火生：火热炽盛，蕴结成毒可表现火毒之候，如疮疖肿毒、黄液上冲、脓攻全珠等。

⑤火易伤津：火热性眼病后期，多有阴津受灼的症状。

⑥热为火之渐，火为热之极：火与热，性质相同，只是程度有别，故常常火热并称。

2．七情　七情即喜、怒、忧、思、悲、恐、惊。七情正常情况下不会致病；当其过激，持续时间较长，超出机体的适应范围，则会造成阴阳失调、气血不和、脏腑功能紊乱而产生眼病。七情致病的特点如下：

（1）均有明显的精神因素史　青光眼，多悲哀过极，情志忧郁；视网膜血管阻塞之暴盲，多有忿怒暴悖，情志过激。

（2）怒则气上，喜则气缓，悲则气消，恐则气下，惊则气乱，思则气结　气机运行不利，升降出入失调，则可引起多种内障眼病，如升之太过，气火上逆，熏蒸目窍，可导致视力急剧下降的内障眼病；升之不及，精血不能上升，目失濡养，可导致视力缓降的内障眼病；横逆脾土，运化失司，聚湿生痰，痰湿上泛，可致痰湿性眼病。

（3）直接损害脏腑　七情过激，则怒伤肝，喜伤心，思伤脾，忧伤肺，恐伤肾；脏腑内损，精气不能上注于目，目失濡养，则眼病丛生，如视物昏花、视瞻有色、青盲等。

3. 外伤　外伤主要有异物伤、钝器伤、锐器伤等所致的机械性损伤与化学伤、热烫伤、短波光线之辐射伤、毒虫咬伤等所致的非机械性损伤两类。眼外伤轻者可致眼部不适，重者可造成视功能的严重损害，甚至失明或影响健眼，出现交感性眼炎。

4. 饮食失调　饮食失调，主要损伤脾胃。如暴饮暴食，脾胃受损，功能减退，可致虚性眼病；嗜食肥甘厚味、辛热炙煿，酿成脾胃湿热，可致湿热性眼病；多食生冷，脾胃阳气受损，运化失常，湿聚痰生，可致痰湿性眼病；少食、偏食、择食、营养不足、脾胃虚弱，可致营养缺乏性眼病。

5. 劳倦过度　劳倦过度是指体力、脑力、目力、房事等过度。体力过度，可外损筋骨，内伤脏腑，尤易伤脾，造成脏腑功能不足而致虚性眼病；脑力过度，暗耗心阴，营血不足，目失所养，亦可致虚性眼病；目力过度，使用不当，损伤肝血，最易出现视力疲劳，或假性近视变为真性近视；房劳过度，肾精暗耗，瞳神失养，可致视物昏矇等内障眼病。

6. 先天因素　先天因素，或因父母遗传，或妊娠期间将息失调、情志刺激、用药不当等，可致眼部畸形、缺损、异常或其他疾病，如先天性白内障、遗传性视神经萎缩、视网膜色素变性等。

7. 衰老因素　人至老年，各种组织器官老化衰退，常表现为脏腑功能不足、气血亏虚等生理病理特点。眼科常见的老年变化，如老花眼、老年性白内障、老年黄斑变性等，常与肾精不足、肝血亏虚有关。另外，人至老年，阴气不足，在眼病中又易出现阴虚阳亢的证候。

8. 药物因素　药物可致过敏或中毒。可致眼局部过敏的有局部使用汞剂、碘剂、青霉素、阿托品、磺胺制剂等，表现为眼睑、皮肤、结膜等部位的过敏性炎症。中毒常因药物过量所致，如冬眠灵所致的中毒性白内障、乙胺丁醇所致的中毒性视神经病变、奎宁所致的中毒性弱视。长期使用激素，可致代谢失调，出现白内障、青光眼等。

（二）眼病病机

受致病因素、感邪轻重、发病部位、体质强弱等多方面的影响，眼病发生发展的病理变化是多种多样的，却又不外乎脏腑、经络、气血、津液等组织的功能失调。

1．五脏病理 多数眼病是五脏病理的反映，是五脏生理功能失调所致。单一脏器功能失调可以引起多种眼病；一种眼病的发生可由多个脏器功能失调引起。

（1）心的病理

① 心主血脉：若失血过多，心血亏虚，可致目暗不明、视力缓降等内障眼病；若心火上炎，蒸灼脉络，迫血妄行，可致眼底出血。

② 心主神明：若心神不宁，心神衰弱，可致视觉妄乱；若心神决绝，不能主宰生命，视觉必然消失。

（2）肝的病理

① 肝开窍于目，肝气通于目，性喜疏泄条达：若精神焦虑，肝气郁结，气机不畅，气血失调，可致多种眼病，特别是眼底病；若愤怒暴悖，怒气伤肝，肝气上逆，可致眼底脉道郁闭，精明失用；若肝气横逆，乘侮脾土，脾失运化，水湿停滞，可致眼底渗出水肿；若肝郁化火，火动风生，风火上逆，可致五风内障；若肝阴不足，阴不潜阳，肝阳上亢，可致头晕目眩、视物昏蒙；若肝风内动，火动痰生，痰火阻滞肝胆脉道，可致暴盲或风牵偏视等。

② 肝主风，风主动：凡眼部之筋肉跳动、目睛𥉠动等，均与肝有关。

③ 肝藏血：若肝血不足，目失濡养，可致两目干涩、视物昏花以及雀目等。若藏血失职，血溢脉外，可致眼底出血。

④ 肝主泪，泪为肝之液：若肝受风邪，可致迎风流泪；肝受热邪，可致热泪频流；肝虚气弱，可致冷泪长流；肝肾阴虚，泪液不足，可致眼内干涩。

（3）脾的病理

① 脾主运化，为生化之源，后天之本：若脾气虚弱，不能运化水谷精微，气血生化不足，清气不升，可致眼睑下垂以及眼底退行性改变。脾为生痰之源，若脾失健运，内湿由生，聚湿生痰，痰湿上泛，可致胞生痰核、眼底渗出物多；若湿郁化热，湿热蕴蒸，可致眼睑湿烂、瞳神紧小、云雾移睛等。

② 脾统血：若脾气虚弱，统摄失权，可致多种出血疾患。眼底反复出血，病至后期，多与脾失统血有关。

（4）肺的病理

① 肺主气：若肺气亏虚，目失所养，可致目昏目暗；若肺气不利，肺气上逆，可致咳喘气逆、眼底瘀血等。

② 肺合皮毛：若肺气虚弱，卫外不固，易受外邪侵袭，可出现暴风客热、天行赤眼等。

③ 肺主表：凡白睛、黑睛之浅表病变均与肺有关。

④ 肺主宣发与肃降、通调水道：若宣发与肃降失调，水道不利，可致水湿

代谢紊乱，产生眼部水肿；若宣发不足，不能布散津液，且失润泽，可致眼珠干燥。

（5）肾的病理

① 肾藏精：若肾不藏精，肾精不足，瞳神失养，可致圆翳内障、云雾移睛、视瞻昏渺、青盲等多种瞳神疾病。

② 肾寓真阴真阳：若真阴不足，阴虚火旺，可致瞳神干缺、青风内障、青盲、夜盲等；若真阳不足，神光失于温煦，亦可致青盲、夜盲等。

③ 肾主水：若肾阳不振、水湿代谢失常，可致视瞻昏渺、云雾移睛或眼底水肿、渗出等。

2. 六腑病理 六腑虽与五脏有一定联系，但也有其自身的病理特点。

（1）胆的病理 肝与胆合，部位上紧密相邻；经脉上相互络属，故胆的病理与肝关系密切，常相提并论，如肝胆实火、肝胆湿热、肝胆风火等，但这种病理关系主要体现在实证方面。另外，胆藏胆汁，若胆汁外溢，可致身目发黄；眼中神膏为胆汁所养，若肝胆湿热上熏，神膏失养，可致云雾移睛。

（2）胃的病理 脾与胃合，功能上脾主升、胃主降，脾主运、胃主纳；经脉上相互络属，故胃的病理与脾基本相同，常合称为脾胃气虚、脾胃湿热等。但胃也有其本身的病理特点，如胃火炽盛，可致黄液上冲；胃阴不足，可致口干、目内干涩等。

（3）大肠病理 肺与大肠合，经脉上相互络属，故两者相互影响。如大肠实热可引起肺失肃降，肺失肃降又可影响大肠传导；大肠失于传导，腑气不通，可致脏腑热盛，出现实热性眼病；大肠虚寒，肠鸣腹泻，精微不布，可致虚寒性眼病。

（4）小肠病理 心与小肠合，经脉上相互络属。病理上心热下移于小肠，可出现口舌生疮、小便黄赤等症。小肠主分清别浊，若小肠虚寒，分清别浊失职，可致虚性眼病。

（5）膀胱病理 肾与膀胱合，经脉上相互络属。病理上若肾阳不振，膀胱气化不利，水湿代谢失常，可致眼部水肿等。

（6）三焦病理 三焦概括了五脏六腑，故三焦病理也体现在脏腑病理之中。此外，神水由三焦发源，若三焦气化不利，津液不布，可致神水枯竭，产生眼球干涩等症状；若三焦热毒炽盛，蒸灼神水，可出现黄液上冲等症状。

3. 气血病理 气是脏腑功能的体现，血是脏腑功能的产物，气血充足与否，直接反映着脏腑功能的盛衰；另外，气为血帅，血为气母，两者常相互影响，故可合并出现气滞血瘀、气虚血瘀、气血俱虚等气血同病的病理。

（1）气的病理

① 眼通五脏，气贯五轮：若先天不足、年老体衰、劳伤过度、久病失养、

脏腑功能衰退，致元气亏虚，眼失温养，则可出现气虚性眼病，如青盲、高风内障、圆翳内障等。

②清气上升，营养于目：若久病体虚，脾胃不足，清气不升，反而下陷，则可出现气陷性眼病，如眼睑下垂、视力疲劳、青盲等。

③气宜和畅，切忌郁滞：若七情不畅，情志郁结，或痰湿阻滞，痰瘀内停，或组织外伤，气行不畅，均可致气滞性眼病，如白睛结节隆起、头目胀痛等。

④气机升降，不可太过：气机运行，有升有降，升降有序，升降适度。若升之太过，则为气逆；如肝气升发太过，可形成气火上逆，出现头目胀痛、青风、绿风、暴盲等眼病。

（2）血的病理

①目得血而能视：若因失血过多，或生血不足，导致血虚，血不养睛，则出现血虚性眼病，如目珠疼痛、目昏目暗、青盲等眼病。

②血液必须周流不息，若因外伤、气滞、气虚、寒凝、血热等血流不畅，或离经之血不能消散，均可形成血瘀，产生血瘀性眼病，如组织损伤、瘀血内留、眼底陈旧性出血、眼底血管阻塞、慢性炎症、组织增生、结节形成、陈旧性眼底病变、色素增生、瘢痕形成、眼刺痛胀痛等症状。

③血行于脉管内，不能溢于脉外：若因热入营血，迫血妄行，或阴虚内热，伤及脉络，或脾气虚弱，不能摄血，或眼部外伤，脉络受损，均可致血溢脉外，产生出血性眼病，如白睛溢血、血灌瞳神、眼底出血等。

4. 津液病理 津液病理主要是津液代谢异常，在眼科表现为津液不足与水液（湿）停聚两方面。

①津液不足：津液能濡润眼组织。若因火热燥邪，烧灼津液，或亡血伤津，汗下失当，致阴液耗损，神水不足，神膏失养，眼珠失润，可见干涩昏花、目珠枯涩等症。

②水液（湿）停聚：津液有其正常输布与排泄。若三焦气化功能失调，水道不利，或脾失健运，或肺失肃降，或肾阳不振，可致津液代谢失常，出现眼睑水肿、视网膜渗出等液体停聚之症。

五、眼科辨证方法

以八纲、脏腑、病因等进行综合分析，是眼科临床常用的辨证方法。眼科症状、体征的辨证，现分别介绍于下。

（一）辨常见症状

1. 辨视觉 视物不清，白睛红赤或翳膜遮睛，属外感风热或肝胆火炽；视物渐昏而外眼端好,多为血少神劳,肝肾两亏,阴虚火旺,或肝郁气滞;目无赤痛而视力骤降,如临黑夜,多属头风痰火,血热妄行,或气不摄血,血灌瞳神;内障日久,视物不见或只见三光,多属气血两亏;入暮目暗或视野缩小,多属肝肾精亏或肾阳不足;能近怯远阳气衰,能远怯近阴精亏;眼前黑花飞舞,云雾移睛,或视瞻有色,视物变形,多属浊气上泛,阴虚火动,或肝肾不足;坐起生花,多属精亏血少。总之,凡视觉有变化者,均需行视力及内眼检查,结合整体情况进行辨证。

2. **辨痛痒** 目痛为眼科最常见的症状之一,内外障皆可有之。外障病引起的目痛常为涩痛、碜痛、磨痛、灼痛及刺痛。内障眼病引起的目痛常为胀痛、牵拽痛或眼珠深部疼痛。目赤碜痛,眵多黏结,多为外感风热;胞睑赤痛肿硬,伴大便燥结,多为阳明实火;白睛微红微痛,干涩不舒,多为津亏血少;目珠胀痛如突,多为气火上逆,气血郁闭;隐隐胀痛,多为阴精不足,阳亢于上;稍加注视,即感眼胀痛,多为脾肾不足,精不上承;眼珠深部疼痛,多为肝郁气滞或阳虚火旺。一般暴痛属实,久痛属虚;持续疼痛属实,时发时止属虚;肿痛属实,微痛不肿属虚;赤痛难忍为火邪实,隐隐作痛为精气虚。

目痒虽有因风、因火、因湿与因虚等不同,但临床上以风邪引起居多。目赤而痒,迎风尤甚者,多为外感风热;睑弦赤烂,瘙痒不已,或胞内颗粒肥大,痒如虫行,多为脾胃湿热,或兼风邪;痛痒兼作,多为邪毒炽盛;痒涩不舒,时作时止,多为血虚生风。

3. **辨红肿** 红肿为外障眼病的常见症状,其部位多在胞睑与白睛。胞睑红肿如桃,灼热疼痛,或兼有硬结、脓头而拒按,多为脾胃热毒蕴结,兼有瘀滞;胞睑肿胀骤起,微赤多泪,多为外感风邪;胞睑肿起如球,皮色光亮,不伴赤痛,多为脾胃阳虚,水气上泛;胞睑赤烂渗水,多为湿热熏蒸;胞睑青紫肿胀,为气血瘀滞。

暴发白睛微赤,泪多清稀,多为外感风寒;白睛红赤,眵泪并多,多为外感风热;白睛红赤如火,为肺经实热或三焦热盛;红赤隐隐,多为肺经虚热;青紫肿胀,多为热毒壅结;抱轮红赤,羞明流泪,多为肝胆实热;抱轮微红,目昏泪出,多为阴虚火旺。

4. **辨眵泪** 眼眵为外障眼病的一个常见的伴发症状,多属热。眵多硬结为肺经实热;眵稀不结为肺经虚热;眵多黄稠似脓为热毒炽盛;眵泪胶黏多为湿热。

泪热如汤多为肝经风热;冷泪长流多为肝肾不足或排泪窍道阻塞所致;流泪羞明,目涩痛,多为肝火上炎;目干涩,昏花而无泪者,多为阴精亏耗,泪不能生,或由椒疮等后遗所致。

（二）辨外障与内障

"障"是遮蔽之意，外障是从外而遮，内障是从内而蔽。眼科病症虽多，但按其部位来分，则可归纳为外障与内障两大类。

1. 辨外障

（1）病位　发生于胞睑、两眦、白睛、黑睛部位的病变。

（2）病因　多为六淫外袭或遭受外伤所致，亦可由食滞、痰火、湿毒等引起。

（3）特点　眼的外部症状较明显，如胞肿如桃或睑肤湿烂、白睛红赤、眵多黏结、翳膜遮睛等。自觉症状亦较突出，如目痒目痛、羞明流泪、胞睑重垂难睁等。

（4）病性　一般外障眼病多属有余之实证，但亦有虚证和虚实夹杂之证。

2. 辨内障

（1）病位　内障有广义与狭义之分。狭义内障专指瞳神中生翳障者，其主要病变在晶珠；而广义内障则泛指水轮疾病，包括发生于瞳神及其内眼组织的病变。

（2）病因　多为七情内伤、过用目力、劳倦过度、衰老退化等，亦可由外伤所致。

（3）特点　眼外观端好，或间有瞳神的扩大或缩小，形态色泽改变，或抱轮红赤；眼底检查常可见充血、出血、渗出或水肿等，并有视觉方面的改变，如视物昏矇、视物变形变色、眼前蚊蝇飞舞等。

（4）病性　一般内障眼病有虚证与实证，也有虚中夹实证。

（三）辨翳与膜

古代眼科医籍中，眼病以"翳"命名者甚多。狭义的翳是指黑睛上的混浊，广义的翳则包括晶珠的混浊。本节仅就较为常见且易于混淆的黑睛上的翳与膜加以分辨。

1. 辨翳　根据混浊的形态、色泽、深浅程度不同，有不同的分类，但首先要区别的是新翳还是宿翳，然后再结合其他症状进行辨证。

（1）新翳　凡黑睛混浊，呈灰白色，表面粗糙，边界模糊，具有发展趋势，荧光素染色呈阳性反应，常伴有不同程度的目赤疼痛、畏光流泪等症者，统属新翳范畴。它类似于西医学的各种类型的角膜炎。黑睛新翳多由肝经风热，或肝胆火热，或外感风热之邪所致，亦可由他轮病变发展而来，且常波及黄仁与瞳神。新翳愈后，轻者可消散，重者则转为宿翳。

（2）宿翳　凡黑睛混浊，表面光滑，边缘清晰，无发展趋势，荧光素染色呈阴性反应，不伴赤痛流泪等症状者，统属宿翳范畴。近代中医眼科根据宿翳的厚薄程度的不同分为4类：翳薄如冰上之瑕，需在强光下方能查见者，为冰瑕翳（西医称云翳）；翳如蝉翅，自然光线下可见者，为云翳（西医称斑翳）；翳厚色白如瓷，一望可知者，为厚翳（西医称白斑）；翳与瞳仁黏着，瞳神倚侧不圆者，称为斑脂翳（西医称粘连性角膜白斑）。宿翳为新翳愈后或外伤之后遗留的瘢痕。如在新翳向宿翳过渡期间，抓紧治疗，可促使其部分消散。

2. **辨膜**　自白睛或黑睛白睛交界处起障一片，或白或赤，或为肉样高起，渐渐向黑睛中央方向蔓延者，称之为膜。若兼赤丝密布者为赤膜；赤丝不显者为白膜。凡膜薄色淡，尚未掩及瞳神者为轻；膜厚色赤，掩及瞳神者较重；膜生阔大赤厚如血积肉堆，掩没整个黑睛者，最为严重。

第四节　眼科治疗概要

眼科治疗有内治、外治、针灸、按摩、手术等多种方法。

一、内治法

内治法是以内服药为主的一种治疗方法。用以调整脏腑功能或攻逐病邪，调动自身的抗病能力。即使某些外伤眼病，内治法同样具有重要的治疗意义。现将常用内治法介绍如下。

1. **疏风清热法**　主要治疗外感风热眼病，如眼睑、结膜、角膜、巩膜、前葡萄膜、眼眶等炎症性疾病初期，或眼外伤、过敏性眼病等。症见病起突然，眼睑浮肿，白睛红赤，或黑睛生翳，伴眼痒眼痛，眵泪并作，羞明怕日，或兼恶寒发热，头痛，脉浮数。本法在外感眼病中应用较多。常用方如银翘散、驱风散热饮子、羌活胜风汤、新制柴连汤等。具体应用时尚须辨明风热孰轻孰重，或是否兼有他邪，尔后进行适当配伍。

2. **泻火解毒法**　主要治疗外感火热之邪或脏腑积热上攻之眼病，如眼睑、结膜、泪器、眼眶、角膜的急性炎症性疾病及眼外伤感染等，属实热证者。症见胞肿如桃，疮疡疖肿，白睛混赤，黑睛溃陷，黄液上冲，瞳神紧小；伴有疼痛拒按，羞明怕热，热泪如汤，眵多黏结；或兼口渴，便秘，舌红，苔黄。常用方剂如黄连解毒汤、五味消毒饮、银花解毒汤等。此法在临床上常与脏腑辨证结合，加减应用。本法为寒凉之法，易伤脾胃之阳气，宜中病即止。对年老体弱、孕妇产后以及行经期间，均当禁用。

3. 滋阴降火法　主要治疗阴虚火旺之眼病，如结膜、巩膜、角膜、虹膜睫状体等炎症性疾病的中后期、眼底病中的炎症性疾病及出血者。症见目干涩，白睛微红，黑睛生翳时隐时现，瞳神干缺，视瞻昏渺；或兼有头晕，潮热盗汗，颧红口干，手足心热，舌红少苔，脉细数。常用方剂如滋阴降火汤、知柏地黄丸、养阴清肺汤等。具体应用时，需结合脏腑虚实选方用药。由于滋阴降火药物多滋腻，故外感诸邪、脾胃虚弱或痰湿内蕴者忌用。

4. 祛湿化痰法　主要治疗湿邪外侵或湿邪内蕴，痰湿互结之眼病，如眼睑、结膜、角膜、葡萄膜、视网膜等炎症性疾病以及青光眼、玻璃体混浊、麻痹性斜视、眶上神经痛等。症见眼睑水肿，睑弦赤烂，胞内粟疮，白睛污黄，黑睛翳障，翳如虫蚀，胞生痰核，白睛结节，抱轮红赤，云雾移睛，眼内陈旧性渗出物和机化物的形成等；兼见头痛眼胀，肢体沉重，恶心呕吐，口渴不欲饮，胸闷腹泻，或咳吐痰涎，口黏苔腻。常用的祛湿为主的方剂有三仁汤、五苓散、甘露饮、消毒丹、除湿汤等；化痰为主的方剂有二陈汤、温胆汤、导痰汤、正容汤等。痰为湿聚而生，临床上祛湿与化痰常相伍为用，只是有所偏重而已。湿为阴邪，病程顽固，祛湿法易耗阴伤津，阴虚血少和津液亏损者忌用。

5. 止血法　主要治疗各种眼部出血疾病的早期。在出血没有停止之前，血色鲜红，视力仍不断下降，有继续出血倾向者，均可酌情应用本法。如结膜下出血、前房积血、玻璃体积血、脉络膜出血等。常用方剂如十灰散、宁血汤、生蒲黄汤、归脾汤等。应用止血法应辨明导致出血的原因，做到清源与塞流相结合。具体治法如血热妄行者，宜清热凉血止血；虚火伤络者，宜滋阴凉血止血；气不摄血者，宜益气摄血；眼外伤者，宜祛瘀止血等。

6. 活血化瘀法　主要治疗血流不畅或瘀血停滞的眼病及眼外伤。症见眼固定性疼痛，红肿青紫，肿块结节，组织增生，眼内渗出、出血、水肿、缺血、机化、萎缩、变性，眼内血管痉挛、扩张、阻塞，屈光间质混浊，眼外肌麻痹，外伤及手术后等，其病机均与血瘀有关，均可酌情使用本法。常用方剂如桃红四物汤、血府逐瘀汤、通窍活血汤、归芍红花散、补阳还五汤等。气为血帅，气行则血行，故多配伍行气导滞药物，以提高疗效。

7. 疏肝理气法　主要治疗肝气郁结所致气机不调之内外障眼病，如视神经、视网膜及其血管疾病，慢性葡萄膜炎症，青光眼，视力疲劳，非器质性眼胀痛等，尤其是眼底病恢复期及久病不愈者。症见眼目胀痛，视物昏蒙，或视力骤失，或视物变形、变色等；兼胁胀胸闷，嗳气，咽部似有物梗，急躁易怒，脉弦等。常用方剂如柴胡疏肝散、逍遥散等。肝郁久化火，宜清肝解郁；肝郁兼血虚与脾气虚者，宜养血健脾药同用。理气药多辛燥，阴亏之人注意配伍使用。

8. 益气养血法　主要治疗各种原因所致的气血不足的眼病，如视力疲劳、上睑下垂、角膜溃疡、老年性白内障、视神经萎缩、视网膜脱离、视网膜色素变性、开角性青光眼、缺血性视乳头病变、黄斑变性及黄斑出血等，多为慢性内外障眼病兼有气血不足的全身症状者。症见眼睑重坠，久视眼胀，黑睛陷翳日久不愈，或外观端好，目无神采，视物渐昏。常用方剂如八珍汤、人参养荣汤、补中益气汤、归脾汤、参苓白术散、助阳活血汤、当归补血汤等。气为血帅，血为气母，故益气与养血同用。但气血偏虚在程度上又有侧重。偏于气虚者，以益气为主；偏于血虚者，以养血为先。由于脾胃为后天之本，气血生化之源，故补气养血时，常兼顾脾胃。

9. 补益肝肾法 主要治疗肝肾不足的眼病，如角膜溃疡恢复期或反复难愈而红肿不显者、功能性溢泪、白内障、青光眼以及视神经、视网膜、脉络膜炎症后期等。症见眼干涩，哭而无泪或冷泪长流，白睛微赤，黑睛边缘陷翳，或星点云翳时隐时现，外观端好而视物昏朦，或夜视不见；兼有头晕耳鸣，健忘，腰膝酸软，夜间口干，男子遗精，女子月经不调，舌红少苔，脉细无力。若肾阳偏虚，则有腰膝酸软，夜尿多，畏冷，脉沉。常用方剂如杞菊地黄丸、石斛夜光丸、四物五子汤、加减驻景丸等。凡实证忌用本法，湿邪未尽者不宜早用。

10. 退翳明目法 本法是用具有退翳作用的方药，以消退黑睛翳障，而达到明目作用的眼科独特治法。本法仅适用于黑睛生翳者。

由于翳障的原因不同，阶段有别，故退翳之法须有层次。如病初期，星翳点点，红赤流泪，风热正盛，当以疏风清热为主，配伍少量退翳药；若风热渐减，则应过渡至退翳明目为主。病至后期，邪气已退，遗留翳障而正气已虚者，则需兼顾扶正，结合全身症情，酌加益气养血或补养肝肾之品。此时，退翳不可过用寒凉，以免气血凝滞，反致翳不易退。若翳老光滑如瓷，为气血已定，服药难以奏效。退翳法需内服外用结合，以提高退翳效果。

二、外治法

外治法是指从外部直接施治的方法，常与内治法密切配合，尤其是外障眼病更是如此。现将常用的外治法介绍如下。

1. 滴眼药水法

目的：预防及治疗眼部疾病、散瞳或缩瞳等。

方法：病人取坐位或仰卧位，医护人员用左手拇指和示指分开上下睑，在内眦下方放一棉球，右手持眼药水滴管，距眼 1～2cm，同时将下睑向下牵拉，嘱患者眼球上转，将药液点入球结膜和下穹隆部。嘱患者轻轻闭眼数分钟，多余流出的药液用棉球拭去。每日 3～4 次，急性眼病，每日数次。

注意事项：滴眼时要细心查对药瓶上药名标签与所点的眼别；滴管头部不要

触及眼睑皮肤及睫毛，以免污染滴管与药液；对于剧毒药品，如阿托品、毒扁豆碱等，点完后需用手指压迫泪囊区 3~5 分钟，以防药液通过泪道流入鼻腔吸收中毒；混悬液如可的松眼液，应先摇匀后再滴。

2．点眼药粉法

目的：用于外眼疾病以及角膜翳障修复期等。

方法：将药物制成极为细的粉末后应用。以小玻璃棒头部蘸生理盐水，再蘸药粉约半粒到一粒芝麻大小。医护人员用左手拇指和示指分开上下眼睑，将药粉置于内眦处，嘱患者闭目，以有清凉感为度。点毕嘱患者以手按鱼尾穴数次，闭目数分钟后，渐渐放开，每日 3 次。

注意事项：一次用药不可太多，注意玻璃棒头要光滑，不可触及角膜，以免引起刺激。

3．涂眼药膏法

目的：用于外眼疾病及散瞳等。

方法：嘱病人向上看，轻轻拉开下睑，先将药膏挤出少许不用，再将药膏涂在下穹隆结膜处，或将药膏挤在消毒后的玻璃棒上，平行于眼睑放入下穹隆，并向下轻压，然后放松眼睑，从外眦部抽出玻璃棒。

注意事项：在抽出玻璃棒时，切勿于角膜表面擦过，以免损伤角膜。涂眼膏时勿将睫毛随同玻璃棒卷入结膜囊内，以免引起不适。药膏涂入后，可按摩 2~3 分钟以增强疗效。蘸过阿托品或匹罗卡品的玻璃棒要将残余的药膏擦净，仔细清洗后再消毒使用。

4．熏法

目的：用于结膜、角膜、虹膜等炎症病变。

方法：将药物煎汤趁热放入搪瓷杯内，渐渐将患眼接近杯口，利用药物上升的热气熏眼；亦可用毛巾围住杯口，上方露一口，对着患眼，使药力更加集中。外眼炎症可行雾化熏眼，用清热解毒中药如菊花、黄连、金银花等水煎过滤取汁，倒入超声雾化器药杯中，喷雾口对准患眼，距离 20cm 熏眼。

注意事项：眼部有新鲜出血者，忌用熏法。用中药煎剂熏眼时，应注意掌握温度，以免烫伤。如属眼睑疾患，闭目则可；如属角结膜疾患，则要频频瞬眼，使药力直达病所。

5．敷法

（1）**热敷法**

目的：用于外眼疾病红肿热痛者，也可用于眼外伤 24 小时后、眼睑瘀肿、球结膜下积血、前房积血等。

方法：一般分湿热敷和干热敷。湿热敷首先将少许凡士林涂在眼睑及眼眶周围，嘱其闭眼，用单层消毒纱布覆盖。然后用特制的棉垫或毛巾、纱布数层重叠，先置于开水中煮沸 5 分钟，亦常用中药水煎取汁浸泡，用镊子将热敷垫拧干置于患处，稍冷即更换，每次 15 ~ 20 分钟。干热敷是用热水袋或玻璃瓶盛以热水，外裹薄毛巾，置于眼睑上即可。

注意事项：有出血趋势及急性充血性青光眼禁用。热敷温度以能耐受为度，勿烫伤皮肤。热敷垫用后应煮沸消毒，以免交叉感染。

（2）冷敷法

目的：用于眼睑 24 小时以内皮下出血肿胀者，亦可用于眼部红肿热痛的病变。

方法：用冷水毛巾或冰袋敷患处。

（3）药物敷法

目的：用于外眼疾病，以眼睑疾患与外伤用之为多。

方法：选用具有清热凉血、舒筋活络、散瘀定痛、化痰软坚、收敛除湿、祛风止痒等各种作用不同的药物碾成细末，根据需要选用水、蜜、人乳、姜汁、醋、胆汁、蛋清、麻油等，将药末调成糊状，敷于眼睑之上，或敷于太阳穴、额部等处。如为新鲜带汁的药物则洗净后捣烂，用纱布包敷。

注意事项：干药粉调成糊状敷眼，应保持局部湿润度。如为新鲜药物，则要做到清洁无变质，无刺激性，无毒性。药物敷眼时，注意勿进入眼内，以免损伤角结膜。

6. 冲洗法

（1）结膜囊冲洗

目的：清除结膜囊异物、酸碱化学物质和脓性分泌物等。

方法：病人取坐位，头略向后仰并偏向一侧，嘱其一手持受水器，其凹面紧贴患者眼侧面颊部，左示指与拇指分开上下睑，中指及无名指夹一棉球，冲洗时壶嘴末端距眼球约 3 ~ 5cm，勿触及睫毛。先冲洗睑外皮肤及睑缘，再冲洗结膜囊及下穹隆，然后翻转上眼睑，冲洗上穹隆部，一般不冲洗角膜。洗后用棉球擦去皮肤上的水滴，然后取下受水器。如为酸碱伤，则需大量冲洗。

注意事项：冬季冲洗液可适当加温，减少不适感。勿使冲洗液流到或溅到健眼，特别是传染性眼病、眼球穿通伤或严重角膜溃疡有穿孔倾向者，不用本法。儿童患者，可用拉钩拉开眼睑冲洗。

（2）泪道冲洗

目的：用于泪道疾病的诊断与治疗。

方法：用浸有 1% 地卡因的棉球夹在上下泪点之间，闭眼 3 ~ 4 分钟，用泪道冲洗针头接在装有生理盐水的注射器上，针尖先以垂直方向插入下泪小点约 1.5mm 深，立即改为水平方向，慢慢向内眦角推进，并注入生理盐水。如生理盐水流入鼻咽部或咽部，表示泪道通畅；如从上泪点反流，则表示鼻泪管阻塞；如夹有脓性分泌物，为慢性泪囊炎；如从原位反流，则为泪小管阻塞。

注意事项：冲洗前检查泪小点，如太小则先用泪点扩张器扩张。冲洗时必须将下睑拉紧，以免针头碰及组织皱襞，阻碍冲洗液去路。注入冲洗液时，如出现皮下肿胀，应停止冲洗。

7. 球结膜下注射法

目的：本法为局部用药的重要途径之一，有用药节省和全身反应较少的优点，尤适用于角膜、巩膜、虹膜睫状体的炎症病变。

方法：患者取坐位或卧位，先冲洗结膜囊，并滴入0.5%地卡因，每3～5分钟滴入1次，共3次。用小5号针头或皮试针头接上2ml空针，抽取适量药液，以左手拇指和示指分开上下睑，让患者向鼻上方注视，将注射针头在眼球的颞下方无明显血管区域，约呈10°～15°角刺入结膜下，可见局部隆起的药液小泡，拔出针头，涂消炎眼膏，纱布包盖。

注意事项：进针时，针头斜面朝向巩膜，针尖指向穹隆部。嘱患者勿转动眼球，对于不合作者，可用镊子固定眼球后再注射。多次注射者，应更换位置，以免形成瘢痕。

8. 球后注射法

目的：本法是将药物经皮肤或黏膜注入球后肌圆锥内。常用于内眼手术麻醉药物阻滞睫状神经节和眼球后部炎症，如视神经炎、视网膜中央动脉阻塞、后葡萄膜炎、缺血性视乳头病变以及青光眼降压行球后封闭。

方法：碘酒、酒精消毒外下眶缘，让患眼向鼻上方注射，用牙科5号针头套上5ml空针，抽取适量药液，在眶下缘外中1/3交界处，先垂直向后进针1cm，再将针向鼻上方倾斜，进针深入眶内不超过3.5cm，此时针尖位于肌圆锥内，抽吸无回血后缓缓注药，注完后拔出针头，闭眼用棉球压迫针眼片刻，以防球后出血和帮助药物扩散。

如从结膜面行球后注射，应先用0.5%地卡因行结膜表面麻醉2～3次，从下穹隆外中1/3交界处进入，方法同皮肤。为儿童行球后注射时，进针深度相应减少。

注意事项：注射完后拔出针头时，如皮肤针眼有出血，或眼球突出，应考虑球后出血，立即用纱布绷带加压包扎。注意不可用力过重，以免引起视网膜中央动脉闭塞。

三、针灸治疗

眼科针灸疗法是针对眼病，在人体一定穴位上进行针、灸或针灸并用的一种方法。眼科常用的针灸疗法：体针疗法、耳针疗法、穴位疗法、头针、梅花针等。

1. 体针疗法 体针疗法是在人体经络穴位上，进行针刺或艾灸或针灸并用，以疏通经络，调和气血，祛除病邪，达到治疗眼病的目的。根据眼病特点，取穴常以局部取穴与远道取穴相结合。

（1）常用眼周局部穴位

① 睛明：目内眦的外上方凹陷中取穴。嘱病人闭眼，左手将眼球推向外侧固定，针沿眼眶边缘缓刺 0.3~0.5 寸，不宜提插。主治目赤肿痛、目眩、迎风流泪、目眦痒痛、胬肉攀睛、目翳、目视不明、近视、夜盲、色盲等。

② 攒竹：在眉毛内侧端，眶上切迹处取穴。向下斜刺 0.3~0.5 寸。主治眉棱骨痛、胞睑振跳、白睛红赤、视物模糊、上胞下垂、眼珠疼痛等。

③ 丝竹空：眉外端凹陷处取穴。平刺 0.5~1 寸。主治目眩头痛、视物昏眩、倒睫等。

④ 鱼腰：两眼平视，于眉毛中间与瞳孔直对处取穴。平刺 0.3~0.5 寸。主治眶上神经痛、口眼㖞斜、眼睑下垂、目赤肿痛、目翳、眼睑振动等。

⑤ 瞳子髎：在目外眦外侧之眶骨外侧缘凹陷处取穴。平刺或斜刺 0.3~0.5 寸。主治目赤肿痛、怕光羞明、远视不明、内障、青盲、目痒、泪出多眵等。

⑥ 阳白：在前额，于眉毛中点上 1 寸处取穴。平刺 0.5~0.8 寸。主治目眩目痛、上睑开启无力、胞睑振跳、目闭不开、多眵、目外眦痛、雀目等。

⑦ 承泣：正坐，两目直视，瞳孔直下 0.7 寸，眼球与眶下缘之间取穴。紧靠眶下缘缓慢直刺 0.3~0.7 寸，不宜提插。主治目不明、流泪、夜盲、远视等。

⑧ 四白：正坐，在承泣穴直下 0.3 寸，当眶下孔凹陷处。直刺 0.2~0.3 寸。主治头痛目眩、目赤眼痒、口眼㖞斜、黑睛生翳等。

⑨ 球后：目平视，于眶下缘的外 1/4 处取穴。沿眶下缘从外下向内上，向视神经孔方向刺 0.5~1 寸。主治视物昏矇、青盲、高风内障等。

⑩ 太阳：眉梢与外眦间向后移约 1 寸凹陷处取穴。刺入 0.2~0.3 寸，实证可刺出血。主治眼红肿疼痛、目眶眉棱疼痛及头痛等。

（2）眼科常用远道穴位

① 合谷：在第一和第二掌骨之间，约第二掌骨桡侧之中点取穴。直刺 0.5~1 寸，可灸。主治头痛目眩、口眼㖞斜、迎风流泪、暴赤肿痛、眼生翳膜、内障、小儿雀目。

② 曲池：屈肘，在肘横纹桡侧端凹陷处取穴。直刺 0.8~1.2 寸，可灸。主治目赤肿痛、视物昏花。

③ 三阴交：内踝高点上 3 寸，胫骨内后缘。直刺 0.5~1 寸，可灸。主治视

物昏矇、上胞睑启举无力。

④肝俞：在第9胸椎下，两旁各1.5寸处。向脊柱斜刺0.5~0.8寸。主治泪出多眵、内眦赤痛痒、目上视、雀目、肝经风热目赤。

⑤脾俞：在第11胸椎下，两旁各1.5寸处。向脊柱斜刺0.5~0.8寸。主治高风雀目。

⑥肾俞：第2腰椎下，两旁各1.5处。直刺0.8~1寸。主治目昏目眩、视物昏矇、近视、远视、色盲、青盲。

⑦三焦俞：在第1腰椎下，两旁各1.5寸处。直刺0.8~1寸。主治视瞻昏渺、雀目、青盲。

⑧太溪：足内踝与跟腱之间的凹陷中。直刺0.5~0.8寸。主治视物昏矇、双目干涩。

⑨内关：仰掌，手腕横纹肌上2寸，掌长肌腱与桡侧腕屈肌腱之间取穴。直刺0.5~1寸。主治目不明、云雾移睛、神光自现。

⑩外关：阳池穴上2寸，桡骨与尺骨之间取穴。直刺0.5~1寸。主治目生翳膜、睑弦赤烂、迎风流泪、胬肉攀睛、暴赤肿痛。

2.耳针疗法　耳针疗法是用毫针或环针在耳穴或压痛点进行针刺，或贴压，或埋针，以治疗眼病的方法。

（1）常用耳穴

①眼：主治青光眼、假性近视、麦粒肿、急性结膜炎、电光性眼炎、翼状胬肉、虹睫炎、视网膜炎、视神经萎缩等。

②目1：主治青光眼、假性近视、麦粒肿等。

③目2：主治青光眼、假性近视、视网膜色素变性、麦粒肿等。

④肝：主治眼病、胁痛。

⑤肾：主治近视、内障、视物昏花及肾精亏损之眼疾。

⑥脾：主治视物昏矇、麦粒肿、胞睑肿胀等。

⑦肺：主治哮喘及肺病并发之眼疾。

⑧心：主治心神涣散、心血亏虚引起之目呆、近视、视物昏花等。

⑨脑：主治目眩头痛、目神呆滞及脑瘫引起之失明等。

⑩肾上腺：主治肾虚目视昏矇、近视、远视、夜盲等。

（2）操作方法　取坐位，选准穴位，或用毫针柄轻触耳廓找出痛点，用碘酒、酒精常规消毒。以左手示指和中指托住耳背相应部位，右手持毫针对准穴位直刺、斜刺或平刺。如用特制的环针，则用止血镊夹住环针，快速横刺或垂直刺入，但不应穿破耳廓。然后取一小块胶布贴于耳穴上。也可用耳穴压豆法，如将王不留行籽粘在胶布上，对准穴贴，每日自行按压。如用埋针法，一般3日左右，时间不宜过长，疗程 3 ~ 5 日，疗程与疗程之间可间歇数日。

3．穴位注射法　本法是根据眼与脏腑经络的关系，对眼病进行辨证取穴，将药物注入到穴内，达到针药并用之效。此法适用于内外障眼病，尤其是内障眼病。

常用穴位注射药液：中药有三七、丹参、柴胡、红花、当归、板蓝根等注射液；西药常用维生素类、激素类、抗生素、普鲁卡因及组织液等注射液。取穴参照体针。眼周及敏感穴位可适当加少许麻药，如 2％ 的利多卡因以减轻疼痛感。

第二章

外眼病各论

眼的附属器官和位于眼球壁外层的角膜与巩膜称为外眼，此部位发生的病变即为外眼病。外眼组织因位置表浅易受各种有害因素影响而发病，外眼病为常见病、多发病，较易诊断和治疗。

第一节　眼睑炎症

眼睑因组织细柔，长期与外界接触，易受风尘、微生物、化学物质的侵袭，发生各种病变。

中医称眼睑为胞睑、眼胞、目胞，认为眼睑在五轮中属肉轮，内应于脾。因脾胃互为表里，故眼睑病与脾胃关系密切。饮食不节，过食辛辣，损伤脾胃，以致湿热内蕴，形成眼睑病之实证；脾胃虚弱，运化失常，清气下陷，导致眼睑病之虚证。因此治疗眼睑病时应注意调理脾胃功能。眼睑属眼的卫外屏障，易受六淫侵袭，尤以风热之邪为患最多。因此，疏风、清热、除湿为治疗眼睑病的常用方法。

睑　缘　炎

睑缘炎是指睑缘皮肤、睫毛毛囊及其腺体组织的慢性或亚急性炎症。该病病因复杂，依据其临床特点，可分为溃疡性、鳞屑性、眦部睑缘炎3类。

根据本病的临床表现，前两型中医称"睑弦赤烂"；眦部睑缘炎称"眦帷赤烂"。

【病因病理】

一、西医病因病理

本病由于类型不同而有不同的病因。鳞屑性睑缘炎为眼睑腺体分泌脂质过多，被分解为有刺激性的脂肪酸后刺激睑缘所致；屈光不正及个人卫生差、机体抵抗力下降为其诱因。溃疡性睑缘炎为葡萄球菌感染所致，是睫毛毛囊及附属腺体发生的慢性或亚急性化脓性炎症。眦部睑缘炎为摩-阿双杆菌感染所致，核黄素缺乏为其诱因。

二、中医病因病机

本病外因风邪侵袭，内因脾胃湿热，风湿热三邪相搏上攻睑缘而致，风盛则痒，湿盛则烂，热盛则赤。其中以风热为主的为鳞屑性睑缘炎；以湿热为主的为溃疡性睑缘炎；因心火内盛而致的为眦部睑缘炎。血虚风燥是睑缘炎反复发作的病因。

【临床表现】

1. 鳞屑性睑缘炎

（1）症状　自觉睑缘瘙痒、烧灼感。

（2）体征　睫毛根部有头皮屑样鳞屑附着，色灰黄或灰白，清除后见睑缘皮肤潮红，但无溃疡，无脓点，睫毛易脱落，能再生。长期炎症可使睑缘肥厚、外翻、流泪。

2. 溃疡性睑缘炎

（1）症状　自觉睑缘刺痒、烧灼、疼痛，晨起分泌物致睫毛黏着成束状。

（2）体征　睑缘红肿，睫毛根部有黄白色脓痂，清除脓痂后可见睑缘睫毛根部有脓肿或小的溃疡、出血或溢脓；因睫毛根部毛囊被破坏，故睫毛易脱落，且不再生，日久并发秃睫；慢性炎症致睑缘肥厚，甚至泪点外翻而泪溢。

3. 眦部睑缘炎

（1）症状　自觉眼干涩，奇痒难忍。

（2）体征　内外眦部皮肤充血、糜烂、渗出，渗出物为黏液性或脓性分泌物。

【诊断与辨证】

1. 诊断要点　以睑缘瘙痒为主要症状，鳞屑性睑缘炎则以睑缘附有鳞屑、无溃疡、无脓点为特征；溃疡性睑缘炎以睑缘有脓肿、有溃疡、有脓点为特征；眦部睑缘炎以眦部皮肤及睑缘充血糜烂为特征。

2. 辨证分型

（1）风热外袭型　睑弦红赤，有鳞屑脱落，刺痒灼痛，干涩不适；舌红，苔薄黄，脉数。

（2）湿热壅盛型　睑弦红肿溃烂，垢腻胶黏，或有小出血，睫毛脱落，痛痒并作；舌红，苔黄腻，脉数。

（3）心火上炎型　内外眦部为主，睑弦红赤，刺痛，小便短赤；舌红，苔黄腻，脉数。

（4）血虚风燥型　睑弦红赤反复发作，皮肤燥裂，或有脱屑，痒涩不舒；舌淡，苔薄黄。

【治疗】

治疗睑缘炎，局部使用相应的眼液或眼膏，再结合辨证服用中药，将会缩短病程，取得良好的效果。

一、西医治疗

1. 鳞屑性睑缘炎　用生理盐水或3%硼酸溶液洗去睑缘鳞屑，再用1%黄降汞眼膏或1%白降汞眼膏涂擦睑缘，或用抗生素或磺胺类眼膏擦后按摩，每日3次；滴抗生素眼液，每日3次。愈后应继续用药2周，防止复发。

2. 溃疡性睑缘炎　用生理盐水或3%硼酸溶液洗患部，清除脓痂及分泌物；再滴抗生素眼液，每日3次；涂抗生素眼膏，每日2次。

3. 眦部睑缘炎　局部滴用0.25%硫酸锌眼液，每日4次，以抑制摩-阿双杆菌的蛋白酶对组织的侵蚀作用，疗效较好；睡前涂抗生素眼膏；口服维生素B，每日3次，每次20mg。

二、中医治疗

1. 分型治疗

（1）风热外袭型

治法　祛风清热止痒。

方药　消风散加减。睑缘红赤较重者，加赤芍、丹皮、黄芩清热凉血；皮肤燥裂者加生地、玄参滋阴润燥；睑缘肥厚粗糙者合四物汤。

（2）湿热壅盛型

治法　清热除湿。

方药　除湿汤加减。睑缘红赤糜烂较甚者，加茵陈、金银花、蒲公英，加强除湿清热解毒之力；刺痒较重者，加蝉蜕、白蒺藜、白鲜皮，以祛风除湿止痒。

（3）心火上炎型

治法　清心泻火。

方药　导赤散加减。刺痒较重者，加荆芥、防风、蝉蜕祛风止痒；湿烂较甚者，加苍术、黄芩清热燥湿；干裂出血者，加玄参、丹皮凉血润燥。

（4）血虚风燥型

治法　养血润燥。

方药　四物汤加减。痒者，加蝉蜕、僵蚕、地肤子祛风止痒。

2. **外治法**　清除局部的痂皮或脓液后，选用千里光、白鲜皮、野菊花、蒲公英、防风等煎水熏洗；或鸡蛋油膏等涂搽患部。

【预防与调护】

增强身体素质，养成良好的个人卫生习惯。避免风、尘、烟、热等理化因素的刺激，矫正屈光不正。少食辛热炙煿、肥甘厚腻之品，应避免揉擦患处，且及早、持久、彻底治疗，以防复发。

睑 腺 炎

睑腺炎又称麦粒肿，是由细菌侵入眼睑腺体而引起的急性化脓性炎症。睫毛毛囊或其附属腺体感染，称外麦粒肿；睑板腺感染，称内麦粒肿。病程一般5～7天。

中医学称本病为"针眼"、又名"偷针"、"土疡"。

【病因病理】

一、西医病因病理

该病常为金黄色葡萄球菌感染眼睑腺体所致。其可发生于任何年龄，但以青少年常见，营养不良、过度疲劳、糖尿病、抵抗力低下、长期便秘、眼部不适、屈光不正等为本病的诱发因素。

二、中医病因病机

风热外袭胞睑，或过食辛辣，脾胃积热循经上攻胞睑，或脾胃虚弱，或余邪未清，蕴伏火热之邪上扰胞睑，致使营卫失调，气血壅滞，发为疖肿。

【临床表现】

1. **症状**　局部有红、肿、热、痛。患者抵抗力较差或感染严重时，可伴有畏寒发热、头昏头痛、全身乏力、食欲下降等全身症状。

2. **体征**　外麦粒肿红肿弥散，内麦粒肿红肿较局限；红肿中央可扪及1个硬结，形如麦粒，有压痛，一般于3～5天后硬结软化形成脓肿；脓肿可自行破溃，脓液流出，也可手术切开引流出脓液，症状缓解，逐渐痊愈。

【诊断与辨证】

1. 诊断要点 见症状与体征。

2. 辨证分型

（1）风热外袭型 针眼初起，痒痛微作，局部硬结，触痛明显；苔薄黄，脉数。

（2）热毒炽盛型 眼睑红肿疼痛，有黄白脓头，或见白睛壅肿，口渴便秘；舌红，苔黄，脉数。

（3）脾虚夹湿型 针眼屡发，面色少华，多见于小儿，偏食，便结；舌质红，苔薄黄，脉细数。

【治疗】

一、西医治疗

早期局部湿热敷、理疗；眼局部滴用抗生素眼液，如 0.25% 氯霉素、0.3% 氧氟沙星、15% 磺胺醋酰钠眼液，每日 4～6 次；晚上涂金霉素眼膏。有全身症状者口服抗生素，如可选用青霉素或磺胺类药物。如已形成脓肿，应切开排脓。外睑腺炎于皮肤面切开，切口与睑缘平行；内睑腺炎由睑结膜面切开，切口与睑缘垂直。切开后让脓液自行流出，禁止挤压。上引流条，每日换药，至痊愈。

二、中医治疗

1. 分型治疗

（1）风热外袭型

治法 疏风清热，消肿散热。

方药 银翘散加减。若红肿较重者，加蒲公英、紫花地丁、栀子，以清热解毒。

（2）热毒炽盛型

治法 清热泻火，解毒消肿。

方药 内疏黄连汤加减。有脓未溃者，加穿山甲、皂角刺，以溃脓消肿；生于眦部、球结膜水肿者，加桑白皮、木通，以清肺利水；大便秘结者，加大黄以通便泄热。

（3）脾虚夹湿，余邪未尽型

治法 健脾益气，托里排脓。

方药　托里消毒散加减。若纳差、食滞不化，加神曲、麦芽，以消食健脾；若局部红肿较盛，加蒲公英、野菊花，以清热解毒。

2．外治法

（1）敷法　发病初用湿热敷，每次 15 分钟，每日 3 次。

（2）挑刺法　在肺俞或膏肓俞附近皮肤表面，找出红点 1 个或数个，消毒后用针挑破，挤出脓液或黏液。

（3）耳尖放血法　在耳尖部消毒后，用三棱针刺破放血数滴，以退赤消肿。

【预防与调护】

注意眼部卫生，及时配镜矫正屈光不正。及时治疗睑缘炎及慢性结膜炎。保持大便通畅。加强锻炼，增强体质。

睑板腺囊肿

睑板腺囊肿又称霰粒肿，是睑板腺的无菌性的慢性肉芽肿性炎症。上睑多于下睑，可单个发生，也可多个同时发生。该病以青少年多见，与其睑板腺分泌过度旺盛有关。

中医学称本病为"胞生痰核"。

【病因病理】

一、西医病因病理

本病是因为各种原因致睑板腺排泄管阻塞或因睑板腺分泌过度旺盛，分泌物于睑板内潴留，刺激该腺及其周围组织慢性增生而逐渐形成的炎性肉芽肿。

二、中医病因病机

因睑内硬结不消，转化而成；或因血气不分，脾胃积滞，痰湿内生而成。

【临床表现】

1．症状　初起囊肿较小时无自觉症状，少数可自行消散，大多日久长大，眼睑有重坠感。如破溃可有异物感，继发感染则疼痛。

2．体征　睑内一般可触及大小不等、质地中等、无压痛、与皮肤无粘连、表面不红不肿的 1 个或多个包块。翻转眼睑可见肿块相应处结膜呈局限性紫红色或灰蓝色改变。继发感染时可有压痛。

【诊断与辨证】

1. 诊断要点　眼睑内大小不等、质地中等、无压痛、与皮肤无粘连、表面不红不肿的1个或多个包块；翻转眼睑可见肿块相应处结膜呈局限性紫红色或灰蓝色改变。

2. 鉴别诊断

（1）睑板腺癌　发生于老年人眼睑内的包块，表面不平，质硬，与皮肤有粘连；术后易复发；肿块长大迅速，呈菜花样溃烂，均可考虑癌变，可做病理切片确定诊断。

（2）皮脂腺囊肿　发生于皮内的无痛性包块。

3. 辨证分型

（1）痰热互结型　硬结处皮色稍红肿，有轻度压痛，相应处睑结膜呈紫红色隆起；舌红，苔薄黄，脉稍滑数。

（2）痰湿凝结型　睑内生硬结，皮色不变，按之不痛，与皮肤无粘连，相应的睑内面呈紫蓝色隆起；舌质淡或淡红，苔白或薄白腻，脉缓或滑。

【治疗】

一、西医治疗

1. 热敷与按摩　较小的睑板腺囊肿，局部热敷与按摩。

2. 治疗相关疾病　如睑缘炎、睑腺炎、结膜炎等，重新开放睑板腺导管。

3. 应用激素　用地塞米松或强的松龙注入囊腔内，可缩小肿块，促进吸收。

4. 手术治疗　较大者或已破溃者则行手术治疗，合并感染者按麦粒肿治疗。

二、中医治疗

1. 分型治疗

（1）痰热互结型

治法　清热化痰。

方药　黄连温胆汤加减。若局部充血，红、肿、热、痛，继发感染，去陈皮、半夏，加紫花地丁、皂角刺，以清热解毒消肿。

（2）痰湿凝结型

治法　化痰散结。

方药　化坚二陈丸加减。若硬结日久不消者，加昆布、海藻，去甘草，以软坚散结；若硬结相应结膜面紫红色范围扩大，小便黄，加滑石、荷叶、栀子，以清热祛湿。

2. **局部中药治疗**　生南星加冰片研末，用醋调后外敷患处皮肤；或紫金锭用水调匀敷患处皮肤。

【预防与调护】

积极治疗慢性结膜炎、睑缘炎，矫正屈光不正。少食辛辣之品。注意用眼卫生。

第二节　眼睑位置异常

正常的眼睑位置，可以保护眼球以完成眼睑的生理功能。眼睑位置异常包括睑外翻合并睑裂闭合不全，睑内翻、倒睫，上睑下垂。

瘢痕性睑内翻

瘢痕性睑内翻是指由于睑结膜及睑板因各种原因形成瘢痕，瘢痕收缩使睑缘向眼球方向翻转，常合并睫毛内倒的眼病。

据其临床特点，该病属中医"倒睫卷毛"的范畴。

【病因病理】

一、西医病因病理

本病最主要的原因为沙眼疤痕期，其次结膜热烧伤或化学伤、天疱疮、外伤等愈合后瘢痕收缩也可导致。

二、中医病因病机

本病多因湿热偏盛，风热毒邪犯目引起。

【临床表现】

1. **症状**　眼有异物感、疼痛、畏光、流泪。

2. **体征**　睑缘向内翻转，睫毛倒向结膜及角膜，结膜充血，角膜上皮脱落等。如继发感染可发生角膜溃疡。

【诊断与辨证】

1. 诊断要点 见症状与体征。

2. 辨证分型

(1) 风热偏盛型 羞明，泪热，有异物感，睑缘向内翻转，倒睫，结膜充血；舌淡红，苔薄白，脉浮数。

(2) 湿热偏盛型 泪黏，眼涩难开，睑缘内翻倒睫，睑缘红肿，结膜充血，睑结膜瘢痕形成，角膜混浊有溃疡，脘腹痞满，便秘；苔黄腻，脉濡数。

【治疗】

一、西医治疗

选用睑板切断术或睑板部分切除术等手术治疗，防止并发症发生，局部给予抗生素眼液及眼膏。

二、中医分型治疗

1. 风热偏盛型

治法 疏风清热。

方药 石膏羌活散加减。若多热泪者，去苍术，加蔓荆子、青葙子以加强疏风清热之力；如结膜充血明显，加金银花、连翘、赤芍、丹参以清热解毒，活血化瘀。

2. 湿热偏盛型

治法 清热祛湿。

方药 除风清脾饮加减。若无便秘，去大黄、玄明粉；若兼眼痒，加白蒺藜、蝉蜕、白芷，以祛风止痒；若结膜显著充血，加丹皮、丹参、赤芍，以凉血消瘀。

【预防与调护】

做好沙眼防治工作，预防各种眼外伤。

睑 外 翻

睑外翻指睑缘位置向外翻转，睑结膜不同程度外露，多见于下睑。

本病与中医学"风牵出睑"相似。

【病因病理】

一、西医病因病理

1. **瘢痕性睑外翻** 眼睑皮肤因外伤后所形成的瘢痕收缩而引起。
2. **麻痹性睑外翻** 仅见于下睑。因面神经麻痹，眼轮匝肌收缩功能丧失，由于眼睑重力的作用，下睑向外翻转。
3. **老年性睑外翻** 见于下睑。由于老年人眼睑皮肤及外眦部韧带松弛，眼轮匝肌功能减弱而发生。

二、中医病因病机

中医学认为麻痹性睑外翻多因络脉空虚，腠理不密，风邪乘虚侵入经络；或脾虚失运，聚湿成痰，风痰阻络所致。

【临床表现】

睑轻度外翻只有睑缘处眼睑离开眼球，泪液的毛细管导流被破坏，患者出现泪溢；较重睑外翻大部分或全部结膜外露充血、肥厚；重度睑外翻则眼睑闭合不全，角膜上皮干燥脱落，发生暴露性角膜炎或角膜溃疡。

【诊断与辨证】

1. **诊断要点** 见临床表现。
2. **辨证分型**
(1) 风中经络型 骤然起病，口眼㖞斜，下睑外翻，流泪；舌淡红，苔薄白，脉缓或浮滑。
(2) 风痰阻络型 下睑外翻，流泪，手足不利，步态不稳，口眼㖞斜；舌红，苔腻，脉弦细或弦滑。

【治疗】

一、西医治疗

1. **瘢痕性睑外翻** 手术切除瘢痕，游离植皮。
2. **老年性睑外翻** 行整形术。
3. **麻痹性睑外翻** 针对病因，治疗面瘫。
4. **其他** 局部涂以大量抗生素眼膏，保护角膜。严重的睑外翻，为预防暴露性角膜炎，可做暂时性睑缘缝合术。

二、中医治疗

1. 分型治疗

（1）风中经络型

治法 祛风通络。

方药 排风散加减。若病情日久，久病多瘀，加丹参、葛根、丝瓜络活血通络。

（2）风痰阻络型

治法 平肝熄风化痰。

方药 天麻钩藤饮加减。若角结膜干燥，加玄参、麦冬，以滋阴生津。

2. 局部治疗 行针灸治疗。

【预防与调护】

忌揉擦局部。局部涂抗生素眼膏，以保护角膜。

上睑下垂

上睑下垂是指提上睑肌和 Müller 平滑肌的功能不全或丧失，导致上睑部分或全部下垂，即眼球注视正前方时，上睑缘遮盖角膜上部超过角膜的1/5。

依据本病的临床表现，其属中医学的"上胞下垂"。

【病因病理】

一、西医病因病理

1. 先天性 主要因提上睑肌或动眼神经核发育不良所致。

2. 后天性 由多种不同病因所致，如动眼神经麻痹、重症肌无力、交感神经损害、动眼神经及提上睑肌因外伤所损，或眼睑因炎症、肿瘤而重量增加等。

二、中医病因病机

1. 先天性 为先天禀赋不足。

2. 后天性 多是脾气虚弱，清气下陷，眼睑无力，不能提举；或肌腠空虚，风邪乘虚袭人，筋脉弛缓；或脾湿不运，聚湿生痰，风痰阻络。

【临床表现】

单眼或双眼上睑下垂，遮盖部分或全部瞳孔，以致影响视力，为了看清物体，患者常抬头仰视，或借额肌牵引而睁视，日久则额纹加深，眉毛高竖，形成一种仰头皱额的特殊姿态。先天性者，因眼睑遮盖瞳孔而影响视力发育，可造成废用性弱视。

由于病因不同，临床可有不同表现。

1. 先天性上睑下垂　为先天发育畸形，出生时即不能开睑到正常位置，多为双侧性，部分可同时伴有上直肌功能不全使眼球上转受限，既可单独发生，亦可与其他先天畸形同时存在，如小眼球、小睑裂、内眦赘皮等。

2. 重症肌无力性上睑下垂　为双侧性，上睑下垂程度随着疲劳而加重，晨轻暮重，使用新斯的明后症状可暂时明显改善或消失。

3. 动眼神经麻痹性上睑下垂　多为单眼，骤然发生，合并眼外肌麻痹，眼球转动受限，可出现复视，瞳孔中度散大，调节力减退或消失。

4. 交感神经麻痹性上睑下垂　为交感神经麻痹的症状之一，常为颈部交感神经节损伤所致，多见于颈部手术、外伤、甲状腺病患者，单侧多见，下垂程度较轻，上睑皱褶存在，常伴有瞳孔缩小、眼球内陷、患侧颜面皮肤无汗、温度升高等症状。

5. 机械性上睑下垂　由于眼睑本身的病变，如肿瘤、重症沙眼、炎性肿胀、外伤、组织增生等，除直接破坏提上睑肌外，病变使眼睑增生肥大，导致机械性下垂，可见相应的临床症状。

【诊断与辨证】

1. 诊断要点　如自然睁眼向前平视时，上睑遮盖角膜上缘3mm，或者遮盖部分瞳孔或全部瞳孔，即可诊断为上睑下垂。该病一般伴有眉弓高抬，额部皮肤有明显横皱纹；双上睑下垂，患者常呈抬头视物的姿态。

2. 辨证分型

（1）脾虚气陷型　上睑下垂，晨起较轻，午后加重，甚或眼球转动失灵，视一为二，精神疲乏，肢体倦怠，甚至吞咽无力；舌淡，苔白，脉弱。

（2）风痰阻络型　单眼突然起病，上睑下垂，眼球转动失灵，或视一为二；舌淡，苔白滑，脉缓。

（3）阳亢动风型　上睑下垂，头痛眼胀，面色潮红，烦躁易怒；舌质红，苔薄黄，脉弦。

【治疗】

一、西医治疗

1. 先天性上睑下垂　可手术矫正。手术年龄应以视功能是否受影响而定，如瞳孔未全部遮盖，视力无明显影响，手术年龄可适当增大；但重度上睑下垂的患儿，应尽早手术，以免遗留废用性弱视，尤以单眼患儿更应注意。

2．后天性上睑下垂　应根据不同病因进行治疗。

（1）机械性者，应针对原发病变治疗，如摘除肿瘤、治疗沙眼、抗感染等。

（2）重症肌无力者，选用新斯的明 15mg，每日 3 次；或吡啶斯的明 60mg，每日 3 次。

（3）神经源性上睑下垂，应先保守治疗，针对病因进行治疗，并应用神经营养剂。

（4）动眼神经麻痹所致的上睑下垂一般不手术，因术后发生复视，可造成生活上的困难。

二、中医治疗

1．分型治疗

（1）脾虚气陷型

治法　健脾益气。

方药　补中益气汤加减。若兼腰膝酸软，加菟丝子、沙蒺藜、鹿角胶补益肾精；若面色无华，唇色淡，加熟地黄、白芍，以加强养血之力；若胃脘饱满，纳差，加神曲、山楂、麦芽，以健脾消食。

（2）风痰阻络型

治法　祛风化痰，舒筋活络。

方药　正容汤加减。若络脉瘀阻，经筋失养，加当归、丹参、丝瓜络，以活血养血通络；风盛者加钩藤、天麻祛风活络。

（3）阳亢动风型

治法　潜阳熄风。

方药　天麻钩藤饮加减。若五心烦热，舌红无苔，加女贞子、首乌、丹皮、玄参滋阴清热；烦躁易怒者加龙胆草、夏枯草清肝泻火。

2．针灸治疗

（1）体针　取穴：攒竹透鱼腰、鱼腰透攒竹、丝竹空、百会、头维、阳白、足三里、脾俞、胃俞等。每日 1 次，用补法，针与灸可合用或配合电针，每次取 5～6 个穴位，10 次为 1 个疗程。

（2）梅花针点刺局部　重点叩刺眼局部，从眉头沿眉毛向眉梢叩刺，叩刺太阳穴、膀胱经第一线（脾俞、胃俞、肝俞、肾俞）等。

（3）耳针疗法　取穴：眼睑、眼、脾、胃、肾等，以毫针针刺或行压豆法。

第三节　泪器疾病

泪器由泪腺及泪道两部分组成。由于泪道细长,所以泪道疾病较常见,且一旦发生病变,将出现泪液导流障碍,患者表现为泪溢。泪腺疾病较少见,主要为肿瘤和炎症。

慢性泪囊炎

慢性泪囊炎是发生在泪囊黏膜的慢性卡他性或化脓性炎症,临床常见,中老年女性多见,病程长,药物难以根治。泪囊炎性分泌物溢于眼表面,对角膜外伤及内眼手术构成潜在感染危险。

中医称本病为"漏睛"。

【病因病理】

一、西医病因病理

因鼻泪管狭窄或阻塞,致泪液于泪囊内滞留,细菌于泪囊内生长繁殖刺激泪囊黏膜发炎。常见原因有沙眼、睑缘炎、外伤、鼻腔炎症、鼻息肉、鼻中隔严重偏曲等。常见的致病菌有肺炎双球菌、葡萄球菌、链球菌等。

二、中医病因病机

中医学认为,风热客于睑眦之间,热搏于血液,邪毒蔓延,窍道阻塞;或心脾湿热,风湿热毒郁积,肉腐成脓。

【临床表现】

1. **症状**　长期泪溢或脓性分泌物溢于内眦部。
2. **体征**　过多分泌物潴留于泪囊内,可使泪囊膨大,在内眦部可看见隆起之包块,用手触压为囊性,同时有分泌物自上下泪小点溢出,或做泪道冲洗也可见分泌物自上下泪小点溢出。由于泪液、脓液浸渍内眦部皮肤及结膜,日久则内眦部皮肤充血、糜烂、增厚。

【诊断与辨证】

1. **诊断要点**　患眼常有溢泪及溢脓泪;挤压泪囊部见黏液或脓性分泌物从

泪点流出；泪道冲洗，可见黏液或脓液自上泪点反流。

2. 辨证分型

（1）风热上攻型 目痒流泪，挤压泪囊区或冲洗泪道有黏液或脓性分泌物溢出，按之不痛，泪囊部皮色如常，或稍显隆起；舌质红，苔薄黄，脉浮。

（2）心脾湿热型 内眦部皮肤微红潮湿，脓液浸渍，拭之又生，挤压泪囊部见脓液或黏液从下泪点溢出，口干心烦，小便短赤；舌质红，苔黄腻，脉濡数或滑数。

【治疗】

一、西医治疗

1. 药物治疗 挤出泪囊内分泌物，滴抗生素眼液，如0.3%诺氟沙星、0.25%氯霉素等；或泪道冲洗后再滴眼液效果更好。但这些均只能缓解症状不能根治。

2. 手术治疗 脓液量多者，可行泪道冲洗。见图1-2-1。

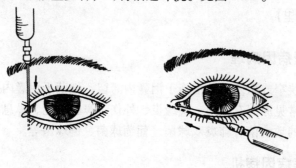

图1-2-1 泪道冲洗

鼻泪管阻塞、狭窄或泪小管狭窄阻塞，行泪道探通术。见图1-2-2。

慢性泪囊炎长期流泪溢脓，鼻泪管阻塞而泪小管通畅者，在炎症控制后，行鼻腔泪囊吻合术。此为目前首选的治疗方法。其原理是将泪囊黏膜通过一骨孔与鼻腔黏膜吻合，使泪液从泪囊黏膜与鼻腔黏膜吻合口流入鼻腔。年龄过大或有全身其他疾病不能做该手术者，可考虑泪囊摘除术，以去除感染病灶，但会终身流泪。近年随着激光技术在医学领域的应用，眼科开展了鼻泪管激光重建术及泪小管激光成形术，效果良好。

二、中医治疗

1. 分型治疗

（1）风热上攻型

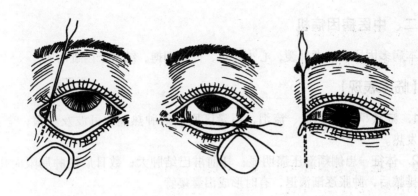

图 1-2-2　泪道探通术

治法　疏风清热。

方药　白薇丸加减。若脓液黏稠量多，加蒲公英、野菊花、紫花地丁，以清热解毒；若黏液稀薄，加苍术以理脾燥湿。

（2）心脾湿热型

治法　清心利湿。

方药　竹叶泻经汤加减。若脓液黏稠量多，去羌活，加蒲公英、金银花、天花粉，以清热解毒排脓；皮肤湿烂者，加白鲜皮、苍术燥湿止痒；日久脓稀者，加黄芪托毒排脓。

2. 局部中药治疗　50%鱼腥草滴眼液或黄芩滴眼液滴眼，每日4～6次，亦可用八宝眼药，每日2～3次，滴眼前先挤压泪囊排尽脓液。

急性泪囊炎

急性泪囊炎大多继发于慢性泪囊炎，是发生于泪囊及其周围组织的急性化脓性炎症。

依据其临床特征，与中医眼科学"漏睛疮"相类似。

【病因病理】

一、西医病因病理

在慢性泪囊炎基础上，或因机体抵抗力下降，或因治疗不当，如泪道探通损伤或直接损伤泪囊，感染向周围扩散而引起蜂窝织炎。个别病例因感染细菌毒力过强而引起原发性急性泪囊炎。

二、中医病因病机

本病多因风热邪毒外袭，心火内炽，内外相搏，结聚于内眦而成。

【临床表现】

1. **症状**　患眼充血、流泪，泪囊区剧烈红肿热痛，可波及鼻根；全身不适，发热。

2. **体征**　患侧颊部压痛明显；耳前淋巴结肿大；数日后红肿局限而化脓，破溃排脓后，肿胀逐渐消退，有时形成泪囊瘘管。

【诊断与辨证】

1. **诊断要点**　突然发病，泪囊区红肿热痛，可波及眼睑、鼻根部及面颊；有慢性泪囊炎病史；耳前淋巴结肿大；全身不适及发热；泪囊部形成脓肿，破溃后炎症消退，形成瘘管。

2. **鉴别诊断**　内眦部眼睑疖或睑腺炎，两者泪道冲洗通畅。

3. **辨证分型**

（1）邪毒外袭型　突然起病，泪囊区红肿热痛，全身不适，恶寒发热，头痛；舌质红，苔黄，脉数。

（2）心火炽盛型　泪囊区红肿热痛，肿及面颊、鼻根，触之有核状硬结，压痛明显，耳前淋巴结肿大，心烦口渴，小便短赤灼热；舌质红，苔黄，脉数有力。

【治疗】

一、西医治疗

1. **抗生素**　据病情轻重可局部或全身选用抗生素。

2. **早期局部行热敷或理疗**　以促进局部血液循环，促进炎症吸收。

3. **脓肿切开**　脓肿形成后应切开排脓，切口方向为先垂直，下端向颞侧呈半弧形，长约8mm，排脓后放置引流条，每日换药，致脓尽为止。

4. **手术治疗**　待急性炎症完全消退后，选择合适手术，根治慢性泪囊炎，以防复发。

二、中医治疗

1. **分型治疗**

（1）邪毒外袭型

治法　清热解毒消肿。

方药　仙方活命饮加减。若大便秘结，加大黄通腑泄热。

（2）心火炽盛型

治法　清心泻火解毒。

方药　黄连解毒汤加减。若疼痛剧烈，加制乳香、制没药，以散瘀消肿止痛；欲成脓而未成脓，加皂角刺、穿山甲、白芷，促使脓成溃破。

（3）正虚邪留型

治法　扶正祛邪。

方药　托里消毒散加减。若脓液清稀，加薏苡仁、苍术，以祛湿健脾。

2. 局部中药治疗　可用如意金黄膏外敷，或紫金锭醋调外敷，或新鲜芙蓉花叶或鲜蒲公英洗净捣烂外敷。

【预防与调护】

及时治疗慢性泪囊炎。忌食辛辣刺激之品，饮食宜清淡富于营养。忌挤压，以免邪毒扩散，并发他症。

第四节　结膜疾病

结膜通过睑裂与外界相通，易受外界各种有害病原微生物或物理化学因素侵袭而致病。

沙　　眼

沙眼是由沙眼衣原体感染结膜与角膜上皮细胞而引起的一种慢性传染性结膜角膜炎。其发病率农村多于城市，与个人卫生、环境卫生有关，是一种严重的致盲性眼病。

本病可归属于中医学"椒疮"范畴。

【病因病理】

一、西医病因病理

病原体为沙眼衣原体。沙眼衣原体为我国眼科学家汤飞凡、张晓楼等于1956年首次应用鸡胚卵黄囊接种法培养分离出的，为沙眼的研究、预防和治疗作出了巨大贡献。

二、中医病因病机

外因风热邪毒，内有脾胃积热，内邪与邪毒相结于胞睑，脉络阻滞，气血失和所致。

【临床表现】

常双眼发病。潜伏期 5 ~ 14 天。

1. 急性期 患者表现为眼红、畏光、流泪、有异物感，分泌物黏稠，睑、球结膜充血显著，睑结膜乳头增生，上下穹隆部结膜满布滤泡，可合并角膜上皮炎。此期如能正确诊断治疗可痊愈，不留瘢痕。

2. 慢性期 急性期失治或治疗不当，经过 1 ~ 2 个月后进入慢性期。

（1）症状 以眼干、眼痒、眼有异物感、有少量黏液性分泌物为主。严重者症状加重，且可有并发症的症状。

（2）体征 弥漫性睑结膜充血，睑结膜肥厚；乳头增生（图 1-2-3），外观呈红色天鹅绒状，乳头小而微突起，多发于上睑内外眦部结膜；上睑结膜及上穹隆结膜有滤泡形成（图 1-2-4），大小不一，呈圆形、椭圆形或不规则隆起，呈黄红色或暗红色胶样、半透明颗粒；在慢性期，滤泡发生坏死，愈合后结膜出现白色横纹，渐渐相连呈网状瘢痕；上方角膜缘有血管长入，成网状，称沙眼性角膜血管翳，角膜上血管末端可有浸润性改变。

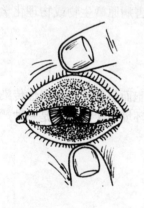

图 1-2-3 沙眼乳头

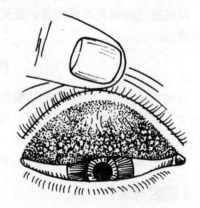

图 1-2-4 沙眼滤泡

3. 并发症与后遗症

（1）睑内翻及倒睫 因结膜瘢痕形成、收缩，使眼睑向内翻转，并发生睫毛内倒，睫毛摩擦角膜，使角膜混浊。

（2）上睑下垂　睑结膜及睑板因沙眼病变而肥厚，重量增加；另因 Müller 肌受炎性细胞浸润，提上睑肌功能减弱，使上睑下垂。

（3）睑球粘连　多为穹隆结膜因瘢痕收缩而缩短，甚至结膜囊穹隆部完全消失，眼球运动障碍，发生睑球粘连。

（4）实质性结膜干燥症　结膜形成瘢痕后，破坏了杯状细胞和副泪腺的分泌功能，同时阻塞泪腺导管的排出口，使结膜囊泪液减少，出现眼干燥，结膜和角膜上皮因而发生角化，失去光泽使角膜混浊。

（5）角膜溃疡　角膜血管翳的末端可发生角膜浸润、睑内翻、倒睫擦伤角膜上皮，使角膜上形成点状浸润，甚至发生角膜溃疡，视力受损。

（6）慢性泪囊炎　沙眼病变累及泪道黏膜，使鼻泪管狭窄或阻塞，导致慢性泪囊炎。

【诊断与辨证】

1. 诊断要点　现用 1979 年第二届全国眼科学会制订的沙眼诊断标准和分期标准。

（1）诊断标准　① 上睑结膜和上穹隆部结膜充血、血管模糊，乳头增生或滤泡形成，或两者兼有；② 在放大镜或裂隙灯显微镜下检查可见角膜血管翳；③ 上穹隆部或（和）上睑结膜出现瘢痕；④ 结膜刮片染色镜下检查有沙眼包涵体。

在第①项的基础上，加后 3 项之一即可诊断为沙眼。

（2）沙眼分期

Ⅰ期：进行期，上穹隆部和上睑结膜有活动性病变，血管模糊、充血，乳头增生，滤泡形成，有角膜血管翳。

Ⅱ期：退行期，有活动性病变，且有瘢痕出现。

Ⅲ期：完全瘢痕期，仅有瘢痕而无活动性病变。

2. 辨证分型

（1）风热客睑型　双眼痒涩，眦角生眵，上睑结膜面近眦部有少量乳头，滤泡增生，血管模糊；舌质红，苔薄黄，脉弦。

（2）血热络瘀型　双眼刺痛，烧灼感，生眵流泪，上睑结膜有乳头，滤泡增生，血管模糊，有角膜血管翳；舌质红，苔薄黄，脉弦。

【治疗】

一、西医治疗

1. 局部治疗　常选用 0.1% 利福平、0.5% 金霉素、0.3% 诺氟沙星、磺胺类眼药水，滴眼，每天4~6次。晚上涂0.5%红霉素、0.5%四环素等眼膏，连续用药10~12周。

2. 全身治疗 急性期或严重的沙眼应全身使用抗生素，可用强力霉素，每次0.1g，每日2次，儿童及孕妇忌用；或红霉素，每次0.25g，每日4次。疗程均为3~4周。

3. 手术治疗

（1）海螵蛸棒摩擦术 适用于滤泡较多的沙眼。

（2）滤泡压榨术 适用于滤泡较多的沙眼。

（3）并发症手术治疗 如睑内翻倒睫者，行内翻倒睫矫正术；睑球粘连者，行睑球分离术；角膜混浊者，可行角膜移植术。

二、中医治疗

1. 分型治疗

（1）风热客睑型

治法 疏风散邪，凉血活血。

方药 驱风散热饮子加减。若眼痒沙涩较重，加僵蚕、白蒺藜，以疏风止痒。

（2）血热络瘀型

治法 凉血散瘀，祛风清热。

方药 归芍红花散加减。若有角膜血管翳长入瞳孔区，加草决明、木贼、蝉蜕，以退翳明目。

2. 局部中药治疗

（1）可用黄连西瓜霜眼药水滴眼，每日4次；犀黄散点眼，每日3次。

（2）桑叶、菊花、白矾各6g，水煎取澄清液约300ml，分3次洗眼。

【预防与调护】

预防为主，防治结合，加强对公共卫生的管理，如理发、公共浴室、旅店等服务行业的卫生管理，养成良好的卫生习惯，防止沙眼传播。通过各种途径宣传沙眼的传染途径及沙眼的危害性。做好沙眼的普查工作。

急性卡他性结膜炎

急性卡他性结膜炎又称细菌感染性结膜炎，俗称"红眼病"。本病多见于春秋季节，可以散发，也可在家庭、学校、幼儿园或其他集体场所流行。起病较急，常双眼先后或同时发病，结膜有明显充血，且有较多黏液性或脓性分泌物。

根据本病的临床表现特点，中医学称之为"暴风客热"。

【病因病理】

一、西医病因病理

本病常见的致病菌为肺炎双球菌、科-魏（Koch-week's）氏杆菌、流感杆菌、金黄色葡萄球菌等。传染途径为细菌，通过水、毛巾、手帕等媒介传染。

二、中医病因病机

风热之邪突然外袭，客于内热阳盛之人，内外相合，风热相搏，上犯白睛，白睛暴赤，或患者眵泪相染所致。

【临床表现】

常双眼同时或先后发病，其潜伏期为1~3天，起病急。

1. **症状** 表现为眼部异物感、灼热感、发痒、流泪；有较多的黏液性、脓性分泌物，致晨起时上下睑黏着在一起，病人自诉晨起睁眼困难；由于分泌物遮盖角膜，可有暂时性视力下降，偶有虹视。

2. **体征** 眼睑肿胀，结膜广泛充血，科-魏氏杆菌感染时可有结膜下点状出血，幼儿患者结膜上可形成假膜。

合并有卡他性边缘性角膜浸润或溃疡时，表现有畏光、流泪、疼痛。

【诊断与辨证】

1. **诊断要点**

（1）流行病学史。

（2）临床症状、体征。

（3）取分泌物做涂片检查或细菌培养及药物敏感实验，明确病原体，选择敏感抗生素。

2. **辨证分型**

（1）**风重于热型** 眼痒，有灼热感、异物感，分泌物为黏液性或黏液脓性；眼睑肿胀，结膜充血，以睑及穹隆部结膜显著，伴有头痛，鼻塞，恶风；舌质红，苔薄黄，脉浮数。

（2）**热重于风型** 流泪，畏光，眼刺痛，脓性分泌物多，睑及穹隆部结膜高度充血，眼睑肿胀，球结膜充血水肿，发热口渴，心烦不宁；舌质红，苔黄，脉数。

【治疗】

一、西医治疗

1. 冲洗结膜囊 用于分泌物多的患者，冲洗液常选用生理盐水或3%硼酸溶液。

2. 局部抗感染治疗 常选用抗生素类眼药水，如0.1%利福平、0.4%庆大霉素、0.25%氯霉素、0.3%诺氟沙星等滴眼，可每小时滴眼2次。睡前涂抗生素眼膏，如0.5%四环素眼膏、金霉素眼膏、0.5%红霉素眼膏等。

二、中医分型治疗

1. 风重于热型

治法 疏风解表，兼以清热。

方药 羌活胜风汤加减。若眼痒甚，加蝉蜕、白蒺藜、藁本，以祛风止痒；球结膜充血明显者，加金银花、连翘、野菊花，以疏风清热。

2. 热重于风型

治法 清热泻肺，兼以疏风。

方药 泻肺饮加减。若脓性分泌物多，球结膜充血明显，加蒲公英、鱼腥草，以清热解毒；结膜下出血，加生地、赤芍、丹皮，以凉血止血。

【预防与调护】

保持局部清洁，患眼严禁遮盖及热敷。因遮盖后分泌物引流受阻，且局部温度升高，细菌更易在结膜囊内生长繁殖，使病情加重。

养成良好的个人卫生习惯。勤洗手，不留长指甲，不用手揉眼，不共用毛巾和洗脸盆。

医务人员接触患者后必须洗手，检查用具应消毒，以防医源性传播。

慢性卡他性结膜炎

慢性卡他性结膜炎是因各种原因引起的结膜的慢性炎症，病因复杂多样，常双眼发病，其临床特征为眼干涩不适，结膜轻度充血。部分患者临床表现非常顽固，久治不愈。

根据本病的临床表现，该病属于中医学"赤丝虬脉"的范畴。

【病因病理】

一、西医病因病理

1. 感染性 因细菌感染而致,可因急性细菌性结膜炎未愈而转为慢性,或因毒力不强的细菌直接感染引起。常见的细菌有葡萄球菌、大肠杆菌、链球菌、变形杆菌、Morax-Axenfeld 双杆菌等。

2. 非感染性因素 眼部长期受粉尘、有害气体刺激,或因药物的长期慢性刺激、睡眠不足、饮酒、屈光不正等;也可继发于其他疾病,如倒睫、睑缘炎、慢性泪囊炎、干眼病等。

二、中医病因病机

因外感风热,客留于肺,迁延失治;或因风沙、烟尘、高温长期慢性刺激,以致热郁脉络,赤脉纵横;或过食辛辣,嗜酒过度,酿成积热,上熏于目;或劳瞻久视,睡眠不足;或因热病伤阴,阴虚火旺,虚火犯目所致。

【临床表现】

1. 症状 自觉症状较轻,表现为眼痒、眼干涩、眼部有异物感,也可有视力疲劳。

2. 体征 早晨起床时在内眦部有黏液性分泌物,呈丝状或条状,白天眦部见白色泡沫状分泌物;睑结膜轻度充血,有少量乳头,滤泡增生,久病者睑结膜可增厚,但无瘢痕(此可与沙眼相鉴别)。

【诊断与辨证】

1. 诊断要点

(1)长期眼痒、干涩、异物感、眼疲劳,晚上和阅读时加重。

(2)检查有睑结膜轻度充血。

(3)有少量黏液性或白色泡沫样分泌物聚于眦部。

2. 辨证分型

(1)**肺肝经风热型** 眼痒干涩,有异物感,早晨起床时内眦部有少量干结分泌物,睑球结膜充血;舌质红,苔薄黄,脉浮数。

(2)**脾胃湿热型** 眼内干涩,有异物感,结膜分泌物较多且黏结,伴尿赤便溏;舌质红,苔黄厚腻,脉滑数。

(3)**阴虚火旺型** 眼内干涩不适,泪少,眼易疲劳,睑结膜轻度充血,球结膜稍充血，病情迁延难愈；舌质红，苔少，脉细数。

【治疗】

一、西医治疗

因本病病因复杂，感染性者可选用广谱抗生素眼液，每日滴 3～4 次，晚上涂抗生素眼膏。效果不好者可经结膜刮片做细菌培养及药物敏感试验，根据培养结果选择敏感的抗生素眼液。非细菌感染者去除病因，局部用 0.25%～0.5% 硫酸锌眼药水滴眼，每日 3～4 次。

二、中医分型治疗

1. 肺肝经风热型

治法　疏风清热。

方药　桑菊饮加减。若眼干涩较重者，加麦冬、沙参，以养阴生津；分泌物多者，加金银花、连翘，以清热解毒。

2. 脾胃湿热型

治法　清热利湿。

方药　清脾散加减。若分泌物多，为湿热较重，加黄柏、车前子，以清热利湿；舌苔白滑为湿盛，去栀子、黄芩、石膏，加苍术、白芷，以燥湿健脾。

3. 阴虚火旺型

治法　滋阴降火。

方药　知柏地黄丸加减。若眼痒干涩，加当归、蝉蜕、白蒺藜、僵蚕，以祛风止痒；若失眠多梦，加夜交藤、酸枣仁，以养血安神；若大便秘结，加火麻仁、杏仁、郁李仁，以滋阴润肠通便。

【预防与调护】

除去诱因，改善工作生活环境，治疗眼部慢性疾病，矫正眼屈光不正。少食辛辣炙煿之品，少饮酒，保证充足睡眠。

翼状胬肉

翼状胬肉是睑裂处结膜及结膜下组织增生肥厚，向角膜表面侵袭而发生的一种慢性进行性眼病。因其形似昆虫的翅膀而称之。本病中老年人多见，特别是户外工作者。

中医学认为本病三角形赘生肉膜由眦角横贯白睛，攀侵黑睛，故称"胬肉攀睛"。

【病因病理】

一、西医病因病理

本病原因不清，可能与风沙、烟尘、日光及紫外线等刺激有关，多见于户外工作者，如渔民、农民、地质工作者等。

二、中医病因病机

本病多因风热外袭，内外之邪相合，热郁血滞，致脉络瘀滞，渐生胬肉；或因过劳纵欲、忧思劳怒、嗜食五辛酒浆等引起。

【临床表现】

1. **症状** 早期多无自觉症状，偶有眼部异物感，如胬肉长入角膜可因其牵拉而发生散光，如胬肉遮盖瞳孔可影响视力。

2. **体征** 可单眼也可双眼发病，内外眦部结膜同时发生，但多数自内眦部长入角膜，初期角膜缘发生灰白色混浊，球结膜充血、肥厚，形成三角形的纤维血管组织，尖端指向角膜为头部，角膜缘处为颈部，位于球结膜处宽大部分为体部。如胬肉较薄、边缘清晰，其表面血管纤细则为静止期；如胬肉边缘模糊，且较厚，表面血管粗大则为进行期。如图1-2-5。

【诊断与辨证】

1. **诊断要点** 睑裂部结膜呈三角形肥厚隆起，尖端向角膜中央部伸展。

2. **鉴别诊断**

（1）假性翼状胬肉 可发生在眼球任何部位，因化学性烧伤或其他外伤所致，可发生在眼球任何部位，且没有翼状胬肉的形态特点。

（2）睑裂斑 为睑裂处球结膜长期暴露及老年变性所致，成黄白色，其基底朝向角膜。

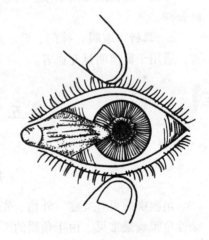

图1-2-5 翼状胬肉

3. **辨证分型**

（1）心肺风热型 进行期胬肉，有异物

感、沙涩感，胬肉头尖，体部肥厚充血；舌质红，苔黄，脉弦。

（2）阴虚火旺型　静止期胬肉或术后复发，胬肉红赤不明显，涩痛间作，时轻时重；舌质红，少苔，脉细。

【治疗】

一、西医治疗

对活动性胬肉或影响视力的胬肉行手术治疗。手术方法有单纯切除术、胬肉埋藏术、胬肉切除结膜瓣移补术等。术后 5 天开始应用 0.05% 噻替哌眼液滴眼，每日 4 次，连用 8 周。

二、中医治疗

1. 分型治疗

（1）心肺风热型

治法　祛风清热，退翳明目。

方药　栀子胜奇散加减。若胬肉体部充血明显，加黄连、生石膏，以清肺泻火。

（2）阴虚火旺型

治法　滋阴降火。

方药　知柏地黄丸加减。若心烦失眠，加麦冬、五味子、夜交藤，以滋阴养血安神。

2. 耳针　取眼、神门、肝、肺等穴，每日针刺 1 次，每次留针 10～15 分钟，适用于胬肉明显充血者。

第五节　角膜疾病

角膜炎概述

角膜疾病可有炎症、外伤、先天性异常、变性、营养不良和肿瘤等，其中感染性角膜病最常见。由于角膜的解剖生理特点，其发病后常致盲，为常见的致盲性眼病之一。因此角膜病的防治是防盲治盲的重要手段。

角膜炎是所有角膜病中最常见的一种病变，因病原微生物感染角膜而发生。

【病因病理】

一、西医病因病理

1. 病因

（1）感染性　病原体包括细菌、病毒、真菌、衣原体、棘阿米巴及梅毒螺旋体等。

（2）内源性　有些全身性疾病可影响角膜，如维生素 A 缺乏致角膜软化或干燥；有些疾病可引起角膜免疫性炎症。

（3）局部蔓延　如结膜炎症、虹膜炎症、巩膜炎症均可蔓延至角膜。

2. 病理　当致病因子作用于角膜时，角膜缘血管扩张发生睫状充血，炎症细胞渗出、游离至病变区发生角膜混浊，此时如及时治疗可痊愈，不留后遗症；若病变继续发展，浸润区角膜将变性、坏死、脱落，形成角膜溃疡，此时若能控制病变发展，治愈后角膜上留下厚薄不一的瘢痕；如溃疡向纵深发展，可发生角膜穿孔，继而发生眼内炎，眼球萎缩而失明；还可继发粘连性角膜白斑、青光眼、角膜葡萄肿等。

二、中医病因病机

因外邪入侵、火热上攻、湿热熏灼、肺腑失调等引起。

角膜在五轮学说中属风轮，内应于肝，肝与胆相表里，故角膜病辨证多从肝胆着手。

【临床表现】

1. 症状　有明显的角膜刺激症状，患眼持续性疼痛、畏光、流泪、眼睑痉挛，可有不同程度的视力下降。

2. 体征　有睫状充血、角膜混浊、角膜溃疡形成、角膜新生血管，也可伴有虹膜炎症反应。如发生并发症可有其相应的表现。

【诊断】

本病具有典型的临床表现，诊断不难。

【治疗】

一、西医治疗

1. 病因治疗　感染性角膜炎根据不同的病原体，选用敏感的抗感染药物，局部滴眼液和涂抗生素眼膏，严重者可行结膜下注射。内源性和局部蔓延引起者应积极治疗原发病。

2. **散瞳**　用1%阿托品眼液或眼膏散瞳，以减轻刺激症状，预防虹膜后粘连。

3. **热敷**　可促进眼局部血液循环，促进炎症吸收。

4. **糖皮质激素的应用**　细菌性角膜炎急性期一般不用；变态反应因素引起的非溃疡性角膜炎可酌情使用；慢性期病灶愈合也可酌情使用；真菌性角膜炎禁止使用；单纯疱疹病毒性角膜炎发生盘状角膜炎时可在给予高效抗病毒药物治疗的基础上使用糖皮质激素。

5. **维生素**　有助于溃疡愈合。

6. **手术治疗**　重症角膜溃疡，如溃疡穿孔或即将穿孔，可酌情做角膜移植术。炎症消退后的角膜瘢痕，经1年以上药物治疗，视力仍在0.1以下者也可酌情做角膜移植术或光学虹膜切除术。

二、中医治疗

早期多以祛风清热为主；中期常用清肝泻火、通腑泄热、清热利湿之法；病变后期常用退翳明目法以缩小和减轻瘢痕翳障；同时应配合滴眼药水、涂眼膏、熏洗以提高疗效，如黑睛向纵深发展，应散瞳治疗。

单纯疱疹病毒性角膜炎

单纯疱疹病毒性角膜炎是由单纯疱疹病毒感染角膜而引起的一种非化脓性角膜炎，为临床常见眼病，其发生率及致盲率均为所有角膜炎首位，是一种严重的世界性致盲眼病。

中医称本病为"聚星障"。

【病因病理】

一、西医病因病理

病原体为单纯疱疹病毒Ⅰ型，偶见于Ⅱ型。临床分为原发感染与复发感染。

原发感染多发生于幼儿时期，表现为三叉神经末梢分布区域的病变，如眼睑皮肤疱疹、嘴唇疱疹或疱疹病毒性结膜炎等。

治愈后病毒潜伏在三叉神经节内，或存在于皮肤、黏膜表面、角膜细胞内，当患者受凉、发热后，或长期局部、全身使用皮质类固醇或免疫抑制剂使机体抵抗力下降，潜伏在三叉神经节细胞内的病毒沿神经轴突游离到感觉神经末梢，引起复发感染。

据病理改变特点，本病可分为树枝状和地图状角膜炎、角膜基质炎等。

二、中医病因病机

风热毒邪犯黑睛；或肝热内蕴，上攻于目；或因湿热蕴积，熏灼黑睛；或热病伤阴，虚火上炎。

【临床表现】

1. **树枝状和地图状角膜炎** 初期于角膜上发生点状角膜炎，角膜迅速形成小的水疱，水疱破裂后致角膜点状上皮缺损，随病情发展，溃疡融合成线状、树枝状，故称树枝状角膜炎（见图1-2-6）；病变位于角膜中央，病人多于此时就诊。此时治疗，可于3周后痊愈，愈后可不留任何后遗症。

如病变继续向四周及深层发展，就形成边缘不规则的地图状角膜溃疡，有睫状充血，角膜知觉减退；因病情轻重程度不同，有不同程度的视力下降及畏光流泪等。经治疗，溃疡愈后角膜留下薄翼。

2. **角膜基质炎** 临床以盘状角膜炎常见，表现为角膜中央基质成盘状水肿、增厚、后弹力层皱褶，伴有少量角膜后沉着物，轻中度虹膜睫状体炎，偶见继发性青光眼。

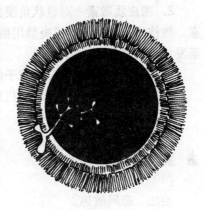

图1-2-6 树枝状溃疡

本病的另一特点是病程长，治愈后在有诱发因素时可复发。

【诊断与辨证】

1. **诊断要点** 据其病程较长，反复发作，角膜上有典型的树枝状、地图状改变及抗生素治疗无效等特点即可诊断。

2. **辨证分型**

（1）风热上犯型 角膜点状或树枝状混浊，睫状充血，羞明隐涩，发热恶风，咽痛，溲黄；舌苔黄，脉浮数。

（2）肝火炽盛型 羞明流泪，眼睑红肿，睫状充血，角膜混浊扩大加深，头痛，溲赤，口苦；苔黄，脉弦数。

（3）湿热蕴伏型 反复发作，缠绵不断，流泪，疼痛，睑肿目赤，角膜病灶色灰黄，溲黄便赤；舌红，苔黄腻，脉濡。

（4）阴虚邪留型　病情日久，迁延不愈，角膜病灶渐愈，轻度睫状充血，羞明较轻，眼内干涩不适；舌红，少津，脉数或细。

【治疗】

一、西医治疗

1. 选择有效的抗病毒药物，并综合治疗　常用抗病毒药物，如0.1%碘苷、0.05%环胞苷、0.1%的阿昔洛韦、1%三氟胸腺嘧啶、0.1%无环鸟苷等眼液，白天选用1～2种滴眼，晚上涂同种眼膏。

2. 糖皮质激素　对盘状角膜炎，在使用抗病毒药物的同时，加用糖皮质激素。树枝状和地图状角膜炎禁用糖皮质激素，否则会使感染扩散、病情加重，甚至发生角膜穿孔。

3. 病情严重者可合并使用干扰素

4. 其他治疗　可行散瞳、热敷、口服消炎痛等措施治疗。

二、中医治疗

1. 分型治疗

（1）风热上犯型

治法　疏风散热。

方药　银翘散。若角膜点状、树枝状混浊扩大成团，聚集成片，眼痛剧烈，加板蓝根、大青叶以清热解毒。

（2）肝火炽热型

治法　清肝泻火。

方药　龙胆泻肝汤。若大便秘结，加大黄、芒硝，以通腑泄热；若病灶色黄，团聚成片，加金银花、蒲公英、紫花地丁，以清热解毒。

（3）湿热蕴伏型

治法　清热化湿。

方药　三仁汤。如病灶色泽污秽，兼见胸闷心痛，咳嗽有痰，加黄芩、川贝，以清热化痰。

（4）阴虚邪留型

治法　滋阴散邪。

方药　加减地黄丸。若颧红，五心烦热，干咳少痰，加沙生、麦冬、玄参，以滋养肺阴。

2. 局部中药治疗

（1）可用清热解毒眼液滴眼，如鱼腥草眼液、千里光眼液、黄芩甙眼液等。

（2）银黄注射液行球结膜下注射。

（3）中药煎水行湿热敷。

【预防与调护】

加强锻炼和营养，增强体质，预防感冒。正确使用皮质类固醇与免疫抑制剂。少食辛辣炙煿之物，以免脾胃积热。

细菌性角膜炎

细菌性角膜炎是因细菌感染角膜而引起的急性化脓性角膜炎，通常起病急、发展快、预后较差，治疗不力可发生严重并发症，如并发角膜穿孔、眼内感染、青光眼等，即使病情得到控制，愈后也会在角膜上留下厚薄不同的瘢痕而影响视力。

据感染的病原体不同，细菌性角膜炎又分为匍行性角膜溃疡和绿脓杆菌性角膜溃疡。

匍行性角膜溃疡

匍行性角膜溃疡又称前房积脓性角膜溃疡，因其发病时溃疡向角膜中央匍行进展，同时病变过程常有前房积脓，故而命名。本病可发生于任何年龄、任何季节，以夏秋收割季节多见。如不及时正确治疗，角膜可全部被损伤失明。

根据其临床特征，中医称其为"凝脂翳"。

【病因病理】

一、西医病因病理

1. 病原体 主要由肺炎双球菌，其次为金黄色葡萄球菌、链球菌、莫-阿氏双杆菌等感染引起。

2. 诱发因素 感染前常有角膜表面外伤史，如树枝、树叶、棉秆、稻草、麦芒等擦伤或角膜异物取出术后；慢性泪囊炎亦为造成感染的重要因素。

二、中医病因病机

本病多因黑睛表层外伤，风热邪毒乘机袭入，或肝胆热盛，火热上炎，蒸灼黑睛而成。

【临床表现】

1. 症状 于角膜外伤24～48小时后，受伤眼出现较为剧烈的眼痛、畏光、流泪、眼睑痉挛等角膜刺激征，并有不同程度的视力下降。

2. 体征 眼睑充血水肿，结膜睫状充血或混合性充血，角膜受伤处（多位于角膜下方）及其附近组织呈灰白色或黄白色浸润；随病情发展，于角膜上形成溃疡，其底污浊，有黄白色坏死组织和分泌物，边缘一边不清，一边较清晰；溃疡匐行进展，同时溃疡内细菌毒素不断渗入前房，刺激虹膜睫状体发炎，使房水混浊，出现角膜后沉着

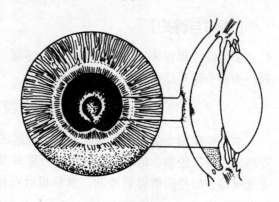

图1-2-7　匐行性角膜溃疡

物，甚至出现前房积脓，脓液多呈黄白色，可见液平（见图1-2-7）。此时如积极正确治疗可治愈，一般会在角膜上留下厚薄不一的瘢痕。

若病情继续发展，溃疡可加深加宽，出现后弹力层突出，进而角膜穿孔，虹膜脱出，痊愈后形成粘连性白斑，再继发青光眼。少数病人因细菌经穿孔部位进入眼内，亦可发生眼内炎，最终导致眼球萎缩而失明。

【诊断与辨证】

1. 诊断要点

（1）有角膜受伤史。

（2）于伤后24～48小时发病，有严重的角膜刺激症状。

（3）溃疡呈匐行性进展，伴前房积脓。

（4）取溃疡面坏死组织做细菌培养和药敏试验，一般可找到致病菌，并可筛选敏感药物。

2. 辨证分型

（1）**肝经风热型** 畏光流泪，目痛头痛，视力下降，角膜出现炎性浸润，睫状充血；舌质红，苔薄黄，脉浮数。

（2）**肝胆火炽型** 强烈羞明，热泪如泉，角膜出现溃疡，中间凹陷深大，一侧呈匐行性向中央进展，前房有积脓，混合充血，结膜水肿，眼睑红肿，口苦，溲黄；舌质红，苔黄，脉弦数。

【治疗】

一、西医治疗

1. 局部治疗

（1）白天选用敏感的抗生素眼液频繁滴眼，每15～30分钟滴眼1次，当病情好转后，可减少滴眼液次数。据常见的感染细菌选择抗生素眼液，如5%链霉素、5%新霉素、5%卡那霉素、0.8%庆大霉素、0.3%氧氟沙星、0.3%妥布霉素、0.25%氯霉素等眼药水。也可据药物敏感试验结果选择相应的抗生素。睡前涂抗生素眼膏。病情严重或不适合滴眼的患者，可行球结膜下注射，一次常用庆大霉素2万U或妥布霉素2万U，每日或隔日1次，一般3～7次为1个疗程。

（2）同时，需用1%阿托品眼药水滴眼液扩瞳，一般每日3次，以减轻刺激症状，防止虹膜后粘连发生。

（3）热敷治疗，以促进局部血液循环，有利于炎症的吸收。

（4）如溃疡穿孔或接近穿孔的患者，可用1%链霉素眼膏和1%阿托品眼膏涂入结膜囊内，绷带加压包扎，每日换药1次，并可同时服用降眼压药物。如存在慢性泪囊炎，应及时给予清洁处置或手术摘除泪囊，以杜绝细菌的来源。前房积脓量多而顽固者，可施行前房穿刺术。病情久治不愈或穿孔者，可行治疗性角膜移植术。

2. 全身治疗　全身使用抗生素、维生素治疗。

二、中医治疗

1. 分型治疗

（1）肝经风热型

治法　祛风清热。

方药　新制柴连汤加减。如分泌物多黄稠似脓，可加金银花、千里光、蒲公英以清热解毒。

（2）肝胆火炽型

治法　清肝泻火。

方药　龙胆泻肝汤加减。如分泌物干结，加黄连、竹叶以清泻心火。

2. 局部中药治疗　可选用鱼腥草、千里光、蒲公英等清热解毒类眼药水频频滴眼，亦可用银黄注射液1ml行球结膜下注射，还可用内服药渣再次煎水行湿热敷。

角膜溃疡恢复期，可选用荸荠退翳散、八宝眼药、清凉眼药膏点眼，以退翳明目。

【预防与调护】

加强劳动保护,预防角膜外伤。角膜异物发生时,应及时到医院处理,不可乱加揉擦;处理角膜异物时应严格无菌操作,防止角膜感染。有慢性泪囊炎的患者,应施行泪囊摘除或鼻腔泪囊吻合术,以消除潜在病灶。

绿脓杆菌性角膜溃疡

绿脓杆菌性角膜溃疡是由绿脓杆菌感染角膜引起的一种严重的化脓性角膜溃疡。本病常发生于夏秋季节,起病急骤,可于角膜外伤后数小时发病,症状、体征严重,病情发展迅速,可在 24 小时内导致整个角膜损坏而失明。

根据本病的临床特点,属中医学的“凝脂翳”范围。

【病因病理】

一、西医病因病理

1. **病原体** 绿脓杆菌存在于土壤、水、体表及被污染的眼药水中。该菌毒力很强,在角膜内繁殖比在培养基内更为活跃,繁殖过程中可产生一种溶蛋白酶,使角膜的胶原纤维被溶解,故可迅速损坏整个角膜。

2. **诱因** 角膜上皮擦伤,挑取异物后角膜上皮缺损,绿脓杆菌侵袭伤口而发生感染。

二、中医病因病机

本病多因黑睛表层损伤,复感风热毒邪;或里热炽盛,内热与外邪交攻,蒸灼黑睛而成。

【临床表现】

1. **症状** 于角膜外伤后数小时至 24 小时出现剧烈的伤眼疼痛、畏光、流泪、眼睑痉挛,严重者视力急剧下降。

2. **体征** 眼睑高度充血水肿,结膜混合性充血,角膜受伤感染部位发生灰白色点状浸润,浸润点周围有一圈较宽的灰暗色水肿区;浸润很快形成黄白色溃疡,半透明油脂状,稍隆起,表面坏死组织不易脱落,前房出现淡黄色积脓;1~2 天内溃疡迅速向纵深发展,前房有大量黄绿色脓液,此时视力高度减退,如不及时抢救,则会迅速出现角膜穿孔,同时并发眼内感染或全眼球炎而失明。

【诊断与辨证】

1. 诊断要点

（1）有角膜上皮擦伤史；起病急，症状重。

（2）角膜溃疡进展迅速，溃疡底部有绿色脓苔，分泌物呈黄绿色。

（3）细菌培养有绿脓杆菌。

2. 辨证分型

（1）热毒炽盛型　角膜大片溃疡，色呈黄绿，状如凝脂，前房积脓，混合充血，眼睑红肿，头目痛甚；舌红，苔黄，脉数。

（2）毒盛腑实型　角膜大片坏死，前房充满脓液，混合充血严重，结膜水肿明显，头目剧痛，溲黄便结；舌红，苔黄厚，脉数有力。

3. 鉴别诊断　本病应与匐行性角膜溃疡相鉴别。见表1-2-1。

表1-2-1　　　　　　　　绿脓杆菌性角膜溃疡与匐行性角膜溃疡鉴别表

鉴别项目	绿脓杆菌性角膜溃疡	匐行性角膜溃疡
病　因	绿脓杆菌感染	肺炎双球菌等感染
刺激症状	特别明显，疼痛剧烈	显著，疼痛较剧烈
分泌物	大量黄绿色脓性分泌物	黄白色脓性分泌物
鉴别项目	绿脓杆菌性角膜溃疡	匐行性角膜溃疡
溃疡形态	环形脓疡，中央迅速破溃，坏死，形成化脓性溃疡，向四周及深处进展很快，破坏整个角膜，前房大量积脓	点状、团状浸润，形成溃疡，边缘呈匐行性，前房有积脓
进　展	极快	较快
细菌培养	绿脓杆菌	肺炎双球菌等
治　疗	多黏菌素、黏菌素、庆大霉素、链霉素	磺胺类药物或其他抗生素

【治疗】

一、西医治疗

1. 局部治疗

（1）选用敏感的抗绿脓杆菌眼液频繁滴眼，首选多黏菌素，其次为链霉素、庆大霉素等。如用0.25%~0.5%多黏菌素B眼药水滴眼，每5~10分钟滴眼1

次，6 小时后改为 30 分钟滴眼 1 次，炎症控制后逐渐减少滴眼次数，直至炎症完全控制后继续用药 1 周。

（2）结合用多黏菌素 B 行球结膜下注射，每日 1 次，共 3～6 次。如出现耐药性，可改用其他抗生素。

（3）需用 1% 阿托品眼药水滴眼液扩瞳，充分散大瞳孔，以减轻刺激症状，防止虹膜后粘连发生。

（4）热敷治疗，以促进局部血液循环，有利于炎症的吸收。

2. 全身治疗

（1）重症患者应全身应用抗生素，如庆大霉素、妥布霉素、环丙沙星、羧苄青霉素等。

（2）口服大量维生素 C 有助于溃疡愈合。

3. 手术治疗 如药物治疗无效，可考虑治疗性角膜移植术。

二、中医治疗

1. 分型治疗

（1）**热毒炽盛型**

治法 清热解毒。

方药 五味消毒饮加减。初起泪多者，加防风、薄荷以祛风散邪。

（2）**毒盛腑实型**

治法 泻腑通便，清热解毒。

方药 银花复明汤加减。球结膜高度充血水肿者，加水牛角、丹皮、乳香、没药以凉血散瘀。

2. 局部中药治疗 可选用蒲公英四季青眼药水、蒲公英滴眼液或银黄注射液稀释 1 倍滴眼。

【预防与调护】

防止角膜外伤。取角膜异物时，严格无菌操作，所用器具要严格消毒。眼科诊断、治疗用药，要定期消毒，且妥善保管，以防止被污染。对已患本病者，要隔离用药，防止交叉感染。

真菌性角膜溃疡

近年来，由于抗生素及皮质类固醇的广泛应用，我国真菌性角膜溃疡患者有明显增多趋势。真菌性角膜溃疡又称角膜真菌病，全年均可发病，但以夏秋收割季节为多。发病特点为病程较长，可反复发作，致盲率极高。

中医称本病为"湿翳"。

【病因病理】

一、西医病因病理

1. 病原体　常见致病菌为曲霉菌、镰刀菌和白色念珠菌，这些真菌常附着在植物、农作物、农具或禽兽身上，通过灰尘、异物、动物皮毛或手巾等带入眼内。

2. 长期局部使用皮质类固醇和广谱抗生素　长期局部使用皮质类固醇和广谱抗生素促进了真菌的生长，也常导致继发性感染。

二、中医病因病机

本病多因湿邪外侵或湿郁化热，湿热上乘，熏灼黑睛所致。

【临床表现】

1. 症状　起病较慢，病程进展缓慢，自觉症状较轻，早期眼部有异物感及患眼的疼痛、畏光、流泪等。

2. 体征　结膜表现为混合性充血；病变处角膜早期呈灰白色浸润；于1周左右形成溃疡，溃疡表面粗糙、干燥、隆起，如牙膏状、舌苔状，表面坏死组织易清除；溃疡周围有浅沟，可有伪足、卫星病灶形成；也可伴有少量黏稠的前房积脓。如不治疗或治疗无效，可并发角膜穿孔、眼内感染。

【诊断与辨证】

1. 诊断要点

（1）有角膜外伤史。

（2）起病较慢，病程进展缓慢；溃疡表面粗糙、干燥、隆起，如牙膏状、舌苔状；表面坏死组织易清除。

（3）分泌物涂片检查和真菌的反复培养，可见真菌菌丝或真菌菌落。

2. 辨证分型

（1）湿重于热型　角膜溃疡较大，表面如腐渣样堆积，混合充血，畏光流泪，疼痛较轻，不思饮食，口淡无味；舌苔厚腻而白，脉缓。

（2）热重于湿型　角膜大片溃疡，表面如腐渣苔垢、粗糙干涩、色黄，前房积脓较多，混合充血严重，溲黄便结，口苦；苔黄腻，脉弦数。

3. 鉴别诊断　本病应与细菌性角膜溃疡相鉴别。见表1-2-2。

表1-2-2　　　　　　　　　真菌性与细菌性角膜溃疡鉴别表

鉴别项目	真菌性角膜溃疡	细菌性角膜溃疡
诱　　因	植物性角膜外伤	一般性角膜外伤
起　　病	起病缓，发病慢	起病急，发展快
刺激症状	溃疡重，刺激症状轻	轻重与溃疡一致
分 泌 物	黏液性	脓性
溃疡形态	不规则，表面粗糙干燥，边缘清楚，坏死组织如舌苔状、牙膏状，无黏性，易刮下	圆形，表面光滑、湿润，边缘模糊，坏死组织呈黏性，不易剥下
病原体检查	刮片可见菌丝，培养有真菌生长	刮片可见细菌
治疗反应	抗真菌药物有效	抗菌药物有效

【治疗】

一、西医治疗

1. 抗真菌药物白天可选用0.25%两性霉素、0.5%咪康唑、5%匹马霉素等眼药水滴眼，每小时1次。晚上涂克霉唑眼膏。痊愈后继续用药一段时间，以减少复发。

2. 病情严重者可用咪康唑5～10mg行球结膜下注射，每1～2天治疗1次。

3. 如并发虹膜睫状体炎，应用1%阿托品眼药水或眼膏扩瞳。

4. 可口服酮康唑，每日200～400mg，亦可静脉滴注咪康唑，每日400～600mg。

5. 药物不能控制或有角膜穿孔危险者，可行结膜瓣遮盖术或治疗性穿透角膜移植术。

二、中医治疗

1. **分型治疗**

（1）湿重于热型

治法　祛湿化浊。

方药　茵陈五苓散合甘露消毒丹加减。若头重如裹，加菊花以清利头目。

（2）热重于湿型

治法　清热化湿。

方药　茵陈蒿汤加减。若舌苔白黄相兼，加苍术以燥湿化湿；若大便燥结，黄液量多、稠黏明显者，可加芒硝、蒲公英，以通腑泄热解毒。

2．局部中药治疗 用苦参、白鲜皮、车前草、金银花、龙胆草、秦皮煎水过滤澄清，洗眼或先熏后洗。

【预防】

秋收季节，严防角膜外伤；对长期应用抗生素及皮质类固醇的患者，应防止继发真菌感染。

角膜软化症

角膜软化症是因维生素缺乏而引起的角膜干燥、溶解、坏死、穿孔为主要特征的眼病。本病常双眼发病，婴幼儿常见。若能及早医治，预后良好。

根据其临床特征，本病与中医学的"疳眼症"相似。

【病因病理】

一、西医病因病理

该病为缺乏维生素 A 所致。维生素 A 缺乏的原因有：所食食物中缺少维生素 A；喂养不当；吸收不良；慢性腹泻或其他消耗性疾病如患麻疹等；肺炎病程迁延，又不注意补充维生素 A。

二、中医病因病机

本病常因饮食不节，喂养不当，或偏嗜食物，以致脾胃受伤，精微失运，肝血不足，目失濡养；或脾虚肝旺，肝木克伐脾土所致。

【临床表现】

1．全身表现 维生素 A 缺乏常伴有全身营养不良，表现为患儿全身消瘦，精神萎靡，哭声嘶哑，毛发干燥，食欲不振，面色无华。

2．眼部表现

（1）夜盲期 患者至光线较弱处视物模糊，暗处行动迟缓或者不敢行动，此为本病的最早期症状。

（2）干燥期 球结膜表面失去光泽，眼球转动时有与角膜缘平行的向心性结膜皱纹。在睑裂部近角膜缘的球结膜上出现底向角膜缘的银白色泡沫状、不被泪液所湿润的三角形干燥斑，称为 Bitot 斑。此时，角膜因上皮干燥表现为光泽减弱，且呈雾状混浊，知觉消失。

（3）软化期　角膜上皮脱落，组织软化、溶解坏死、穿孔，继发感染。双眼同时或先后发生，如不及时治疗最终形成粘连性角膜白斑，或角膜葡萄肿或眼球萎缩而致失明。

【诊断与辨证】

1. 诊断要点

（1）早期出现夜盲症状，伴全身营养不良症状。

（2）双眼对称性发病，结膜有干燥斑，不被泪液所湿润；角膜干燥，上皮脱落，软化穿孔。

2. 辨证分型

（1）肝血不足型　夜盲，眼内干涩，角膜失去光泽，眨目频繁；舌淡红，苔薄白，脉细。

（2）脾气不足型　夜盲，眼内干涩或角膜雾状混浊，厌食纳呆，大便溏薄，睡眠露睛；舌淡苔薄，脉弱。

（3）脾虚肝旺型　结膜干燥，角膜混浊，甚或溃疡，怕光流泪，烦躁不宁，精神萎靡；舌红，脉虚弱。

【治疗】

一、西医治疗

1. 迅速补充大量维生素 A，维生素 A 应肌肉注射 7～10 天，每天不少于 2 万 U。口服鱼肝油，每日 10～15ml；或口服浓缩鱼肝油每日 10～20 滴。亦可用鱼肝油滴眼剂滴眼，滴眼时注意不要压迫眼球。

2. 补充其他维生素，纠正水及电解质失调，治疗同时存在的全身疾病。

3. 眼部滴抗生素眼药水预防感染。

4. 1% 阿托品液滴眼，散大瞳孔，防止虹膜粘连。如继发感染，参照细菌性角膜溃疡处理。

二、中医治疗

1. 分型治疗

（1）肝血不足型

治法　滋补肝血。

方药　猪肝散加减。若食欲不振，加苍术 3g，研末，撒于肝内煮熟服食，以健脾燥湿；若脐周痛，加使君子 3g，研末空腹服，以杀虫消积。

（2）脾气不足型

治法　补脾益气。

方药　参苓白术散加减。若脘腹胀满，加厚朴以理气健脾；若完谷不化，四肢不温，加熟附片以温阳健脾。

（3）脾虚肝旺型

治法　健脾清肝。

方药　肥儿丸加减。若见腹大如鼓，青筋显露，加厚朴、莱菔子以健脾理气消积；若午后低热，去黄连，加青蒿，以滋阴清虚热；若见前房积脓，加金银花、蒲公英以清热解毒。

2. 其他治疗　针刺四缝、捏脊疗法等均可使用。

【预防与调护】

本病完全可以预防。防止维生素 A 的缺乏是预防本病的根本措施。合理喂养婴幼儿，当婴幼儿患慢性腹泻、消耗性疾病如麻疹、肺炎、高热时，除及时治疗外，要适当补充营养丰富的食品。防止无原则的忌口，多食富含维生素 A 及其他维生素的食物。眼部症状严重者，医生检查或用药时，切忌给眼球施压。防止患儿用手揉擦眼部，防止角膜穿孔。

第三章

内眼病各论

内眼指葡萄膜、晶状体和玻璃体等眼内重要组织。内眼病是与外眼病相对而言的，是指这些组织中由于内源性、外源性或继发性病因导致的各种疾病。内眼病的发生发展，虽有其各自的特殊性，但它们相互之间也有共同性，彼此相互影响和牵连。如葡萄膜炎可引起玻璃体混浊，玻璃体混浊可并发白内障，甚至青光眼。内眼病是临床上常见的眼病，对视力可造成不同程度的影响，严重者可导致失明。

第一节　葡萄膜炎

葡萄膜又称色素膜、血管膜，由虹膜、睫状体、脉络膜3个部分组成。临床上三者虽可单独发病，但因三者在解剖上紧密相连，病理上相互影响，故在多数情况下，常常是同时发病。

葡萄膜炎可以是单独发生在眼部的炎症，也可以是全身疾病的眼部表现。一旦发生炎症，则病理改变明显，局部症状剧烈，如治疗不及时或病情迁延反复，可出现许多并发症，严重影响视力，甚至失明，是临床上致盲的主要眼病之一。

葡萄膜炎的病因较为复杂，但概括起来不外两方面：一是外因，如细菌、病毒、真菌等通过伤口或手术创口侵入眼内，还有机械性、化学性等损伤的非感染因素；二是内因，继发于邻近组织的炎症（如角膜炎、巩膜炎以及眶内蜂窝织炎等），或病原体及其毒素通过血液循环进入眼内，更多的是葡萄膜对体内变性组织、坏死组织的免疫反应，后者是葡萄膜炎的主要原因。临床上有的病人难以找到具体病因，且单一病因所致的葡萄膜炎很少。由于葡萄膜血管丰富，是眼部免疫性疾病容易发生的部位，机体免疫调节紊乱引起的对自体成分的免疫反应，可直接引起葡萄膜炎，也可以通过免疫复合物沉积引起葡萄膜炎。其主要发病机理是免疫反应。

中医将葡萄膜炎归属于瞳神疾病的范畴。

虹膜睫状体炎

虹膜睫状体是指虹膜和睫状体的炎症，又称前葡萄膜炎。本病在葡萄膜炎中最多见，约占内因性葡萄膜炎中的一半。该病是临床上的常见病，可单眼为患，亦可双眼同时或先后发病。其病因复杂，病程长，且易反复发作。

中医根据本病的临床特征，有不同的命名：当虹膜睫状体急性发炎出现瞳孔缩小时，称为"瞳神紧小"；当虹膜与晶状体粘连出现瞳孔参差不齐如梅花、锯齿状时，称为"瞳神干缺"。

【病因病理】

一、西医病因病理

虹膜睫状体炎的病因复杂，除外伤、手术、感染等因素外，绝大多数属内源性，系对变性组织、坏死组织的免疫反应所致。其发病机制主要是一种自身免疫反应。

二、中医病因病机

瞳神紧小多因肝经风热或肝胆湿热上攻于目；或风湿热邪流窜经络，上犯清窍；或肝肾阴亏，虚火上炎，灼伤瞳神，致黄仁肿胀，展而不缩发为本病。瞳神紧小失治，火盛水衰，阴津耗涩，瞳神失于濡养，则干枯不圆。

【临床表现】

1. **症状**　急性炎症时，由于丰富的感觉神经末梢受到炎症刺激，可引起较剧烈的疼痛、畏光、流泪、眼睑痉挛；因房水混浊、角膜后沉着物、晶状体色素沉着等阻碍光线通过而影响视力；若继发青光眼、并发白内障及黄斑水肿则可使视力明显减退。

2. **体征**

（1）睫状充血或混合充血　是位于角膜缘周围的表层巩膜血管的充血。其轻重程度常与疼痛、畏光的程度平行，其消长是反映炎症轻重程度的一个客观指征。

（2）房水闪光　是由血-房水屏障遭到破坏所致。裂隙灯下可见房水闪光和浮游物，这是炎症活动期的体征，也是本病的重要标志。有时大量渗出的炎性细胞可沉积在前房下部形成一水平面，称为前房积脓。偶尔炎症剧烈时虹膜小血管破裂或虹膜血管扩张，红细胞进入房水而形成前房积血。

（3）角膜后沉着物（简称 KP） 炎症细胞或色素沉积于角膜后表面被称为 KP（图 1-3-1）。其形成需要角膜内皮损伤和炎症细胞或色素的同时存在。根据 KP 的形状，可将其分为 3 种类型，即尘状 KP、羊脂状 KP 和色素性 KP。

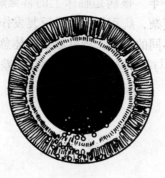

正面观　　　　　　　　侧面观

图 1-3-1　虹膜睫状体炎时角膜后沉着物

（4）虹膜改变 可出现虹膜水肿、纹理不清等改变。虹膜与晶状体前表面的纤维蛋白性渗出和增殖可使两者黏附在一起，称为虹膜后粘连，如出现广泛虹膜后粘连，房水不能由后房流向前房，导致后房压力升高，虹膜被向前推移而呈膨隆状，称为虹膜膨隆；虹膜与角膜后表面的黏附则称为虹膜前粘连；此种粘连发生于房角处，则称为房角粘连。虹膜因炎症还可出现虹膜结节。

（5）瞳孔改变 炎症时因睫状肌痉挛和瞳孔括约肌的持续性收缩，可引起瞳孔缩小；虹膜部分后粘连不能拉开，散瞳后常出现多形状的瞳孔外观，如梅花状（图 1-3-2）、梨状和不规则状，如虹膜发生 360°的粘连，则称为瞳孔闭锁；如纤维膜覆盖整个瞳孔区，则被称为瞳孔膜闭。

（6）晶状体改变 前葡萄膜炎时，色素可沉积于晶状体前表面，在新鲜的虹膜后粘连被拉开时，晶状体前表面可遗留下环形色素。

（7）玻璃体混浊 虹膜睫状体炎时，炎性细胞可渗出至玻璃体的前部，可见玻璃体前部呈微尘状、絮状或云雾状混浊。一般玻璃体后部及眼底正常。

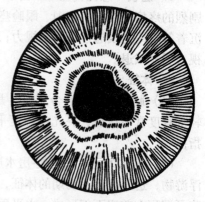

图 1-3-2　梅花样瞳孔

3. 并发症

（1）继发性青光眼　因炎性细胞、组织碎屑及色素颗粒阻塞小梁网，或因虹膜周边前粘连，房水引流受阻；或因虹膜后粘连、瞳孔闭锁、瞳孔膜闭致瞳孔阻滞，从而引起继发性青光眼，严重者可导致失明。

（2）并发性白内障　因炎症长期持续或反复发作，造成房水改变，晶状体代谢受到影响，从而导致并发性白内障，多表现为晶状体后囊下混浊。

（3）低眼压及眼球萎缩　在炎症初期，睫状体充血水肿，房水分泌减少，导致低眼压；炎症长期持续时，可致睫状体萎缩，房水分泌障碍，严重者可导致眼球萎缩。

【诊断与辨证】

1. 诊断要点　虹膜睫状体炎的诊断主要根据患者临床表现。若起病急，病程在 6 周以内者为急性炎症；若起病缓慢，病程在 6 周以上者为慢性炎症。临床上见有睫状充血、房水闪光、KP、瞳孔缩小、虹膜后粘连、睫状区压痛，则可诊断为虹膜睫状体炎。

若无睫状充血、房水闪光、KP 等炎症活动期改变，仅有虹膜后粘连及晶状体前囊色素沉着者，表示既往曾患虹膜睫状体炎，诊断为陈旧性虹膜睫状体炎。

2. 鉴别诊断　急性虹膜睫状体炎应与急性结膜炎、急性闭角型青光眼相鉴别。见表 1-3-1。

表 1-3-1　　　　急性虹膜睫状体炎、急性闭角型青光眼、急性结膜炎的鉴别

鉴别要点	急性虹膜睫状体炎	急性闭角型青光眼	急性结膜炎
视　　觉	视力减退	视力严重减退，有虹视	视力正常，分泌物多时偶有虹视
疼　　痛	患眼疼痛，可扩展至眼眶周围、前额及面颊	患眼剧烈胀痛，剧烈头痛	患者灼热疼痛，有异物感
充　　血	睫状充血或混合充血	睫状充血或混合充血	结膜充血
角　　膜	多为白色点状 KP	角膜雾状水肿或伴有色素 KP	透明，无 KP
前房深度	正常	变浅	正常
虹　　膜	纹理不清	虹膜可有节段性萎缩	正常
瞳　　孔	缩小，对光反射迟钝或消失，常有虹膜后粘连、瞳孔闭锁等	散大，常呈竖椭圆形，对光反射消失	正常

续表

鉴别要点	急性虹膜睫状体炎	急性闭角型青光眼	急性结膜炎
眼　　压	正常或稍低	增高	正常
恶心呕吐	无	常伴有	无
病　　史	可与风湿性疾病、结核及其他免疫性疾病等有关	常因情志刺激或劳累过度而发病	有流行病史、接触史

3. 辨证分型

（1）肝经风热型　瞳神紧小，抱轮红赤，黑睛后壁有灰色沉着物，神水不清，畏光，流泪，目珠坠痛，头额痛；舌红，苔薄白或微黄，脉浮数或弦数。

（2）肝胆湿热型　瞳神紧小，抱轮红赤，黑睛后壁灰色沉着物密集，神水混浊，目珠坠胀疼痛，畏光，多泪，灼热，视物模糊，口舌生疮，阴部溃疡，口干苦，溺赤便结；舌红，苔黄而糙，脉弦数。

（3）风湿化火型　瞳神紧小，抱轮红赤持久不退或反复发作，黑睛后有灰色沉着物，神水浑浊，瞳神有白膜黏着，骨节酸楚，或小便不利，或短涩灼痛；苔黄腻，脉滑数。

（4）阴虚火旺型　瞳神紧小或干缺，赤痛时轻时重，干涩昏花，口干咽燥，口舌生疮，心烦失眠；舌红，苔薄，脉细数。

（5）脾肾阳虚型　瞳神紧小或干缺，视物模糊，眼疲劳，或长期应用皮质类固醇，体胖乏力，动辄心悸，气短；舌淡，苔薄，脉细。

【治疗】

虹膜睫状体炎的治疗首先应注意散瞳，以防虹膜后粘连，避免并发症的发生；同时局部使用皮质类固醇和抗生素眼药水，病情严重者可全身应用皮质类固醇。一般而言，本病以局部用药为主，同时辨证论治，服用中药。中西医结合治疗可明显提高疗效、缩短病程。

一、西医治疗

1. 局部治疗

（1）扩瞳　迅速充分扩瞳是治疗本病的关键，常用1%阿托品液滴眼，或用1%～4%阿托品眼膏涂眼，每日3次，保持瞳孔充分散大。若瞳孔不能扩大者，可用混合扩瞳剂（1%阿托品、4%可卡因、0.1%肾上腺素等量混合液）0.3ml在近角膜缘处行球结膜下注射。如对阿托品过敏者，可改用2%后马托品。轻微的虹膜睫状体炎，可改用中等强度散瞳剂或作用时间短的散瞳剂，以保持瞳孔的活动性，如5%托品酰胺等。通过扩瞳，可避免虹膜后粘连，防止并发症；可使虹膜睫状体得到充分休息，有利于消除炎症；可使睫状肌松弛，增加睫状前动脉供血，改善血液循环，促使炎性渗出物吸收。

（2）皮质类固醇　急性炎症者常用0.1%地塞米松眼药水，每日6～8次，炎症减轻后可改用0.5%可的松眼药水，每日4～6次。病情严重者可同时在结膜下注射地塞米松，每次0.5ml（5mg/ml），药效可持续24～48小时，视病情决定用药次数。

（3）抗生素　一般在使用皮质类固醇的同时，应加用抗生素眼药水，如0.25%氯霉素眼药水等。

2. 全身治疗

（1）皮质类固醇　严重的急性虹膜睫状体炎、明显的玻璃体混浊或病情迁延难治者应全身用药。口服用药：泼尼松30～50mg，于每早7～8时顿服，病情好转后逐渐减量，每5～7天减5mg。静脉用药：当病情急而严重且伴有后葡萄膜炎时才用；可将地塞米松10～20mg加入5%葡萄糖液500ml中静脉滴注，5～7天减量，10天后改为口服。用药前必须注意有无用药禁忌证。

（2）抗前列腺素药　常用药物有阿司匹林0.5g，每日3次；或口服消炎痛25mg，每日3次。

（3）病因治疗　起于血行感染或感染性炎症反应的虹膜睫状体炎，在其急性期应使用抗生素。对原因不明、病情严重者可试用广谱抗生素。

3. 并发症的治疗　虹膜睫状体炎所致继发性青光眼，应先口服醋氮酰胺降低眼压，待炎症控制后，瞳孔阻滞者可行虹膜周边切除术或激光虹膜切除术，以恢复房水循环通道；房角已粘连者，可行滤过性手术。并发性白内障者，若光定位准确，可在炎症完全静止3～6个月后行白内障摘除及人工晶状体植入术。

二、中医治疗

1. 分型治疗

（1）肝经风热型

治法　祛风清热。

方药　新制柴连汤加减。若前房积脓，加石膏、知母；若前房积血，加生地、丹皮。

（2）肝胆湿热型

治法　清热化湿。

方药　甘露消毒丹加减。若口舌生疮，有阴部溃疡，加土茯苓、金银花；若前房积脓或兼大便秘结者，加生大黄、知母、石膏。

（3）风湿化火型

治法　祛风清热除湿。

方药　抑阳酒连散加减。若胸脘痞闷，加厚朴、白豆蔻、薏苡仁、茯苓；若关节红肿疼痛，加忍冬藤、桑枝。

（4）阴虚火旺型

治法　滋阴降火。

方药　知柏地黄丸加减。若目红赤者，加赤芍、红花、茺蔚子；若角膜后有沉着物者，加蒲公英、红藤。

（5）脾肾阳虚型

治法　温补脾肾。

方药　补中益气汤加减。宜加补骨脂、丹参、川芎等。

2. 针灸治疗　常取睛明、攒竹、瞳子髎、丝竹空、肝俞、足三里、合谷，每次眼周取 2 个穴位，远端取 1~2 个穴位，每天 1 次，10 次为 1 个疗程，休息3~5 天可行第 2 个疗程。耳针常取耳尖、神门、眼、目 1、目 2 等穴。

【预防与调护】

本病早期需及时充分扩瞳，以防传变。嘱患者忌食辛辣炙煿之物，戒除烟酒，以防助湿生热，加重或引发病情。多食蔬菜、水果，保持大便通畅。外出时可戴有色眼镜，以防强光刺激眼部。注意用眼，以防视力疲劳加重病情。

脉络膜炎

脉络膜炎指由各种原因引起脉络膜、玻璃体后部以及视网膜组织炎性病变的总称。可单独发病，亦可与虹膜、睫状体炎症同时发生（称全葡萄膜炎）。因脉络膜与视网膜紧邻，当脉络膜发炎时，常易波及视网膜引起脉络膜视网膜炎，甚至视神经视网膜炎。其主要自觉症状是视功能障碍和眼前黑影飘动。

中医根据所出现的自觉症状的不同，可归属于不同的病症。若出现中心视力缓慢下降，视物不清，则称为"视瞻昏渺"；若出现眼前黑影飘动，则称为"云雾移睛"。

【病因病机】

一、西医病因病理

本病的病因复杂。能明确的病因有梅毒、结核、弓形体、钩端螺旋体、囊虫、疱疹病毒、巨细胞病毒、风疹病毒、麻疹病毒、肺炎双球菌、念珠菌、拟组织胞浆菌等感染引起的后葡萄膜炎；有一些病因则尚不能明确，如结节病、交感性眼炎等。

二、中医病因病机

本病与心、肝、脾、肾功能失调有关。若心肝热盛，邪热上炎，灼伤脉络，则炎性渗出，发为本病；或嗜食辛辣炙煿、肥甘厚味，酿成脾胃湿热，熏灼目窍所致；或脾虚失运，滋生痰湿，痰湿上泛引起；或肝肾不足，精血亏耗，目失濡养而成。

【临床表现】

1. **症状**　位于赤道部及其以前的局灶性脉络膜炎，可没有自觉症状或仅有眼前黑影飘动；位于后极部，尤其是累及黄斑区的弥漫性脉络膜视网膜炎，除有黑影飘动外，还可出现视物变形、暗点、眼前闪光和不同程度的中心视力下降。

2. **体征**

（1）眼前段无充血及炎性改变，若炎症波及睫状体时，偶尔可见少量 KP。

（2）玻璃体呈微尘状或絮状混浊，严重时无法看清眼底。

（3）眼底改变　急性期眼底视网膜血管之下可见局灶性或播散性、边界不清、大小不一的黄白色渗出灶，病灶处视网膜水肿，有时可见小出血斑。弥漫性者看不到孤立的病灶，表现为广泛性视网膜水肿，视网膜血管充盈和玻璃体内有大量的炎性渗出物。眼底荧光血管造影可见脉络膜视网膜屏障破坏，有明显的荧光渗漏，后期视网膜呈普遍强荧光。瘢痕期视网膜出现色素或脱色素区，病灶边界清楚，呈黄白色或灰白色，病灶内可见色素斑点，有的眼底呈棕红色晚霞样外观，严重者可暴露粗大的脉络膜血管及白色的巩膜组织。

病变过程中并发症较多，如黄斑区出现皮样反光，好像有皱纹的玻璃纸，乃炎症影响视网膜内膜所致，称视网膜前纤维膜或黄斑表面皱褶。若炎症波及黄斑而出现水肿者，可引起囊样变性，进一步导致黄斑裂孔。若炎性渗出物机化，牵引视网膜可致视网膜脱离。

【诊断与辨证】

1. **诊断要点**

（1）视力减退，眼前黑影飘动或视物变形，或眼前出现闪光、暗点。

（2）玻璃体呈尘埃状或絮状混浊。

（3）脉络膜有局限性或弥漫性渗出病灶，或广泛性视网膜水肿、视网膜血管充盈。

（4）荧光素眼底血管造影可见渗漏。

（5）眼内病原体直接涂片检查、病原体培养、抗体测定等，有助于病因诊断。

2. 辨证分型

（1）心火上炎型　视物模糊，眼前黑影飘动，脉络膜有散在黄白色炎性渗出病灶，心烦失眠，溲黄便结；舌尖红，苔黄，脉数。

（2）肝胆实热型　视物昏矇，视物变形，眼前黑影较多，脉络膜炎性渗出物明显，视网膜水肿，口苦咽干，尿黄便结；舌质红，苔黄厚，脉弦数。

（3）湿热蕴蒸型　病情缠绵，反复发作，伴头重心烦，口黏腻纳呆；舌质红，苔黄腻，脉濡数或滑数。

（4）脾虚湿热型　患病日久，时轻时重，反复不愈，视网膜及黄斑部水肿日久不退，伴有少气懒言，倦怠嗜卧；舌质淡胖，舌苔白滑，脉弱。

（5）肝肾不足型　视物模糊，视物变形，眼内干涩，眼底病变陈旧，病灶色素沉着，间或夹杂新的渗出斑，或黄斑区轻度水肿，有渗出物及色素沉着，伴有头晕耳鸣，腰膝酸软；舌质淡，苔薄，脉细。

【治疗】

本病宜中西医结合治疗，常能降低药物副作用，增强疗效。

一、西医治疗

西医对本病的治疗主要应用皮质类固醇抑制炎症反应（参见本章虹膜睫状体炎）。对能明确病因者，针对病因治疗。

二、中医治疗

1. 分型治疗

（1）心火上炎型

治法　清心泻火。

方药　大黄黄连泻心汤加减。若炎性渗出呈弥漫性，加金银花、蒲公英、白花蛇舌草。

（2）肝胆实热型

治法　清肝泻火。

方药　龙胆泻肝汤加减。若房水混浊，加知母、石膏；若伴有出血，加丹皮、水牛角。

（3）湿热蕴蒸型

治法　清热利湿。

方药　甘露消毒丹加减。若视网膜水肿明显，加丹参、当归、益母草。

（4）脾虚湿热型

治法　健脾化湿。

方药　参苓白术散加减。若视网膜黄白色渗出物多，加白花蛇舌草、金银花；若渗出物日久不消，加半夏、昆布、海藻；若渗出物机化，再加当归、丹参。

（5）肝肾不足型

治法　补益肝肾。

方药　杞菊地黄丸加减。若眼底渗出物或色素较多者，加当归、丹参、苏木、桔梗、牛膝。

2. 针灸治疗　参见虹膜睫状体炎。

【预防与调护】

本病应避免用眼和思虑过度，以防视力疲劳和心脾受损，诱发和加重病情。忌食辛辣炙煿之品，以防湿热内生。多食蔬菜、水果及清淡食物，保持大便通畅。

交感性眼炎

交感性眼炎是指穿通性眼外伤或眼内手术后眼发生了肉芽肿性全葡萄膜炎（称诱发眼），经过一段时间，另一眼也发生了同样性质的全葡萄膜炎（称交感眼），其间隔时间从2周到2年不等，但大多数在2个月以内发病。本病是一种自身免疫性疾病，治疗不及时可致双目失明。早期摘除已失明而又无保留价值的外伤眼，可预防交感性眼炎的发生。

【病因病理】

一、西医病因病理

本病与病毒感染和自身免疫因素有关。近年研究认为系本病一种迟缓型自身免疫性反应，抗原是色素组织。也有人认为是对视网膜S抗原的过敏反应。但确切病因不明。

二、中医病因病机

本病多因眼球穿通伤后，邪毒乘虚而入，眼内血热壅盛，脉络瘀滞。由于病情迁延不愈，红赤反复不退，致脏腑经络失调，引起健眼出现肝胆热盛或阳明热炽的病机。

【临床表现】

1. **诱发眼** 多数情况下，穿透伤口在角巩膜缘处，或伤口嵌有葡萄膜组织，伤口长期愈合不良，或眼内有异物存留，或炎症持续不退，或炎症反复发作。表现为顽固性充血、虹膜睫状体炎、眼球触痛、眼压降低以及畏光、流泪、疼痛等症状；能窥见眼底时，可见视乳头充血、后极部视网膜水肿和浆液性视网膜脱离等。

2. **交感眼** 从前部开始者表现为前葡萄膜炎的症状；从后部开始者表现为后葡萄膜炎的症状；不及时治疗，炎症加重，可发展成全葡萄膜炎；严重者，可并发青光眼、白内障、视网膜脱离、视神经萎缩等而失明；眼底荧光血管造影早期可见视网膜有多数细小荧光素渗漏点，以后逐渐扩大，后期呈多湖状或多囊视网膜下荧光素积存区。

【诊断与辨证】

1. **诊断要点** 一眼有穿透伤或内眼手术病史，且又出现葡萄膜炎，经过一段潜伏期，另一只眼也出现了葡萄膜炎，即可诊断。

2. **辨证分型**

（1）肝胆热盛型 前葡萄膜炎或后葡萄膜炎，混合充血，畏光流泪，眼痛头痛，口苦便黄；舌红，苔黄，脉数或弦数。

（2）胃热炽盛型 前葡萄膜炎或后葡萄膜炎，混合充血，前房积脓，瞳孔缩小或脉络膜渗出水肿，口渴心烦；舌质红，苔黄，脉数。

【治疗】

本病为眼科的急重症，应中西医结合治疗，以挽救患者的视力。中医对本病以内治为主。西医对本病的治疗，一旦确诊则立即给予大剂量皮质类固醇和抗生素，严重者还需配合免疫抑制剂使用。

一、西医治疗

主要采用大剂量皮质类固醇静脉给药及局部点滴。局部充分散瞳（具体使用方法参见虹膜睫状体炎）。

二、中医治疗

1. **分型治疗**

（1）肝胆热盛型

治法　清肝泻胆。

方药　还阴救苦汤加减。若炎症持续不消，睫状充血青紫，加赤芍、丹皮、丹参；若小便黄赤，加木通、车前子。

（2）胃热炽盛型

治法　清胃降火。

方药　清胃汤加减。若畏光流泪，加羌活、防风；若前房积血鲜红，加生地、丹皮、赤芍、白茅根；若大便秘结，加大黄、芒硝。

2. 局部中药治疗　可用50％鱼腥草液滴眼，亦可用内服药渣再煎水，行湿热敷。

【预防与调护】

主要是预防眼外伤。一旦发生眼球穿透伤，要处理好伤口，伤口中嵌顿的色素组织及晶状体囊膜应彻底剪除，球内异物应尽快取出，积极控制炎症，对于视力全部丧失无治愈希望的眼球，应考虑眼球摘除，避免交感性眼炎的发生。

第二节　白内障

晶状体失去透明性而产生混浊，即白内障，其不仅是临床常见病，更是致盲的主要原因。

白内障的原因，一般认为是综合因素所致，与老化、遗传、免疫、辐射、过度调节、全身及局部代谢紊乱等因素有关。

白内障的治疗，目前尚无特效方法。对于能够明确病因者，针对病因治疗；不能明确病因者，局部滴用改善晶状体新陈代谢及加强混浊吸收的药物。当白内障影响工作和生活时，中西医均采用手术治疗。

中医学将晶状体称为晶珠，根据晶珠混浊的程度、颜色、形态、位置深浅等不同，一般将年龄相关性白内障称为圆翳内障；将继发性白内障称为金花内障；将外伤性白内障称为惊振内障；将先天性白内障称为胎患内障。

年龄相关性白内障

年龄相关性白内障，又称老年性白内障，是指发生于45岁以后，又无糖尿病、外伤、其他眼病、皮肤病、内分泌障碍、中毒等原因可稽的后天性白内障。是白内障中最多见的一种，年龄越大发病率越高，其致盲率居老年眼病之首。本病常为双眼发病，但两眼的发病时间及进展程度常不相等。随着年龄的增长，晶状体混浊程度逐渐加重，视力呈进行性减退，终致晶状体完全混浊，视力仅存光感。

中医称本病为"圆翳内障"。

【病因病理】

一、西医病因病理

一般认为本病的成因是在全身老化、晶状体代谢功能减退的基础上，加上多种因素的作用形成。近年的研究表明，遗传、紫外线、全身疾病及营养状况等因素均与之有关。

二、中医病因病机

本病多因年老体衰，肝肾两亏，精血不足，目失濡养；或饮食失节，脾胃虚弱，运化失常，清气不利，精微不能上承于目；或肝郁气滞，郁久化热，郁热之邪循经上扰目窍，蒸灼晶珠所致。

【临床表现】

1. **症状** 本病初起自觉视物昏矇，或眼前有固定不动的点状、条状阴影，有时可出现单眼复视或多视的症状。随着病情的发展，晶状体混浊程度增加，视力障碍逐渐加重，最后可降至眼前手动或仅存光感。

2. **体征** 根据晶状体混浊开始形成的部位不同，年龄相关性白内障可以分为皮质性、核性和后囊下 3 类。

（1）皮质性白内障 为最常见的类型，占年龄相关性白内障的 75% ~ 80%，根据其病程可分为 4 期。

① 初发期：前后皮质周边部出现放射状楔形混浊，其基底在赤道部，尖端向着中心。此时因瞳孔区未受侵犯，一般不影响视力。此期混浊发展缓慢，可经数年才发展至下一期。见图 1-3-3。

② 膨胀期：又称未成熟期。混浊逐渐加重的同时，皮质吸收水分肿胀，晶状体体积增大，将虹膜推向前，使前房变浅。晶状体呈不均匀的灰白色混浊，

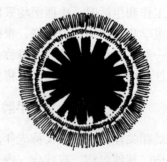

图 1-3-3　年龄相关性白内障初发期

因虹膜瞳孔缘部与混浊的晶状体皮质之间尚有透明皮质，用斜照法检查时，光线

投照侧的虹膜阴影投照在深层的混浊皮质上，在该侧瞳孔内出现新月形投影，称虹膜投影（图 1-3-4），为此期的特点。视力明显减退，眼底已不能窥入。

有闭角型青光眼病史者，因前房变浅可能引起青光眼急性发作，应告知患者注意，做散瞳检查时也应特别注意。

③成熟期：晶状体全部混浊呈乳白色，虹膜投影消失，晶状体肿胀消退，前房深度恢复正常，眼底不能窥入。视力降至光感或手动，但光定位和色觉正常。见图 1-3-5。

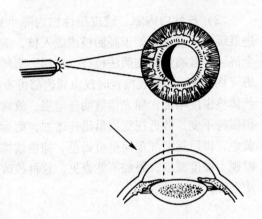

图 1-3-4 年龄相关性白内障未成熟期
（虹膜投影）

④过熟期：成熟期持续时间过长，一般经过数年，晶状体内水分继续丢失，体积缩小，囊膜皱缩，前房加深，虹膜有震颤。病程继续发展，晶状体纤维分解融化呈乳白色液体，棕黄色硬核沉于下方，上方前房加深，称为 Morgagnian 白内障，核可随体位变化而移动。核下沉后可使视力有所提高。液化的皮质漏到晶状体囊外，可引起晶状体蛋白过敏性葡萄膜炎，长期存在于房水中的晶状体皮质可被巨噬细胞吞噬，堵塞前房角引起继发性开角型青光眼，称晶状体溶解性青光眼，剧烈震动可使晶状体囊破裂，晶状体核脱入前房或玻璃体中也可引起继发性青光眼。此期中晶状体韧带常发生退行性变，容易引起晶状体脱位。见图 1-3-6。

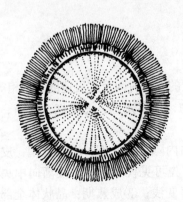

图 1-3-5 年龄相关性白内障成熟期

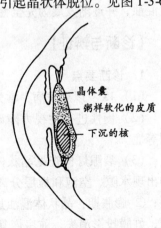

晶体囊
粥样软化的皮质
下沉的核

图 1-3-6 皮质白内障过熟期

（2）核性白内障　较皮质性白内障少见，发病较早，一般40岁左右开始，进展缓慢。混浊开始于胚胎核或成人核，前者较多见，以后逐渐发展到成人核完全混浊。散瞳后用彻照法检查，在周边部环状红色反光中，可见中央有一盘状暗影（图1-3-7）。眼底检查时仅由周边部可看到眼底。早期视力不受影响，以后晶状体核密度增加，屈光指数明显增强，故常呈现近视。因晶状体周边部的屈光力仍保持不变，故近视程度虽迅速增加，而远视力则减退较慢。核的混浊开始呈灰黄色，以后逐渐加重而呈黄褐色、棕色或棕黑色，临床称棕色或黑色白内障。此时视力极度减退，眼底不能查见。这种核改变多持续很久而不变，并可同时有皮质混浊，但不易成熟。

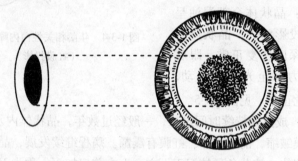

图1-3-7　年龄相关性核性白内障

（3）囊下白内障　为皮质性白内障的一种表现，可发生在前囊下和后囊下。后囊下白内障早期在后极部囊下呈盘状混浊，为许多致密小点组成，其中有小空泡和结晶样颗粒，外观似锅巴状，又称盘状白内障。若在前极囊下有放射状混浊及小空泡，则称为前极盘状白内障，此种较少见。囊下白内障以后会发展为皮质性混浊，并逐渐发展为完全性白内障。

【诊断与辨证】

1. 诊断要点

（1）45岁以后发病，常为双侧性，但两眼的发病时间及进展速度常不相等。

（2）慢性进行性视力障碍，终至不辨人物，仅存光感，无眼红、眼痛、流泪等症。

（3）裂隙灯检查见晶状体混浊，皮质性白内障分为4期：①初发期：皮质中出现水隙、空泡和板层分离，周边部皮质首先可见楔状混浊，逐渐向中央进展；②膨胀期：晶状体混浊加重，饱满，前房变浅；③成熟期：晶状体全部混浊，虹膜投影消失，前房恢复正常；④过熟期：晶状体皮质混浊呈液化状乳白色，核下沉，前房加深。

核性白内障的晶状体混浊从核开始，呈棕色，向周围发展，影响视力。

囊下白内障为晶状体前囊或后囊下盘状混浊，可逐步发展为皮质性混浊，影响视力。

（4）晶状体混浊不是由糖尿病、外伤、其他眼病、皮肤病、内分泌障碍及中毒等明确的原因引起。

2．辨证分型

（1）肝肾阴虚型　白内障初发，晶状体混浊，视物昏矇，眼内干涩，头晕耳鸣，腰膝酸软；舌红，苔薄，脉细。

（2）脾胃气虚型　白内障早期，视物模糊，面色无华，精神不振，饮食乏味；舌淡，边有齿印，脉缓弱。

（3）气血两虚型　晶珠混浊，视物昏花，不耐久视，眉棱骨酸痛，面色萎黄，神疲懒言，肢软乏力；舌淡，苔薄，脉细弱。

（4）肝热上扰型　年龄相关性白内障早期，晶珠混浊，视物模糊，伴头痛，口苦，咽干，大便干结；舌红，苔薄黄，脉弦数。

【治疗】

对于年龄相关性白内障的治疗，中西医均认为早期药物治疗可减轻或延缓晶状体混浊的发展，改善症状及视力；当因晶状体混浊影响工作和生活时，则宜手术治疗。

一、西医治疗

1．药物治疗　目前尚无能够使晶状体代谢恢复正常和使混浊吸收的药物，故药物治疗效果不肯定，可试用。

（1）局部滴谷胱甘肽、白内停、法可林、卡他林、晶明等眼药水，每天3～4次，每次1～2滴。

（2）口服维生素 C、维生素 B_2 等。

2．手术治疗　年龄相关性白内障的治疗以手术治疗为主。手术方式有白内障囊外摘除术、白内障囊内摘除术、白内障囊外摘除及后房型人工晶状体植入术、超声乳化白内障吸出术、白内障针拨术等。其中以超声乳化白内障吸出术是目前最先进的手术方法。要注意选择手术时期和做好术前检查。

（1）手术时机选择　既往认为白内障成熟期为最佳手术时机，现在由于手术技术的进步，一般视力低于0.1且影响患者工作及生活时即可手术。若患者要求手术，而医生技术有把握时，视力低于0.4者也可手术。

（2）术前检查

① 全身　血压应控制在正常范围内，但长期高血压者不宜降得太低，宜控制在 180/90mmHg（24/12kPa）以下；对于有糖尿病病史且血糖难控制的患者，血糖应控制在 8.3mmol/L（150mg/dL）以下；行胸部 X 线摄片及心电图检查，以除外有关疾病，必要时请内科会诊；查肝功能、血常规及出凝血时间。

② 眼部　查视力，包括光感、光定位，并查红绿色觉；裂隙灯常规检查注意晶状体混浊情况及角膜内皮状况，有无虹膜炎症；测量眼压；泪道检查排除泪囊炎；测量角膜曲率及眼轴长度，以计算人工晶状体度数；有条件者做眼部 B 超、角膜内皮镜检查。

二、中医治疗

1．分型治疗

（1）肝肾阴虚型

治法　补益肝肾。

方药　杞菊地黄丸加减。若精血亏甚，可加菟丝子、楮实子、当归、白芍；若头昏眼胀，加石决明、磁石；若潮热盗汗者，加知母、黄柏。

（2）脾胃气虚型

治法　补益脾胃。

方药　补中益气汤加减。若大便溏泻，加干姜、砂仁、六曲；若口渴者，加麦冬、玄参。

（3）气血两虚型

治法　补益气血。

方药　八珍汤加减。若心虚惊悸，头晕少寐，加远志、五味子；若腰痛，加枸杞子、桑椹子。

（4）肝热上扰型

治法　清热平肝。

方药　石决明散加减。若大便不结，可去大黄；若心烦有眵，加黄连。

2．局部中药治疗　可用八宝散，点于内眦角或下睑缘内，每日 3 次；或用珍珠明目液滴眼，每日 3~4 次。

3．针灸治疗

（1）针刺治疗　常取睛明、攒竹、球后、瞳子髎、风池、太阳、翳明、肝俞、合谷、足三里、三阴交。每次局部、远端各选 1~2 个穴位，每日 1 次，10 次为 1 个疗程。或取耳穴肝、脾、肾、眼、肾上腺、内分泌等穴针刺，每日 1 次，10 次为 1 个疗程。

（2）穴位注射 取合谷、曲池、养老、肝俞、肾俞、三阴交、足三里、翳明，每次选2~3个穴位，每穴注射维生素C 0.5ml，每日或隔日1次，交替轮取，10次为1个疗程。

【预防与调护】

年龄相关性白内障未成熟时，在用药物治疗的同时，除应经常观察视力变化外，特别要注意眼压的变化，因为肿胀的晶状体可导致青光眼的发作。随着晶状体混浊度的改变，眼的屈光和视力也会发生相应的变化，所以对患者配戴的眼镜应及时调整度数。读书写字时应尽量避免直射的强光，否则会增加炫光使病人感到不适。外出或室内有强光时，可适当选用有色眼镜。

先天性白内障

先天性白内障是一种在胎儿发育过程中晶状体发育障碍的疾病。一般在出生前后即已存在，少数于出生后才逐渐形成。表现为双眼对称性晶状体混浊，其混浊的形态和部位各种各样，但都比较局限，一般不再发展，可伴有眼部和全身先天畸形。本病多不影响视力，少数晶状体混浊较重者可阻碍视觉发育，日久则发展为弱视。

中医称本病为"胎患内障"。

【病因病理】

一、西医病因病理

各种影响胎儿晶状体发育的因素都可能引起先天性白内障。

1. **遗传** 约1/3患者与遗传有关，多属常染色体显性遗传。

2. **病毒感染** 母亲怀孕头3个月发生宫内病毒感染，如风疹、单纯疱疹、腮腺炎、麻疹、水痘等病毒感染，可引起胎儿的晶状体混浊。

3. **药物和放射线** 母亲怀孕期，特别是怀孕头3个月内应用某些药物，如全身应用糖皮质激素、暴露于X线及某些抗生素尤磺胺类药物等。

4. **全身疾病** 母亲怀孕期患有代谢性疾病，如糖尿病、甲状腺机能不足，或有营养失调和维生素极度缺乏等。

二、中医病因病机

本病多因先天禀赋不足；或母亲怀孕期间，将息失度，感受风毒，或服用某些药物等，影响胎儿发育，致患儿脾肾两虚，晶珠失养而混浊。

【临床表现】

先天性白内障可为单眼或双眼。多数为双侧、静止性。少数出生后继续发展，也有至儿童期才影响视力者。一般根据晶状体混浊的部位、形态和程度进行分类。可单眼或双眼发生，视力损害严重。

【诊断与辨证】

1. 诊断要点

（1）患儿出生后即存在不同程度的晶状体混浊。可与其他先天性眼病或全身先天畸形同时存在。

（2）多双眼患病，大多数静止不变。

（3）无眼外伤或其他可以导致晶状体混浊的局部或全身性疾病。

2. 辨证分型

（1）脾虚气弱型　晶状体混浊，视物模糊，或晶状体手术后已有弱视，或视久眼睑喜垂闭，饮食不振，四肢乏力；舌质淡，苔薄白，脉缓弱。

（2）肝肾亏虚型　先天性白内障，日益加重，视力明显障碍，眼有干涩感，头晕耳鸣；舌淡，苔薄白，脉弱。

【治疗】

治疗目标是恢复视力，减少弱视和盲目的发生。

一、西医治疗

对于已影响视力且阻碍视功能发育的先天性白内障，若光感、光定位、色觉良好，应尽早施行手术，并应注意手术后对弱视的防治。

二、中医治疗

1. 分型治疗

（1）脾虚气弱型

治法　健脾益气。

方药　参苓白术散加减。若目中干涩不适，加石斛、玉竹、枸杞；若兼血虚，合四物汤。

（2）肝肾亏虚型

治法　补益肝肾。

方药　杞菊地黄丸加减。

2. **针灸治疗**

（1）针刺治疗 同年龄相关性白内障。

（2）穴位注射 取穴：合谷、三阴交、足三里、肾俞、翳明，每次选 2～3 个穴位，每穴注射维生素 C 0.25ml，每日或隔日 1 次，交替轮取，10 次为 1 个疗程。

外伤性白内障

外伤性白内障是指眼部受到钝挫伤、穿通伤、辐射性损伤及电击伤等损伤后引起的晶状体混浊。临床上除表现为不同程度的晶状体混浊外，常伴有眼部或其他组织器官的损伤。其预后的好坏与损伤的程度有关。

中医称本病为"惊振内障"。

【病因病理】

一、西医病因病理

本病多因眼部钝挫伤、穿通伤致晶状体囊膜破裂，房水进入晶状体内，造成晶状体纤维混浊、肿胀；或由于机械性外力损伤晶状体和脉络膜，使晶状体代谢障碍而发生混浊。另外，辐射线和电击等物理性因素，可对晶状体及其他眼内组织产生热、电离、电解等作用，而使晶状体混浊。

二、中医病因病机

本病多因钝器击伤眼部，气血失和，脉络郁遏，目中清纯之气失运，晶珠失养，致气滞膏凝，渐成内障；或因锐器刺伤，晶珠破裂，膏脂外溢，迅速凝结而成内障。

【临床表现】

1. **症状** 有外伤史及相应的眼部症状；视力骤然或逐渐下降。

2. **体征** 晶状体混浊。

【诊断与辨证】

1. **诊断要点**

（1）有眼部钝挫伤、穿通伤、辐射伤、电击伤等外伤史。

（2）有不同程度的晶状体混浊。

（3）有不同程度的视力障碍。

（4）可伴有眼部或其他组织器官的损伤。

2．辨证分型

（1）气滞血瘀型 眼球胀痛，头痛，视力下降，眼睑瘀血肿胀，结膜下出血，前房积血，瞳孔不圆或偏斜，晶状体混浊；全身可无兼症。

（2）风毒夹瘀型 眼球疼痛难忍，羞明流泪，视力骤降，眼睑红肿，混合充血，前房积脓，晶状体混浊或破碎，皮质溢出；口干口苦，小便黄，大便结；舌红，苔黄，脉数。

（3）肝肾阴虚型 辐射及电击伤后晶状体混浊，程度较轻，视物模糊，眼内干涩；舌质红，少苔，脉细或数。

【治疗】

西医对外伤性白内障主要采用手术治疗。中医对本病有积极的治疗作用，可以促进小破口局限性晶状体混浊的吸收，减轻或消除相应的眼部症状。

一、西医治疗

晶状体局限性混浊对视力影响不大时，可随诊观察。当混浊明显影响视力时，应行白内障摘除术。晶状体破裂、皮质进入前房时，可先用糖皮质激素和降眼压的药物治疗，待病情控制后手术摘除白内障。如经治疗，炎症反应未减轻或眼压升高不能控制，或晶状体皮质与角膜内皮层接触时，应尽早手术。外伤性白内障多为单眼，白内障摘除术后应尽量植入人工晶状体。

二、中医治疗

1．分型治疗

（1）气滞血瘀型

治法 行气活血，祛风止痛。

方药 除风益损汤加减。若眼睑、结膜瘀血肿胀较甚，加桃仁、红花、田三七；若前房积血，去川芎，加白茅根、侧柏叶、炒蒲黄，待血止或血瘀后改用坠血明目饮加减。

（2）风毒夹瘀型

治法 祛风清热，活血解毒。

方药 分珠散加减。若热毒消除，病情减轻，可改用除风益损汤或坠血明目饮加减。

（3）肝肾阴虚型

治法 滋阴平肝，活血退翳。

方药 滋阴退翳汤加减。若大便干结,加草决明、麻子仁;眼前有点状黑影,加枸杞、桑椹子。

2. 局部中药治疗 穿通性外伤性白内障的早期,可用50%鱼腥草眼药水及千里光、黄芩甙等中药制剂滴眼,每日4~5次;炎症消退后可用八宝眼药粉点眼,每日2~3次,或用珍珠明目液滴眼,每日3~4次。

3. 针灸治疗

(1)针刺治疗 同先天性白内障。

(2)穴位注射 同年龄相关性白内障。

【预防】

本病预防的关键是防止眼外伤。要加强安全教育,注重劳动保护,健全规章制度,遵守操作规程;要教育学生、儿童不要玩弄锐利、有弹性、有爆炸性的物品;从事磨工、车工、电焊工等职业及到高山、沙漠、雪地等地工作时均要戴用防护眼镜。

继发性白内障

继发性白内障是由于眼部的炎症或退行性病变,影响晶状体的营养和代谢而引起的晶状体混浊。临床表现为在原发眼病的基础上,晶状体逐渐混浊。本病多为单眼,亦可为双眼发病。

中医根据本病临床表现的不同,称其为"金花内障"、"如金内障"、"银风内障"等。

【病因病理】

一、西医病因病理

本病由于葡萄膜炎、青光眼、眼压过低、视网膜色素变性、视网膜脱离、高度近视等眼病,使晶状体囊膜的通透性发生改变,引起晶状体营养或代谢障碍而逐渐发生混浊。

二、中医病因病机

本病多因肝经风热或头风痰火上攻于目;或因肾精亏虚,水不涵木,晶珠失养而成。

【临床表现】

1. **症状** 单眼或双眼视力下降，常伴有或曾经出现患眼红赤、疼痛、畏光、流泪、眼胀等原发眼病的症状。

2. **体征** 患者有原发眼病的表现，常为单眼。由眼前段炎症引起的多由前皮质开始。由眼后段疾病所致者，则先于晶状体后极部囊膜及后囊下皮质出现颗粒状灰黄色混浊，并有较多空泡形成，以后逐渐向晶状体核中心部及周边部扩展，形成放射状菊花样混浊。继之向前皮质蔓延，逐渐使晶状体全部混浊，以后则产生水分吸收、囊膜变厚、晶状体皱缩、有钙化等改变。由青光眼引起者多由前皮质及核部开始，由高度近视所致者多并发核性白内障。

【诊断与辨证】

1. 诊断要点

（1）有原发眼病史。

（2）晶状体混浊出现于原发眼病之后。

（3）眼部可能存在原发病的相关表现。

2. 辨证分型

（1）**肝经风热型** 晶状体混浊，眼痛目赤，或有畏光流泪；舌质红，苔黄，脉数。常见于虹膜睫状体炎、化脓性角膜炎引起的并发性白内障。

（2）**头风痰火型** 晶状体混浊，眼胀头痛，视物模糊；舌质红，苔白滑，脉弦。常见于青光眼引起的并发性白内障。

（3）**肾阴亏虚型** 晶状体混浊，视物昏花，眼内干涩，头昏耳鸣；舌质红，少苔，脉细。见于各种慢性眼病后期并发白内障者。

【治疗】

当视力下降不明显时，以中西药物治疗。当视力下降影响患者的生活、工作时，只要有手术指征，中西医均采取手术治疗。

一、西医治疗

1. 积极治疗原发病

2. **手术** 对晶状体明显混浊，已影响工作和生活者，如患眼光定位准确，红绿色觉正常，可考虑手术治疗，但必须在眼部炎症消退 3 个月以上方能进行。手术前后应继续控制原发病，术后局部或全身应用皮质类固醇，剂量应较一般白内障术后用量大，而且应用时间长。

二、中医治疗

1. 分型治疗

（1）肝经风热型

治法 祛风清热。

方药 新制柴连汤加减。若晶状体前囊附有虹膜色素者，加赤芍、丹皮、丹参。

（2）头风痰火型

治法 清热祛痰，和胃降逆。

方药 黄连温胆汤加减。若头痛面赤，加磁石、石决明、天麻。

（3）肝肾阴虚型

治法 滋阴明目。

方药 杞菊地黄丸加减。视物易疲劳者，加党参、黄芪。

2. 局部中药治疗 同年龄相关性白内障。

【预防】

预防和治疗可能导致并发性白内障眼病，如虹膜睫状体炎、脉络膜炎、视网膜脱离等，使这些眼病得到及时诊断，合理治疗，以防影响晶状体的新陈代谢而成并发性白内障。

第三节 玻璃体混浊

玻璃体的病理改变有原发与继发之分，其原发病变主要是退行性改变，如液化、浓缩等，继发病变主要是睫状体、脉络膜、视网膜等周围组织的炎症、出血、变性以及外伤、肿瘤等累及玻璃体。

中医根据其自觉症状称本病为"云雾移睛"。

【病因病理】

一、西医病因病理

本病多因各种类型的葡萄膜炎及视网膜炎时，其炎性细胞、渗出物及坏死组织等病理产物进入玻璃体内引起。

二、中医病因病机

本病多因湿热内蕴,熏蒸目窍;或阴虚火旺,灼伤神膏所致。

【临床表现】

1. **症状** 自觉眼前有黑影飘动,其形状不一,可呈点状、丝网状、绒球状或团块状,随眼球转动时呈现无规律的飘动,视物模糊,视力可有不同程度的减退,严重者视力可显著减退。

2. **体征** 检眼镜下可见程度不等、形状不一的混浊物飘动,严重混浊时,眼底像模糊不清。裂隙灯加前置镜下,如为红褐色粗大点状混浊物,多见于重症葡萄膜炎;如为细小色素颗粒混浊物,多为原田、小柳病及交感性眼炎的早期表现;如为块状、束状和分枝状混浊物,多是结核所致;如为灰白色弥漫性尘埃状混浊,为梅毒的特征;如在下部周边玻璃体呈雪球状混浊,系大量巨噬细胞堆积而成,乃周边葡萄膜炎的表现。一般的炎性混浊可逐渐吸收,但多数呈慢性反应而发生玻璃体液化。严重的变性混浊伴有出血时多不易吸收,最终被机化而形成致密的富有血管的纤维膜,纤维膜收缩时可引起玻璃体后脱离、视网膜脱离,甚至最终导致眼球萎缩。

【诊断与辨证】

1. **诊断要点** 有眼内炎症或炎症史;自觉眼前有不同形状的黑影飘动;视力有不同程度的减退;眼底镜下可见玻璃体内有不同形状的混浊物飘动。

2. **辨证分型**

(1) 湿热蕴蒸型 自觉眼前黑影飘动,数量较多,发展较快,视力下降,玻璃体内可见尘埃状、棉絮状混浊物,心烦胸闷,口苦口干,溲黄;舌质红,苔黄腻,脉滑数。

(2) 阴虚火旺型 炎症后期,视力提高,眼前黑影飘动,干涩昏花,头昏耳鸣,口干口苦;舌红少苔,脉细数。

【治疗】

应针对病因治疗,并应用促进混浊吸收的药物。对长期不吸收的严重的混浊,可施行玻璃体手术。

一、西医治疗

针对原发病和病因治疗。如为葡萄膜炎者,可以用皮质类固醇。炎症静止或稳定后可用碘制剂治疗，以加强混浊物的吸收，如每日肌注安妥碘注射液0.4g，10次为1个疗程，可用3~4个疗程。如玻璃体内有增殖纤维而牵引视网膜脱离者，可考虑玻璃体切割术。

二、中医治疗

1. 分型治疗

（1）湿热蕴蒸型

治法　清热利湿。

方药　猪苓散加减。若目赤胀痛，加柴胡、龙胆草、夏枯草；若前额疼痛，加白芷、赤芍。

（2）阴虚火旺型

治法　滋阴降火。

方药　知柏地黄汤加减。若肺阴不足，加沙参、麦冬；若玻璃体内有机化物，加昆布、海藻、牡蛎；若血瘀，加丹参、牛膝；若肝气郁结，加柴胡、茺蔚子。

2. 其他治疗

（1）局部可用海藻煎液电离子导入，每日1次，10次为1个疗程。

（2）复方丹参注射液10~20ml，每日静脉滴注，14次为1个疗程。

第四节　青光眼

青光眼是一组病理性眼压增高所致的视神经凹陷性萎缩和视野缺损为共同特征的疾病。青光眼是主要致盲的眼病之一。

眼压是眼球内容物作用于眼球内壁的压力。正常人眼压在10~21mmHg范围内。但实际上正常人群眼压并非呈正态分布，临床上，部分病人眼压虽已超越统计学正常上限，但长期随访并不出现视神经、视野的损害，称为高眼压症；部分病人眼压在正常范围内，却发生了青光眼典型的视神经萎缩和视野缺损，称为正常眼压青光眼，说明高眼压并非都是青光眼，而正常眼压也不能排除青光眼。但是，这并非意味眼压的测量不重要，眼压升高仍是导致视神经和视野损害的重要因素。一般而言，眼压越高，对眼的危险性越大。所以，应该正确认识正常眼压和病理眼压。

正常眼压不仅反映在眼压的绝对值上，还有双眼对称、昼夜压力相对稳定等特点。正常人一般双眼眼压差异不应大于5mmHg，24小时眼压波动范围不应大于 8mmHg。生理性眼压的稳定性有赖于房水生成量与排出量的动态平衡。

临床上根据房角形态（开角或闭角）、病理机制（明确或不明确）以及发病年龄 3 个主要因素，一般将青光眼分为原发性、继发性和先天性 3 类。

原发性青光眼

　　闭角型青光眼

　　　　虹膜膨隆（急性闭角型青光眼，慢性闭角型青光眼）

　　　　虹膜高褶型

　　开角型青光眼

　　　　慢性单纯性青光眼

　　　　正常眼压性青光眼

继发性青光眼

先天性青光眼

　　婴幼儿型青光眼

　　青少年型青光眼

　　先天性青光眼伴有其他先天异常

中医学对青光眼早在隋唐时期的眼科文献中就有记载，以后根据青光眼的证候类型、临床特征、预后转归等，称为"青风内障"、"绿风内障"、"黄风内障"、"乌风内障"、"黑风内障"。

急性闭角型青光眼

急性闭角型青光眼是一种以眼压急剧升高并伴有相应症状和眼前段组织改变为特征的眼病。本病多见于 50 岁以上的老年人，女性更常见，男女之比约为 1∶2，病人常有远视，双眼先后或同时发病。情绪激动、暗室停留时间过长、局部或全身应用抗胆碱药物、长时间阅读、疲劳和疼痛，均可诱发本病。

中医称本病为"绿风内障"。

【病因病理】

一、西医病因病理

本病病因尚未充分阐明。本病具有遗传倾向的解剖变异，包括眼轴较短、角膜较小、前房浅、房角狭窄，且晶状体较厚，位置相对靠前，此乃本病的主要发病因素。由于虹膜与晶状体前表面接触紧密，房水越过瞳孔时阻力增加，后房压力相对高于前房，并推挤虹膜向前膨隆，使前房变浅，房角进一步变窄，这就是急性闭角型青光眼的瞳孔阻滞机制。随着年龄的增长，晶状体厚度增加，前房更浅，瞳孔阻滞加重，急性闭角型青光眼的发病率增高。一旦周边虹膜与小梁网发生接触，房角即告关闭，眼压急剧升高，引起急性发作。

二、中医病因病机

七情内伤，情志不舒，郁久化火，火动风生，肝胆风火上扰；或肝气乘脾，聚湿生痰，痰郁化热生风，肝风痰火上扰清窍；或肝气郁结，气机阻滞，疏泄失权，气火上逆；或劳神过度，嗜欲太过，阴精内损，肝肾阴虚，阴不制阳，风阳上扰；或脾胃虚寒，浊气不化，饮邪上犯；或肝肾阴虚，水不制火，虚火上炎，均可导致气血失和，眼孔不通，目中玄府闭塞，气滞血瘀，神水瘀滞，酿生本病。

【临床表现】

急性闭角型青光眼有几个不同的临床阶段（分期），不同的病期各有其一定的特点。

1. **临床前期** 一眼已确诊为闭角型青光眼，另一眼具有局部解剖因素，尚未发作，则该眼称为临床前期；或双眼有局部解剖因素，又有家族史，暗室试验阳性，但未发作，亦称临床前期。

2. **前驱期** 表现为一过性或反复多次的小发作。发作多出现在傍晚时分，突感雾视、虹视，可能有患侧额部疼痛，或鼻根部酸胀。经休息后自行缓解或消失。若即刻检查可发现眼压轻度升高，眼局部轻度充血或不充血，角膜上皮水肿呈轻度雾状，前房浅，但房水无混浊，房角大范围关闭，瞳孔稍扩大，光反射迟钝。小发作缓解后，除具有特征性浅前房外，一般不留永久性组织损害。

3. **急性发作期** 起病急，症状显著。自觉患眼剧烈胀痛，甚至眼胀欲脱，伴同侧头痛、虹视、畏光、流泪；视力严重减退，常降到指数或手动，可伴有恶心、呕吐等全身症状。体征有眼睑水肿，混合性充血，角膜上皮水肿，裂隙灯下上皮呈小水珠状，角膜后色素颗粒沉着，前房极浅，周边部前房几乎完全消失；如虹膜有严重缺血坏死，可有房水混浊，甚至出现絮状渗出物；瞳孔中等散大，呈淡绿色，光反射消失；有时可见局限性后粘连；房角完全关闭，小梁网上常有较多色素沉着；眼压多在50mmHg以上；高眼压缓解后，症状减轻或消失，视力好转，眼前段常留下永久性组织损伤，如扇形虹膜萎缩、色素脱失、局限性后粘连、瞳孔散大固定，房角广泛性粘连；晶状体前囊下有时可见小片状白色混浊，称为青光眼斑。

4. **间歇期** 指小发作后症状自行缓解，房角重新开放或大部分开放，小梁尚未遭受严重损害，不用药或仅用少量缩瞳剂眼压就不再升高。间歇期的主要诊断标准是：① 有明确的小发作史；② 房角开放或大部分开放；③ 不用药或单用少量缩瞳剂，眼压能稳定在正常水平。

5. 慢性期 急性大发作或反复小发作后，房角广泛粘连（通常＞180°），小梁功能已遭受严重损害，眼压中度升高，眼底常可见青光眼性视盘凹陷，并有相应视野缺损。

6. 绝对期 指高眼压持续过久，眼组织特别是视神经已遭严重破坏，视力已降至无光感且无法挽救的晚期病例，偶尔可因眼压过高或角膜变性而剧烈疼痛。

【诊断与辨证】

1. 诊断要点

（1）先兆期的诊断 先兆期小发作持续时间很短，临床医生不易遇到，大多根据一过性发作的典型病史、特征性的浅前房、窄房角等表现作出诊断。也可利用激发试验来帮助诊断。

（2）急性发作期的诊断

① 视力急剧下降。

② 眼压突然升高，眼球坚硬如石。

③ 角膜水肿，瞳孔呈卵圆形散大且带绿色外观。

④ 眼局部可见混合充血。

⑤ 前房甚浅，前房角闭塞。

⑥ 伴有剧烈的眼胀痛、头痛、恶心、呕吐等。

2. 辨证分型

（1）肝郁气滞型 头目胀痛，视物昏矇，虹视，角膜雾状混浊，瞳孔散大，眼压增高，情志不舒，胸闷嗳气，食少纳呆，呕吐泛恶，口苦；舌红，苔黄，脉弦数。

（2）风火攻目型 眼胀欲脱，头痛剧烈，视力锐减，角膜水肿，瞳孔散大，色呈淡绿，眼压显著增高，混合充血，烦躁口干；舌红，苔薄黄，脉弦数。

（3）痰火上壅型 眼症同上，伴有面赤身热，动辄头晕，恶心呕吐，胸闷不爽，溲赤便秘；舌红，苔黄腻，脉弦滑数。

（4）饮邪上犯型 头痛眼胀，痛牵巅顶，眼压增高，视物昏矇，瞳孔散大，干呕，吐涎沫，食少神疲，四肢不温；舌淡，苔白，脉沉弦。

（5）阴虚阳亢型 眼胀头痛，视物模糊，虹视，眼压中度升高，瞳孔散大，时愈时发，腰膝酸软，面红咽干，眩晕耳鸣；舌红，少苔，脉弦细。

【治疗】

本病为眼科的急重症，应中西医结合积极抢救，以挽救患者的视力。

一、西医治疗

急性闭角型青光眼是容易致盲的眼病之一，必须进行紧急处理，其治疗原则是：先用缩瞳剂、β-肾上腺素能受体阻滞剂、碳酸酐酶抑制剂或高渗剂等迅速降低眼压，使已闭塞的房角开放；待眼压下降后及时选择适当手术防止再发。

1. **局部缩瞳** 用1%~2%毛果芸香碱溶液，每3~5分钟滴眼1次，待眼压降低、瞳孔缩小，改为1~2小时滴眼1次，然后每天滴4次。亦可开始先用0.25%毒扁豆碱滴眼，每10分钟滴眼1次，每次1滴，3次后改滴1%毛果芸香碱。

2. **β-肾上腺素能受体阻滞剂** 常用0.25%~0.5%噻吗心胺溶液滴眼，每日2次，或用0.5%贝他根滴眼，每日1~2次。

3. **碳酸酐酶抑制剂** 碳酸酐酶抑制剂能抑制房水分泌，常用醋氮酰胺。一般首次药量为500mg，以后每次用250mg，降压作用可保持6小时左右。同时服氯化钾或氨苯喋啶，以减少其排钾的副作用。磺胺类过敏及肾功能与肾上腺皮质功能严重减退者禁用。

4. **高渗剂** 本类药能提高血浆渗透压，吸取眼内水分，使眼压迅速下降，但作用时间短，一般仅用在术前降压。常用的有甘露醇、高渗葡萄糖、甘油等。

5. **手术治疗** 临床前期适宜行虹膜周边切除术。间歇期一般认为房角粘连小于1/3周者，可行虹膜周边切除术；大于1/2周者则需行眼外引流术。急性发作期患者经药物治疗，若眼压基本控制、充血明显消退、前房反应消失后，停药48小时眼压不回升，房角功能性小梁1/2以上开放，眼压描记之C值在0.19以上者，可施行虹膜周边切除术；对于眼压不能控制到正常范围者，房角已发生广泛前粘连者，应考虑施行小梁切除术或其他滤过性手术。

二、中医治疗

1. **分型治疗**

（1）肝郁气滞型

治法 清热疏肝，降逆和胃。

方药 丹栀逍遥散加减。若伴恶心、呕吐，加左金丸；若目珠胀硬，黑睛雾状混浊，加猪苓、泽泻。

（2）风火攻目型

治法 清热泻火，凉肝熄风。

方药　绿风羚羊饮加减。若混合充血明显，加赤芍、牛膝；若恶心、呕吐，加竹茹、半夏；若大便秘结，加芒硝；若溲赤短少，加猪苓、木通；若口苦胁痛，加龙胆草、栀子。

（3）痰火上壅型

治法　降火逐痰，平肝熄风。

方药　将军定痛丸加减。若动辄眩晕，呕吐剧烈，加天竺黄、竹茹；若黑睛雾状混浊，眼压升高甚者，加猪苓、云苓、通草、泽泻。

（4）饮邪上犯型

治法　温肝暖胃，降逆止痛。

方药　吴茱萸汤加减。若巅顶痛者，加藁本、细辛。

（5）阴虚阳亢型

治法　滋阴养血，平肝熄风。

方药　阿胶鸡子黄汤加减。若五心烦热，加知母、黄柏。

2．针灸治疗

（1）体针　常选用太冲、行间、内关、足三里、合谷、曲池、风池、承泣、睛明、攒竹、翳明、球后等穴，每次局部取2个穴位，远端取2个穴位，交替使用。10次为1个疗程，强刺激。

（2）耳针　可取耳尖、目1、目2、眼降压点、肝阳1、肝阳2、内分泌等耳穴。

【预防与调护】

闭角型青光眼是重要而常见的致盲眼病，必须贯彻预防为主的方针，宣传有关青光眼的知识，争取做到早期诊断、早期治疗。

对已确诊的闭角型青光眼患者，应积极治疗，定期检查眼压和视野。由于急躁恼怒、抑郁悲伤、过度兴奋与劳累紧张均可使本病发作。因此，有青光眼素质者，必须保持心情开朗，避免情绪过度激动。

平时要摄生有当，起居有常，饮食有节，劳逸得当。室内光线要充足，不宜做暗室工作，不看或少看电视。

老年人要慎用或不用散瞳剂。

由于本病发病属双侧性，其发作可有先有后，如一眼已确诊，另一眼虽未发作，亦需密切予以观察，定期检查，或考虑采取必要的预防性措施，如行预防性虹膜切除。

对疑似病例应追踪观察，必要时做激发试验，以明确诊断，及早治疗。

慢性单纯性青光眼

慢性单纯性青光眼是一种由眼压升高而致视神经损害、视野缺损，最后导致失明的眼病，其主要特点是高眼压状态下前房角宽而开放。本病病情进展相当缓慢，且无明显的自觉症状，故不易早期发现，部分患者直到视野损害明显时才就诊。本病多见于 20~60 岁的患者，男性略多于女性，多为双眼发病。

中医称本病为"青风内障"。

【病因病理】

一、西医病因病理

本病病因尚不完全明了。一般认为该病系房水外流受阻于小梁网-Schlemm管系统。

二、中医病因病机

本病多因情志抑郁，忧念悖怒，肝气郁结，郁而化火，上扰清窍；或素有头风痰火，又因情志不舒，肝郁化火，痰火相搏，升扰于目；或劳瞻竭视，真阴暗耗，肝肾阴亏，阴不潜阳，肝阳上亢，以致气血不和，脉络不利，玄府闭塞，神水瘀积，酿生本病。

【临床表现】

本病为双眼发病，但可有先后轻重之分。发病较为隐蔽，进展相当缓慢。早期自觉症状不明显或无自觉症状，但常于视力过度疲劳或失眠后出现眼胀、头痛、视物模糊或有虹视；随着病情进展，眼胀头痛可以加重，瞳孔轻度散大；晚期均有视野缩小，视力减退或失明。

1. **眼压**　本病早期眼压不稳定，一天之内仅有数小时眼压升高，因此，只有测量 24 小时眼压曲线才有助于诊断，其眼压差≥8mmHg（1.064kPa）；眼压描记之房水流畅系数低于正常；激发试验阳性。

2. **视野**　本病在视盘出现病理性改变时，就会出现视野缺损。早期视野缺损主要有旁中心暗点、弓形暗点、与生理盲点相连的鼻侧阶梯状暗点。在进展期可出现环形暗点、扇形暗点、鼻侧视野缺损和向心性视野收缩。晚期成管状视野，若中心视力丧失，尚可保存颞侧视岛。

3. **眼底**　主要为视盘（视乳头）的改变。早期视盘生理凹陷扩大加深，杯/盘（C/D）>0.6，或两眼杯/盘之差>0.2。随着病情的发展，生理凹陷不断加深扩大，边缘呈穿凿状，盘沿几乎消失，视乳头血管偏向鼻侧，由凹陷边缘呈屈膝状爬出，视乳头颜色苍白。有的病例在视乳头面可见动脉搏动，也有的在视乳头边缘有条状出血。

【诊断与辨证】

1. 诊断要点

（1）眼压升高　需注意在病变早期眼压并不呈持续性升高，应测定 24 小时眼压曲线，以发现高眼压或昼夜波动增大。

（2）视乳头损害　C/D > 0.6，或双眼 C/D 差值 > 0.2；若发现视乳头凹陷进行性扩大加深，则更有诊断意义。

（3）视野缺损　可重复性的旁中心暗点或鼻侧阶梯状暗点，常为青光眼性早期视野损害的征象。

以上 3 个指标中有 2 项为阳性，检查房角属开角，诊断即可成立。

2. 辨证分型

（1）气郁化火型　常在情绪波动后出现头目胀痛，或有虹视，眼压升高，情志不舒，胸胁满闷，食少神疲，心烦口苦；舌红，苔黄，脉弦细数。

（2）痰火升扰型　头眩目痛，眼压偏高，心烦而悸，食少痰多，胸闷恶心，口苦；舌红，苔黄而腻，脉弦滑或滑数。

（3）阴虚阳亢型　劳倦后眼症加重，头痛目胀，眼压偏高，瞳神略有散大，视物昏矇，心烦面红；舌红，少苔，脉弦细。

（4）肝肾两亏型　病久瞳神渐散，中心视力日减，视野明显缩窄，眼珠胀硬；头晕耳鸣，失眠健忘，腰膝酸软，舌红，少苔或无苔，脉沉细数；或面白肢冷，精神倦怠，夜间多尿，舌淡，苔白，脉沉细。

【治疗】

本病的早期诊断、及时治疗十分重要。西医一般主张以药物治疗为主，当不能控制时则考虑手术治疗。中医则强调内外兼治。

一、西医治疗

1. 药物治疗　本病若局部滴用 1~2 种药物即可使眼压控制在安全水平，视野和眼底改变不再进展，患者能配合治疗并定期复查，则可先试用药物治疗。药物使用以浓度最低、次数最少、效果最好为原则。先从低浓度开始，若眼压不能控制者改用高浓度；若仍不能控制者，改用其他降压药或联合用药，保持眼压在正常范围。常用的药物有：

（1）局部滴用缩瞳剂　如用1%～2%毛果芸香碱滴眼，每日3～4次；或用槟榔滴眼液或丁公藤滴眼液滴眼。

（2）局部滴用β-肾上腺素受体阻滞剂　常用0.25%～0.5%噻吗心胺滴眼液，每日2次，或用0.5%贝他根滴眼，每日1～2次。但前者对有心脏传导阻滞、窦房结病变、支气管哮喘者忌用。

（3）局部滴用左旋肾上腺素　用1%溶液滴眼，每日1～2次，对严重高血压、冠心病患者不宜使用；或用0.1%保目明滴眼。

（4）碳酸酐酶抑制剂和高渗剂　如口服醋氮酰胺、静脉推注50%高渗葡萄糖、静脉滴注20%甘露醇等。

2. 激光治疗　如药物治疗不理想，可试用氩激光小梁成型术。

3. 滤过性手术　以往仅用于没有条件进行药物治疗者，或药物治疗无效者，或无法耐受长期用药者。近来有人主张一旦诊断明确，且已有明显视乳头、视野改变时，滤过性手术可作为首选的治疗手段，并认为比长期药物治疗失败后再行手术治疗的效果更好。

二、中医治疗

1. 分型论治

（1）气郁化火型

治法　疏肝清热。

方药　丹栀逍遥散加减。若因肝郁而阴血亏虚较甚者，加熟地、女贞子、桑椹；若肝郁化火生风，去薄荷、生姜，加夏枯草、菊花、钩藤、羚羊角。

（2）痰火升扰型

治法　清热祛痰，和胃降逆。

方药　黄连温胆汤加减。若头眩目痛而胀，加石决明、珍珠母、钩藤；若胸闷痞满，加瓜蒌皮、薤白、石菖蒲。

（3）阴虚阳亢型

治法　滋阴潜阳。

方药　养肝熄风汤加减。若心烦失眠，加酸枣仁、茯神；若口苦，加夏枯草。

（4）肝肾两亏型

治法　补益肝肾。

方药　杞菊地黄丸加减。若眼胀痛，加石决明、珍珠母；若失眠健忘，加酸枣仁、夜交藤、牡蛎。

2. 针刺治疗　常选用攒竹、睛明、承泣、球后、太阳、风池、合谷、内关、三阴交、阳陵泉等，每次选局部穴 2 个、远道穴 3 个，交替使用，10 次为 1 个疗程，强刺激。或针刺耳穴目 1、目 2、眼降压点、肝阳 1、肝阳 2 等。

【预防与调护】

本病病因比较复杂，目前尚难以从根本上防止发病，关键在于早期发现和早期治疗，力求减低对视功能的损害，避免致盲的严重后果。首先要开展对本病有关知识的宣传，对 30 岁以上成年人进行普查，以发现早期病例。其次，对有以下症状的可疑本病的患者，应及时到医院就诊，做进一步检查：① 主诉有一过性虹视、雾视现象，并伴有头痛，但不能用其他原因解释者；② 不能解释的视疲劳，不明原因的视力下降，特别是戴镜或频换眼镜仍感不适者；③ 家族中有本病患者，而本人兼有不明原因的视力下降或其他可疑症状者；④ 一眼已患本病者的"健眼"，视盘或视野有可疑变化者；⑤ 24 小时内眼压波动幅度大于 8mmHg（1.07kPa）或眼压高于 24mmHg（3.2kPa）者。

本病患者要保持心情舒畅，避免情绪波动，生活有规律，少用目力，不要暴饮暴食，戒除烟酒；要注意保持大便通畅，使内火有下导之机；饮食宜清淡之品，少食辛热炙煿之品，避免酿成脾胃湿热。

继发性青光眼

继发性青光眼是因某些眼病或全身疾病，干扰或破坏了房水的正常循环，使房水流出受阻而致眼压升高的一组青光眼。本病多为单眼发病。由于原发病不同，临床表现各异。其诊断和治疗常较原发性青光眼更为复杂，预后也较差。本节主要介绍临床上较常见的新生血管性青光眼。

中医称本病为"乌风内障"。

【病因病理】

一、西医的病因病理

本病可能是继发于视网膜静脉阻塞、糖尿病性视网膜病变、视网膜静脉周围炎等血液循环障碍的疾病，致视网膜缺血、缺氧，产生一种血管形成因子，导致虹膜新生血管形成，发展至小梁网，纤维血管膜阻碍房水循环所致。但其确切的病因尚不清楚。

二、中医的病因病机

本病多因肝火上炎，肝风上扰，风火攻目，蒸灼目络；或风痰上壅，阻闭目络；或气滞血瘀，脉络瘀阻，玄府闭塞，神水瘀积，发为本病。

【临床表现】

本病常先有视网膜中央静脉阻塞、视网膜中央动脉阻塞、糖尿病性视网膜病变、视网膜静脉周围炎等眼病。早期眼压正常，仅见瞳孔缘虹膜周围有细小新生血管，并向虹膜根部进展，继之虹膜新生血管融合，房角与小梁均有新生血管。患者常以眼压突然升高、剧烈疼痛而来就诊。检查见睫状充血，角膜水肿，瞳孔散大，对光反射消失，瞳孔缘处可见虹膜外翻；虹膜有新生血管，色暗红；若脆弱的新生血管破裂，则发生前房出血，甚至出血流入玻璃体内；如能查见眼底，则可见上述眼底病变，如视网膜不同程度出血、新生血管形成、呈增殖性视网膜病变；视乳头一般变化不大，但也可有新生血管膜形成。房角检查见小梁新生血管膜形成，虹膜周边前粘连，甚至房角完全闭塞。

【诊断与辨证】

1. 诊断要点

（1）眼内常有引起视网膜缺血缺氧的疾病，如视网膜中央静脉阻塞、糖尿病性视网膜病变、视网膜中央动脉阻塞、视网膜静脉周围炎等眼病。

（2）虹膜表面有新生血管（虹膜红变）。

（3）房角周边粘连，前房角小梁网上可见新生血管和纤维膜。

（4）眼压升高，瞳孔散大，睫状充血。

（5）有头目剧烈疼痛等青光眼症状。

2. 辨证分型

（1）风火攻目型 眼胀欲脱，头痛如劈，眼压增高，眼球胀硬，睫状充血，角膜雾浊，瞳孔中等散大，或虹膜红变；舌红，苔黄，脉弦。

（2）风痰上扰型 头目抽搐，眼压增高，眼胀明显，虹膜红变，瞳孔散大，胸闷不适；舌苔白滑而腻，脉滑或濡。

（3）气滞血瘀型 眼底出血，久不吸收，静脉怒张迂曲，时断时续，动脉狭细，眼胀头痛，眼压增高，虹膜红变；舌紫暗，脉弦数。

【治疗】

本病治疗的关键在于预防虹膜新生血管形成，全视网膜光凝是达到此目的的有效措施。如配合中药治疗，则常可获得较满意的效果。若已继发青光眼，则视功能多难恢复，预后不佳。

一、西医治疗

为了降低眼压，可口服醋氮酰胺以减少房水生成，局部用 0.5% 噻吗心胺滴眼，亦可口服甘油、异山梨醇及静脉滴注高渗剂等。局部扩瞳及滴用激素类药可有止痛效果。

如以上药物治疗无效，可采用睫状体冷凝术或房角激光凝固术，部分病人眼压可以得到控制。

二、中医分型治疗

1. 风火攻目型

治法　清肝熄火，活血清热。

方药　羚羊角饮子加减。若大便闭结，加大黄、芒硝；若恶心、呕吐，加法夏、竹茹。

2. 风痰上扰型

治法　祛风除痰。

方药　白附子散加减。若头晕眼胀，加僵蚕、羚羊角、石决明；若前房出血，舌质紫暗，加丹皮、三七。

3. 气滞血瘀型

治法　活血化瘀，利水平肝。

方药　血府逐瘀汤加减。若前房有新鲜出血者，去桃仁、红花、川芎，加大黄、黄芩、白茅根、大蓟、小蓟。

【预防与调护】

视网膜静脉阻塞、糖尿病性视网膜病变、视网膜静脉周围炎等患者，当发现视网膜有缺血现象时，应考虑行视网膜光凝术，以预防虹膜新生血管形成。当虹膜已出现新生血管时，亦可应用全视网膜激光凝固术防止本病的发生。另外，采用中医中药辨证治疗视网膜中央静脉阻塞等眼病以防止继发性青光眼，也是一个有效途径。

第四章

眼底病各论

眼底，是眼科学领域的习惯性称谓，指在临床上用肉眼无法窥见的眼球后段的眼内组织。本章主要讨论视网膜、视神经的主要病变，如视网膜循环障碍、视网膜脱离或变性与视神经的炎症、退行性变以及一些全身性疾病引起的眼底病等。眼底病是眼科临床上对视力危害极大的一类常见病，不少视力急剧下降为眼底病所致，并成为当今主要的致盲原因之一。因而，眼底病的防治是防盲治盲的重要内容。

第一节　视网膜疾病

视网膜为大脑向外延伸的视觉神经末梢组织。视网膜血管属于终末血管系统。视网膜与脉络膜的关系密切，脉络膜的毛细血管层营养视网膜外层，所以，脉络膜的病变也常累及视网膜。

中医学认为视网膜归属水轮，其病变多与肝、肾、脾有关。辨证有虚有实，其虚者如肝肾阴虚、脾肾阳虚等，实者如肝胆火炽、脾胃湿热、气滞血瘀等，虚实夹杂者如阴虚火旺、脾虚湿困等，辨证论治是主要治疗措施。

视网膜动脉阻塞

视网膜动脉阻塞是一种严重的急性视网膜缺血性病变。本病发病急骤，视力骤降，多为单眼，以中老年多见，多数病人伴有高血压，延缓救治常致永久性失明。

中医学称本病为"络阻暴盲"。

【病因病理】

一、西医病因病理

本病直接原因主要为血管栓塞、血管壁的改变以及血管痉挛、血管受压等，从而造成视网膜中央动脉主干或分支阻塞。阻塞一旦发生，则相应区域视网膜立即缺氧、坏死、变性而使视力遭受破坏。

二、中医病因病机

本病多由于暴怒惊恐，气机逆乱，或情志抑郁，气滞血瘀，使脉络瘀阻；或嗜好烟酒，恣食肥甘，痰湿内生；或外感风邪，内传脏腑，邪热内炽；或肝肾阴亏，阳亢动风；或阴虚火旺，上扰清窍所致。

【临床表现】

1. 症状 视力突然丧失，甚至无光感。如为分支阻塞则相应区域视野缺损。视力丧失前有的患者可有雾视、头痛、头昏、一过性视力减退或黑矇小发作。

2. 体征 眼底检查可见视乳头界稍模糊，色稍淡，随着病情发展而渐趋苍白。视网膜动脉纤细甚至呈白色线条状，有时血柱呈串珠状。视网膜呈急性贫血状态，后极部视网膜呈乳白色混浊。至周边部混浊水肿程度逐渐减轻，偶见水肿区有少数出血点。黄斑区见一樱桃红斑，这是本病的典型现象，如为动脉分支阻塞，则在其供血区出现灰白水肿。视网膜混浊2周左右消退，继之出现视网膜和视乳头萎缩。

3. 实验室及其他检查 眼底荧光血管造影显示中央动脉呈无荧光素灌注或充盈延缓；视盘处的中央静脉可形成逆行充盈；部分血管有荧光渗漏；黄斑区周围小动脉荧光充盈突然停止，如树枝被砍断状；数周后部分病例阻塞的血流可完全恢复，荧光造影可无异常发现。

【诊断与辨证】

1. 诊断要点

（1）视力骤降或丧失。

（2）视网膜动脉极细，血柱可呈串珠状。

（3）视网膜后极部呈乳白色混浊，黄斑区见樱桃红斑点。

（4）眼底荧光血管造影示中央动脉呈无荧光素灌注或充盈延缓等表现。

2. 辨证分型

（1）**气血瘀阻型** 视力骤然下降或丧失，视神经乳头苍白，动脉显著变细，视网膜灰白混浊，黄斑区见一樱桃红斑点；全身可见头昏头痛，胸胁胀痛，脉弦或细。

（2）**痰热上壅型** 视力骤降或盲无所见，眼底同前；全身可见头眩而重，胸闷烦燥，食少恶心，痰稠口苦；舌苔黄腻，脉滑。

（3）肝风内动型　视力骤降或突然丧失，眼底同前；全身可见头晕耳鸣，面色潮红，烦躁易怒，少寐多梦，口苦；舌红，苔黄，脉弦。

（4）气虚血瘀型　视力骤降或突然丧失，眼底视网膜灰白，动脉变细而色淡红，视乳头色淡白；全身可见面色萎黄，少气懒言，四肢乏力或肢体麻木不仁；舌质淡紫，苔白，脉细。

【治疗】

本病为眼科急重症，应尽早抢救；中药以通为要，需兼顾脏腑之虚实，辅以益气行气。

一、西医治疗

1. **血管扩张剂**　如亚硝酸异戊酯 0.2ml 吸入，或硝酸甘油 0.3～0.6mg 舌下含服；罂粟碱 60～90mg，加入 500ml 5% 葡萄糖液或生理盐水中静脉滴注，连续治疗 3 日。

2. **抗血小板聚集药物**　阿司匹林 50mg 口服，每日 1～2 次。

3. **醋氮酰胺**　首次口服 500mg，以后每 6 小时口服 250mg，配合服用碳酸氢钠，连续数日。

4. **球后注射**　每次用阿托品 1mg 或妥拉苏林 12.5mg。

5. **吸入 95% 和 5% 二氧化碳混合气体**　每小时 1 次，每次 10 分钟。晚上每 4 小时吸入 1 次。

6. **前房穿刺**　局部麻醉下，在下方角膜 1mm 处用前房穿刺刀刺入前房，放出少量前房水，以降低眼内压。

二、中医治疗

1. **分型治疗**

（1）气血瘀阻型

治法　行气活血，通络开窍。

方药　通窍活血汤加减。肝郁气滞甚者，可加郁金、青皮；头昏而痛者，加牛膝、天麻；视网膜水肿甚者，加琥珀、泽兰、益母草。

（2）痰热上壅型

治法　涤痰清热，祛瘀通窍。

方药　涤痰汤加减。可加僵蚕、地龙、川芎、牛膝、麝香以增强涤痰、通络、开窍之力；若热邪较甚者，去方中人参、生姜、大枣，酌加黄连、黄芩。

（3）肝风内动型

治法　平肝熄风，活血通络。

方药　天麻钩藤饮加减。可加丹参、红花、桃仁、川芎、地龙等活血化瘀通络之品；失眠多梦者，加夜交藤、珍珠母；五心烦热者，加知母、地骨皮。

（4）气虚血瘀型

治法　益气养血，化瘀通络。

方药　补阳还五汤加减。视网膜水肿混浊者，加薏苡仁、茯苓；肢体麻木者，加丝瓜络、鸡血藤；病久视力不提高者，加枸杞子、楮实子、沙苑子、女贞子。

2. 针刺疗法　常用穴如睛明、攒竹、球后、承泣、瞳子髎、太阳、风池、翳明、合谷、外关等。每次局部取 2 个穴位，远端取 2 个穴位，中等强度刺激，不留针。

三、其他治疗

按摩眼球降低眼压，用中等力度按摩眼球 10～15 秒，然后突然放松 5～10 秒，如此反复间歇进行，至少 15 分钟。

视网膜静脉阻塞

视网膜静脉阻塞是一种急性血液回流受阻的病变，其特征是受累视网膜静脉血流瘀滞、出血、水肿和渗出。本病一般多见于中老年人，多单眼发病。阻塞严重且在主干部位者，预后很差。若为分支阻塞，未影响黄斑者，预后相对较好。

中医学将本病称之为"络阻暴盲"。

【病因病理】

一、西医病因病理

血液动力学因素是本病的主要原因。视网膜血流迟缓，血液黏稠度和凝集性增高；血浆蛋白质量的改变，如巨球蛋白症；血液成分的改变，如红细胞增多症、白血病等；血管的改变，如高血压、动脉硬化、静脉周围炎、糖尿病等，以上各种因素，往往相互影响，多种因素掺杂其间。

二、中医病因病机

本病多由于暴怒惊恐，气机逆乱，或肝郁气滞，脉络阻塞；或恣食肥甘，痰热内生；或阴虚阳亢，风阳上旋；或阴虚火旺，上扰清窍所致。

【临床表现】

1. **症状** 视力突然下降，严重者视力降至眼前手动。

2. **体征** 中央静脉阻塞者分为缺血和非缺血两种类型。前者又称出血性视网膜病变（HR），为本病的重型，眼底早期可见视盘水肿，视网膜静脉迂曲怒张，视网膜有广泛出血，以视乳头为中心，沿静脉主干呈放射状分布（图1-4-1），后极部出血较多，常有棉絮状斑，黄斑出血，水肿明显；晚期视盘和视网膜可见新生血管，并可发生视网膜前或玻璃体出血。后者又称静脉瘀滞性视网膜病变（VSR），为本病的轻型，眼底早期可见视乳头正常或水肿，边界稍模糊，有少量火焰状或点状出血沿静脉主干分布；分支静脉阻塞者在阻塞区可见出血、渗出和棉团斑。

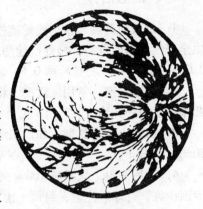

图1-4-1 视网膜静脉阻塞

3. **实验室及其他检查** 眼底荧光血管造影可见静脉充盈时间延缓、壁染、渗漏、出血遮蔽荧光，中央静脉阻塞者有毛细血管无灌注区、黄斑水肿、新生血管的表现。

【诊断与辨证】

1. **诊断要点**

（1）视力突然减退，累及黄斑者视力骤降。

（2）视网膜静脉迂曲扩张，有以视乳头为中心的放射状出血或阻塞区出血。

（3）眼底荧光血管造影具有静脉阻塞的改变。

2. **辨证分型**

（1）气血瘀阻型 视力突降，视盘边界不清，视网膜静脉迂曲扩张，视网膜水肿、出血；全身可见胁肋胀痛，食少嗳气；舌紫，脉弦。

（2）瘀热阻络型 视力突降，视网膜出血量多，视网膜水肿，间有渗出物；全身可见急躁易怒，口苦不寐，便结尿赤；舌红，苔黄，脉细数。

（3）阴虚火旺型 视力下降，视网膜出血量少色红，常反复出血，可有机化条及新生血管；全身可见头昏耳鸣，心烦失眠；舌红，少苔，脉细数。

（4）气血两虚型 视力下降，视网膜广泛出血，并见渗出，或有机化物，或黄斑水肿；全身可见面色㿠白，少气乏力，食少便溏；舌淡，苔薄，脉细弦。

【治疗】

一、西医治疗

1. 抗凝血药物 常用蝮蛇抗栓酶，用时必须每日查凝血酶原时间，以免发生全身性出血的危险。蝮蛇抗栓酶用前必须做皮试，如为阴性，按千克体重给药0.005~0.012IU。将抗栓酶0.5~0.75IU溶于生理盐水中静脉滴注。

2. 纤溶制剂 常用尿激酶，将5000~10000IU溶于生理盐水或5%~10%葡萄糖溶液中静脉滴注，5~10次为1个疗程。

3. 抗血小板聚集剂 如口服潘生丁25~50mg，每日3次，或口服阿司匹林50mg，每日1次。

4. 球后注射 尿激酶100~500IU溶于0.5~1ml生理盐水中，加2%利多卡因少许，行球后注射，每周1次，5次为1个疗程。对青年患者疑为炎症所致者，可加用氟美松或强的松龙。

5. 激光治疗 目前多用氩激光行全视网膜光凝。激光治疗可减少毛细血管渗漏，防止水肿扩散到黄斑部，保护中心视力；可封闭无灌注区，使新生血管萎缩，预防玻璃体积血和新生血管性青光眼的发生。

6. 手术 当玻璃体出血长期不吸收时，可行玻璃体切除术。

二、中医治疗

1. 分型治疗

（1）气血瘀阻型

治法 理气解郁，化瘀止血。

方药 血府逐瘀汤加减。出血量多且色鲜红者，加丹皮、白茅根；水肿甚者加泽兰、益母草、车前子；食少嗳气者，加山楂、石菖蒲。

（2）瘀热阻络型

治法 化瘀清热，活血通络。

方药 丹栀逍遥散加减。可加丹参、郁金、山楂活血化瘀；渗出明显者，加车前子、牛膝；大便秘结者，加大黄、芒硝。

（3）阴虚火旺型

治法 滋阴降火，凉血化瘀。

方药 知柏地黄丸加减。可加旱莲草、女贞子凉血止血；出血已止，可加赤芍、丹参化瘀通络；失眠多梦者，加酸枣仁、夜交藤。

（4）气血两虚型

治法　益气养血，化瘀通络。

方药　八珍汤加减。出血新鲜者，加女贞子、旱莲草、阿胶；出血日久不散者，加丹参、牛膝；食少便溏者，加淮山药、薏苡仁。

2. 中药制剂静脉滴注　血栓通注射液、丹参注射液、蝶脉灵注射液或灯盏花注射液任选一种。

3. 其他治疗　可用川芎嗪注射液、葛根素注射液等进行局部电离子导入治疗，以达到活血化瘀的目的。

高血压性视网膜病变

高血压性视网膜病变是指由于高血压导致视网膜损害的总称。可以发生于慢性高血压患者，亦可发生于急性高血压患者，常见于妊娠高血压综合征、恶性高血压以及嗜铬细胞瘤等。

【病因病理】

一、西医病因病理

长期的高血压作用于动脉管壁而引起管壁的平滑肌肥厚、玻璃样变，继之出现血管硬化，并出现视网膜及脉络膜代偿失调，表现为视网膜水肿、渗出及出血。

二、中医病因病机

长期精神紧张或恼怒忧思，肝气郁滞，郁久化火，火性炎上，灼伤目络；或劳伤过度，或年老体虚，或胞胎伤肾，均可致肾阴虚损，肝失所养，肝阴不足，阴不敛阳，肝阳上亢，上扰目窍。同时肝肾功能失调，阴阳失衡，导致上实下虚，气血逆乱。

【临床表现】

1. 症状　不同程度的视力下降。

2. 体征　视网膜动脉变细，有渗出及出血，晚期视网膜、视乳头水肿。

高血压性视网膜可分为4级：Ⅰ级为视网膜小动脉反光带增宽，管径不规则，动静脉交压处压迹虽不明显，但透过动脉管壁见不到深面的静脉血柱；Ⅱ级为动脉光带加宽，呈铜丝或银丝状外观，动静脉交压处压迹明显，深面的静脉血管有改变，视网膜可见硬性渗出或小出血；Ⅲ级为动脉管壁明显变细，视网膜水肿，可见棉绒斑及片状出血；Ⅳ级为眼底改变兼有视乳头水肿。

【诊断与辨证】

1. 诊断要点

（1）视力不同程度地下降。

（2）视网膜动脉变细，视网膜渗出、出血、水肿。

（3）有高血压。

2. 辨证分型

（1）肝火亢盛型　视力下降，视网膜动脉细，有渗出、出血、水肿；全身可见眩晕头痛，面红目赤，口苦烦躁，便秘尿赤；舌红，苔黄，脉弦。

（2）阴虚阳亢型　视力下降，眼底同前；全身可见眩晕头痛，腰膝酸软，耳鸣健忘，五心烦热，心悸失眠；舌红，苔薄，脉弦细而数。

（3）阴阳两虚型　视力下降，眼底同前；全身可见眩晕头痛，耳鸣心悸，行动气急，腰酸腿软，失眠多梦，筋惕肉瞤；舌淡或红，苔白，脉弦细。

【治疗】

一、西医治疗

积极治疗高血压，使血压稳定在正常范围之内。

应用维生素 C、路丁、碘剂及扩血管剂，以促进视网膜水肿、渗出及出血的吸收。

二、中医分型治疗

1. 肝火亢盛型

治法　平肝泻火。

方药　龙胆泻肝汤加减。头痛眩晕甚者，加石决明、珍珠母；口干舌燥者，加石斛、玄参。

2. 阴虚阳亢型

治法　育阴潜阳。

方药　杞菊地黄丸加减。眩晕明显者，加钩藤、石决明；阴虚大便干结者，加胡麻仁、柏子仁。

3. 阴阳两虚型

治法　育阴助阳。

方药　二仙汤加减。若手足心热，舌红少苔，加石斛、女贞子、龟板；若畏寒肢冷，便溏，尿清长，加鹿角胶、杜仲。

糖尿病性视网膜病变

糖尿病性视网膜病变是糖尿病的严重并发症。糖尿病性视网膜病变的防治研究是防盲治盲的重要课题。

中医学称本病为"消渴目病"。

【病因病机】

一、西医病因病理

本病首先是视网膜毛细血管壁的周细胞及内皮细胞的损害，使毛细血管失去其正常功能，继而引起微动脉瘤的发生和毛细血管通透性的增加，导致视网膜水肿、渗出及出血，还可出现毛细血管闭塞和新生血管形成。

二、中医病因病机

本病多因久病伤阴或素体阴虚，虚火内生，上炎于目；或气阴两虚，目失所养；或因虚致瘀，目络不畅；或脾虚失运，痰湿内生，上犯目窍；或肝肾两虚，目失濡养。

【临床表现】

1. **症状** 早期眼部可无自觉症状，随着病变加重可有视力下降、眼前黑影飘动及视物变形，严重者视力丧失。

2. **体征** 根据眼底表现可分为单纯期和增殖期。单纯期可见微动脉瘤、视网膜毛细血管闭塞，有斑点状出血、硬性渗出、棉绒斑，视网膜及黄斑水肿；增殖期还可见视网膜新生血管及视网膜大片出血，出血量多还可引起玻璃体混浊、积血，玻璃体可有灰白增殖条索，或与视网膜相牵，或可出现视网膜脱离，视网膜可见增殖膜等。

3. **实验室及其他检查**

（1）荧光素眼底血管造影 有多种异常荧光形态，如微动脉瘤呈点状强荧光，毛细血管扩张、渗漏，出血遮蔽荧光，毛细血管无灌注区及视网膜新生血管象等。

（2）视网膜电图振荡电位（Ops） Ops能客观而敏锐地反映视网膜内层血循环的状态，特别是糖尿病性视网膜病变的早期，在检眼镜未能发现视网膜病变时，Ops就能出现有意义的改变。

【诊断与辨证】

1. 诊断要点

（1）确诊为糖尿病患者。

（2）眼底检查有视网膜微动脉瘤、出血、渗出、水肿、新生血管形成，或发生增殖性玻璃体视网膜改变。

（3）荧光素眼底血管造影及视觉电生理检查有助于诊断。

2. 辨证分型

（1）阴虚燥热型　视物模糊，视网膜有出血，量或多或少，并有硬性渗出及微动脉瘤等；全身可见烦渴引饮，消谷善饥，小便频多色黄；舌红，苔薄黄，脉细数。

（2）气阴两虚型　视力下降，或眼前有黑影飘动，视网膜有水肿、渗出、出血等；全身可见面色不华，神疲乏力，五心烦热；舌淡，苔微黄，脉细无力。

（3）肝肾阴虚型　视力下降明显，视网膜有片状出血，并有新生血管，或玻璃体积血；全身可见多饮多尿，梦遗滑精，腰膝酸软，头晕耳鸣；舌红，少苔，脉细数。

（4）脾虚气弱型　视力下降，视网膜反复出血，水肿混浊，有大量棉绒斑，并出现纤维增殖膜；全身可见口渴欲饮，纳食乏味，精神倦怠，四肢乏力；舌淡，苔白不润，脉细弱无力。

【治疗】

一、西医治疗

1. 治疗糖尿病　根据糖尿病的不同类型，在内科指导下进行药物治疗，以控制血糖。

2. 导升明内服　每次口服0.5g，每日3次，连续用3个月。

3. 激光光凝治疗　光凝的原理是破坏缺氧的视网膜，使其耗氧量减少，避免产生新生血管，并促使新生血管消退；同时封闭渗漏的病变血管及微动脉瘤以减轻视网膜水肿。

4. 玻璃体切割手术　主要用于玻璃体积血以及机化物条索牵拉致视网膜脱离。

二、中医分型治疗

1. 阴虚燥热型

治法　养阴润燥，凉血散血。

方药　玉泉丸合白虎加人参汤加减。口渴甚者，加沙参、石斛；出血量多者，加旱莲草、白茅根。

2. 气阴两虚型

治法　益气养阴，利水化瘀。

方药　生脉散合玉女煎加减。出血明显者，加三七、旱莲草；水肿渗出显著者，加车前子、益母草。

3. 肝肾阴虚型

治法　滋补肝肾，活血明目。

方药　杞菊地黄丸加减。尿多遗精者，加桑螵蛸、金樱子、五味子；新生血管较多者，加丹皮、赤芍、郁金。

4. 脾虚气弱型

治法　健脾益气，化浊散瘀。

方药　升阳益胃汤加减。棉绒斑多者，加半夏、浙贝、苍术；纤维机化膜显著者，加牡蛎、昆布、海藻。

中心性浆液性视网膜脉络膜病变

中心性浆液性视网膜脉络膜病变是发生在黄斑部及其附近视网膜神经上皮层的局限性浆液性浅脱离的病变。本病多发生于 20～45 岁的青壮年男性，大多单眼发病，有自愈趋势，但易复发。

本病根据自觉症状可归属于中医学"视直为曲"、"视瞻有色"、"视小反大"等。

【病因病理】

一、西医病因病理

本病主要由于黄斑部脉络膜毛细血管通透性改变，渗出液透过脉络膜的 Bruch 膜，将视网膜色素上皮层推起，形成色素上皮层脱离；进而通过色素上皮，在神经上皮层下形成积液，造成该处的视网膜神经上皮层扁平脱离。本病确切病因尚不清楚，可能与精神过度的兴奋、紧张以及用脑过度或感染有关。

二、中医病因病机

本病多为肝经郁热，气滞血瘀；或肝肾阴虚，虚火上炎；或肝肾亏损，精血不足；或脾失健运，湿浊上泛；或心脾两虚，气血虚弱，目失所养所致。

【临床表现】

1. **症状**　视力有不同程度的下降，视物如隔薄纱，自感视野中心部有暗影，或视物变小、变形。

2. **体征**　眼底后极部可见一椭圆形水肿的反射光轮，黄斑中心凹光反射减弱或消失；可有灰白或灰黄色视网膜下渗出物沉着。在双目间接检眼镜或三面镜下，可见黄斑区呈圆顶状、盘状脱离区。

3. **实验室及其他检查**

（1）Amsler 方格表检查　可见中心暗点、方格变形。

（2）眼底荧光血管造影　静脉期可在黄斑部有 1 个或数个荧光素渗漏点，逐渐呈喷射状或墨渍样扩大。

【诊断与辨证】

1. **诊断要点**

（1）视力下降，眼前有灰黄暗影，视物变色、变形。

（2）眼底黄斑部视网膜水肿呈圆形反光轮，中心凹反光消失，有黄白色点状渗出。

（3）眼底荧光血管造影等检查有助于诊断。

2. **辨证分型**

（1）肝经郁热型　视力下降，眼前阴影遮挡，黄斑水肿渗出明显；全身可见情志不舒，胸胁胀满，口苦咽干；舌红，苔黄，脉弦。

（2）脾虚湿泛型　视物模糊，眼前暗影遮挡，黄斑水肿，有黄白色渗出物；全身可见头重胸闷，食少便溏；舌苔腻，脉濡。

（3）肝肾亏虚型　视物不清，变小变形，眼前黑影遮挡，黄斑水肿消退，有渗出物存留；全身可见头昏失眠，耳鸣腰酸；舌红，少苔，脉细数。

（4）心脾两虚型　视物昏朦，目涩难睁，黄斑有渗出物；全身可见面色无华，头昏心悸，失眠多梦，食少神疲；舌淡，脉弱。

【治疗】

一、西医治疗

1. 口服烟酸、肌苷、维生素 B 族等

2. 激光光凝治疗 适用于有明显荧光渗漏，渗漏点位于视乳头黄斑纤维束以外，离中心小凹 250μm 以上，浆液性脱离严重者；若病程在 3 个月以上，仍见荧光渗漏，并有持续存在的浆液性脱离，亦可用激光光凝渗漏点。

二、中医治疗

1. 分型治疗

（1）肝经郁热型

治法 疏肝解郁，清热活血。

方药 丹栀逍遥散加减。水肿明显者，加车前子、益母草；渗出较多者，加山楂、牡蛎。

（2）脾虚湿泛型

治法 健脾祛湿，化浊开窍。

方药 五苓散加减。可加苍术、石菖蒲除湿开窍；纳差便溏者，加神曲、砂仁。

（3）肝肾亏虚型

治法 滋补肝肾，活血明目。

方药 杞菊地黄丸加减。若渗出物较多者，加苏木、山楂、浙贝；口干咽燥者，加知母、沙参、玄参。

（4）心脾两虚型

治法 养心健脾，益气开窍。

方药 人参养荣汤加减。加丝瓜络、石菖蒲祛湿通窍；渗出性改变明显者，加桃仁、山楂、鸡内金。

2. 针灸疗法 主穴取睛明、球后、攒竹、瞳子髎；配穴取肝俞、足三里、足光明、合谷等。每次选主穴 2 个，配穴 1 个，留针 15～20 分钟，10 次为 1 个疗程。

原发性视网膜色素变性

原发性视网膜色素变性以夜盲和视野缩小为特征，是一种有明显遗传倾向的慢性进行性双眼疾病。本病男性多于女性，多双眼患病，一般在青少年时期发病，病程较长，最终可致失明。

本病中医学称之为"高风内障"或"高风雀目"。

【病因病理】

一、西医病因病理

本病为遗传性疾病，以常染色体隐性遗传最多。一般认为是视网膜色素上皮细胞对视细胞外节盘膜吞噬、消化功能衰退的结果。

二、中医病因病机

本病多为先天禀赋不足，命门火衰；或肝肾亏损，精血不足；或脾胃虚弱，清阳不升，致使脉道不通，目失所养。

【临床表现】

1. **症状** 本病初起即出现入暮及暗处视物不清，暗适应差，随着病情发展，夜盲随之加重。

2. **体征** 视乳头蜡黄萎缩，边缘稍模糊，视网膜血管变细，视网膜赤道部有骨细胞样色素斑散布，大多沿血管分布，亦可遮盖部分血管，并逐渐向中心发展。玻璃体内有烟尘样颗粒浮游。整个视网膜呈青灰色调，亦有视网膜散在结晶样或白色点状改变者。

3. **实验室及其他检查**

（1）视野检查 早期视野可有环形缺损，随之视野逐渐缩小甚至成管状。

（2）眼底荧光血管造影 早期透见荧光，视网膜中央动脉和脉络膜毛细血管灌注迟缓，黄斑区囊样水肿，有荧光渗漏。

（3）视网膜电流图（ERG）检查 a波、b波振幅降低，波峰延长，甚至呈熄灭型。

（4）暗适应检查 暗适应能力差。

【诊断与辨证】

1. **诊断要点**

（1）夜盲。

（2）视野进行性缩小，晚期呈管状视野。

（3）视网膜有骨细胞样色素斑散布，亦有呈结晶样或白色点状改变者。

（4）视觉电生理以及暗适应检查有助于本病的早期诊断。

2．辨证分型

（1）肾阳不足型 夜视不明，视野缩小，眼底有视网膜色素变性之改变；全身可见形寒肢冷，腰膝酸软，夜尿多；舌质淡，脉沉细。

（2）肝肾阴虚型 夜盲，视野缩窄，眼内干涩，眼底有视网膜色素之改变；全身可见头晕耳鸣，失眠多梦；舌红少苔，脉细数。

（3）脾气虚弱型 夜盲，视野变窄，眼底有视网膜色素变性之改变；全身可见面色萎黄，神疲乏力，食少便溏；舌淡，苔白，脉弱。

【治疗】

一、西医治疗

可口服维生素 A、维生素 B、维生素 E，亦可适量应用血管扩张剂。

二、中医治疗

1．分型治疗

（1）肾阳不足型

治法 温补肾阳，活血开窍。

方药 右归丸加减。可加丹参、苏木、地龙，以活血通络；血管细小显著者，加桃仁、郁金；夜尿频多者，加乌药、益智仁。

（2）肝肾阴虚型

治法 滋养肝肾，活血明目。

方药 明目地黄丸加减。可加丹参、牛膝、毛冬青以活血通络；虚热明显者加知母、黄柏。

（3）脾气虚弱型

治法 补脾益气，活血通经。

方药 补中益气汤加减。可加丹参、川芎、三七活血开窍；大便溏泻者，加淮山药、莲子肉；兼有阳虚者，加巴戟天、肉苁蓉。

2．针灸治疗

（1）头针 取视区，每日或间日针刺 1 次，10～15 次为 1 个疗程，疗程之间休息 3～5 天。

（2）体针 常用睛明、球后、上明、太阳、风池、肝俞、肾俞、足三里、足光明、三阴交等。每次局部取 1～2 个穴位，远端配用 2 个穴位，每日针刺 1次，10 次为 1 个疗程。久病阳虚者，可针灸并用。

（3）穴位注射 取上述体针腧穴，用复方丹参注射液注射，每次眼局部选 1

个穴位，体穴配 1~2 个穴位，每穴注药 0.5ml。每日或间日 1 次，5~10 次为 1 个疗程，疗程间休息 3~5 天。

原发性视网膜脱离

原发性视网膜脱离是视网膜的神经上皮层与色素上皮层脱离。本病多见于中老年人，尤其是高度近视患者，单眼发病为多。视网膜脱离在临床上可分为原发性和继发性两类。原发性视网膜脱离是临床最常见的一种，因其绝大多数可发生裂孔，故又称孔源性视网膜脱离。一旦发生视网膜脱离，则视力骤降。

本病中医学称之为"视衣脱离"。

【病因病理】

一、西医病因病理

本病多见于高度近视或有外伤史。视网膜神经上皮层与色素上皮层有一潜在间隙，这是视网膜脱离的解剖因素。发病的诱因是视网膜周边部的格子状和囊样变性、玻璃体液化、萎缩和收缩引起后脱离。

二、中医病因病机

本病多因脾肾阳虚，肾阳不振，水湿停聚而上犯；或劳瞻竭视，肝肾亏损；或年老体衰，气血两虚，目失所养所致。

【临床表现】

1. **症状** 发病前感到眼前有黑影或闪光感，继而视野出现幕状黑影，视力突然下降。

2. **体征** 脱离的视网膜呈灰白色隆起，血管爬行其上，时隐时现，转动眼球可见脱离的视网膜有波动感，常找到圆形或马蹄形样视网膜裂孔（图 1-4-2），严重者呈漏斗状全脱离。

3. **实验室及其他检查**

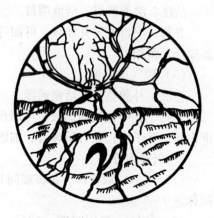

图 1-4-2 视网膜脱离

（1）超声波检查 B 超图像显示视网膜脱离处有一条强光带，凹面向前，一端与视盘相连，另一端止于周边部。

（2）视网膜电流图检查 a 波、b 波显著降低，甚至呈熄灭状。

【诊断与辨证】

1. 诊断要点

（1）视野出现幕状黑影，视力突降。

（2）视网膜呈灰白色隆起，并可见裂孔。

2. 辨证分型

（1）脾肾阳虚型 视野中出现黑影遮挡，视力下降，玻璃体混浊，视网膜脱离；全身可见体倦乏力，腰酸肢冷，食少便溏；舌淡，苔白，脉沉细。

（2）肝肾亏损型 视力急降，视力下降前有眼前闪光感，视网膜脱离；全身可见头晕耳鸣，夜眠多梦，腰膝酸软；舌红，少苔，脉细。

（3）气血两虚型 视网膜脱离手术后，视力不升，视网膜仍有浅脱离，裂孔周围可有蜂窝状改变；全身可见神疲乏力，面色无华；舌淡，脉细。

【治疗】

一、西医治疗

1. **激光** 对于视网膜有裂孔而未致脱离的患者，应及时用激光凝固裂孔周围，防止视网膜脱离。

2. **手术** 封闭裂孔，可做巩膜缩短、巩膜内填充、巩膜外加压及环扎手术。复杂的视网膜脱离，可做玻璃体切割术。

二、中医分型治疗

1. 脾肾阳虚型

治法 温补肾阳。

方药 五苓散合真武汤加减。若玻璃体混浊显著，加淫羊藿、车前子；气短乏力者加黄芪、党参。

2. 肝肾阴虚型

治法 补益肝肾。

方药 五子衍宗丸加减。若视网膜下有少量积液，加薏苡仁、茯苓；若头晕，寐差，加石决明、夜交藤。

3. 气血两虚型

治法 益气养血。

方药 八珍汤加减。视网膜尚未平复者，加车前子、猪苓；玻璃体液化者，加麦冬、五味子。

第二节 视神经疾病

视神经为中枢神经系统的一部分。视神经外面有3层鞘膜，分别为颅内的软脑膜、蛛网膜、硬脑膜之延续，因此当颅压增高时，容易造成视神经水肿。视神经损伤后难于再生。

中医称视神经为"目系"。《内经》时代即已认识到目系"上入于脑"，认为目系病归属水轮疾病，为肾所主。经后世医家临床证实，目系与全身脏腑气血均有密切关系，气、血、精、津等均上濡目窍，滋养目系。目系病变可因外邪侵犯、情志病变、气郁血瘀、痰饮积聚、正气亏损、外伤等多种因素导致。临床上应以全身辨证与局部辨证相结合。中药、针刺等对目系病损均有良好效果，临床应与西药配合使用。

视神经炎

本病发病以急性多见，视力严重受损，可单眼或双眼同时发病。本病若不及时有效治疗，最终形成视神经萎缩。

中医将本病急性者称为"暴盲"，慢性者称为"视瞻昏渺"或"青盲"。

【病因病理】

一、西医病因病理

本病病因多且复杂，全身及局部炎症，如脑膜炎、肺炎、流感、中耳炎、牙周炎、葡萄膜炎等可导致本病；铅及某些药物中毒、性病、哺乳、遗传等亦可导致本病。

在病理上，炎症可先发生于神经间质，继则因间质结缔组织收缩，血供减少而使神经髓鞘破裂，神经轴索破坏、吸收，为神经间质增生所代替；或因炎症造成视神经纤维髓鞘肿胀，进而被破坏，神经轴索随之发生退行性变。慢性者多为中毒引起。

二、中医病因病机

本病多由外感六淫侵扰，上攻目系；或情志内伤，五志化火，灼伤目系；或气滞血瘀，壅阻目络；或肝肾亏损、久病体虚、产后血亏等致气血精亏，目系失养所致。

【临床表现】

本病以视力损害和瞳孔异常为特征，甚至短期内失明。因全身、局部病变引起者，有原发病表现。

1. **症状**　急性发病者视力突降，常在 1～2 天内降至仅存光感或失明。慢性发病者可在数周至数月内明显下降；可一眼或双眼发病。部分患者有患眼胀痛、转动痛或同侧头痛。

2. **体征**　患眼瞳孔正常或大于正常，直接对光反射迟钝或消失，视力严重障碍者瞳孔散大。

3. **眼底检查**　视乳头炎时视盘充血、水肿（但水肿程度不超过 3 个屈光度，即 3D）、边缘不清；视网膜可有水肿、条索状出血渗出，可波及黄斑区，以视盘周围更明显；球后视神经炎时眼底可无异常；视野检查多为巨大的中心暗点，亦有周边视野向心性缩小者，视力严重损害者视野无法检查。

【诊断与辨证】

1. **诊断要点**　眼外观无异常而视力突然或缓慢明显下降，瞳孔直接对光反射异常；眼底见视盘充血、水肿，边界不清，或无异常；有或无眼球转动痛、压迫痛；视野及眼电生理（VEP）检查有助于诊断。

2. **辨证分型**

（1）**风邪袭目型**　视力骤降，常见于外感之后或外感之中，或有目珠胀痛不舒，或目珠转动时疼痛，眼底见视盘充血水肿；舌红，苔薄黄或薄白，脉浮数或浮紧。

（2）**肝经实火型**　视力骤降，眼球胀痛，眼底见视盘充血明显、水肿，视网膜静脉迂曲明显，或有视网膜出血；口苦，便秘，溲赤；舌红，苔黄，脉弦数。

（3）**肝郁气滞型**　视力明显下降，眼球隐痛或胀痛，眼底见视盘水肿、充血，或视网膜水肿，或无异常；发病前后常有情绪波动；平素情志抑郁，胸胁胀满，喜太息，头晕口苦，食欲不佳；舌红，苔薄白或薄黄，脉弦。

（4）**气血两虚型**　产后、哺乳期或久病、失血之后，突然视物模糊，眼底见视盘轻度水肿，边界模糊或无异常；面白无华，唇舌色淡，少气乏力；舌淡，苔白或少，脉沉细无力。

【治疗】

已知原发病者，积极治疗原发病。西药以糖皮质激素为主，辨证服用中药，配合针刺治疗，尽快恢复视功能。

一、西医治疗

1. 病因治疗 能找到病因者，针对病因进行治疗。如细菌感染者，应用抗生素；结核、梅毒引起者，采用抗痨、驱梅治疗；因鼻、齿、扁桃腺等处炎症所致者，积极治疗，清除病灶。

2. 治疗措施 初期口服或局部应用皮质激素。可口服强的松 30~50mg，每日清晨顿服，症状好转后渐减。口服或注射 B 族维生素、血管扩张剂，如烟酸等。

二、中医治疗

1. 分型治疗

（1）风邪袭目型

治法 散风清热，开窍明目。

方药 银翘散加减。临床加细辛、菊花，增强开窍明目之功。若见舌苔白、脉浮紧等风寒之象，加荆芥、防风，以解表散寒。

（2）肝经实火型

治法 清泻肝火，通络开窍。

方药 龙胆泻肝汤加减。便秘者加大黄，以通腑泄热。

（3）肝郁气滞型

治法 舒肝解郁，行气活血。

方药 丹栀逍遥散加减。热象明显加菊花、青皮，以清肝泄热；病久加红花、丹参，以活血通络。

（4）气血两虚型

治法 益气养血，开窍明目。

方药 八珍汤加减。临床加菊花、枸杞、女贞子，以增强滋补明目之力。

2. 针刺治疗

① 主穴：风池、睛明、球后、太阳；配穴：合谷、百会。

② 主穴：完骨、天柱、上睛明、承泣；配穴：头维、手三里。

交替应用各组穴位，行平补平泻法，每次行手法至针感明显后留针 30 分钟，每日 1~2 次。

3. 其他疗法 清开灵注射液 20~30ml，加入生理盐水或 5% 葡萄糖液 250ml 中，静脉滴注，每日 1 次，14 天为 1 个疗程。

视乳头水肿

视乳头水肿是视盘的非炎症性水肿。视神经外面的 3 层鞘膜分别与颅内的 3 层鞘膜相连续，当颅内的压力增高时，可经脑脊液传达至视盘处。视盘位于眼内压与颅内压两个不同压力的临界面之间，眼内压通常大于颅内压，如颅内压增高或眼压下降，就会引起视盘水肿。

本病中医古代无相应名称，若因视乳头水肿造成一定视觉障碍，可归属于"视瞻昏渺"或"青盲"范畴。

【病因病理】

一、西医病因病理

本病最常见的原因为颅内肿瘤、炎症、外伤等，恶性高血压、肺心病、眶内肿瘤等引起颅压增高的疾病及眼压过低等。

二、中医病因病机

本病多因气虚气滞，气不化水；或肝胆火炽，肝阳上亢上于头目，壅阻目系；或脑生肿瘤，气滞血瘀或痰浊积聚等瘀阻目系而致。

【临床表现】

以颅压增高的表现和眼底检查视盘水肿为主要异常，视功能在早期多无明显损害。

1. **症状** 头痛、呕吐等；视力正常或有一过性黑矇。
2. **体征** 眼底检查可见视盘水肿，在早期只表现为生理凹陷消失，边界模糊，可有充血，水肿明显时可呈菌状，隆起达 3~7D；视网膜静脉迂曲、怒张；视网膜有出血、棉绒斑（旧称"软渗出"）和黄白色硬性渗出；如长期水肿，终将导致视神经萎缩；视野可正常或生理盲点扩大。
3. **实验室及其他检查** 有颅压增高者行 X 线摄片、CT、脑脊液压力等检查有助于确诊。

【诊断与辨证】

1. **诊断要点** 眼底检查有明显的视盘隆起而视功能损害不明显，瞳孔对光反射亦无明显异常；伴颅内压升高的表现，如头疼、呕吐等。

2. 辨证分型

（1）气滞水停型　视盘水肿，全身兼纳少不食，乏力面白，便溏；舌淡苔白，脉沉滑。

（2）水血互结型　视盘水肿，日久不愈，或伴头痛眼痛；舌紫暗，有瘀斑，脉弦或涩。

（3）阳虚水停型　视盘水肿，伴肢冷面白，畏寒，夜尿多；舌淡，苔白，脉沉弱或迟。

【治疗】

治疗本病关键是治疗原发病和尽早消除视盘水肿。

一、西医治疗

1. 病因治疗　应尽快查找原因，如能治愈原发病，视盘水肿会很快消失，视功能多不会有明显损害。

2. 对症处理

（1）水肿明显可适当应用脱水剂，如 20% 甘露醇 250~400ml，每日 1 次，静脉点滴。

（2）辅助应用维生素 B_1 100mg，每日 3 次；维生素 B_{12} 500mg 肌注，隔日 1 次；肌苷片 400mg，每日 3 次。亦可用三磷酸腺苷等。

二、中医治疗

1. 分型治疗

（1）气虚水停型

治法　益气利水。

方药　五苓散加减。有热象者加茺蔚子、车前子，以加强清热利水之力。

（2）水血互结型

治法　化瘀利水。

方药　血府逐瘀汤合五苓散加减。临证可加菊花、桔梗等引药上行，加强明目之力。

（3）阳虚水停型

治法　温阳利水。

方药　真武汤加减。临证可加黄芪、桑寄生等以增强药力。

2. 针灸治疗　参见视神经炎。

视神经萎缩

视神经萎缩系因视神经退行性病变而致的视盘颜色变淡或苍白，是多种眼病及全身病变对神经损伤的最终结果，亦可由遗传、外伤等导致。

视神经萎缩相当于中医"青盲"、"黑盲"等，最早在《神农本草经》中已有记载。

【病因病理】

一、西医病因病理

视神经萎缩原因复杂多样，可归纳为如下数种：血管性，如视网膜动、静脉阻塞等；视神经节细胞或纤维变性；视盘水肿；炎症，如视神经炎等；肿瘤；中毒或营养缺乏；代谢性疾病，如糖尿病；外伤；眼压升高，如青光眼；遗传变性等。

病变的视神经有视网膜光感受器、神经节细胞及轴突的广泛损害，最终神经纤维消失，胶质增生。

二、中医病因病机

本病多因先天禀赋不足；或久病体虚，气血不足；或劳伤肝肾，精气亏损，目系失养；或肝郁气滞，气机不达；或头目外伤，经络受损，气滞血阻，致目络瘀滞，玄府闭塞导致。

【临床表现】

本病临床表现以视功能损害及眼底视盘颜色改变为主。

1. **症状** 视力明显下降，多缓慢发生，严重者无光感；眼外观多无异常；或有原发病表现。

2. **体征** 瞳孔对光反射正常、迟钝或消失；视野可为向心性缩小、中心暗点、双颞侧偏盲、同侧偏盲等。

3. **眼底检查** 视盘色淡，或苍白、灰白、蜡黄；视盘边界清楚，生理凹陷稍扩大、加深，视网膜及血管均无异常者，称原发性视神经萎缩；视盘边界模糊，动脉变细，血管旁可有白鞘者，称继发性视神经萎缩；盘面小血管数目减少；因青光眼而致者见视杯明显扩大、加深。

4. **实验室及其他检查**

(1) 视觉诱发电位（VEP） P波潜伏时间延长、波峰下降。

（2）CT 检查　颅脑占位性病变等引起者有相应改变。

（3）属家族性遗传性视神经萎缩者基因检查有相应异常。

【诊断与辨证】

1. 诊断要点　视力下降，眼底视盘颜色变淡；必要时做视野及视觉诱发电位有助于诊断；部分患者有原发病史。

2. 辨证分型

（1）肝肾亏虚型　视力渐降，甚者失明，眼外观无异，眼底见视盘色淡，边缘清或不清；全身见有腰膝酸软，头晕耳鸣；舌淡，苔白，脉沉细无力。

（2）肝郁气滞型　视物昏朦，渐至失明，眼底见视盘色白，或有病理性凹陷如杯状；全身兼见情志抑郁，胁肋胀痛，食少太息，口苦；舌红，脉弦或弦细。

（3）气血两虚型　视力缓降，时有波动，渐至视物困难，眼底见视盘苍白或灰白，血管变细；全身兼见久病体弱，少气乏力，面白唇淡，心悸失眠；舌淡，苔薄白，脉沉细无力。

（4）气滞血瘀型　视力下降日久，或因头目外伤，视力下降不复，眼底见视盘苍白，或兼血管变细；全身兼见头眼疼痛，健忘失眠，或无明显不适；舌暗有瘀斑，脉涩或细。

【治疗】

采用药物与针刺方法可使部分患者视力有所提高，但视盘颜色一般不会恢复。视力提高程度因病种、病变程度、年龄等而异。不论早期辨证如何，后期大多有局部气血瘀滞及肝肾亏虚，故补益肝肾、通络活血为晚期治疗大法。

一、西医治疗

1. 病因治疗　行全身检查，尽量发现可能的病因并予以针对性治疗，如脑瘤等。

2. 支持疗法　常规给予维生素 B_1、维生素 B_{12} 及芦丁等；口服肌苷片 400mg，每日 3 次；亦可给予能量合剂（5% 葡萄糖 500ml，辅酶 A 100U，三磷酸腺苷 40mg，维生素 C 2g 等，适当加用胰岛素）静脉点滴，每日 1 次，15 日为 1 个疗程。

二、中医治疗

1. 分型治疗

（1）肝肾亏虚型

治法 补益肝肾。

方药 左归饮加味。临证可加五味子、女贞子、菊花，以加强明目之功。便秘者加何首乌，以滋阴润便。

（2）肝郁气滞型

治法 疏肝解郁，行气明目。

方药 逍遥散加味。有热象者加丹皮、栀子、青皮，以清肝热；口渴者加麦冬、生地，以滋阴生津。

（3）气血两虚型

治法 益气养血。

方药 八珍汤加味。临证加菊花、桑叶、女贞子、枸杞子，以加强明目之功。

（4）气滞血瘀型

治法 活血通络，行气开窍。

方药 血府逐瘀汤加减。伴眼痛者加元胡、全虫，行气通络止痛；久病加细辛、蜈蚣、全虫，以通络开窍。

2. 针灸治疗

① 主穴：睛明、承泣、鱼腰、风池；配穴：太阳、百会、四白、合谷。

② 主穴：上睛明、球后、瞳子髎、完骨；配穴：太阳、外关、肝俞、肾俞。

③ 主穴：下睛明、四白、丝竹空、天柱；配穴：太阳、臂臑、足三里、三阴交。

④ 主穴：球后、攒竹、太阳、翳风；配穴：太阳、头维、光明、头临泣。

以上各组穴位交替轮流应用，或根据辨证选用配穴，每日1次，留针30分钟，30次为1个疗程，根据病情坚持治疗3~5个疗程。虚证明显者可于背俞穴、下肢腧穴加灸法。

3. 其他疗法 可选复方丹参注射液、黄芪注射液等加入生理盐水或5%葡萄糖液中静脉滴注，每日1次，15天为1个疗程。

【预防与调护】

积极治疗原发病，尽量避免形成视神经萎缩。饮食应富于营养。忌烟酒。

第五章

屈光与眼外肌疾病

第一节　眼的屈光状态

　　眼的屈光系统由角膜、房水、晶状体、玻璃体构成。人之所以能看清物体，是由于物体发生的光线经过眼屈光系统的折射和调节，在视网膜黄斑区形成清晰、缩小的倒像，这种生理功能称眼的屈光。屈光状态主要由屈光系统的屈光力和眼轴长度决定。屈光系统是一组复合透镜。角膜前面的屈光力占全部屈光力量的7/10，远比晶状体的屈光力为大。所以，眼的屈光力主要靠角膜，而晶状体的主要作用是调节。

　　正视眼对来自远处的平行光线（5m以外）能在视网膜上形成焦点，对近处来的散开光线，经过眼的屈光能力自动改变，也能使其在视网膜上形成焦点，眼的这种自动改变屈光力的能力称为眼的调节作用。眼的调节作用的完成，依赖于两个因素：一是晶状体的可塑性（弹性），二是眼睫状肌的功能，只有两者紧密配合，才能产生适当的调节作用。当看近目标时，眼球需要调节，睫状肌收缩，晶状体悬韧带松弛，晶状体的弹性得到发挥，使晶状体变凸，从而增加了眼的屈光力，实现了眼的调节。调节的单位用屈光度（D）来表示。若眼球在调节静止状态下，来自5m以外的平行光线，经过眼的屈光作用，不能在视网膜上形成焦点，这种屈光状态就不正常，临床上称其为屈光不正或非正视眼。

　　眼在无调节状态下，能看清的最远点称为调节远点。眼在使用最大调节时，能看清的最近点，称为调节近点，正视眼的远点为无限远（5m以外），近视眼的远点为5m以内；远视眼的远点，则在眼球后的有限距离内，是虚性的。调节远点与调节近点间的距离称为调节范围。调节力减弱时，调节范围缩小。

　　双眼注视近物时，双眼必须内转，以保持双眼单视。在一定范围内，物体越靠近眼球，眼球内转的程度也越大，这种现象称为眼的集合作用。正视眼的调节与集合作用是协调的，而非正视眼的调节与集合作用是不协调的。老年人眼的调节力减弱，而集合功能仍存在；高度近视及远视时，调节与集合脱节，前者所用的调节力比正视眼少，后者则相反，均容易造成视疲劳。

第二节　屈光不正

屈光不正包括近视、远视和散光。因眼轴异常引起的屈光不正称为轴性屈光不正。因眼的屈光力异常引起的屈光不正称为屈光性屈光不正。在无调节状态下，平行光线经眼屈光系统屈折后不能在视网膜上形成焦点，而在两个互相垂直的径线上形成前后两个焦线，称为散光。

近　视

近视是指眼球在调节静止状态下，平行光线经过眼的屈光作用，在视网膜前形成焦点，而在视网膜上形成模糊的像。－3.00D 以下为低度近视，－3.00D～－6.00D者为中度近视，－6.00D 以上者为高度近视。

本病中医学称之为"能近怯远症"。

【病因病理】

一、西医病因病理

本病的病因目前仍不完全清楚，可能与多种因素有关。如先天遗传；眼轴过度发育；或因环境因素，如学习、工作时光线不良，体位不正，久阅细字，不注意用眼卫生等；亦可因体质的缺陷，在眼球生长发育期间，缺乏某种或某些需要的营养物质等。

二、中医病因病机

本病多因肝肾不足或心阳不足致神光衰微，光华不能远及所致。

【临床表现】

1. **症状**　远距离视物模糊，近距离视物清晰；高度近视者，除远视力差外，常伴有飞蚊症等，部分患者可有视疲劳。

2. **体征**　远视力下降，可伴有外隐斜、外斜视或眼球突出；高度近视常伴有眼底改变，一般表现为玻璃体混浊，豹纹状眼底，视乳头稍大，乳头颞侧有一灰白色弧形斑，严重者可环绕整个视乳头周围形成环行斑，还可以并发黄斑出血、变性等。

3. **实验室及其他检查** 验光配戴凹球（透）镜，视力可提高或正常。见图1-5-1。

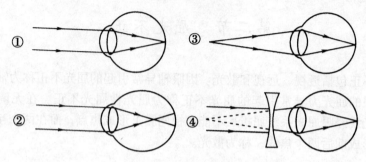

图1-5-1 近视及其矫正
①正视眼 ②近视眼屈光状态
③近视眼视能看清近物 ④近视眼戴凹透镜矫正

【诊断与辨证】

1. 诊断要点

（1）远视力下降，近视力正常。

（2）高度近视常伴眼底改变。

（3）验光为近视。

2. 辨证分型

（1）心阳不足型 视近清楚，视远模糊；全身可见面色㿠白，心悸神疲；舌淡，脉弱。

（2）肝肾阴虚型 视近祛远，眼前黑花渐生；全身可见头晕耳鸣，夜眠多梦，腰膝酸软，脉细。

【治疗】

一、西医治疗

1. **验光配镜** 用凹透镜片按近视程度予以适当娇正，或配戴角膜接触镜。

2. **手术** 20岁以后，近视者可考虑手术，但远期疗效尚未确定，常用的手术主要有角膜放射状切开术（RK），准分子激光屈光性角膜切削术（PRK）及准分子激光辅助原位角膜磨镶术（LASIK）。

二、中医治疗

1. 分型治疗

（1）心阳不足型

治法　补心益气，安神定志。

方药　定志丸加减。阳气虚甚者，加沙苑子、菟丝子；眠差者，可加酸枣仁、五味子。

（2）肝肾两虚型

治法　滋补肝肾，益精养血。

方药　杞菊地黄丸加减。可加楮实子、桑椹子，以增强补益肝肾之力；若兼气不足者，加党参、黄精；兼血虚者，加当归、鸡血藤。

2. 针灸治疗

常用穴位有睛明、光明、风池、承泣、四白、攒竹、足三里等。每次选取眼区穴位 1～2 个，体穴 1～2 个，平补平泻，每日 1 次。10 次为 1 个疗程，休息 3 天后继续下一疗程，连续治疗 2～3 个疗程。

【预防与调护】

注意学习和工作环境的照明要适度，光线不可太暗或太强。阅读和书写时，要保持端正的姿势，眼与书面应保持 30cm 左右的距离。切勿在卧床、走路或乘车时看书。加强身体锻炼，坚持做眼保健操。

远　视

远视是指眼球在调节静止状态下，平行光线经过眼的屈光作用，在视网膜后结成焦点，因而在视网膜上形成模糊的像。其中 +3.00D 以下为轻度远视，+3.00D～+6.00D 者为中度远视，+6.00D 以上者为高度远视。

本病中医学称之为"能远怯近症"。

【病因病理】

一、西医病因病理

本病多因先天遗传、体质因素、眼球发育不良等引起。

二、中医病因病机

本病多因禀赋不足，肾阴亏损，或肝肾俱虚，目中光华不能收敛视近所致。

【临床表现】

1. 症状 轻度远视，远近视力均可正常；中高度以上远视者，视远视近都不清楚，近视力比远视力更差；严重者可伴有眼球、眼眶隐痛与眩晕、恶心等视疲劳症状。

2. 体征 中度以上远视可见视盘比正常小，边界模糊稍隆起；远视程度较大的儿童易诱发内斜视。

3. 实验室及其他检查 验光用凸球（透）镜可矫正视力。见图1-5-2。

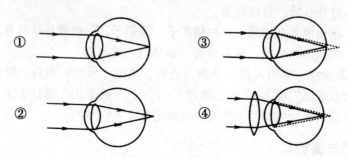

图1-5-2 远视及其矫正
①正视眼 ②远视眼屈光状态
③远视眼使用调节代偿 ④远视眼戴凸透镜矫正

【诊断与辨证】

1. 诊断要点

（1）视力障碍，近视力比远视力更差。

（2）可有视盘小、内斜视等。

（3）验光为远视。

2. 辨证分型

（1）**肾阴亏损型** 远近视物均模糊不清，久视则眼球酸涩胀痛；全身可见头晕，头胀；舌红，少津，脉细数。

（2）**肝肾不足型** 视远清楚，视近模糊，或视远视近皆模糊不清，目干涩不适；全身可见头晕，耳鸣；舌红，苔薄，脉细弦。

【治疗】

一、西医治疗

验光配镜，以凸球（透）镜矫正。

二、中医治疗

1. 分型治疗

（1）肾阴亏损型

治法　补肾养阴。

方药　补肾丸加减。眼胀明显者，加草决明、石决明；不耐久视者，加黄芪、葛根。

（2）肝肾不足型

治法　补益肝肾。

方药　杞菊地黄丸加减。眼内干涩者，加麦冬、石斛；眉棱骨痛者加川芎、蔓荆子。

2. 针灸治疗　常用穴位有睛明、光明、风池、承泣、四白、攒竹、足三里等。每次选取眼区穴位 1~2 个，体穴 1~2 个，平补平泻，每日 1 次，10 次为 1 个疗程，休息 3 天后继续下一疗程，连续治疗 2~3 个疗程。

散　光

散光是由于眼球在不同经线上的屈光状态不一致，致使平行光线不能在视网膜上结成焦点，而形成焦线。其在临床上分为规则和不规则两类。前者指角膜互相垂直的两个经线的屈光度不相同，大多数散光属于此类。后者指各子午线的弯曲度不一致，这种散光不能用圆柱镜矫正，有时戴角膜接触镜可以部分矫正。

本病中医学称之为"怯远怯近症"。

【病因病理】

一、西医病因病理

先天性散光多为规则散光，多由于角膜弯曲度异常所致；后天性散光多为不规则散光，多由于角膜或晶状体病变所致，如角膜云翳、早期老年性白内障等。

二、中医病因病机

本病多为肝气不和，气血不调，致眼怯远怯近，出现或加重视疲劳。

【临床表现】

1. 症状　看远看近都不清楚，似有重影，久视有眼胀痛，甚至有恶心欲吐等视疲劳症状。

2．体征 有时可见视盘呈垂直椭圆形，边缘模糊，用检眼镜不能清楚地看清眼底。

3．实验室及其他检查 视网膜镜检影验光法，可见散光带及剪动光影，需用柱镜片中和。

【诊断与辨证】

1．诊断要点

（1）视远视近均不清楚，久视有视疲劳症状。

（2）镜检影验光法可见散光带及剪动光影。

2．辨证分型 肝气不和型：视远视近模糊，久视则眼胀头昏，眉棱骨痛；全身可见情志不舒；舌淡红，苔薄，脉弦。

【治疗】

一、西医治疗

验光配镜，规则散光配圆柱镜矫正，不规则散光可试配角膜接触镜。

二、中医治疗

中医治疗适用于伴有视疲劳者，治宜疏肝调气，方以柴胡疏肝散加减。还可应用针灸治疗，参照近视、远视治疗。

第三节 老 视

随着年龄的增长，大约在 40～45 岁左右，近距离工作或阅读就发生困难。这种由于年龄增长所致的生理性调节力减弱而出现的视力障碍称为老视。

本病中医学称之为"能远怯近症"。

【病因病理】

一、西医病因病理

本病是因晶状体硬化与睫状肌功能减弱所致。

二、中医病因病机

本病因年老体衰，肾阴亏虚，阴衰阳盛，致光华不能收敛于近；或因心营亏损，神气虚耗，以致神光失敛。

【临床表现】

1. **症状**　本病常发生于 40 岁以上，视远清楚，视近不清；在光线不足的环境下，近视力更差，易产生视疲劳。

2. **体征**　部分人有眶上切迹压痛。

验光配戴凸球镜，视力可改善。

【诊断与辨证】

1. **诊断要点**

（1）视远正常，视近不清。

（2）配戴凸球镜，视力可改善。

2. **辨证分型**

（1）肾阴亏虚型　能远怯近，不耐久视，眼内干涩酸痛；全身可见头晕耳鸣；舌红，少苔，脉细数。

（2）心肾不足型　能远怯近，视物易昏花；全身可见心悸，眠差；舌红，苔薄，脉细。

【治疗】

一、西医治疗

验光配镜，用凸球镜来补偿调节的不足，使其近点在正常范围内，所需镜片的度数与年龄和屈光状态有关。

二、中医分型治疗

1. **肾阴亏虚型**

治法　滋阴益肾。

方药　明目地黄丸加减。可加楮实子、女贞子，以增强养阴明目之力。

2. **心肾不足型**

治法　养心益肾。

方药　四物五子丸加减。可加酸枣仁、柏子仁，以宁心安神。

第四节 斜 视

正常情况下，两眼同时注视同一目标，经大脑枕叶的视觉中枢融合为一个单一的具有三维空间的完整的像，这种功能称为双眼单视。产生双眼单视必须具备3个条件：①必须有良好的正常视网膜对应点；②两眼眼外肌必须平衡协调，并具有双眼固视能力；③大脑皮层中枢具有完善的融合机制。临床上将双眼视功能共分3级，包括同时知觉、融合功能及立体视觉。

双眼正常的协调运动是保证双眼单视的基本条件之一。眼球向任何方向运动时必有数条眼外肌的共同作用才能完成。单眼某一眼外肌行使主要作用时，需要其他眼外肌协助完成，起协助作用的眼外肌称为协同肌。如外直肌收缩，使眼球外转时，需要上、下斜肌来协助。当双眼做同向运动时，使双眼向同一方向运动的肌肉，称为配偶肌。如向右侧注视时，右外直肌收缩，左内直肌必须同时等量的收缩，才能保持双眼单视。此外，尚有作用相反的肌肉互相制约，称为拮抗肌。如右外直肌收缩时必伴有右眼内直肌松弛，否则无法外转。

当眼球运动系统处于完全平衡的状态时，即使融合功能受到干扰，如遮挡一眼，眼球仍能维持功能性第一位，而不发生偏斜，称为正位眼，这种情况在临床上很少见。如果中枢融合功能失调，眼外肌力量不平衡，两眼不能同时注视目标时，视轴呈分离状态，其中一眼注视目标，另一眼偏离目标称为斜视。当双眼的眼位表现有偏斜倾向，但可通过正常的融合机制而得到控制时称为隐斜，多数人具有隐斜。多数斜视病例由隐斜发展而来。斜视可分为共同性斜视与麻痹性斜视两大类。

中医将斜视称为"目偏视"。

共同性斜视

共同性斜视亦称共转性斜视，为眼睛的两拮抗肌力量不平衡所引起的眼球位置的反常状态，其肌肉本身及其支配神经则无器质性病变。本病多始于幼年时期，常伴有屈光不正，其眼球任何方向注视或任何一眼注视时，眼位偏斜不变。一般分共同性内斜视和共同性外斜视两大类，垂直性斜视很少见。

中医称本病为"双目通睛"、"小儿通睛"。

【病因病理】

一、西医病因病理

本病多为视觉形成的过程中患有眼病，如屈光不正、屈光间质混浊、眼底或视神经的病变等；或中枢神经疾病，如脑炎、脑膜炎等，均可影响双眼视觉功能的建立和发展，从而出现眼位偏斜状态。

二、中医病因病机

本病多因年幼时患目病；或热性疾病，风热攻脑，使脑筋急缩；或因惊风天吊，使眼带吊转；或头面外伤，经络受损，失于治疗，使气血凝滞；或婴幼儿期，小儿头部偏向一侧，视之过久，均为造成眼珠偏斜的原因。

【临床表现】

患者一眼偏视（或内斜，或外斜），多发生于幼儿时期，伴有屈光不正，视力多有不同程度的低下，注视时，一眼注视目标，另眼表现为偏斜状态，初起由于用意志可以克服，多呈间歇性斜视。假如两眼视力相等，则可两眼轮流注视（交替性斜视）。如斜视经常固定于一侧而不用，该斜眼视力常显著减退，日久发展为废用性弱视。初发斜视时，由于外界物像落在两眼视网膜的非对应点上（异常视网膜对应），可形成复视，日久斜眼在视网膜黄斑区以外就形成一个新注视点，并且固定下来，此称旁中心注视，一经形成则很难消退。

【诊断与辨证】

1. 诊断要点

（1）斜视多自幼儿时期开始，伴有屈光不正（内斜多伴有远视，外斜多伴有近视）。

（2）眼球运动不受限。

（3）第一斜视角等于第二斜视角，即用健眼注视时斜眼的偏斜度与用斜眼注视时健眼的偏斜度相等。

2. 辨证分型

（1）风热攻目型　患热性病后，眼球偏斜向一方，指纹紫暗；舌红，苔薄，脉弦细数。

（2）肝肾不足型　小儿先天禀赋不足，眼球偏斜于一侧，单眼弱视；舌淡红，苔薄，脉弱或缓。

（3）脾气虚弱型　眼球偏斜于一侧，食少纳呆，倦怠乏力，便溏；舌淡，脉弱。

【治疗】

共同性斜视的治疗目的，不仅是为了美容，更重要的是提高斜视眼的视力，增加获得双眼单视功能的机会。因此，一旦诊断明确，应即刻给予治疗，主要采用西医治疗。

一、西医治疗

1. **扩瞳验光，矫正屈光不正**　内斜视伴有远视者、外斜视兼有近视者、近视散光或远视散光均应全部矫正。

2. **有弱视者，参见弱视治疗**

3. **手术治疗**　对于斜视角已稳定者，或经非手术疗法仍有偏斜者，或有交替性注视的患儿，皆应及早手术，以期术后双眼轴平行，增加取得双眼单视的可能性，或获得周边融合的机会。

二、中医治疗

1. **分型治疗**

（1）风热攻目型

治法　清热化痰，平肝熄风。

方药　牛黄丸加减。若伴有高热抽搐者，加羚羊角、全蝎；若热退后肌肉瞤动，加生地、麦冬、钩藤。

（2）肝肾不足型

治法　补益肝肾。

方药　杞菊地黄丸加减。若夜尿多者，加菟丝子、覆盆子；若纳差者，加神曲、山楂、麦芽。

（3）脾气虚弱型

治法　健脾益气。

方药　补中益气汤加减。常加防风、天麻、蝉蜕、白蒺藜等祛风通络。

2. **针灸治疗**　外斜者，取睛明、承泣、太阳、风池；内斜者取瞳子髎、承泣、太阳、风池。左眼配右合谷、右足三里；右眼配左合谷、左足三里。每日1次，10次为1个疗程。

【预防与调护】

婴幼儿时期，不可让其逼近视物；仰卧时，不可让头经常侧视一侧光亮处，以免日久形成斜视。

麻痹性斜视

麻痹性斜视系由一条或数条眼外肌完全或不完全麻痹所引起之眼位偏斜。本病为临床常见眼病，多为一眼发病，起病突然，伴有复视、头晕、恶心、呕吐及步态不稳等症状。

中医称本病为"风牵偏视"。

【病因病理】

一、西医病因病理

麻痹性斜视有先天性和后天性两种。

1. **先天性**　在出生时或出生后早期发生，主要由于先天发育异常、产伤和眼外肌缺如等。先天性斜视多有代偿性头位，引起两侧面颊不对称，很少出现复视。临床上少见。

2. **后天性**　多为急性发病，主诉有复视，发病时间确切，可因头部外伤、炎症、血管性疾病、肿瘤和代谢性疾病等引起。

二、中医病因病机

本病多因正气不足，卫外失固，风邪乘虚侵入经络，使其眼筋缓缩不利；或脾失健运，聚湿生痰，复感风邪，风痰阻络，使眼筋转动不灵；或中气不足，眼筋失养，目不得养，故上睑不能抬举，眼球转动不灵；或肝肾两亏，不能制阳，阳亢动风，挟痰上扰，阻滞经络；或因头面外伤、肿瘤压迫，使经络受损，气滞血瘀，均可导致目珠偏斜，视一为二。

【临床表现】

本病常突然发病，单眼发病者多。其主要症状为双眼复视，由于复视的干扰，患者常伴有头晕目眩、恶心呕吐以及步态不稳等，遮盖一眼后，此等症状即可消失。眼球运动受限，表现为向某一方向偏斜，即向麻痹肌行使功能的相反方向偏斜，越向麻痹肌作用方向转动，眼球的偏斜越明显，向相反方向运动，斜视度减小，甚至消失。当用健眼注视时，麻痹眼所显示之偏斜小于用麻痹眼注视时健眼所显示之偏斜度（即第二斜视角大于第一斜视角）。如因动眼神经麻痹，麻痹眼呈向外、稍向下和内旋位，并伴有上睑下垂、瞳孔散大。

【诊断与辨证】

1. 诊断要点

（1）斜视为后天性，主要症状为复视，常伴眩晕、恶心呕吐、步态不稳。

（2）眼球运动受限，向麻痹肌作用方向的对侧偏斜。

（3）代偿性头位。面部向麻痹肌原来起作用的方向转，以代替水平斜位；上转肌麻痹头向后仰，下转肌麻痹下颌内收；头向低位眼侧肩头倾斜，多见于垂直眼外肌麻痹。

（4）第二斜视角大于第一斜视角。

（5）复像检查可确定麻痹的眼外肌。

2. 辨证分型

（1）**风伤筋脉型**　眼球突然发生偏斜，活动受限，复视；起病时多有恶寒发热、头痛、舌苔薄白、脉浮等表证。

（2）**风痰阻络型**　眼球偏斜，视一为二，眼球转动不灵，或形体肥胖，头晕目眩，胸脘痞闷，食少纳呆，泛吐痰涎；舌苔厚腻，脉弦滑。

（3）**肝虚动风型**　眼球突然偏斜，转动受限，视一为二，伴头晕耳鸣，腰膝酸软，失眠多梦，烦躁易怒，或头痛面赤，患者素有高血压病；舌质红，苔黄，脉弦细或滑。

（4）**脉络瘀阻型**　常见于外伤、手术或脑血管病后，瘀血阻滞，眼肌麻痹，症见眼球偏斜，双眼复视，或有上睑下垂，眼疼眼胀；舌苔薄白，或舌有瘀点、瘀斑，脉象细涩。

【治疗】

本病以药物治疗为主，强调病因治疗，若病情稳定，药物治疗无效，可考虑手术治疗。

一、西医治疗

1. 针对病因进行治疗　病因一时不能明确时，可口服或肌注维生素 B_1、维生素 B_{12}、三磷酸腺苷、肌苷等，以促进神经功能的恢复。应用皮质类固醇和抗生素对神经炎及肌炎有效。

2. 光学疗法　对小于 $10°$ 的斜视，可试用三棱镜中和法消除复视，主要矫正位于正前方及正下方的复视。

3. **手术疗法** 麻痹性斜视,只有当去除病因或已证明其不再复发也不危及生命时,方可考虑手术治疗。后天性眼外肌麻痹,可等待 6~8 个月,或在麻痹肌已停止发展 4~6 个月后,或于患眼拮抗肌开始发生挛缩时做手术。对先天性或后天性眼外肌不全麻痹,通过加强受累肌本身或减弱其拮抗肌或/及配偶肌以使眼外肌产生新的平衡协调。如眼外肌完全麻痹,则手术较为复杂,为帮助麻痹肌运动,可行肌肉联结术或肌肉转位术。

二、中医治疗

1. 分型治疗

(1) 风伤筋脉型

治法 祛风散邪。

方药 小续命汤加减。若系风热为犯,去生姜、桂心、附子,酌加生石膏、生地、秦艽、桑枝;若为年老体虚,加党参;若为感冒所致,加板蓝根。

(2) 风痰阻络型

治法 祛风化痰。

方药 正容汤加减。若食少纳呆,气短乏力,加四君子汤;若步履不稳,加天麻、钩藤。

(3) 肝虚动风型

治法 熄风化痰。

方药 天麻钩藤饮加减。若眩晕痰多,加竹茹、胆南星;若失眠多梦,加炒枣仁。

(4) 脉络瘀阻型

治法 化痰通络。

方药 补阳还五汤加减。若食少便溏,加炒白术、炒山药、黄精;若兼上睑下垂,再加柴胡、升麻;若为中风后遗症,则加白附子、僵蚕、全蝎。

2. 针灸治疗

常用穴:睛明、瞳子髎、承泣、四白、丝竹空、太阳、攒竹、颊车、地仓、合谷、太冲、行间、风池。每次局部取 2~3 个穴位,远端循经配 1~2 个穴位。斜向左者,针刺右侧;斜向右者,针刺左侧。采用本疗法能缩短疗程,提高疗效。

【预防与调护】

若有严重复视,在治疗过程中可遮盖一眼,防止因复视的干扰而引起头晕、恶心、步态不稳等症状。

第五节 弱 视

弱视是眼部无器质性病变，而矫正视力≤0.8者。主要是由于先天性或在视觉发育的关键时期进入眼内的光刺激不够充分，剥夺了黄斑形成清晰物像的机会和（或）两眼视觉输入不等，引起清晰物像与模糊物像的竞争，所造成的单眼或双眼视力障碍。

【病因病理】

一、西医病因病理

造成弱视的原因，有以下几种：

1. 斜视性弱视　病人有斜视或曾有过斜视，由于斜视引起的复视和视觉紊乱，使病人感到不适，大脑视皮质中枢主动抑制由斜视眼传入的视觉冲动，斜视眼黄斑功能长期被抑制而形成弱视。这种弱视是斜视的结果，是继发的、功能性的，早期经适当治疗，弱视眼有可能提高视力。

2. 屈光参差性弱视　一眼或两眼有屈光不正，两眼屈光参差较大（2.50D以上），致使两眼视网膜成像大小不等，融合困难，视皮质中枢抑制屈光不正较重的一眼，日久便形成弱视。这类弱视也是功能性的，早期治疗，视力也有恢复的可能。

3. 屈光不正性弱视　两眼均有明显的屈光不正，在儿童期或学龄前未经矫正，常可发生双眼弱视，多见于远视、散光及少数高度近视者。

4. 形觉剥夺性弱视　在婴幼儿期，由于角膜混浊、先天性白内障、上睑下垂等，或一眼遮盖过久，妨碍外界物体对视觉的刺激，因而视机能发育受抑制，逐渐形成斜视或弱视。

5. 先天性弱视　包括眼球震颤、先天性全色盲和器质性弱视，如新生儿视网膜或黄斑部病变、出血等。

二、中医病因病机

中医学认为，先天禀赋不足、肝肾亏损、身体虚弱及阳气不足等与本症的形成有关。

【临床表现】

1. **视力减退** 屈光不正经矫正后视力达到 0.6~0.8 者为轻度弱视，视力达到 0.2~0.5 者为中度弱视，视力低于 0.1 者为重度弱视。

2. **拥挤现象** 对排列成行的视标的分辨力较单个视标差，即为单个"E"字测量视力比用普通视力表检查视力可增进 2~3 行。

3. **异常固视** 弱视眼多有固视不良，如旁中心固视，即用中心凹以外的某点注视目标。

另外还可表现为眼位偏斜、眼球震颤等。

【诊断与辨证】

1. 诊断要点

（1）眼部检查无器质性病变。

（2）矫正视力≤0.8。

（3）可能有屈光不正、斜视、眼球震颤等。

2. 辨证分型

（1）**脾胃气虚型** 弱视，饮食不振，精神倦怠，面色㿠白，易出现视力疲劳；舌质淡，苔薄白，脉缓弱。

（2）**肾精不足型** 弱视，素体虚弱，头昏，记忆力差，夜尿频繁；舌质淡，苔少，脉细弱。

【治疗】

消除抑制，训练黄斑固视和融合功能，矫正斜视和屈光不正，提高视力，以恢复两眼视功能。治疗弱视的疗效与弱视的性质、年龄及固视性质有关。在学龄前治疗效果较好，旁中心固视疗效较差。

一、西医治疗

弱视眼的治疗包括两个方面，首先应是消除抑制，如矫正屈光不正、矫正斜视、治疗白内障、治疗先天性上睑下垂等。另一方面是弱视眼的训练，训练黄斑部固视和融合能力，提高视力，以达恢复双眼视功能。

弱视的疗效与治疗年龄和固视性质有关，年龄越小、中心固视者，疗效越高，成人弱视治愈基本无望。弱视眼有中心固视和旁中心固视两类。中心固视性弱视，多采用遮盖健眼，强迫弱视眼注视的方法，并配合精细目力的家庭作业如红线穿针等。为了防止遮盖眼发生弱视，对 1 岁儿童采取 3:1 规律，即遮盖健眼

3天，遮盖弱视眼1天，每周复诊；2岁儿童可采用4：1规律，每2周复诊；3～4岁儿童遮盖健眼时间可适当延长，每月复诊。对于年龄较大的儿童，弱视眼视力低于0.1以及不能坚持遮盖或遮盖法失败者，可使用压抑疗法，即利用镜片或睫状肌麻痹剂，抑制健眼的视力，而促进弱视眼的功能。大多数人主张旁中心固视性弱视采用遮盖法，也有人认为遮盖健眼反而使弱视眼的旁中心固视更加牢固而加以反对。其他疗法还有后像增视疗法、红色滤光片疗法等。

二、中医治疗

1. 分型治疗

（1）脾胃气虚型

治法　补脾益气。

方药　补中益气汤加减。若有食滞不化，加麦芽、谷芽；若经常尿床，加菟丝子、枸杞子、桑螵蛸。

（2）肾精不足型

治法　补益肾精。

方药　九子丸加减。若有视力疲劳，可加黄芪、蔓荆子。

2. 针灸治疗

可选用足三里、足光明、三阴交、肝俞、肾俞、脾俞等穴位，每日选2～3个穴位针刺1次，用补法，10次为1个疗程。或用王不留行籽贴压目1、目2、肝、肾、脾等耳穴，每日自行按压1次，7次为1个疗程。

第六章

眼外伤

眼外伤在临床上十分常见，致伤物、致伤方式多种多样，损伤部位及程度亦十分复杂，对视功能影响常较严重。因此，对眼外伤必须给予足够的重视，除了在伤后及时正确的处理外，一定要通过各种途径和方法进行科普宣传，采取有效的预防措施，尽量避免眼外伤的发生。

第一节 眼挫伤

眼挫伤是指钝性机械外力直接作用于眼组织造成的眼损害，为最常见的眼外伤。

中医依致伤部位的不同有"振胞瘀痛"、"惊震内障"、"触伤真气"等记载。

【病因病理】

一、西医病因病理

本病可由组织损伤直接引起生理功能障碍，或血管反应引起组织变化，或机械性组织撕裂或断裂等引起。

二、中医病因病机

本病的病因病机为外力致眼部皮肉筋脉损伤，气血瘀滞，血溢络外，或兼外邪乘机入侵。

【临床表现】

1. 依损伤部位的不同而有不同的症状及体征

（1）眼睑损伤　眼疼痛、胀痛；轻者眼睑青紫，重者高度肿胀，难以睁眼，其至导致上睑下垂。

（2）结膜损伤　眼疼，有异物感；检查见结膜下出血，色似胭脂，出血多则淤积呈紫暗色。

（3）角膜损伤　疼痛，畏光，流泪，视力下降；检查见角膜呈条索状或片状混浊，常有睫状充血及房水混浊。

（4）虹膜、睫状体损伤　眼胀痛，畏光，视力下降；检查见瞳孔散大或虹膜根部离断，瞳孔成 D 型；亦可见前房积血（血灌瞳神），出血多且久不吸收者最终形成角膜血染，严重影响视力。

（5）晶状体损伤　视力因头位变化忽有忽无，或明显下降；检查见晶状体半脱位或脱位于玻璃体内；亦可见伤后晶状体逐渐混浊，最终形成外伤性白内障。

（6）眼底损伤　多有视力损害。视网膜受损轻则水肿，重则出血或视网膜、脉络膜脱离或有裂伤；出血多且进入玻璃体则眼底不能窥入。视神经损伤多导致视力明显下降或失明，瞳孔直接对光反射迟钝或消失。早期视盘多无异常，晚期出现视神经萎缩。

（7）眼肌损伤　见眼球运动失灵、复视。

（8）眶损伤　眼眶骨折多致眶内瘀血，导致眼球突出和眼睑、结膜下出血明显。若合并颅骨骨折，出现耳、鼻、口等出血。

2. 实验室及其他检查　眼眶受伤后应及时做 CT、X 线摄片等影像学检查，以确定是否有眶骨及颅骨骨折。

【诊断】

有明确外伤史。根据眼部的不同临床表现，不难对受伤部位及程度作出明确诊断。

【治疗】

一、西医治疗

1. 有组织撕裂及伤口者，酌情清创缝合；晶状体脱位或混浊明显而影响视力者，行晶状体摘除手术；前房出血多且久不吸收者，行前房冲洗术。

2. 广谱抗生素口服或肌注；疼痛、肿胀明显，房水混浊等可予皮质激素。视神经损伤引起视力明显下降或丧失者，早期应用大剂量激素，如甲强龙 500～1000mg 加入葡萄糖或生理盐水中静脉滴注，连用数日后根据情况渐减。

3. 口服维生素 C、维生素 B_1、肌苷片等。

4. 出血多者取半卧位，加压包扎，并给予止血药。

二、中医治疗

1. **撞击络损型**　有出血者，为皮肉筋脉损伤，血溢络外。早期止血，用十灰散加减，或冲服三七粉。中期宜活血化瘀，用桃红四物汤加减。晚期可在辨证基础上加三棱、莪术，以增强祛瘀之力。

2. **气滞血瘀型**　肿胀、疼痛者为血瘀气滞，宜活血行气，化瘀止痛，用桃红四物汤或血府逐瘀汤加减。上睑下垂、复视者酌加防风、白僵蚕、菊花，以祛风通络；有视网膜水肿者加茯苓、车前子、茺蔚子，以利水化瘀；视力明显下降者，早期合用除风益损汤，后期宜用补益肝肾之剂，如杞菊地黄丸加减。不论何种情况，晚期皆可应用虫类药以助化瘀通络之力。

【预防与调护】

相关职业应严格规章制度，做好防护，预防眼外伤。一旦发生外伤应立即到专业眼科处理。外伤后应静卧休息，健眼也应尽量减少活动。多吃新鲜蔬菜、水果及富含蛋白质的食品。忌辛辣烟酒。

第二节　角膜结膜异物

细小异物进入眼内，附着或嵌于角膜、结膜表面称角膜结膜异物。
中医称本病为"睬目飞扬"、"飞尘入目"、"物偶入目"等。

【病因病理】

沙尘、金属碎屑、谷物、昆虫等进入眼内，附着于结膜或角膜表面。

【临床表现】

1. **结膜异物**　有或无异物入目主诉；有异物感，流泪；检查见睑结膜或球结膜表面附有异物。

2. **角膜异物**　多有明确异物入目主诉；有明显异物感，流泪，眼痛；检查见结膜充血或睫状充血，角膜表面附有异物；如为金属异物，时间久则在异物周围形成"锈环"；继发感染者充血明显，有脓性或黏液性分泌物，异物周围形成浸润或溃疡。

【诊断】

有异物入目史；眼痛、异物感、流泪，或有结膜充血、睫状充血；检查可见角膜结膜异物。

【治疗】

一、西医治疗

1. 表面麻醉下及时清除异物 结膜异物可擦出，角膜异物可擦出或用消毒针头等工具剔除。

2. 滴用抗生素眼液或眼膏 有感染表现者行抗生素结膜下注射。

二、中医治疗

异物清除后滴用清热解毒类眼液。

【预防与调护】

特殊作业及风沙天气应戴防护眼镜。如异物不慎入目，勿揉眼，可用清水冲洗或用干净棉签沾出。角膜异物应由眼科医生处理，切勿自行拨弄。

第三节　穿通性眼外伤

眼外伤时眼球壁存在穿通性伤口者称穿通性眼外伤，常伴有眼内异物，并易造成感染，甚至影响健眼，为眼外伤中最严重的一类。

中医称本病为"真睛破损"、"偶被物撞破外障"等。

【病因病理】

一、西医病因病理

本病病因为各种外力直接作用于眼球致球壁破损穿透；或可能有异物进入眼内；或可能继发于感染。

二、中医病因病机

本病因外力损伤眼球，经络气血受损，或伴邪毒乘虚入侵所致。

【临床表现】

1. **角膜穿通伤** 明显眼痛，畏光流泪；检查见轻者伤口整齐干净，重者伤口污秽，不整齐，创缘组织水肿，可有虹膜脱出，房水混浊，瞳孔不圆或前房消失，甚至眼球变软、塌陷。

2. **巩膜穿通伤** 眼痛，伤口周围充血或结膜下出血；有时因出血遮盖而不易发现伤口，需行伤口探查术；重者玻璃体积血，脉络膜、视网膜脱离。

3. **眼内感染** 伤后眼痛渐重，眼睑肿胀，混合充血，房水混浊或前房积脓，并见发热、头痛等，此皆为继发感染的表现，应予高度重视。

4. **眼内异物** 仔细询问致伤时的情况，对伤口小、致伤物速度快、眼痛眼红渐重、视力下降者应怀疑有异物存在；同时应行 B 超、X 线摄片等检查。

【诊断与辨证】

1. **诊断要点**

（1）有明确的外伤史。

（2）检查可见眼部组织伤口。

2. **辨证分型**

（1）**络伤风侵型** 伤后视力下降，眼疼、畏光、流泪较明显，脉浮或浮紧、浮数。

（2）**热毒壅盛型** 伤后视力明显下降或很快丧失，头眼剧痛，眼睑、白睛红肿，或有脓液状眼眵；舌红，苔黄腻，脉弦数或洪数。

【治疗】

一、西医治疗

1. **清创** 冲洗消毒，清除伤口污物、异物。小而整齐的伤口可不必缝合；较大及不整齐的伤口应缝合。

2. **抗感染** 予抗生素及激素，伤口污秽者还应注射破伤风抗毒素。有继发感染者应行细菌培养、药敏实验后应用足量有效的抗生素。

3. **其他处理** 散瞳，如给予1%阿托品眼液或眼膏；应用抗生素眼液或眼膏；抗生素结膜下注射；行 B 超等检查判定是否有眼内异物，有异物时应尽快手术取出。伤眼久治不愈且已无有用视力者，应行眼球摘除术，以防影响健眼。

二、中医治疗

1. 分型治疗

（1）络伤风侵型

治法　除风益损。

方药　除风益损汤加减。热象明显者，加金银花、桑叶、野菊花，以祛风清热；头痛重者，加细辛、羌活，以助祛风行气、止痛之力。

（2）热毒壅盛型

治法　化瘀止痛。

方药　五味消毒饮合血府逐瘀汤加减。伴有便秘、口臭等腑气不通之象者加大黄、元明粉、枳壳，以泄热通腑；眼剧痛者加乳香、没药，以化瘀止痛。

2. 其他治疗　清开灵注射液 20～40ml 或双黄连注射液 3.6mg 加入生理盐水 250ml 中，静脉滴注，每日 1 次。

【预防与调护】

危险工种及操作应按照操作规程作业，使用防护工具。致伤后立即到正规医院眼科就诊。伤后应静养，饮食清淡而富于营养，忌辛辣烟酒。

第四节　眼化学伤

眼化学伤为化学物质进入眼内所致的眼损伤。

【病因病理】

一、西医病因病理

1. 酸性烧伤　如硫酸、盐酸、硝酸等。酸性物质进入眼内与组织接触后致组织蛋白凝固，可阻挡有害物质继续向深部渗透。因此，酸性烧伤病情常较碱性烧伤为轻。

2. 碱性烧伤　如石灰、氨水、氢氧化钠等碱性物质接触组织后，除与蛋白结合外，还形成皂化反应而向深部组织渗透、扩散，因此损伤常较严重。

二、中医病因病机

中医认为致伤物多为热毒之性，除损伤局部组织外，尚可夺血灼津、腐肉成脓。

【临床表现】

1. **症状** 接触致伤物后，立即出现眼灼痛、刺痛、灼热感，畏光，流泪，视力下降等。

2. **体征** 检查见眼睑红肿或起疱、糜烂，结膜充血或苍白，角膜混浊，甚至溃烂坏死，房水混浊或前房积脓，瞳孔痉挛缩小，晶状体混浊。酸性烧伤常见创面边缘清楚且较浅，表面痂皮等坏死组织容易分离剥脱。碱性烧伤创面边缘不清且较深，并有继续扩大加深的趋势，坏死组织不易分离，常引起瞳孔缩小，眼压升高。

【诊断】

1. **病史** 有明确的酸碱物质接触史。
2. **症状** 疼痛，畏光，流泪，视力下降；检查见相应组织损伤。

【治疗】

一、西医治疗

1. **清洗患眼** 伤后立即用大量清水充分、彻底冲洗，或将患眼伏于清水中反复睁闭，并提起眼睑清洗穹隆部。然后根据致伤物性质进行中和冲洗，如为酸性烧伤可用2%~3%碳酸氢钠液冲洗，碱性烧伤可用3%硼酸液冲洗。

2. **抗生素治疗** 频滴抗生素眼液，涂抗生素眼膏，以防睑球粘连。

3. **结膜下注射** 碱性烧伤用10%维生素C，酸性烧伤用5%磺胺嘧啶钠。

4. **散瞳** 应用1%阿托品眼液或眼膏散瞳。

二、中医治疗

1. **中药** 宜清热解毒，退翳明目；用五味消毒饮合犀角地黄汤加减。

2. **针刺** 太阳、头维、合谷等穴放血有止痛退赤、促进恢复的作用。

【预防与调护】

危险工种应完善作业规章制度并严格执行，预防外伤。意外发生后就地用大量清水冲洗，然后送医院救治。伤后卧床静养，戴深色防护眼镜。饮食清淡，富于营养。忌辛辣烟酒。

第五节 眼紫外线损伤

紫外线损伤包括电焊光、日光（高原、海滨、雪地等环境下）、紫外线消毒灯等直接照射对眼组织的损害。

【病因病理】

一、西医病因病理

长时间短波紫外线照射眼部，眼组织吸收紫外线后造成角膜、视网膜等组织损伤。

二、中医病因病机

紫外线伤目类似中医"阳热之邪灼伤黑睛"所致之病变。

【临床表现】

1. **症状** 照射后经一定潜伏期（约1~24小时），出现眼疼、沙涩不适、畏光流泪、灼热感等；重者眼剧痛难睁，视物模糊。

2. **体征** 结膜充血或睫状充血，球结膜可有轻度水肿，角膜上皮弥漫性点状浸润，荧光素染色阳性；部分患者瞳孔缩小。

【诊断】

有紫外线照射史；突然（应考虑潜伏期）出现的眼痛、畏光、流泪等；检查见角膜上皮点状荧光染色。

【治疗】

一、西医治疗

1. **止痛、防止感染** 滴用含0.25%~0.5%地卡因等表面麻醉剂配制的眼液；滴用抗生素眼液；临床常将表面麻醉剂及抗生素眼液混合配制后滴眼，但不宜久用，症状明显减轻后停用。

2．冷敷

二、中医治疗

1．**滴眼液**　新鲜人乳或鸡蛋清点眼，可缓解症状，促进恢复。
2．**针刺治疗**　太阳、头维、合谷等穴点刺放血，可有效缓解疼痛。

【预后与调护】

电焊操作和高原、雪地、海滨等环境旅游时一定戴用防护眼镜。发病后畏光严重，应闭目静养，饮食清淡。

第七章

眼眶疾病和
眼部肿瘤

第一节　眼眶蜂窝织炎

眼眶蜂窝织炎是发生在眶隔之后的眶内软组织的急性感染性炎症。

由于患眼有红肿热痛和眼球突出、运动受限等症状，因此类似中医学的"突起睛高"。

【病因病理】

一、西医病因病理

眼眶蜂窝织炎多因邻近组织的感染扩散蔓延而引起，以邻近的鼻窦、鼻腔及牙周的感染多见，或面部疖肿、睑腺炎因处理不当或不及时所致。另外，发生于眶骨膜炎、眶外伤伴有眶内异物存留、皮样囊肿破裂或手术后感染，也是眼眶蜂窝织炎的病因。

二、中医病因病机

本病多因风热邪毒外袭，或脏腑积热，火毒上炎，熏蒸目窍而发。由于热盛，故局部红肿热痛，甚则成脓；亦有因头面疖肿，乱加挤压致邪毒蔓延引起。

【临床表现】

本病起病急，单侧多见。

炎症如仅局限在隔前的蜂窝组织，表现为眼睑水肿、触痛，一般眼球未受累，眼球运动良好，球结膜无水肿。

炎症如发生在隔后的蜂窝组织，则临床症状较重，表现为眼球向前突出，眼睑红肿，球结膜高度充血水肿，甚至脱出于睑裂之外，眼球运动明显受限，且眼球转动时出现疼痛。因结膜水肿、眼睑闭合不全，可发生暴露性角膜炎。如炎症累及视神经，可见眼底视乳头水肿、渗出及视网膜静脉扩张等，视力明显障碍，晚期常为视神经萎缩而失明。

全身常有发热、恶心、呕吐及头痛等症。严重时，可并发海绵窦血栓，而出现谵妄、昏迷、烦躁不安、惊厥、脉搏缓慢。若并发脑膜炎、脑脓肿及败血症，可危及生命。

【诊断与辨证】

1. 诊断要点

（1）单侧发病，起病急，以眼球突出、转动困难、眼睑红肿或结膜充血水肿，甚至脱出于睑裂之外为主要表现。

（2）初起眼部剧痛，头痛发热，恶心呕吐，白细胞计数增高。

（3）全身或颜面部常有感染病灶。

（4）超声、X 线或 CT 检查，可协助诊断。

2. 辨证要点

（1）风热毒蕴型　病初起眼球突出较轻，眼痛头疼，眼睑红肿，球结膜充血，伴畏寒发热；舌红，苔黄，脉数或浮数。

（2）热毒炽盛型　眼球突出严重，球结膜充血水肿，疼痛较甚，伴发热；舌红，苔黄，脉数有力。

【治疗】

一、西医治疗

1. 应早期积极治疗原发病灶。

2. 尽早全身使用足量的广谱抗生素。据病情轻重可口服、肌肉注射、静脉滴注抗生素。

3. 根据病情适当使用皮质类固醇治疗。

4. 局部理疗，同时使用抗生素眼液滴眼，涂抗生素眼膏，以保护角膜。如炎症已化脓局限，形成球后脓肿，可在波动最明显处切开引流。

5. 若并发海绵窦血栓，应合并使用抗生素及抗凝血剂治疗。

二、中医治疗

1. 分型治疗

（1）风热毒蕴型

治法　疏风清热解毒。

方药　荆防败毒散加减。若红肿疼痛甚者，去独活，加紫花地丁、败酱草、金银花、薄荷，以解毒消肿。

（2）热毒炽盛型

治法　清热解毒，凉血消肿。

方药　仙方活命饮加减。

2. 局部用药　用内服药渣煎水行湿热敷；或用葱蒄、艾叶适量，捣烂炒热，布包外敷患处。

【预防与调护】

应卧床休息，避风寒，多饮水。饮食宜清淡，忌食荤腥食物。面部如有疖肿等感染病灶，必须积极治疗，切忌挤压和过早切开，以免邪毒扩散。

第二节　眼眶肿瘤

眼眶肿瘤种类较多，可原发于眼眶，或为邻近组织蔓延，或由远处肿瘤转移而致。

皮样囊肿和表皮样囊肿

【病因病理】

皮样囊肿和表皮样囊肿为胚胎期表皮外胚层植入深层组织形成的囊肿。

【临床表现】

1. 症状及体征　囊肿常见于眼眶外上方眶缘，生长速度缓慢。

检查时于相应部位可触及圆形、表面光滑、无压痛、活动或固定的包块；如囊肿压迫眼球，可有屈光不正的表现；若囊肿侵蚀眶壁，可致相应眶壁骨质缺损。

深部囊肿表现为进行性眼球突出，偶尔囊肿可破裂，引起严重炎症。

2. 实验室及其他检查

（1）超声图像　呈圆形或椭圆形、边界清楚、透声性强、可压缩的囊腔；因为囊腔内容物性质的不同，内回声呈多样性。

（2）CT 扫描　可发现占位性病变，内密度不均，眶壁因囊肿侵犯可有改变。

【诊断】

根据病史、症状、体征、超声检查、CT 检查可诊断。

【治疗】

手术摘除囊肿，尽可能将囊壁去除干净。

海绵状血管瘤

海绵状血管瘤是眶内较常见的良性肿瘤，成人多见，多位于视神经的外侧或肌锥内。

【临床表现】

临床常表现为无痛性、慢性、进行性眼球突出，一般不影响视力。位于眼眶前部者，局部呈紫蓝色隆起；触诊为中等硬度的圆滑、活动肿块。位于眼眶深部的肿瘤不能触及，但按压眼球有弹性阻力。位于眶尖者，可压迫视神经，引起视神经萎缩。晚期可出现眼球运动障碍、复视。

【诊断】

据病史、症状、体征、超声检查、CT 检查可诊断。

【治疗】

对体积小、发展慢、视力好、眼球突出不明显的海绵状血管瘤可进行观察。影响视力或有症状时，施行手术治疗。

第二篇

耳鼻咽喉科学

第一章 | 耳鼻咽喉科学总论

第一节 耳鼻咽喉的应用解剖与生理

一、鼻

（一）鼻的应用解剖

鼻由 3 个部分组成：外鼻、鼻腔及鼻窦。外鼻突出于颜面中央。鼻腔是位于两侧面颅之间的一前后开放的不规则腔隙。鼻窦为位于鼻腔周围的骨性含气空腔，借自然窦口开口于鼻腔。

1. 外鼻 外鼻由骨及软骨构成支架，外覆皮肤而成，其各部名称见图 2-1-1。

（1）支架 外鼻骨性支架由鼻骨、额骨鼻部、上颌骨额突及腭突组成，软骨支架主要有隔背软骨与大翼软骨。见图 2-1-2。

鼻骨为左右成对、上部窄厚、下部宽薄的长方形骨片，受外伤易造成骨折。鼻骨下缘、上颌骨额突内缘和腭突的游离缘共同围

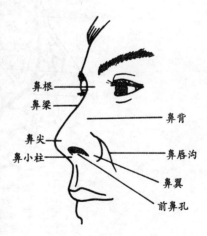

图 2-1-1 外鼻各部名称

成一骨性孔，称梨状孔。隔背软骨由两侧的鼻外侧软骨及鼻中隔软骨组成。

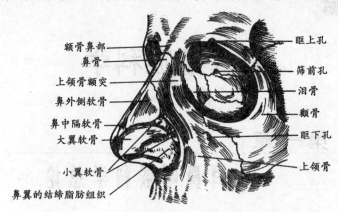

图 2-1-2　外鼻的支架

（2）皮肤　鼻尖及鼻翼皮肤较厚，与其下软骨膜深部组织粘连较紧密，富含有皮脂腺及汗腺，是鼻部疖肿的好发部位，而鼻根与鼻背部皮肤薄而松弛。

（3）血液供应　外鼻由眼动脉与颌外动脉的分支供给，血液供应甚为丰富。静脉主要经面静脉与内眦静脉汇入颈内静脉。因内眦静脉可经眼上、下静脉与海绵窦相通，且面部静脉缺少或无静脉瓣，血液可上下双向运动，故鼻部疖肿等在面部危险三角区内的感染灶，受挤压或治疗不当时可引起海绵窦血栓性静脉炎。见图 2-1-3。

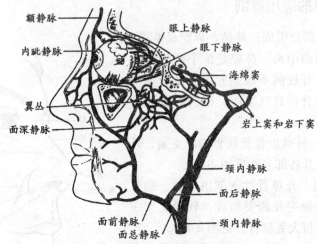

图 2-1-3　外鼻静脉、眼静脉与海绵窦的关系

（4）神经 外鼻的感觉神经为三叉神经的眼神经和上颌神经的分支，运动神经为面神经。

（5）淋巴回流 外鼻的淋巴主要注入耳前淋巴结、下颌下淋巴结和腮腺淋巴结。

2. 鼻腔 鼻腔是一顶窄底宽的狭长腔隙。前端起于前鼻孔，后端经后鼻孔与鼻咽部相通，并以鼻中隔为界分为左右两腔。鼻腔以鼻内孔为界分为鼻前庭和固有鼻腔两部分。

（1）鼻前庭 鼻前庭位于鼻腔前段，即鼻翼内面所对应的空间与固有鼻腔以鼻内孔（又称鼻阈）为界。其被覆皮肤，并在鼻阈处与固有鼻腔的黏膜相延续，富含毛囊、皮脂腺和汗腺，是疖肿的好发部位。因缺乏皮下组织，皮肤与软骨膜粘连紧密，发生疖肿时疼痛明显。

（2）固有鼻腔 固有鼻腔前起于鼻内孔，后止于后鼻孔，有内、外、顶、底4个壁。

① 内侧壁：鼻中隔由软骨及骨组成，外覆以黏膜。软骨及骨膜包括鼻中隔软骨、筛骨正中板及犁骨，其中鼻中隔的前下方称为利特尔区，又称为"易出血区"，其黏膜内动脉血管丰富，交织成网，为鼻出血的好发部位。

② 外侧壁：组成上颌窦和筛窦的内壁。外侧壁表面有3个阶梯状纵行排列的长条骨片，外覆黏膜及骨膜，构成鼻甲，从下向上依次称之为下鼻甲、中鼻甲、上鼻甲，其大小依次缩小1/3，前端位置依次后退1/3。各鼻甲外下方的间隙为鼻道，自下而上依次为下鼻道、中鼻道及上鼻道。各鼻甲与鼻中隔之间的间隙为总鼻道。见图2-1-4。

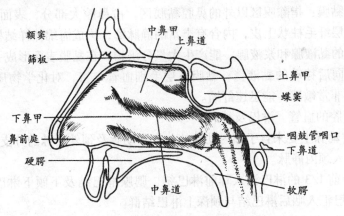

图 2-1-4 鼻腔外侧壁

下鼻甲骨为一独立的骨片，是3对鼻甲中体积最大的鼻甲。下鼻甲黏膜厚，富含血管组织及血窦，其血管舒缩灵敏，易受温度及炎症等影响而引起黏膜体积迅速而显著的变化，从而改变鼻腔空隙，影响鼻腔通气，甚至可能因影响其后咽鼓管的通气而出现耳部症状。下鼻甲后端距咽鼓管咽口约 1~1.5cm；下鼻道的前上方有鼻泪管的开口；下鼻道外侧壁前段近下鼻甲附着处，上颌骨的骨壁最薄，易刺透，是上颌窦穿刺的最佳进针点。

中鼻甲位于下鼻甲的后上方。额窦经鼻额管开口于其中鼻道最上部，向后下依次为前组筛窦开口和上颌窦开口。现代鼻科学将中鼻甲、中鼻道及其附近区域称为"窦口鼻道复合体"。

上鼻甲位于鼻腔外侧壁中鼻甲后上方，是 3 个鼻甲中最小的。前鼻镜检查一般窥视不到上鼻甲。后组筛窦开口于上鼻道。上鼻甲后上方有蝶筛隐窝，是蝶窦开口的部位。

③ 顶壁：呈穹隆状，很窄。其中段呈水平状，为分隔颅前窝与鼻腔的筛骨水平板，又名筛板，其上布有许多细孔，名筛孔，嗅神经穿过筛孔进入颅内。筛板菲薄而脆，受外伤后易骨折，形成脑脊液鼻漏。

④ 底壁：即硬腭的鼻腔面，与口腔相隔。

（3）鼻腔黏膜　分为嗅区黏膜及呼吸区黏膜两部分。

以中鼻甲游离缘水平为界，其上方鼻甲与鼻中隔之间的间隙称为嗅沟（又称嗅裂），其上为嗅区，其下为呼吸区。

嗅区黏膜：上鼻甲内侧面和与其相对应的鼻中隔部分，为无纤毛的假复层柱状上皮，含具有嗅毛的双极嗅细胞、支持细胞和基底细胞构成的特异性感觉上皮，即嗅器。

呼吸区黏膜：指除嗅区以外的鼻腔黏膜区，占鼻腔大部分，表面光滑湿润，黏膜为假复层纤毛柱状上皮，内含有丰富的静脉窦，构成海绵体样结构；黏膜下层含有丰富的黏液腺和浆液腺，能产生大量分泌物，在黏膜表面形成一层随纤毛运动而不断向后移动的黏液毯；黏膜下层毛细血管丰富，对化学物质（如组胺等）的作用非常敏感，能迅速舒缩。

（4）鼻腔的血管、淋巴及神经

① 鼻腔动脉主要来自于颈内动脉的分支眼动脉及颈外动脉的分支颌内动脉；静脉主要汇入颈内静脉。

② 鼻腔前 1/3 的淋巴汇入耳前淋巴结、腮腺淋巴结及下颌下淋巴结。鼻腔后 2/3 的淋巴汇入咽后淋巴结与颈深上淋巴结群。

③ 鼻腔的神经包括嗅神经、感觉神经和植物神经。

感觉神经主要来自三叉神经第 1 支（眼神经）和第 2 支（上颌神经）的分支。

嗅神经分布于嗅区黏膜，嗅细胞中枢突汇集成嗅神经纤维（嗅丝）穿经筛板上的筛孔抵达嗅球；嗅神经鞘膜由硬脑膜延续构成；嗅神经周围的空隙与蛛网膜下腔直接相通，鼻腔顶部的手术损伤或感染，可循此途径入颅，引起鼻源性颅内并发症。

植物神经：交感神经来自颈内动脉交感神经丛组成的岩深神经，主司鼻黏膜血管收缩；副交感神经来自面神经分出的岩浅大神经，主司鼻黏膜血管扩张和腺体分泌。

3. 鼻窦 鼻窦是位于鼻腔周围骨壁内的含气空腔，借自然窦口与鼻腔相通，左右成对，依其所在颅骨或面骨命名，分别是上颌窦、额窦、筛窦和蝶窦。依据窦口在鼻腔内的位置，将开口于中鼻道的上颌窦、额窦及前组筛窦称之为前组鼻窦；将开口于上鼻道及蝶筛隐窝的后组筛窦及蝶窦称之为后组鼻窦。鼻窦黏膜与鼻腔黏膜相连续，表面被覆假复层纤毛柱状上皮，纤毛摆动的方向指向窦口。

（1）上颌窦 位于上颌骨体内，为鼻窦中体积最大的一对，形似一横置的锥体。上颌窦上壁为眼眶底壁内侧部，承托眶内容物，肿瘤、囊肿和外伤时两者可相互影响。前壁即面壁，中央部凹陷称之为尖牙窝，壁薄，上颌窦根治术时由此处凿开骨壁进入；眶下孔位于眶下缘的下方，其内有同名血管及神经走行。后外壁与翼腭窝和颞下窝毗邻，上颌窦恶性肿瘤破坏此壁而累及翼内肌时可致张口受限。底壁即牙槽突，与上颌第二前磨牙和第一、二磨牙关系密切。内侧壁，即鼻腔外侧壁下部，有上颌窦窦口通中鼻道。

（2）筛窦 为筛骨体内的含气空腔，呈蜂房状，依其窦口在鼻腔开口位置分为前组筛窦与后组筛窦，分别开口于中鼻道和上鼻道。

（3）额窦 位于额骨内、外板之间，左右各一，向下经鼻额管开口于中鼻道，属前组鼻窦。

（4）蝶窦 居蝶骨体内，开口于鼻腔上部的蝶筛隐窝。

（二）鼻的生理学

1. 鼻腔生理

（1）呼吸 鼻腔位于呼吸道的起始部，不仅有空气进出起呼吸功能，而且可对吸入的空气有过滤、清洁及调节空气温度及湿度的作用。

① 调节温度：鼻腔黏膜下的含有丰富血管组成的海绵窦可散发热量，加温吸入鼻腔的空气使之接近正常体温，减少其对肺部的刺激。

② 调节湿度：鼻腔黏膜腺体丰富，每日分泌量大约 1000ml，可提高吸入空气的湿度，防止呼吸道黏膜干燥，维持鼻黏膜纤毛的正常运动。

③ 清洁作用：鼻前庭的鼻毛对空气中较大的尘埃有过滤作用；细小尘埃和细菌随吸入气流进入鼻腔后，沉附于黏膜表面的黏液毯上，通过纤毛运动送达鼻咽部，再经口吐出或咽下。鼻腔黏膜表面的黏液含溶菌酶、干扰素和分泌性 IgA 抗体等，对病原微生物有抑制或杀灭作用。通过这些作用，使吸入的空气得以保持清洁。

（2）嗅觉　当吸入气流达到嗅区黏膜时，气流中气味物质微粒便溶解于嗅腺分泌液中，刺激嗅细胞产生神经冲动。经嗅神经、嗅球、嗅束传至嗅觉中枢，产生嗅觉。

（3）共鸣作用　喉发出的声音经鼻腔共鸣而变得洪亮、清晰。若共鸣作用受到影响，则音质改变。如鼻阻塞时出现闭塞性鼻音，腭裂或软腭麻痹时则出现开放性鼻音。

（4）反射作用　通过喷嚏反射，可清除鼻腔内的刺激物。嗅觉条件反射，可以增加食欲或辨别某些有害物质。

2. 鼻窦生理

（1）共鸣作用　鼻窦可视为一共鸣器，能对喉部发出的声音产生共鸣。

（2）减轻头颅重量　特别是减轻头颅前部的重量，能减轻颈部肌肉的负担。

（3）保温作用　如上颌窦可以防止鼻腔热量丧失，其余鼻窦可以使眶内组织和颅内组织不受鼻腔温度变化的影响。

二、咽

（一）咽的应用解剖

咽上起颅底，下至第 6 颈椎，全长约 12cm。前壁与鼻腔、口腔和喉腔相通；后壁经椎前筋膜与颈椎相邻；下端在相当于环状软骨下缘处与食管入口连接；两侧与大血管和神经毗邻。咽前后扁平，上宽下窄，呈漏斗形，内衬黏膜，为垂直的肌性管道。咽是呼吸道和消化道上端的共同通道，自上而下分为鼻咽、口咽、喉咽 3 个部分。见图 2-1-5。

1. 鼻咽　鼻咽又称上咽。自硬腭向后作一假想的水平线，此线平面之上的咽部即为鼻咽。鼻咽前方正中为鼻中隔后缘，两侧为后鼻孔，经此与鼻腔相通；后方正对第 1、2 颈椎；顶部由蝶骨体、枕骨底部构成，呈穹隆状。顶部与后壁交界处黏膜内有丰富的淋巴组织集聚，称腺样体，又称咽扁桃体。若腺样体肥大，可影响鼻通气，或阻塞咽鼓管咽口引起听力减退。左右两侧壁有咽鼓管咽口及咽隐窝。咽鼓管咽口位于下鼻甲后端后方约 1.0cm 处，其周围有散在的淋巴组织，称咽鼓管扁桃体。咽鼓管咽口上方有一隆起部分称咽鼓管圆枕，咽鼓管圆

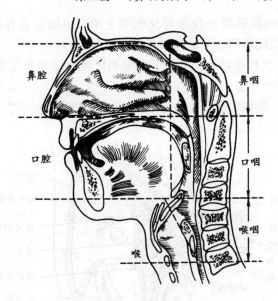

图 2-1-5 咽的分部

枕后上方有一称为咽隐窝的凹陷区，是鼻咽癌的好发部位，其上方与颅底破裂孔接近，鼻咽癌易经此处侵及颅内。

鼻咽的下方与口咽相通。正常生理吞咽时，软腭上抬与咽后壁接触，将鼻咽与口咽暂时隔开。软腭功能异常时可出现进食反呛。

2. 口咽 口咽又称中咽，位于口腔之后，介于硬腭与会厌上缘平面之间。上通鼻咽，下接喉咽，后壁平对第 2、3 颈椎椎体，黏膜下有散在的淋巴滤泡。向前经咽峡与口腔相通。腭舌弓与腭咽弓之间为扁桃体窝，腭扁桃体即位于其中。在每侧腭咽弓的后方，口咽侧壁黏膜下有纵行的条索状淋巴组织，名咽侧索。

3. 喉咽 喉咽又称下咽，位于会厌软骨上缘与环状软骨下缘平面之间，向下连接食管，后方正对第 4、5、6 颈椎；前面自上而下由会厌、杓状会厌襞和杓状软骨所围成的入口，称喉入口，与喉腔相通。在会厌前方，舌会厌外侧襞和舌会厌正中襞之间，左右各有 2 个浅凹陷，称会厌谷；在喉口两侧各有 2 个较深的隐窝名为梨状窝，两者均是咽部异物容易存留的部位。

4. 咽壁的构造 咽壁从内至外有 4 层：黏膜层、纤维层、肌肉层和外膜层。

（1）黏膜层 鼻咽部的黏膜与鼻腔及咽鼓管黏膜连续，主要为假复层纤毛柱状上皮。口咽和喉咽的黏膜均为复层鳞状上皮，黏膜下含有丰富的黏液腺和浆液腺。

（2）纤维层 由颊咽筋膜构成。

（3）肌肉层 据功能的不同分为 3 组：咽缩肌组（收缩时使咽腔缩小，挤压食物入食管）、咽提肌组（收缩时使咽喉上举，协助完成吞咽）、腭帆肌组（具有缩小咽峡、关闭鼻咽、分隔鼻咽与口咽的作用）。

（4）外膜层 又称筋膜层，覆盖于咽缩肌之外，由咽肌层周围的结缔组织组成，系颊咽筋膜的延续。

5. **筋膜间隙** 是颊咽筋膜与邻近筋膜之间的疏松组织间隙，主要有咽后隙与咽旁间隙。见图2-1-6。

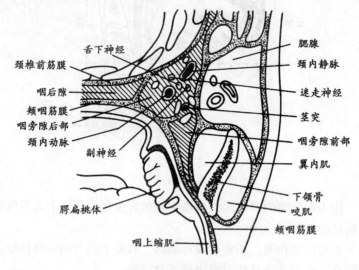

图 2-1-6 咽的筋膜间隙

（1）咽后隙 位于咽后壁颊咽筋膜与椎前筋膜之间；上起颅底，下至第1、2胸椎平面上纵隔；两侧仅以薄层筋膜与咽旁间隙相隔；该间隙于正中由纤维组织将其分为左右两部分；咽后间隙中有疏松结缔组织和淋巴组织，新生儿时期扁桃体、口腔、鼻腔后部、鼻咽、咽鼓管及鼓室等处的淋巴引流于此。

（2）咽旁隙 位于咽后隙的两侧，左右各一，形如锥体，底向上至颅底，锥尖向下达舌骨，内侧以颊咽筋膜及咽缩肌与扁桃体相邻，外侧为下颌骨升支与腮腺的深面及翼内肌，后界为颈椎前筋膜，间隙内有颈内动脉、颈内静脉、舌咽神经、迷走神经、舌下神经、副神经、交感干等重要血管、神经，炎症时偶可波及于此。

6. **咽的淋巴组织** 咽部有丰富的淋巴组织，组成环状。咽淋巴内环主要由咽扁桃体（腺样体）、咽鼓管扁桃体、腭扁桃体、咽侧索、咽后壁淋巴滤泡及舌扁桃体等构成。内环淋巴流向颈部淋巴结，后者又互相交通，形成淋巴外环。淋巴外环主要由咽后淋巴结、胸锁乳突肌前缘及后缘淋巴结、下颌下淋巴结、颏下淋巴结、舌下淋巴结等组成。见图2-1-7。

（1）腺样体 又称咽扁桃体，以往曾称增殖体，位于鼻咽顶与后壁交界处，腺体呈桔瓣样排列，表面不平，有 5～6 条纵形沟隙，易存留细菌，居中的沟隙最深。腺样体出生后即存在，6～7 岁时最显著，一般 10 岁以后逐渐退化萎缩。

（2）腭扁桃体 习称扁桃体，位于口咽两侧腭舌弓与腭咽弓围成的扁桃体窝内，为咽淋巴组织中的最大者。扁桃体内侧面朝向咽腔，表面有鳞状上皮黏膜覆盖，其黏膜上皮向扁桃体实质

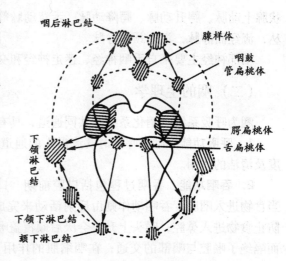

图 2-1-7　咽淋巴环

陷入，形成 6～20 个深浅不一的隐窝，是细菌、病毒存留繁殖，形成感染病灶的部位。外侧有被膜包裹，和咽上缩肌相邻，其间有疏松结缔组织，形成扁桃体周围隙。见图 2-1-8。

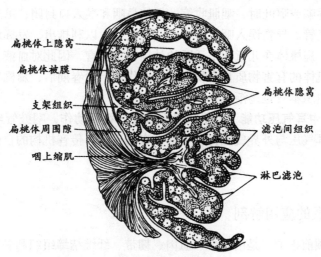

图 2-1-8　腭扁桃体冠状切面

（3）舌扁桃体 位于舌根，呈颗粒状聚积于舌根。舌扁桃体炎症肥大时，影响呼吸、吞咽及语言。

7. 咽的血管及神经 咽部的血液供应来自颈外动脉的分支：咽升动脉、甲

状腺上动脉、腭升动脉、腭降动脉、舌背动脉等。咽部的静脉血经咽静脉丛与翼丛，流经面静脉，汇入颈内静脉。

咽部神经主要来自舌咽神经、迷走神经和交感神经干所构成的咽神经丛。

（二）咽的生理学

咽为呼吸系统与消化系统的共同通道，具有下列生理功能：

1. 呼吸功能 咽是呼吸时气流出入的通道，对吸入的空气有调节温度、湿度及清洁的作用。

2. 吞咽功能 吞咽过程包括口腔前期、口腔期、咽期、食管期4个时相。当食物进入咽腔，吞咽动作则由反射活动来完成，表现为软腭上抬，关闭鼻咽，防止食物进入鼻腔；喉头上升，会厌后倾覆盖喉入口，声门关闭，呼吸暂停，从而隔绝了喉腔与咽部的交通；在咽缩肌的作用下，食物越过会厌经梨状窝进入食道。

3. 共鸣作用 咽腔为共鸣腔之一，发音时，咽腔和口腔可改变形状，产生共鸣。正常的咽部结构与发音时咽部形态大小的相应变化，对语言形成的清晰度有重要作用。

4. 防御保护功能 来自鼻、鼻窦和咽鼓管的分泌物，可借咽的反射作用吐出或咽下。吞咽或呕吐时，咽肌收缩，促使鼻咽和喉入口封闭，可避免食物反流鼻腔或吸入气管。异物误入咽腔，可引起咽反射，以利排出，发挥对机体的保护作用。此外，扁桃体在儿童期是活跃的外周免疫器官，因此对血液、淋巴或其他组织中侵入机体的有害物质具有积极的防御作用；青春期后，扁桃体的免疫活动趋于减退，组织本身也逐渐缩小。

5. 调节中耳气压功能 由于咽部不断进行吞咽动作，咽鼓管经常获得开放机会，使中耳气压与外界气压得以平衡，有利于中耳传音机构的自由振动。

三、喉

（一）喉的应用解剖

喉位于颈前正中，是由软骨、肌肉、韧带、纤维结缔组织和黏膜所组成的锥形管状器官，内衬黏膜，前方有皮肤、皮下组织、筋膜及肌肉所覆盖，两侧有颈鞘内容物走行，后有颈前筋膜与颈椎相隔。喉上通喉咽，下连气管，其上界为会厌软骨上缘，下方以环状软骨下缘为界。喉是呼吸的通道及发声的主要器官。

1. 喉软骨 喉软骨（图2-1-9）构成喉的支架，其主要构成包括：

（1）会厌软骨 为扁平、单一呈叶片状的软骨，上端游离，下端借韧带附

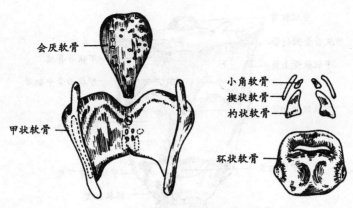

会厌软骨

小角软骨
楔状软骨
杓状软骨

甲状软骨

环状软骨

图 2-1-9 喉的软骨

于甲状软骨切迹内面的下方，表面覆盖黏膜，由后上向前下方倾斜。会厌分舌面与喉面，舌面的黏膜下组织疏松，炎症时易肿胀。儿童时期会厌如卷叶状，质较软。成年后，多近于平坦，质较硬。

（2）甲状软骨　为喉部最大的软骨，由左右对称的两块方形软骨板在前方中线部位接合而成，上缘正中有一"V"形切迹，称甲状软骨切迹。两板接合处形成一交角，称为喉结。男性该交角较小，为锐角，为成年男性的特征性标志；女性多为钝角，喉结不明显。

（3）环状软骨　位于甲状软骨之下，第一气管环之上，为喉部以及气管中唯一完整的软骨环，对保持呼吸道的通畅至关重要。若因病变或外伤而致环状软骨缺损时，可造成喉狭窄。

（4）杓状软骨　为一对三角锥形软骨，位于环状软骨板两侧上缘，与环状软骨构成环杓关节。在喉内诸肌的作用下，杓状软骨借助环杓关节运动，使声带张开或关闭。

2. 喉韧带与膜　喉各软骨之间除关节外，由纤维状韧带组织连接。其中环甲膜位于甲状软骨与环状软骨之间，是手术进入上呼吸道的捷径，急性喉梗阻时，紧急情况下可行环甲膜穿刺或切开进行急救，解除呼吸困难症状。见图 2-1-10。

3. 喉腔　喉腔以声带和室带为界分为声门上区、声门区和声门下区 3 个部分。见图 2-1-11。

声门上区指声带以上的区域，包括会厌、杓会厌皱襞、室带和喉室。室带也称假声带，左右对称，位于声带上方并与之平行，由黏膜、室韧带及甲杓肌组成，外观呈淡红色。喉室位于室带和声带之间，呈梭形腔隙，有黏液腺，分泌黏液，润滑声带。声门区是两侧声带之间的区域，包括两侧声带、前连合、后连合及杓状软骨区域。声门下区指声带游离缘以下至环状软骨下缘以上的部分，幼儿

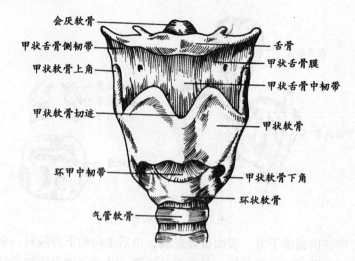

图 2-1-10　喉的软骨与韧带

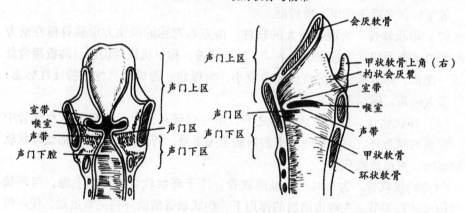

（1）喉的冠状切面后面观　　　（2）喉的矢状切面内面观

图 2-1-11　喉腔的分区

期此区黏膜下组织疏松，炎症时易水肿而致喉阻塞，发生呼吸困难。

　　声带左右成对，由黏膜、声韧带、甲杓肌组成，在间接喉镜下声带呈白色带状，边缘整齐，炎症或外伤时易引起水肿，影响发声。两侧声带之间的裂隙呈底在后的一等腰三角形，称之为声门裂，简称声门，为喉的最狭窄处。

　　4．喉肌　分为喉外肌和喉内肌。喉外肌上接舌骨、下颌骨，下连胸骨、肩胛骨，其作用是连接喉与周围结构、升降与固定喉体。喉内肌包括可使声门闭合的声带内收肌、声门张大肌、声带紧张与松弛肌、喉入口关闭肌、喉入口开放肌等。

　　5．喉的神经　喉的神经为迷走神经的分支，包括喉上神经和喉返神经。

喉上神经：内支为感觉神经，穿过甲状舌骨膜入喉，分布于声带以上区域的黏膜，司喉部感觉；外支为运动支，支配环甲肌。

喉返神经：其为迷走神经入胸后的分支，主要为运动神经，支配除环甲肌以外的喉内各肌，亦有感觉支分布于声门下区黏膜。左右喉返神经的循行路径不完全相同。右侧喉返神经在锁骨下动脉之前分出，向后绕过该动脉下后方折向上，沿气管食管沟上行，在环甲关节后方入喉。左侧喉返神经则在迷走神经下行至主动脉弓处分出，向后绕过主动脉弓下后方，上行入喉。由于左侧喉返神经路径较右侧长，损伤机会较多，因此临床左侧声带瘫痪较右侧多见。

6. 喉的血管和淋巴 喉的血液供应主要来自甲状腺上动脉的喉上动脉、环甲动脉以及来自甲状腺下动脉的喉下动脉。静脉与动脉伴行，汇入甲状腺上、中、下静脉，然后汇入颈内静脉及无名静脉。

喉的淋巴分为声门上区和声门下区两组。声门上区的淋巴管丰富，汇入颈总动脉分叉处和颈内静脉附近的颈深上淋巴结群。声门区淋巴组织极少。声门下区的淋巴管也较少，穿出环甲膜汇入喉前和气管前淋巴结后再进入颈深下淋巴结群。

（二）喉的生理学

1. 呼吸功能 喉是呼吸通道。声门裂是呼吸通道的最狭窄处。呼吸时声门张开的大小是依据机体的需求，通过中枢神经来进行调节的。呼气时声门相对变窄，以增加呼吸阻力，利于肺泡内的气体交换。吸气时声门相对增宽，以减少呼吸道阻力，利于吸入空气。

2. 发声功能 喉是发音的重要器官。发声时，两侧声带内收并保持一定张力，在肺部呼出气流的冲击下，振动声带形成声音。喉部发出的声音为基声，要通过上部共鸣腔（喉腔、咽腔、口腔、鼻腔、鼻窦）和下部共鸣腔（气管、胸腔）的共鸣作用，再配合舌、唇、软腭等构音器官的配合，才能最后形成语言。声带或共鸣器官的病变可影响发声效果。声音音调的高低取决于声带振动的频率，声音的强弱取决于声带振幅的大小。

3. 保护功能 喉靠三道防线对下呼吸道起保护作用。吞咽时，喉被上提，会厌向后下倾倒盖住喉入口，以保护下呼吸道，此为第一道防线；两侧室带内收向中线靠拢，形成第二道防线；声带内收，声门闭合，形成第三道防线。在吞咽时，这三道防线同时关闭，食管口开放，食物从梨状窝进入食管。若有食物进入喉腔或下呼吸道，则会引起剧烈的反射性咳嗽。

4. 屏气功能 吸气后声门紧闭，呼吸暂停，控制膈肌活动，胸部固定，腹压增加，从而完成排便、分娩、上肢用力、跳跃等活动。

四、耳

（一）耳的应用解剖

组成耳的3个部分为外耳、中耳和内耳。见图2-1-12。

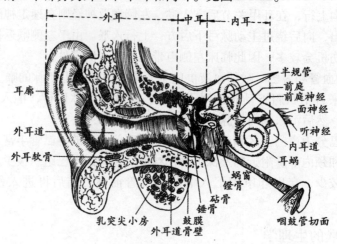

图2-1-12　耳的组成

1. 外耳　外耳包括耳廓及外耳道。

（1）耳廓　耳廓借韧带、肌肉、软骨和皮肤附于头颅侧面，除耳垂由脂肪和结缔组织构成外，其余部分由弹性软骨外覆软骨膜及皮肤构成。耳廓各部位名称见图2-1-13。耳廓软骨与外耳道软骨部相连，外耳道炎时，压迫或牵拉耳廓可发生剧痛。

耳廓血液供应由耳后动脉及颞浅动脉供给，血管位置表浅，血液供应差，皮肤菲薄，易受冻伤；局部抗感染能力较差，局部炎症不易控制，受伤后易感染，同时软骨感染容易坏死，如处理不当，会造成耳廓畸形。

耳廓的神经支配复杂，由多组颅神经、颈丛的耳大神经、枕小神经分布。

（2）外耳道　起自外耳道口，止于鼓膜，呈"S"形，成人长2.5~3.5cm，由软骨部和骨部组成。外耳道的皮肤与耳廓的皮肤相连，

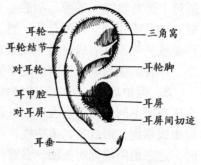

图2-1-13　耳廓的表面标志

外耳道外1/3为软骨部，内2/3为骨部。外耳道皮下组织甚少，皮肤几与软骨膜

和骨膜相贴，故当感染肿胀时易致神经末梢受压而引起剧痛。骨部与软骨部交界处较狭窄，称外耳道峡部。软骨部的皮肤含有毛囊、皮脂腺及耵聍腺，而骨性外耳道的皮肤菲薄，无毛囊及腺体存在。

外耳道的血液供应主要来自颈外动脉的分支上颌动脉。其淋巴注入耳前淋巴结、腮腺淋巴结、耳后淋巴结及颈浅淋巴结，最后汇入颈深淋巴结。

外耳道的神经由三叉神经、面神经及迷走神经相应的分支支配。因此，口腔及颞颌关节疾病可引起反射性耳痛，而刺激外耳道皮肤可通过迷走神经的耳支引起反射性咳嗽。

2. 中耳 中耳包括：鼓室、鼓窦、乳突及咽鼓管4个部分。

（1）鼓室 位于颞骨内，是颞骨内最大的不规则的含气空腔，借鼓膜与外耳道分隔，经咽鼓管与鼻咽部相通，通过鼓窦与乳突小房相连。以鼓膜紧张部上、下缘水平为界，鼓室分为上鼓室、中鼓室、下鼓室3个部分，见图2-1-14。鼓室内有听小骨、肌肉及韧带等。腔内被覆黏膜。

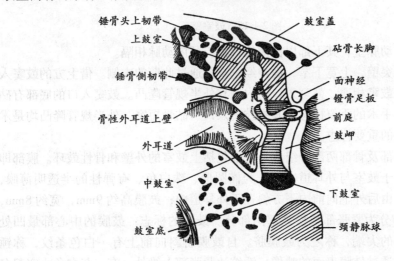

图 2-1-14　鼓室

① 鼓室壁：鼓室为一不规则的腔隙，有上、下、前、后、外、内6个壁。见图2-1-15。

上壁为鼓室盖，由颞骨岩部前面构成，分隔鼓室与颅中窝的大脑颞叶，顶上有岩鳞裂，婴幼儿期时常未闭合，是化脓性中耳炎引起耳源性颅内感染的感染途径。

下壁又称颈静脉壁，为一菲薄的骨板，借之鼓室与颈内静脉、颈静脉球分隔开。先天性缺损时，颈静脉球突入鼓室，可透过鼓膜下部隐约见到蓝色的颈静脉球。

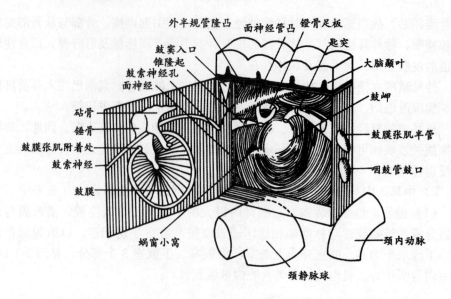

图 2-1-15　鼓室壁

前壁即颈动脉壁，其下部以极薄的骨板与颈内动脉相隔。

后壁即乳突壁，上宽下窄，面神经垂直段通过此壁的内侧。借上方的鼓窦入口，上鼓室与鼓窦相通。鼓窦入口的内侧有外半规管隆凸。鼓窦入口的底部有砧骨窝，为中耳手术的重要标志。其中鼓窦入口、砧骨短突、外半规管隆凸均是术中判定面神经的重要标志。

外壁由膜部及骨部两部分组成。骨部包括上鼓室的外壁和骨性鼓环。膜部即鼓膜。鼓膜介于鼓室与外耳道之间，为椭圆形、珠白色、有弹性的半透明薄膜，呈浅漏斗状，由后外上向前内下方斜置于外耳道内；鼓膜高约9mm，宽约8mm，厚约0.1mm，分为紧张部与松弛部两部分。鼓膜的标志：鼓膜的中心部最凹处相当于锤骨柄的尖端，称之为鼓膜脐。自鼓膜脐斜向前上有一白色条纹，称锤纹，为锤骨柄透过鼓膜表面的映像。锤纹达紧张部上缘处，有一灰白色小突起名锤骨短突。自锤骨短突向前至鼓切迹前端有锤骨前襞，向后至鼓切迹后端有锤骨后襞，两襞均为锤骨短突挺起鼓膜所致，为紧张部与松弛部的分界线。在锤骨柄的前下方可见一向前下达鼓膜边缘的三角形反光区，称之为光锥，系外来光线被鼓膜的凹面集中反射而成。一般将鼓膜分为4个象限，即沿锤骨柄作一假想直线，再经鼓膜脐作一与其垂直相交的直线，便可将鼓膜分为前上、前下、后上、后下4个象限。

内壁即内耳的外壁（迷路壁）。内壁后上方有一椭圆形凹陷，窝底有一近似椭圆形的窗孔向内通向内耳的前庭，此孔即前庭窗又称卵圆窗，由镫骨足板及其周围的环韧带封闭；后下方有一圆形凹陷，其内有一通向耳蜗鼓阶的蜗窗或圆窗，由圆窗膜封闭，此蜗窗膜或圆窗膜又称第二鼓膜。

② 鼓室的内容物：包括听小骨、肌肉、韧带及神经。

听小骨是人体中最小的一组骨头，包括锤骨、砧骨和镫骨，三者以关节连接成链，称之为听骨链，借韧带悬吊于鼓室腔，其中锤骨以锤骨柄与鼓膜相贴，砧骨居三者之间，镫骨借镫骨底板与前庭窗相连，听小骨将鼓膜振动的能量传入内耳。见图2-1-16。

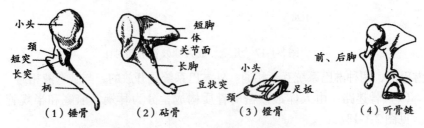

图 2-1-16　听骨链

鼓室的肌肉有鼓膜张肌和镫骨肌。鼓膜张肌收缩可增加鼓膜张力，减小鼓膜及听骨链振幅，有防止强声对鼓膜及内耳损伤的作用。镫骨肌是人体最小的一块肌肉，镫骨肌可限制镫骨的动度，也能起到保护内耳及鼓膜的作用。连接听骨的韧带有锤骨上、前、外侧韧带，砧骨上和后韧带，镫骨环韧带等6条。鼓室神经主要为鼓室神经丛和鼓索神经。

（2）咽鼓管　是沟通鼓室与鼻咽的通道，起自鼓室前壁，向前内下开口于鼻咽侧壁。成人咽鼓管长约31~38mm，由外1/3骨部和内2/3软骨部构成，骨部与软骨部交界处最窄，称为峡部。咽鼓管的鼓室端位于鼓室前壁称为鼓室口，鼻咽端的开口位于距下鼻甲后端约1.0~1.5cm处的鼻咽侧壁、咽隐窝之前。咽鼓管咽口和鼓室口不在同一水平面，成人咽鼓管鼓室口高于咽口约15~25mm；而婴幼儿的咽鼓管与成人相比则几乎近于水平位，具有粗、短、直的特点，因此婴幼儿易因上呼吸道的炎症经咽鼓管侵入鼓室而引起中耳炎。图2-1-17。

（3）鼓窦　为位于鼓室后上方的一个较大的乳突气房，内覆有纤毛黏膜上皮，是乳突气房通向鼓室的要道，也是中耳乳突手术的重要解剖标志及入路。

（4）乳突　位于颞骨的后下部，乳突内含许多大小不等、形状不一的气腔，即乳突气房，其相互交通，内有无纤毛的黏膜上皮覆盖。

3. 内耳　内耳深居颞骨岩部内，结构复杂而精细，又称迷路，含有听觉与位觉的重要感受装置。从解剖学角度看，内耳有耳蜗、前庭和半规管3个部分；从组织学角度看，内耳由骨迷路、膜迷路和淋巴液组成。骨迷路是内耳的骨性包裹，膜迷路包含在骨迷路之中，骨迷路与膜迷路之间的间隙内含外淋巴液，膜迷路内含有

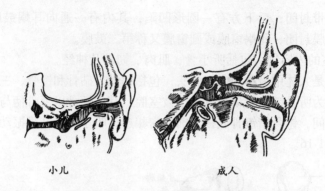

小儿　　　　　　　成人

图 2-1-17　儿童、成人咽鼓管解剖对比

内淋巴液，两种淋巴系统互不相通。外淋巴系统是开放的，与脑脊液相通。

（1）骨迷路　由人体最致密的骨质构成，分为耳蜗、前庭和半规管 3 个部分。见图 2-1-18。

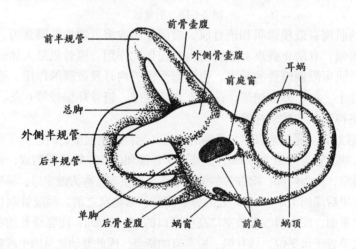

图 2-1-18　骨迷路

耳蜗：形似蜗牛壳，为一螺旋骨管，位于骨迷路的前部，内含膜迷路，主要由中央蜗轴和周围的骨蜗管组成。骨蜗管（蜗螺旋管）旋绕蜗轴 2.5～2.75 周，全长 21～33mm，底部突出于鼓室内壁，形成鼓岬，蜗顶朝向前外下方。围绕蜗轴突入管腔的螺旋状骨板称之为骨螺旋板，与基底膜（膜螺旋板）一同将骨蜗管分为上、下两腔，上腔又被前庭膜一分为二，故骨蜗管共有 3 个管腔，即前庭阶、中阶和鼓阶。其中前庭阶起自前庭窗，鼓阶起自蜗窗，中阶位于前庭阶内，属膜迷路。见图 2-1-19。

前庭：为一不规则的椭圆形腔隙，位于骨迷路的中部，前连耳蜗，后连 3 个

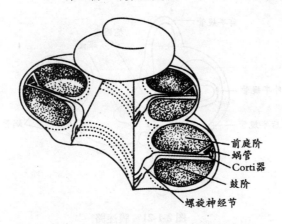

前庭阶
蜗管
Corti 器
鼓阶
螺旋神经节

图 2-1-19　耳蜗

半规管，外侧壁有前庭窗和蜗窗与中耳相联系。见图 2-1-20。

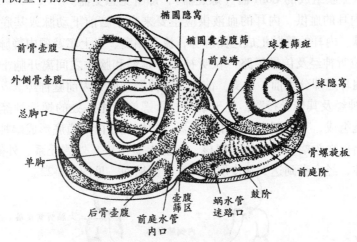

椭圆隐窝
椭圆囊壶腹筛
球囊筛斑
前骨壶腹
前庭嵴
球隐窝
外侧骨壶腹
总脚口
骨螺旋板
单脚
前庭阶
壶腹筛区
蜗水管迷路口
鼓阶
后骨壶腹
前庭水管内口

图 2-1-20　前庭剖视图

　　半规管：每侧有 3 个半规管，分别为外半规管（水平半规管）、前半规管（上半规管）和后半规管，互相垂直。半规管位于前庭的后上方。每个半规管的一端膨大，称之为壶腹。

　　（2）膜迷路　借网状纤维固定于骨迷路内，由椭圆囊、球囊、3 个膜半规管、膜蜗管、内淋巴管和内淋巴囊构成。整个膜迷路系统是密闭的，悬浮于外淋巴中，膜迷路内充满内淋巴。见图 2-1-21。

　　椭圆囊斑、球囊斑和半规管的壶腹嵴内均有前庭神经末梢的感受器，即位觉感受器。前庭神经的末梢感受器分布于椭圆囊斑、球囊斑及壶腹嵴。膜蜗管即中阶，为一螺旋形膜性盲管，内含内淋巴，有外、上、下 3 个壁。外侧壁为螺旋韧

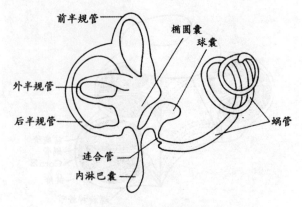

图 2-1-21　膜迷路

带，上壁为前庭膜，底壁为基底膜。在基底膜上有由支柱细胞、内毛细胞、外毛
细胞和胶状盖膜组成的 Corti 器（螺旋器），即听觉感受器。

（3）内耳的血供　内耳的血液供应主要来自小脑前下动脉或基底动脉分出
的迷路动脉。内耳的静脉汇成迷路静脉，流入侧窦、岩上窦及颈内静脉。

（4）位听神经及传导径路　位听神经于延髓和脑桥之间离开脑干，会同面
神经进入内耳道即分为前、后支。前支为蜗神经，后支为前庭神经。

① 蜗神经及其传导径路：位于蜗轴与骨螺旋板相连处的螺旋神经节，由双
极神经细胞组成，其周围突分布于螺旋器，中枢突在内耳道底形成蜗神经。其上
行传导径路依次为蜗神经背核和腹核、双侧上橄榄核、外侧丘系、外侧丘系核、
内侧膝状体，经内囊到达大脑皮层的听区上颞横回。见图 2-1-22。

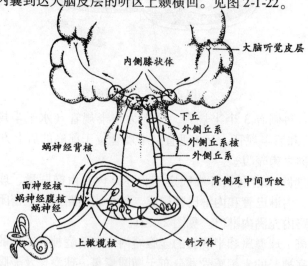

图 2-1-22　蜗神经的传导径路

② 前庭神经及其传导径路：位于内耳道底部的前庭神经节，亦为双极细胞，其周围突分布于膜半规管的壶腹嵴、椭圆囊斑和球囊斑；其中枢突形成前庭神经，至脑桥和延髓的前庭神经核，前庭核发出的二级神经元分别到达小脑、第Ⅲ（动眼神经）、Ⅳ（滑车神经）、Ⅵ（外展神经）脑神经核。

（5）面神经　面神经为混合神经，以运动纤维为主，少部分是感觉纤维和副交感纤维，是人体中穿过骨管最长的脑神经。面神经离开脑桥后，与听神经伴行到达内耳门，进入内耳道后它位于听神经的前方，在内耳道底的前上方进入面神经管，在管内面神经分为迷路段、鼓室段和乳突段，最后经茎乳孔出颅。中耳病变和手术时易引起鼓室段和乳突段的损伤。面神经出茎乳孔后，分为5个分支（颞支、颧支、颊支、下颌支、颈支）支配面部表情肌，其中支配额肌、眼轮匝肌和皱眉肌的面神经受双侧大脑皮层控制，支配面下部表情肌的面神经仅受对侧大脑皮层控制。所以，一侧中枢性面神经损害（脑桥以上到大脑皮质之间受损时），仅出现对侧面下部瘫痪，皱额和闭眼功能无明显障碍。

（二）耳的生理学

耳的主要生理功能为司听觉与平衡觉。

1. 听觉功能　物体振动向周围传播的过程称波，能产生听觉的振动波称声波，声波以波长、振幅以及频率来表述。声波在介质内以机械能的形式传播，最终将能量传至内耳 Corti 器，换能后以生物电的形式传导至大脑皮质听觉中枢并产生听觉。人耳听觉的声波频率在 20 ~ 20000Hz 范围之间，但对 1000 ~ 3000Hz 的声波最敏感。声音的强度称声强，声强级以分贝（dB）为单位。引起人耳听觉的某一最小声强值称为听阈，人耳的听阈随声波频率的不同而各异。

声波传入内耳产生听觉的过程有两种途径，即通过空气传导的气传导途径和通过颅骨传导的骨传导途径。正常情况下，以空气传导为主。

（1）气传导途径　声波由耳廓收集后，由外耳道空气为媒介传至鼓膜并振动鼓膜，然后通过鼓膜、听骨链和镫骨底板的增压作用，激动内耳的内、外淋巴液，引发基底膜振动，使位于基底膜上的螺旋器感音并产生神经冲动，经蜗神经传至听觉中枢，引起听觉。

（2）骨传导途径　声波直接振动颅骨，使内耳淋巴液发生相应的波动，并激动耳蜗的螺旋器产生神经冲动，经蜗神经传至听觉中枢，引起听觉。

咽鼓管对维持中耳的生理功能有重要作用：咽鼓管平时处于关闭状态，在吞咽、打哈欠、张口及捏鼻鼓气时开放，使气体经其进入鼓室，以保持鼓室与外界气压的平衡；对鼓室分泌物有引流作用；咽鼓管通常处于关闭状态，能阻挡说话声、呼吸声传入中耳鼓室并振动鼓膜；咽鼓管软骨段黏膜较厚，表面的皱襞具有活瓣作用，加上黏膜上皮的纤毛运动，可以防止呼吸道的液体、异物、感染病灶传入中耳。

2. 平衡功能 人体平衡的维持依靠前庭器官、视器及本体感受器的相互协调来完成。

前庭是特殊分化的感受器，主司感知头位及其变化。前庭神经到达前庭神经核后，与眼球的运动肌肉及身体各部肌肉有着广泛的神经联系，因此，当头部和身体运动产生的刺激传到前庭感受器时，就可引起眼球、颈肌和四肢的肌反射运动以保持身体的平衡。其中半规管主要感受正、负角加速度的刺激，椭圆囊斑和球囊斑接受直线加（减）速度的刺激。

第二节 耳鼻咽喉科检查法

一、检查设备

耳鼻咽喉诸器官在解剖学上具有部位深、不宜直视的特点，所以临床检查时需使用专门的器械和良好的照明才能进行。检查室内宜稍暗，配备有检查椅、转凳、检查器械、消毒器械和痰盂以及药品和敷料，如1%麻黄素液、1%地卡因、纱布、棉球、棉签等。检查用光源多为100W的白炽灯。见图2-1-23。

借额带佩戴于检查者额前的额镜，为一圆形凹面可聚光的反射镜，其镜面可灵

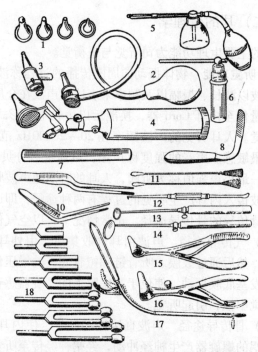

1.耳镜；2.鼓气耳镜；3.电鼓气耳镜；4.电耳镜；5.喷雾器；6.喷粉器(缺橡皮球)；7.直压舌板；8.角形压舌板；9.枪状镊；10.膝状镊；11.卷棉子；12.耳耵聍钩；13.间接后鼻孔镜；14.间接喉镜；15.小儿鼻镜；16.鼻镜；17.可活动后鼻孔镜；18.音叉

图2-1-23 耳鼻咽喉的检查器械

活转动，中央有一小孔，供检查者检查（如图 2-1-24）。检查时，光源一般置于额镜同侧，距耳约 15cm 左右，略高于受检者耳部，调整镜面使之贴近左眼或右眼，并使投射于额镜面上的光线经反射后聚集于受检部位，保持瞳孔、额镜中央孔和受检部位处于同一条直线上。检查时，两眼应同时睁开，养成单视的习惯。见图 2-1-25。

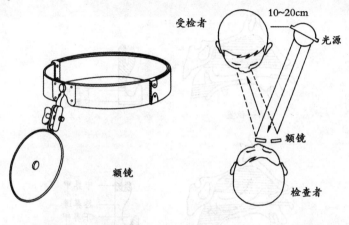

图 2-1-24　额镜　　　　　　　图 2-1-25　对光

检查鼻、咽、喉时，一般受检者与检查者相对而坐。检查耳部时，受检者侧坐。检查儿童时，需由其家属或医务人员抱持，协助检查，以防乱动。见图 2-1-26。

二、鼻部检查法

1．外鼻检查　外鼻检查的方法包括视诊与触诊。视诊即观察外鼻有无畸形、缺损、肿胀、新生物，皮肤有无异常改变。触诊则以示指和拇指触诊，检查鼻部皮肤有无触痛、增厚、变硬，鼻骨有无塌陷或骨摩擦感等。

2．鼻腔检查

（1）鼻前庭检查　嘱受检者头稍后仰，用拇指将其鼻尖抬起，观察鼻前庭皮肤有无红肿、糜烂、溃疡、皲裂、结痂、肿块和鼻毛脱落等。

（2）鼻腔检查　通常以左手持前鼻镜，右手扶持受检者面颊部。检查时，将鼻镜两叶合拢，使之与鼻底平行，缓缓置入鼻前庭，但

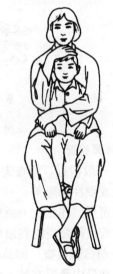

图 2-1-26　小儿检查时的体位

深度不能超越鼻阈,以免引起疼痛或鼻腔黏膜损伤,然后将鼻镜两叶上下张开以扩张鼻孔,依次检查鼻腔各部。检查时,先使受检者头稍低,观察鼻腔底部、下鼻甲、下鼻道及鼻中隔前下部;再使受检者头后仰至30°,检查鼻中隔中段、中鼻甲、中鼻道和嗅裂中后部;最后使受检者头进一步后仰至60°,查看鼻中隔上部、中鼻甲前端、鼻丘、嗅裂与中鼻道的前部。见图2-1-27。

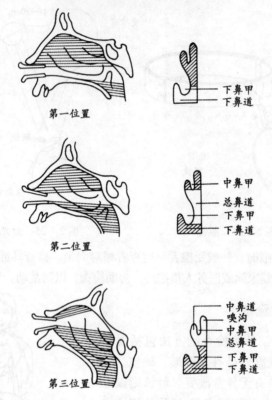

图2-1-27 前鼻镜检查的3个角度

3. 鼻窦检查

(1)一般检查 检查尖牙窝、内眦及眶内上角皮肤有无红肿、压痛及局部有无弹性或硬性膨隆等。一般前组鼻窦的急性炎症,在鼻窦的浅表部位可有压痛;上颌窦炎时在相应上颌窦前壁尖牙窝部有触痛或叩痛;额窦炎时在眶内上部有压痛;前组筛窦炎时在眼内眦部有压痛。鼻窦囊肿局部触之可有乒乓球样感。

(2)前鼻镜检查 即鼻腔检查,主要观察中鼻道、嗅裂或后鼻孔处有无脓液存留。如见中鼻道有脓,多为前组鼻窦发炎;嗅裂或后鼻孔处有脓,多为蝶窦及后组筛窦的炎症;若中鼻道无脓,但黏膜有充血、水肿时,也应考虑有鼻窦炎的可能。

（3）体位引流　用于疑为鼻窦炎而鼻道内又未发现脓性分泌物者。首先用1%麻黄素棉片充分收缩中鼻道与嗅裂附近黏膜，使鼻窦口通畅；然后令受检者改变头位，将所要检查的鼻窦窦口置于该窦的下方，保持此位置10分钟后检查鼻腔，观察中鼻道或嗅裂处有无分泌物排出，若有，则可判定所疑鼻窦存在炎症。如疑为上颌窦炎者，取侧卧低头位，患侧居上；若疑为额窦炎时，取正坐位；若疑为前组筛窦炎时，取头后仰30°位；若疑为后组筛窦炎时，取头前倾30°位；若疑为蝶窦炎时，头俯于桌面上。

（4）上颌窦穿刺冲洗术　此乃诊断及治疗上颌窦疾患的常用方法之一。穿刺同时可加灌洗或X线造影检查，甚至可对冲洗出的液体中的细胞做病理学检查，以判断是否有炎症、占位性病变以及判定新生物的性质。

（5）影像学检查　在X线片上，通过观察窦腔和窦壁透光度的变化，可借以推断某些鼻窦疾病，如炎症、肿瘤、囊肿、异物、骨折等。常用的拍片体位有：主要用于检查上颌窦的鼻颏位（华特位）；用于检查额窦和筛窦的鼻额位；鼻窦侧位片。

若常规X线检查不能明确诊断，可选用CT扫描或磁共振检查。CT扫描常使用鼻及鼻窦的冠状位CT片，可清晰显示病变及相关解剖学结构，是鼻内窥镜术前的常规检查项目。当考虑鼻腔、鼻窦疾患涉及颅内结构时，磁共振（MRI）检查有利于提示颅内受侵情况。

4. 嗅觉检查　嗅觉检查常选用定性法。一般以水作对照剂，用香水、香油、醋、煤油等作嗅觉检查剂，分别装入有色小瓶内备用，小瓶的颜色、大小、式样需完全相同。检查时令受检者以手指堵塞一侧鼻孔、闭目，检查者将上述小瓶盖子打开，分别置于受检者另一侧鼻孔下令其嗅之，再以同法施于对侧。结果判断：全部嗅出者为嗅觉良好，仅能嗅出其中数种者为嗅觉减退，全部不能嗅出者为嗅觉丧失。

5. 鼻内窥镜检查法　鼻内窥镜检查法适应证：检查部位不明的鼻出血，寻找鼻腔和后鼻孔异常分泌物的来源，对鼻腔、鼻咽部早期新生物的定位和活检，鼻窦阻塞性病变的诊断，脑脊液鼻漏的诊断，颅底骨折的定位，内窥镜鼻窦手术前检查、术后术腔清理和复查等。

三、咽喉部检查法

1. 口咽部检查　受检者取端坐位，张口，平静呼吸。检查者用压舌板将舌压向口底，观察腭舌弓、腭咽弓、腭扁桃体及咽侧索、咽后壁等，嘱受检者发"啊"音，观察软腭活动。注意压舌板不要深入超过舌前2/3处，以免引起恶心。

观察口咽黏膜有无红肿、溃疡或新生物；软腭运动情况、两侧是否对称，悬雍垂是否过长、分叉；双侧扁桃体及腭舌弓、腭咽弓有无红肿、水肿、溃疡，扁桃体表面有无疤痕，隐窝口是否有脓栓或伪膜以及伪膜能否擦掉、擦掉后是否留有创面；观察咽后壁有无淋巴滤泡增生、肿胀和隆起等。

2．鼻咽部检查

（1）间接鼻咽镜检查　受检者端坐，张口，用鼻平静呼吸。检查者左手持压舌板压舌，右手持鼻咽镜伸至软腭与咽后壁之间，避免触及咽后壁或舌根，借助于额镜反光照明，转动镜面，通过镜面观察软腭背面、鼻中隔后缘、后鼻孔、咽鼓管咽口、圆枕、咽隐窝、鼻咽顶后壁及腺样体。鼻咽部的检查需注意黏膜有无充血、粗糙、出血、溃疡、隆起及新生物等。见图2-1-28。

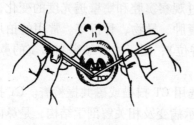 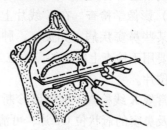

正面观　　　　　　　　　　　　　　侧面观

图2-1-28　间接鼻咽镜的检查法

（2）鼻咽部指诊　主要用于儿童。无须麻醉。由助手或家长将其抱好，固定体位。检查者左手示指将受检者右侧面颊部软组织挤压入其上下牙列之间，用右手示指迅速探入鼻咽部进行触诊，以明确有无腺样体肥大或鼻咽肿物。检查时操作需轻柔、迅速而准确。见图2-1-29。

（3）鼻咽侧位片　诊断腺样体肥大最为常用的是X线检查，根据鼻咽顶后壁黏膜增厚的程度及气道的宽窄，可提示有无腺样体的肥大。

（4）CT及MRI检查　适合于鼻咽部的占位性病变，可提示病变的范围及与周围结构的关系。

3．喉咽部检查　见间接喉镜检查法。

4．喉的外部检查法

（1）视诊　观察局部皮肤有无损伤、瘀

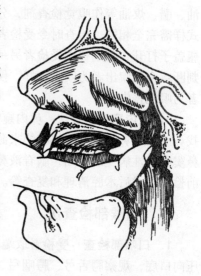

图2-1-29　鼻咽触诊示意图

血，喉结的大小、位置是否居中等。

（2）触诊　注意甲状软骨、环状软骨、舌骨、环甲膜等标志，检查有无皮下气肿、触痛、畸形、正常的喉软骨摩擦感等。怀疑喉恶性肿瘤时，尚需注意颈部淋巴结的肿大情况。

5. **间接喉镜检查法**　间接喉镜检查是喉腔最为常用且最简单的检查方法。检查时，受检者端坐，全身放松，张口伸舌，检查者以消毒纱布包裹受检者舌前部，左手拇、中指挟持舌尖并向前牵拉，右手持预温的间接喉镜，经左侧口角放入咽部，镜面朝前下方，镜背将悬雍垂和软腭推向后上方，嘱病人发"衣"音，使会厌上举，依次检查舌根、会厌谷、会厌舌面、双侧室带、声带、梨状窝、环后区等部位。对于咽反射敏感者，可使用1%地卡因喷雾咽黏膜，表面麻醉后再进行检查。见图2-1-30。

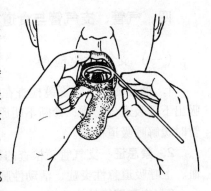

图2-1-30　间接喉镜检查法

6. **纤维喉镜和电子喉镜检查法**　纤维喉镜和电子喉镜均为软性内窥镜，可经鼻或口进行检查，近年已在临床广泛使用。检查时，受检者取坐位或仰卧位，先行鼻腔或口腔黏膜表面麻醉，然后将喉镜经鼻腔或口腔导入，依次检查鼻、鼻咽、口咽、喉咽、喉等部位，遇可疑问题尚可进行活检，并可进行息肉摘除及异物的取出等操作。

7. **动态喉镜检查法**　动态喉镜又称频闪喉镜，为借助发出不同频率的闪头照在声带上，观察声带黏膜的运动情况。当闪光的频率与声带振动频率有差别时，可观察到声带振动引起的黏膜波。声带的黏膜波病理情况下可中断或消失。动态喉镜检查有利于发现常规窥镜下不易发现的声带早期病变，如上皮增生、小囊肿或癌变等。

8. **喉的影像学检查法**

（1）**常规X线检查**　对于喉肿瘤的范围及喉狭窄的程度有提示，常用的有喉正位片、侧位片及正位体层片。

（2）**计算机断层扫描（CT）**　对于喉部外伤、肿瘤性疾病的诊断有指导意义，可提示肿瘤浸润的范围、颈部淋巴结转移的情况等，也是临床最为常用的影像学检查。

（3）**磁共振成像（MRI）**　对提示肿瘤有无侵及会厌前间隙、声门旁间隙及舌根、梨状窝等均有帮助。

9. 声谱仪和声图仪 声谱仪和声图仪是计算机技术支持下对嗓音进行定量分析的系统。声谱仪将人在发音时的资料记录下来并绘制声谱图，由此分析人嗓音中每一个元音的波形，借以诊断嗓音疾病及评价临床疗效。声图仪能对声音作频率、响度和强度的声学分析。

四、气管、支气管与食道检查法

（一）支气管镜检查

1. 适应证 支气管镜检查在耳鼻咽喉科主要用于取出气管、支气管异物，吸出下呼吸道分泌物，诊断不明原因的咯血，或在紧急情况下插入支气管镜，以暂时缓解呼吸道梗阻。

2. 禁忌证 支气管镜检查的禁忌证为严重心脏病及高血压，近期有严重咯血、上呼吸道急性炎症、活动性肺结核、颈椎病、张口困难及一般状况较差者。

3. 支气管镜检查麻醉 一般以 1% 地卡因溶液喷雾咽喉部行表面麻醉，小儿总气道异物可根据情况无须麻醉或全身麻醉。

4. 插入支气管镜的方法

（1）直接喉镜下支气管插入法 适用于小儿。受检者取仰卧位，头后仰，由助手固定头部，检查者左手持直接喉镜，纱条垫于患者上切牙，起到保护作用。喉镜由右侧口角、舌根达会厌喉面，向前上方抬起会厌，暴露声门。支气管镜经喉镜达声门，镜的斜面朝向左侧声带，通过声门插入气管，退出直接喉镜。将支气管镜柄旋转向上并逐渐伸入，依次检查气管、支气管，其中气管隆嵴是判定左、右主支气管的解剖标志。进入支气管时，需根据情况变换头位，以利于检查左右支气管。

（2）直接插入支气管镜法 适用于成人或较大儿童。检查者左手持支气管镜体，右手持支气管镜柄，可不用直接喉镜暴露声门，直接用支气管镜挑起会厌，暴露声门，并通过声门插入支气管镜进行检查。硬管支气管镜检查，因器械对声门的刺激易致喉水肿而出现呼吸困难，故操作应轻柔、准确，且时间不宜超过 30 分钟，术中可给予地塞米松肌注或静点，以缓解呼吸困难，防止发生喉水肿。

（二）食管镜检查法

1. 适应证 食管镜检查法主要用于明确食管异物的诊断，并取出食管异物；检查食管狭窄的情况，并可行食管镜扩张术；了解食管占位病变，并可镜下活检。

2. 禁忌证　食管镜检查法的禁忌证有食管腐蚀伤的急性期；严重的心血管疾患，如重度脱水、全身衰竭；严重的食管静脉曲张；明显的脊柱前突；严重颈椎病变或张口困难者。

3. 食管镜检查方法　检查多在局部麻醉下完成，对于儿童、不配合的成人以及有合并症或异物难取患者需行全身麻醉。受检者取仰卧垂头位，头后仰并高出手术台面约15cm，随食管镜进入，可将头位渐放低。检查者左手持食管镜的远端，同时固定于上切牙，右手持食管镜的近端，将食管镜经口腔导入，经会厌、杓状软骨、环后隙，抬起食管镜前端达食管入口处，左手使用一向前向上的力量将食管镜推入食管，以减少食管入口处黏膜的损伤，进入过程中要仔细检查食管入口处有无异物残留及黏膜损伤，并依次行食管全程检查，如有新生物存在，则需观察病变范围，并留取组织做病理检查。

五、耳部检查法

（一）耳的一般检查法

1. 视诊　观察耳廓的形态、大小、有无畸形、两侧是否对称，耳周皮肤有无红肿、有无局限性隆起、有无瘘管及瘘管周围有无红肿、瘢痕、赘生物等，观察外耳道口有无闭锁、狭窄、新生物、分泌物以及分泌物的性状。

2. 触诊　两手拇指以相同的压力同时触诊两侧乳突，检查乳突区有无压痛、耳周淋巴结是否肿大、有无耳廓牵拉痛等。

3. 嗅诊　单纯型中耳炎外耳道口分泌物有酸腐味，经清洗后即消失；胆脂瘤型外耳道口分泌物有特殊臭味；中耳癌等恶性肿瘤、中耳结核伴死骨形成者，分泌物有恶臭。

（二）外耳道及鼓膜检查法

1. 徒手检查法　受检者侧对检查者。检查者一手将耳廓向后、上、外方牵拉，使外耳道变直，依次检查外耳道和鼓膜。对婴幼儿，应将耳廓向后、外、下方牵拉。外耳道堵塞者，需首先将耵聍或外耳道分泌物清理干净后进行检查。要观察鼓膜的全貌，必要时借助器械进行检查。

2. 耳镜检查法　耳镜形如漏斗，可使外耳道深段更好地暴露。将大小适当的耳镜置于外耳道内，切勿超过软骨部和骨部的交界处。检查过程中要注意外耳道是否通畅、有无充血、有无分泌物以及分泌物的性质；鼓膜的色泽及有无充血、穿孔，穿孔的部位、大小，鼓膜的活动度，经穿孔部位鼓室内有无肉芽及胆脂瘤样物，有无鼓膜内陷及鼓室积液，局部有无新生物等。检查过程中要注意识别鼓膜的各个标志。

3．咽鼓管功能检查法 咽鼓管是保证中耳鼓室与外界大气压平衡的重要解剖结构，与许多中耳疾病的发生、发展紧密相关。常用的检查方法有：

（1）吞咽法 嘱受试者行吞咽动作，检查者将听诊器橄榄头置于受试者外耳道口进行听诊。咽鼓管功能正常时，检查者可经听诊器听到轻柔的"嘘嘘"声。

（2）吹张法 受试者捏鼻、鼓气，正常咽鼓管将开放，气流可冲入鼓室。检查者同样可从听诊器内听到鼓膜的振动声或经电耳镜观察鼓膜的活动情况。此时正常咽鼓管呈开放状态，气流冲入鼓室，检查者可从听诊管内听到鼓膜的振动声，正常咽鼓管此时可听到气流通过咽鼓管的轻柔的声音。

（三）听功能检查法

临床听力检查法分两种，主观测听法与客观测听法。主观测听法包括语音检查法、音叉试验、纯音听力计测听法等，而客观测听法有声导抗仪测试法、电反应测听及耳声发射测试等。

1．语音检查法 该试验多用于一般体格检查，除能检查听力情况外，尚可了解受检者的语言辨别能力。

检查方法：在一长度为6m的静室内进行，受检者闭目立于距检查者6m处，受检耳朝向检查者，另耳用湿棉球堵塞，检查者用平静呼气之末的肺内残余气体诵读词汇，让受检者复诵。先用低频词汇，如人民、报纸、面包、河南等；后用高频词汇，如天津、北京、上海等。一次不能复诵，重复几个词汇2~3次后，仍不能复诵时，检查者前进1m再试，直到能听清为止。记录此距离，如受检者在3m处听清耳语，则记录为3/6，正常为6/6。

2．音叉试验 该试验所需设备简单，操作方便，为临床常见的主观测听法之一。

检查方法：检查时，检查者手持叉柄，将叉臂向另一只手的第一掌骨外缘处轻轻敲击，使其振动，然后将振动的叉臂置于距受试耳外耳道口1cm处，两叉臂末端应与外耳道口在一平面，检查气导（air conduction，AC）听力。检查骨导（bone conduction，BC）时，应将叉柄末端的底部压置于颅面中线上或鼓窦区。音叉试验可初步鉴别耳聋为传导性或感音神经性，但不能判断听力损失的程度。

（1）Rinne试验（Rinne test，RT 林纳试验） 目的在于比较受试耳气导和骨导的长短。方法：先测试骨导听力，一旦受试耳听不到音叉声时，立即测同侧气导听力，受试耳此时若又能听及，说明气导＞骨导（AC＞BC），为RT阳性

（+）。若不能听及，应再敲击音叉，先测气导听力，当不再听及时，立即测同耳骨导听力，若此时又能听及，可证实为骨导＞气导（BC＞AC），为 RT 阴性（－）。若气导与骨导相等（AC＝BC），以"（±）"记录。见图 2-1-31。

（2）Weber 试验（Weber test, WT 韦伯试验）　目的在于比较受试者两耳的骨导听力。方法：取音叉，敲击后将叉柄底部紧压于颅面中线上任何一点，同时请受试者仔细辨别声音偏向何侧。

（3）Schwabach 试验（Schwabach test, ST 施瓦巴赫试验）　目的在于比较受试者与正常人的骨导听力。方法：先试正常人骨导听力，当其不再听及音叉声时，迅速将音叉移至受试者耳鼓窦区测试之。然后按同法先测受试耳，后移至正常人。如受试耳骨导延

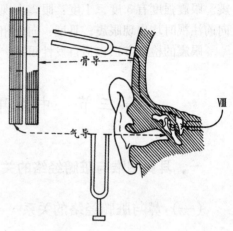

图 2-1-31　Rinne 试验

长，以"（+）"示之，缩短则以"（－）"表示，"（±）"示两者相似。

（4）Gelle 试验（Gelle test, GT 盖莱试验）　鼓膜完整者，可用 Gelle 试验检查其镫骨是否活动。方法：将鼓气耳镜口置于外耳道内，密闭之。用橡皮球向外耳道内交替加、减压力，同时将振动音叉的叉柄底部置于鼓窦区。若镫骨活动正常，患者所听之音叉声由强变弱的过程中有忽强忽弱的不断波动变化，此为阳性（+）；无强弱波动感者为阴性（－）。耳硬化或听骨链固定时，本试验为阴性。

3. 纯音听力计测听法　此为临床最为常用的客观测听法。常用的有纯音听阈测试和阈上测听两种方法。根据听觉损害的程度，可初步判定耳聋的类型和病变的部位。

4. 前庭功能检查法　此项检查主要是检测前庭功能的状况，并为定位诊断提供依据。主要包括平衡功能检查和眼震检查。

（1）平衡功能检查　主要分为静平衡和动平衡两大类，包括闭目直立检查法、过指试验、行走试验和闭眼垂直试验。

（2）眼震试验　眼震是一种不自主、无意识而有节律的眼球往返运动，是临床上前庭反应中最重要和最易观察的体征。前庭系统的周围性、中枢性病变以及某些眼病均可引起眼震。

前庭性眼震由交替出现的慢相和快相运动组成。快相为眼球的快速回位运

动,为中枢矫正性运动。慢相为眼球转向某一方向的缓慢运动,由前庭刺激引起。

按眼震方向的不同,眼震可分为水平性、垂直性、旋转性以及对角性等眼震。眼震强度有3度,Ⅰ度:眼震出现于快相方向侧注视时;Ⅱ度:向快相侧及向前注视时均出现眼震;Ⅲ度:向慢相侧注视时亦出现眼震。

眼震的检查方法包括自发性眼震、位置性眼震、变位性眼震及冷热试验。

第三节 中医耳鼻咽喉科学概论

一、耳鼻咽喉与脏腑经络的关系

(一)鼻与脏腑经络的关系

鼻为清窍之一,与肺、脾、肝、胆、肾、心、胃关系较为密切。

1. 鼻与肺

(1)生理关系 肺主鼻,鼻为肺之窍、肺之官,鼻为气道,为肺之门户;肺主宣发、肃降,肺气清利则嗅觉灵敏;涕为肺津,濡养鼻窍;肺主气,鼻司清化,御邪毒,鼻的防御功能与肺尤与肺气密切相关。

(2)病理关系 肺脏功能失调是鼻病的主要病机,同时鼻病亦可影响肺的宣发肃降功能。临床上,外感六淫,肺失宣降,则邪壅于鼻;肺气亏虚,卫外不固,腠理疏松,鼻窍易感外邪为病;肺之气阴亏虚,鼻窍失养,邪毒滞留,或肺经郁热,熏蒸鼻窍,易致慢性鼻病。

2. 鼻与脾胃

(1)生理关系 脾胃为气血生化之源,升清阳,司统血,鼻乃清阳游行交会之所,血脉多聚之处;脾胃气健,气血充沛,清阳升发,则鼻窍得养而窍道自利,嗅觉灵敏。

(2)病理关系 脾胃虚弱,功能失职,气血不足,清阳不升,鼻窍失养或邪毒滞鼻而致病;脾胃热邪熏蒸鼻窍,可致鼻衄、鼻渊、鼻部疔疮等。

3. 鼻与肝胆

(1)生理关系 胆为奇恒之腑,上通于脑,脑为精髓之海,下通于鼻;胆气和平,则脑、鼻俱得安康。

(2)病理关系 肝胆火热上犯或湿热上蒸,可致鼻渊、鼻衄;肝气虚损,可致嗅觉异常、鼻流清涕等症。

4. 鼻与肾

（1）生理关系　肾为水火之宅，元阴元阳之腑，温煦滋养于肺；肺之精气上荣于鼻，必有赖于肾之精气的充沛。

（2）病理关系　肾之阳气不足，则鼻失温煦，风、寒、湿浊犯鼻，可致鼻渊、鼻鼽；肾阴不足，鼻窍失养，甚或虚火上炎，以致鼻衄、鼻槁等症。

5. 鼻与心

（1）生理关系　心主嗅，与心主神明和心主血脉有关。心主血脉，心血奉养于鼻，则嗅觉灵敏。

（2）病理关系　心火亢盛而熏鼻则衄；心血亏虚而失嗅；血脉痹阻，气血瘀滞而鼻塞。

6. 鼻与经络

鼻为血脉多聚之处。十二经脉及奇经八脉中，直接循行于鼻或鼻旁者，有手足阳明、少阳、太阳及手少阴、足厥阴、督脉、任脉、阴跷脉、阳跷脉等12条经脉。经脉气血皆上走于空穴，胸中的宗气也上出于鼻，鼻才能司其正常生理功能。

（二）咽喉与脏腑经络的关系

咽喉与肺、胃、脾、肾、肝关系较为密切。

1. 咽喉与肺

（1）生理关系　喉属肺系，肺司呼吸，喉为气道，两者相互配合；肺主气，喉主发音，肺气清，喉窍利，则声音洪亮；肺主气，肺气充沛，则肺之津气上承，咽喉得养，以发挥正常的生理功能。

（2）病理关系　外感六淫，肺失宣肃，或肺热上攻，邪壅咽喉，发为红肿疼痛、吞咽不利、声音嘶哑、呼吸困难等症；肺脏虚损，气阴不足，咽喉失养，或正虚邪滞，则产生干燥、微痛、咽嗌不利、声音嘶哑等症。

2. 咽喉与胃

（1）生理关系　咽为胃系，咽主吞，胃主纳，两者相互配合；脾胃为气血生化之源，升清降浊，胃气充沛，清升浊降，咽喉得养而清利，功能正常。

（2）病理关系　胃热熏蒸，可致咽喉红肿疼痛；胃主降，若胃气不降，则干哕欲呕，咽部过于敏感。

3. 咽喉与脾

（1）生理关系　脾主升清，输布精微，濡养咽喉，脾气健则清道自利，咽喉功能健旺。

（2）病理关系　脾胃热邪上炎，熏蒸咽喉，可致咽喉红肿疼痛，甚则闭塞不通；脾胃虚弱，气血不足，清阳不升，咽喉失养，或脾失健运，浊阴上干清道，亦致咽喉不利。

4. 咽喉与肾

（1）生理关系　咽喉的正常生理功能有赖于肾阴肾阳的滋养与温煦。肾主藏精，为水火之宅，寓元阴元阳。肾精充沛，水升火降，则咽喉清利，功能正常；肾气充沛则声音洪亮。

（2）病理关系　肾阴虚，虚火上炎，或肾阳虚，虚阳上浮，客于咽喉之间，可致咽喉病症；肾阳不足，外感于寒，直中少阴，可致急喉喑、急喉痹。

5. 咽喉与肝

（1）生理关系　咽为肝之使。肝主疏泄，咽喉生理功能的正常发挥有赖于肝气条达。

（2）病理关系　肝胆火热，咽喉不利；肝郁则咽喉不利或失音。

6. 咽喉与经脉　咽喉乃人体的要冲，经脉循行交会之处。在十二经脉中，除足太阳膀胱经外，其余 11 条经脉皆直接循经咽喉；在奇经八脉中，除督脉、带脉外，其余 6 条经脉亦皆循经咽喉。

（三）耳与脏腑经络的关系

耳与肾、心、肝、胆、脾、肺关系较为密切。

1. 耳与肾

（1）生理关系　肾主耳，耳为肾之窍、肾之官；肾藏精，肾之精气上注于耳，则耳窍功能健旺，听觉聪敏，耳主平衡功能正常。

（2）病理关系　肾脏功能失调可致耳病。若肾精亏虚，或髓海不足，耳窍失养；或肾阳亏虚，耳失温煦，寒水上泛则耳窍失司，可致耳鸣、耳聋、眩晕、耳脓日久不愈。

2. 耳与心

（1）生理关系　心寄窍于耳，耳为心之客窍；心主神志，耳司听觉，受心之主宰；心主血脉，耳为宗脉之所聚，心血上奉，耳得所养而功能健旺。

（2）病理关系　心虚血耗、心肾不交均可致耳鸣、耳聋、眩晕；心气不平，上逆于耳，致聋聩、耳鸣、耳痛、耳痒、耳内生疮。

3. 耳与肝胆

（1）生理关系　肝藏血，主疏泄气机；耳司听觉，主平衡，有赖于肝血之奉养和气机条达。肝肾精血同源，肝木为肾水之子，故肾气通于耳，而肝气亦假（借）之以通于耳。

（2）病理关系　肝胆失调可致耳病。肝虚不足，耳失所养，或阴虚阳亢上扰清窍，或肝胆火热上犯，或肝胆湿热上蒸，以致耳鸣、耳聋、耳眩晕等症。

4. 耳与脾胃

（1）生理关系　脾胃为后天之本，气血生化之源，主升清降浊，输布水谷精微；脾气健，则清升浊降，耳得濡养而发挥其正常生理功能。

（2）病理关系　脾虚清阳不升，耳窍失养而功能失司，以致耳鸣、耳聋；脾胃受损，运化失调，聚湿生痰，浊阴不降，上干于耳，甚或痰与火结，壅闭耳窍，致生耳病，如耳廓假囊肿、中耳积液、耳脓不干、迷路积水等。

5. 耳与肺

（1）生理关系　肺主声；耳为肾窍，肺为肾之母，令耳闻声；肺主宣发，敷布气血津液，以濡养空窍，耳属空窍而得濡养，则功能正常；中耳表面之黏膜、纤毛乃皮毛之属，而肺主皮毛，故（中）耳属肺之系。

（2）病理关系　皮毛受邪，肺失宣降，则邪干于耳，可发为耳胀、耳堵塞感、耳鸣等病。

6. 耳与经络

耳为宗脉之所聚，十二经脉均与耳有直接联系。其中，经脉循行于耳者有手足少阳、太阳、阳明及手厥阴等7条经脉。

由于耳与人体各器官组织有着广泛的联系，故人体各部位和器官在耳廓上均有其对应的敏感点（耳穴），因此，临床上可通过耳穴诊断和治疗全身疾病。

二、耳鼻咽喉病的病因病机

（一）耳鼻咽喉病的主要病因

疾病的发生，归其原因不外乎各种因素导致人体阴阳平衡失调。耳鼻咽喉位于头颈部，外在体表，内连脏腑，外感邪毒、外伤、异物所伤等外因，脏腑虚损、七情所伤、饮食、劳倦及官窍之间的病变互相传变等内因，均可导致耳鼻咽喉发病。

1. 外因

（1）外感邪毒　常见六淫邪毒外袭、时邪疫疠及异气侵袭。

①风邪：风者百病之长也。风者善行而数变。风邪常挟其他邪气从肌肤或口鼻而入。各种耳病、鼻病、咽喉病初起，常见风热、风寒、风湿之邪合犯。

②寒邪：多因疏于防寒保暖，感受寒邪，寒伤于肌表，阻遏阳气而致病。多种耳病、鼻病、咽喉病初起，常见风寒之证。风寒之邪又常可郁而化热。

③热邪：火热之邪上犯清窍导致耳、鼻、咽喉疾病在临床上极为常见。病初起，常以风热上犯为主；若素体阳盛，则外热可引动内热，循经上犯清窍，而使病情加重；外感火热之邪，往往可兼夹湿邪，致湿热为患；火热外邪，常易伤津耗液，致阴虚枯槁之病。

④ 湿邪：长期阴雨、住处潮湿、污水浸渍等易致湿邪外袭耳、鼻等清窍，导致耳周、耳窍、鼻前孔皮肤红肿、赤烂、痒痛、黄水淋漓等病症。脾喜燥恶湿，湿邪内困于脾，脾运失健，每致耳内流脓、浊涕量多。湿邪多与热邪相兼为患，且湿性黏滞，故使疾病缠绵难愈。

⑤ 燥邪：外感燥邪而发病，多从口鼻而入。如干燥高温的工作环境、干旱地区等致燥邪伤津、伤肺，肺气宣发与肃降功能失调，而致鼻病或咽喉病。

⑥ 时邪疫疠：时邪疫疠是一类具有强烈传染性的致病邪气。其多从口鼻而入，致病特点是发病急、传播快、毒性强、病情重，如白喉、疫喉痧等。

⑦ 异气：异气是指污浊的气体，如汽车废气、工业排出的废气、各种有毒的化学气体及花粉、粉尘等，均可直接由口鼻吸入，导致耳、鼻、咽喉疾病。

（2）外伤致病　耳窍位于头部外侧，鼻突出于头面正中，喉部位于颈前，故耳、鼻、咽喉易遭受跌仆、撞击、金刃、枪弹、爆震所伤，手术创伤、噪声、激光、微波、烧灼等理化因素亦可导致耳鼻咽喉疾病。

（3）异物所伤　异物误入外耳道或鼻腔，鱼刺、骨类或其他异物梗于咽、喉或食管，如不及时取出，均可致病，甚则可产生严重病症。

2. 内因

（1）饮食所伤　饮食不节，脾胃受伤，则易致耳鼻咽喉疾病。

（2）劳倦内伤　劳逸失节、房劳过度、久病劳损均可耗伤气血津液，导致脏腑功能失调而发生耳鼻咽喉疾病。用声不当或过度，声带受伤，功能失健，则致声嘶。

（3）情志不调　喜、怒、忧、思、悲、恐、惊等各种精神因素刺激，均可使内脏气机发生紊乱而导致耳鼻咽喉疾病。

（4）官窍间疾病相传　耳鼻咽喉之间互相通连，一窍有病，若不及时治疗，或病毒势猛，病情发展，可传与他窍。如伤风鼻塞，若治疗不彻底，邪毒窜耳，可致耳胀、耳闭。

（二）耳鼻咽喉病的主要病机

病机即疾病发生、发展与变化的机理。各种致病因素引起脏腑功能失调，导致耳鼻咽喉疾病的发生，其病机不外乎实证、虚证或虚实夹杂证三大类。

1. 实证　邪气盛则实。耳鼻咽喉疾病的实证，常见于病变的初期或中期，以外邪侵袭、脏腑火热、痰湿互结、气滞血瘀等为多见。

（1）外邪侵袭型　外感六淫邪毒或时行疫疠之邪，可致耳、鼻、咽喉诸证。如风寒或风热外袭，肺失宣降，邪毒上犯清窍，可致伤风鼻塞、耳胀、喉痹、喉痛等病症；风热夹湿邪侵犯，可致旋耳疮、鼻疳等病症；燥邪犯肺，耗伤津液，致鼻窍失养，可致鼻槁；时行疫疠之邪侵袭咽喉，可致白喉等病症。

（2）火热上炎型 肺、胃、肝、胆、心等脏腑火热上炎，蒸灼清窍，常导致多种耳鼻咽喉疾病。如肺经蕴热，上犯鼻窍，可致鼻疔、鼻疮、鼻衄等病症；胃腑积热，上灼咽喉，可致喉痹、乳蛾、喉痈等病症；肝胆火热上炎或肝胆湿热上蒸，可致耳疔、耳疮、大疱性鼓膜炎、耳胀、脓耳、耳鸣耳聋、鼻渊、鼻衄等病症；心火上炎，鼻窍脉络受损，可致鼻衄；热入心包，可致黄耳伤寒等。

（3）痰湿互结型 肺、脾、肾功能失调，痰湿内生，结聚体内，常可导致耳鼻咽喉疾病。如痰湿凝滞，结聚于耳，可致耳廓痰包；结聚于鼻，可致鼻痰包、鼻菌等病症；痰气互结于咽喉，可致梅核气；痰浊结聚于咽喉或颃颡，可致咽喉瘤、咽喉菌、鼻咽癌等病症。

（4）气滞血瘀型 外伤血瘀，或久病入络，气滞血瘀，清窍脉络不通，亦为耳鼻咽喉疾病常见的病机之一，如耳损伤、鼻损伤、咽喉损伤等，其共同的病机为外伤血瘀。内伤气滞血瘀常可导致耳闭、耳鸣耳聋、鼻窒、喉喑、咽喉瘤、咽喉菌、鼻咽痛等病症。

2. 虚证 指正气虚衰不足所致之病，即所谓"精气夺则虚"。耳鼻咽喉疾病的虚证常见于疾病的后期和一些慢性疾病中，临床上以肺、脾、肾的虚损为多见。

（1）肺脏虚损型 多见于肺气虚与肺阴虚。如肺气虚，卫外不固，可致鼻衄等病症；肺气虚无力鼓动声门，可致喉喑；肺阴虚，鼻窍或咽喉失于濡养，可致鼻槁、喉痹、乳蛾、喉癣等病症。

（2）脾气虚弱型 脾胃虚弱，运化失职，气血生化之源不足，则官窍失养而发生多种耳鼻咽喉疾病。如脾气虚弱，清阳不升，可致耳鸣耳聋、耳眩晕；脾气虚弱，宗气生成不足，无力鼓动声门，可致喉喑；脾气虚弱，气不摄血，可致鼻衄；脾胃虚弱，化生不足，鼻窍失养，易致鼻衄。

（3）肾脏亏虚型 肾脏亏虚常出现肾阴虚或肾阳虚的病理变化。肾精亏虚，耳窍失养，可致耳鸣耳聋、耳眩晕；肾阴虚，鼻窍失养，可致鼻槁；肾阴不足，无以制火，虚火上炎，可致鼻衄、喉痹、喉喑、喉癣等病症；肾阳亏虚，寒水上泛，可致耳眩晕；肾阳不足，鼻失温养，可致鼻衄。

3. 虚实夹杂证 即正气亏虚而邪气滞留之证。耳鼻咽喉的慢性疾病，常可出现这类病症，如肺脾气虚，邪滞鼻窍，可致鼻窒；脾气虚弱，湿浊内困，可致鼻渊、耳闭、脓耳等病症；气虚血瘀，可致面瘫；喉痈溃脓后期常出现气阴耗损而余邪未清之证；咽喉菌、鼻咽痛等病常出现正虚毒滞之证等。

三、耳鼻咽喉常见症状及体征的辨病与辨证

耳鼻咽喉疾病的辨证方法主要采用八纲辨证、脏腑辨证、气血津液辨证、六经辨证及卫气营血辨证等。辨证与辨病时，要树立整体观念，注重全身辨证与局部辨证相结合，在全身病症不明显时，尤其要重视局部辨证。

（一）鼻病常见症状及体征的辨病与辨证

鼻病的常见症状及体征有鼻塞、鼻甲异常、流涕、头痛、鼻衄及嗅觉障碍等。

1. 鼻塞、鼻甲异常 鼻塞是鼻腔与鼻窦疾病的常见症状，鼻中隔偏曲、鼻内涕多或有肿瘤也会引起鼻塞。辨证时应注意鼻塞的轻重缓急，鼻塞的特点，鼻黏膜及鼻甲的色泽、形态等。

（1）鼻塞初起，鼻黏膜红肿，全身伴风热表证，为风热邪毒犯表；若鼻内黏膜淡红肿胀，全身伴风寒表证，为风寒外邪侵袭。此证常见于伤风鼻塞。

（2）鼻塞重，鼻黏膜及鼻甲色红肿胀，鼻涕黄稠量多，头痛较剧，多为肺、胆、脾胃之火热上蒸鼻窍。此证常见于鼻渊。

（3）鼻塞日久，时轻时重或呈交替性，鼻内黏膜色淡红，下鼻甲肿胀、光滑、柔软，多为肺脾气虚，邪滞鼻窍；若鼻塞持续，鼻音重，鼻内黏膜暗红，下鼻甲肥大、质硬、凹凸不平，多为邪毒久留，气血瘀阻鼻窍。此证常见于鼻窒。

（4）阵发性鼻塞、鼻痒，喷嚏频作，鼻涕清稀，鼻甲肿胀、苍白，为肺、脾、肾虚，寒邪凝聚。此证常见于鼻鼽。

（5）鼻内有堵塞感，鼻黏膜干燥萎缩，涕痂积留，多为燥邪犯肺，鼻窍失养，或肺肾阴虚，脾气虚弱，鼻失滋养而致鼻槁。

（6）小儿单侧鼻塞，流污秽脓血涕，多为鼻腔异物染毒而致。

2. 流涕 为鼻病最常见症状，临床应根据鼻涕的性质、色泽、涕量、气味等进行辨证。

（1）鼻涕清稀量多，若系鼻病初起，伴有表证者，多属风邪犯鼻；若系久病，且阵发性发作，多为鼻鼽，证属肺、脾、肾虚，阳气不能上奉，失于温化所致。

（2）鼻涕黄浊如脓样或带血丝，量多，鼻甲红赤肿胀，为鼻渊，多属肺、胆、脾胃热盛，蒸灼鼻窍。

（3）流涕日久，鼻涕黏黄或黏白而量多，鼻甲肿胀色淡，为鼻渊，多属肺气虚寒或脾气虚弱。

（4）久病涕黄绿，或干结成痂，鼻内干燥，多为阴液耗伤，气阴两虚，邪

毒壅滞，可见于鼻槁。

3. 头痛 头痛是临床常见症状之一，鼻的病症常引起头痛。辨证时应注意头痛的轻重缓急，头痛的时间、部位及其伴随症状。

（1）头痛初起，伴鼻塞、流涕、喷嚏多，多为风邪犯鼻所致。

（2）头痛剧烈，头额、鼻梁、颧部疼痛，或头深部疼痛，且有一定的时间规律，流黄浊脓涕，量多，鼻甲红肿者，为鼻渊头痛，多为肺、胆、脾胃热盛，邪热上灼为患。

（3）鼻病日久，头闷痛，头昏头重，涕黏黄或黏白，鼻黏膜色淡，多为肺、脾气虚，湿浊上犯。

（4）鼻前庭及鼻尖局部红肿疼痛，伴头痛，见于鼻疔，辨证多为邪毒外袭，火热上攻；若引发颜面红肿疼痛、高热头痛等，为火毒势猛所致的疔疮走黄之证。

（5）头痛，伴鼻内干燥、鼻腔宽大，为鼻槁，多属阴虚或燥邪为患。

4. 鼻衄 鼻衄是多种疾病的常见症状，辨证时要注意血色、出血量、出血时间、出血部位与患者的整体情况。

（1）血色鲜红，多属实热证。若量少、点滴而出，多为风热犯鼻或燥热邪气所伤；若量多不止，多为胃腑热盛或肝胆火热壅盛之证。

（2）血色淡红，渗渗而出，量或多或少，多为气不摄血；衄血色红而量不多，时发时止，多见于阴虚火旺之证。

（3）入夜衄血，渗渗而出，多为阴虚或气阴两亏。

（4）鼻衄见于鼻中隔前端易出血区，可因挖鼻、外感、易出血区黏膜溃疡或鼻黏膜干燥引发，多为实证、热证。

（5）鼻衄见于后鼻孔部位，血液倒流于咽部，见于年长者多为肝胆火盛或阴虚阳亢之候，见于年少者要警惕鼻咽部纤维血管瘤。

5. 嗅觉异常

（1）鼻病初起，嗅觉减退，伴鼻塞甚，鼻黏膜肿胀，鼻甲肿大、红赤者，多为风热邪毒壅塞鼻窍；鼻黏膜淡白者多为风寒之邪凝滞鼻窍。

（2）鼻病日久，嗅觉迟钝或丧失，鼻黏膜淡白肿胀，鼻涕清稀，多属肺、脾、肾虚，鼻失温养。

（3）嗅觉消失，鼻黏膜干枯，鼻甲萎缩，为肺肾阴虚或脾气虚弱，鼻窍失养，见于鼻槁。

（4）嗅觉进行性减退，鼻内有肿物堵塞，日渐加重，多见于痰凝血瘀，结聚鼻窍，脉络受阻，可见于鼻息肉、鼻部肿瘤等。

（5）嗅觉失灵或丧失，鼻腔未见明显异常变化，多与七情所伤有关。

（二）咽喉病常见症状及体征的辨病与辨证

咽喉病的常见症状及体征有咽喉红肿疼痛、咽干燋痒、异物感、声音异常及咽喉危候等。

1. 咽喉红肿疼痛 红肿疼痛是咽喉病常见的症状，辨证时应注意疼痛的轻重缓急以及咽部黏膜、喉核、喉底及声带等形态色泽的变化。

（1）病初起，咽喉红肿、疼痛，多为风热外袭，邪在肺卫；若咽喉淡红、微肿、微痛，多属风寒表证。此证常见于喉痹、乳蛾等病初期。

（2）咽喉疼痛较剧，咽部红肿较甚，喉底颗粒红肿突起，或喉核红肿，或声带红肿，闭合欠佳，多为邪热由表入里，肺胃热盛。此证常见于喉痹、乳蛾、喉喑等病。

（3）咽喉疼痛剧烈，发病迅速，咽喉局部见红肿高突，色深红，是肺胃热毒壅盛，火热上蒸，内外邪热搏结之实热证；若红肿疼痛剧烈不减，为热毒壅盛，可致化腐成痈。此证常见于喉痈。

（4）咽喉病日久，微红、微肿、微痛，多属虚证；若咽部微痛、干热，喉底颗粒如帘珠状突起，光亮干红，或喉核前后潮红，上有细白星点，或见声带微红微肿，多为阴虚，虚火上炎。此证常见于喉痹、乳蛾、喉喑等病。

2. 咽干燋痒、异物感 咽干燋痒、异物感是乳蛾、喉痹、喉喑、梅核气等病常见的自觉症状。

（1）咽喉病初起，咽痛，咽干，灼热，咽痒咳嗽，咽部红肿，乃多属风热外袭。

（2）咽喉病日久，咽内发干、痒感、燋热感，哽哽不利，干咳少痰，多为肺肾阴虚，虚火上炎。

（3）咽喉病日久，咽喉哽哽不利，痰黏着，口淡不渴，胸闷恶心，多为脾虚湿困；若咽喉堵塞，有异物感、燋热感，痰黏难咯，伴见喉底颗粒增多暗红，喉核肥大质韧，声带暗红或有小结等，多为痰瘀搏结于咽喉所致。

（4）咽喉异物感如梅核阻塞，但不碍饮食，常伴抑郁多疑，心烦郁怒，多为肝郁气滞、痰气交阻之证。

（5）咽喉梗阻，异物感严重，饮食难下，呼吸不顺，当注意咽喉、食道是否有肿瘤。

3. 声音异常 声音改变为咽喉疾病的常见症状，常见于喉痹、喉喑、喉癣、喉瘤、喉菌等病，如言语不清、声音嘶哑、语音低沉无力等。辨证时应注意发病的缓急及其伴随症状。

（1）咽喉病初起，发病迅速，咽喉肿痛剧烈，言语不清，口中如含物，多为咽喉痛，乃肺胃邪热壅盛之证。

（2）喉病初起，猝然声音不扬，甚则声音嘶哑，喉部不适，疼痛，声带红肿，为风热犯肺；若声带鲜红肿胀，咳嗽痰黄，为痰热壅肺。

（3）声音嘶哑日久，咽喉干涩微痛，喉痒，干咳，痰黏少，午后尤甚，多为肺肾阴虚，虚火上炎；若声嘶日久，语音低沉，讲话不能持久，声带肥厚或有息肉、小结，声门闭合不良，多为气滞血瘀痰凝；若声嘶日久，语音低微，讲话费力，气短乏力，声带松弛，闭合欠佳，多为肺脾气虚。

（4）妊娠后期，出现声音嘶哑，甚至不能发音，为子暗，多因肾之精气不能上达咽喉，肺系失养而致。

（5）突然失音，咳嗽声音如常，咽喉检查无异常，多为七情所伤，肝郁气滞所致。

4. 咽喉病危候 咽喉病出现吸气性呼吸困难，多属危候，临床常伴有咽喉红肿疼痛、痰涎壅盛、语言难出、声如拽锯、汤水难下等症状，严重者可发生窒息死亡。常见于急喉风，多为热毒痰浊壅结咽喉之证。

（三）耳病常见症状及体征的辨病与辨证

耳病的常见症状及体征有耳痛、耳流脓、耳鸣耳聋、眩晕及鼓膜异常等。

1. 耳痛 耳痛包括耳廓、耳周及耳窍深部疼痛，临床常根据疼痛的部位、程度、时间和伴随症状进行辨别。凡新病，痛势较剧，持续不解，痛而拒按，多属实证；久病，痛势较缓，时痛时止，痛而喜按，多属虚证。

（1）耳痛初起，耳廓红肿，多为耳廓受邪，如断耳疮初起；若耳道有局限性或弥漫性红肿，牵拉耳廓或按压耳屏时疼痛加重，多为耳疖、耳疮；若伴鼓膜微红，多为耳胀或脓耳初起。此时辨证多属风热外袭。

（2）耳痛剧烈，局部红赤，在耳廓为断耳疮；若耳后完骨红肿为耳后附骨痈；若外耳道红肿剧痛为耳道疮疖；若鼓膜红赤，多为鼓膜炎或脓耳。此时辨证多为肝胆热毒壅盛，上灼于耳。

（3）耳痛、头痛剧烈，伴壮热、呕吐或神昏谵语，多见于脓耳变证，此为火毒内犯心包之重证。

（4）外伤、异物入耳、虫伤亦可致耳痛。

2. 耳流脓 主要从流脓的时间长短、脓液的颜色及质地、脓量和气味等方面进行辨证。

（1）发病急，流脓初起，多为实证；发病缓，流脓日久，多为虚证。

（2）脓色黄，多为肝胆火热上蒸；脓中带血，多为热毒壅盛，伤及血分；脓色白或色青多属脾虚；脓液黑腐污秽，多为肾虚，湿浊内结，病情较重。

（3）脓量多而质稠者，多属体实阳盛，湿热上蒸；脓量多而清稀，多为脾虚湿困；脓液臭秽，有豆腐渣样物，多为肾元亏虚，湿热滞留，蚀及骨质，为虚实夹杂证。

3. 耳鸣、耳聋

（1）耳鸣暴发，鸣声大，听力下降，常见于实证、热证。外因多为风、热、湿邪壅塞耳窍；内因多为肝胆之火上炎、痰火郁结或气滞血瘀，邪实壅阻耳窍。

（2）耳鸣渐发，鸣声细微，听力逐渐下降，常见于虚证，如肝肾阴虚、虚火上炎，或气血亏耗，耳失濡养。

（3）耳鸣呈高音调，高频听力下降明显，多属肝肾虚损或气血不足之证；耳鸣呈低音调，低频听力下降明显，多属肝胆热盛或风邪外袭，邪气壅滞耳窍。

（4）年老听力逐渐减退，多为肝肾亏损，气血不足，清窍失养。

（5）耵聍栓塞、异物入耳亦可致耳鸣、耳聋。

4. 眩晕

（1）眩晕，伴有耳鸣，面红目赤，口苦咽干，急躁易怒，多属肝阳上扰清窍。

（2）眩晕，伴有头重，头胀，低音调耳鸣，胸闷呕恶，纳呆倦怠，多属痰浊中阻。

（3）经常眩晕，耳鸣，听力减退，或耳胀闷，劳作后眩晕发作或加重，或有心悸，气短，乏力，多属气血不足之证。

（4）眩晕常常发作，伴有高音调耳鸣，听力减退以高频明显，记忆力减退，腰膝酸软，多属肾元亏损之证。

（5）眩晕伴有耳流脓，多系脓耳变证。如为初病，脓黄，耳痛剧，多为肝胆火热蒸灼耳窍；如为久病，脓清稀，多为脾虚湿困；若脓呈豆腐渣样且臭秽，多为肾元亏损，湿毒内困。

5. 鼓膜异常

鼓膜异常主要从鼓膜的形态、色泽变化及鼓膜穿孔的位置进行分析。

（1）鼓膜形态、色泽变化　可以反映出内在脏腑的寒、热、虚、实等病理变化。

①鼓膜微红，周边血络显露，耳微胀痛，多为耳胀或脓耳初起，风热之邪外袭。

②鼓膜鲜红，血络满布，耳剧痛，多为脓耳，肝胆火热上蒸耳窍；兼鼓膜外凸，有小黄亮点，为脓耳火热炽盛，腐蚀鼓膜，化腐酿脓；若鼓膜红赤，上有血疱，耳痛甚，常为大疱性鼓膜炎，辨证多属肝胆火热，燔灼耳窍。

③鼓膜呈橘红色、外凸，透出液平面或有气泡，系鼓室内有积液，多为湿

浊内聚所致；鼓膜色蓝、外凸，多为瘀血内聚耳窍。

④ 鼓膜增厚或萎缩，有钙斑，色灰白，浑浊少泽，常见于耳闭或脓耳之病久者，或年老体弱者，多为气血不足，鼓膜失养。

（2）鼓膜穿孔

① 外伤性穿孔：多不规则，穿孔边缘不整齐，常有血迹或鼓膜充血。

② 脓耳穿孔：穿孔部位大致有 3 种情况，即紧张部、松弛部或边缘部穿孔。紧张部穿孔多呈圆形、椭圆形，穿孔边缘光滑，常为肝、胆、脾、肺等脏腑受邪气侵袭，风、热、湿邪上犯耳窍所致；松弛部或边缘性穿孔，常有胆脂瘤形成，多为肾、脾虚损，邪毒蕴结，腐肌蚀骨而成。脓耳急性发作，鼓膜穿孔较小，多属实证、热证；脓耳日久，穿孔较大，多属虚证或虚实夹杂证。

四、耳鼻咽喉科治疗概要

（一）鼻病治疗概要

1. 内治法

（1）通窍法　用于邪滞鼻窍、鼻塞不利的病症；代表方苍耳子散；药物如苍耳子、白芷、辛夷花、川芎、石菖蒲、藿香、葱白、薄荷等。

（2）解表法　风寒侵鼻者宜疏风散寒；代表方荆防败毒散、通窍汤；药物如荆芥、防风、白芷、辛夷、细辛、生姜等。风热犯鼻者宜疏散风热；代表方银翘散；药物如薄荷、牛蒡子、桑叶、菊花、蔓荆子等。

（3）清热法　肺热熏鼻者宜清肺泄热；代表方麻杏石甘汤、黄芩汤；药物如石膏、黄芩、鱼腥草、桑白皮、芦根、知母等。胃热熏鼻者宜清胃泄热；代表方凉膈散；药物如生石膏、知母、黄芩、黄连、大黄、玄明粉等。肝胆热邪犯鼻者宜清肝泻火或清胆泄热；代表方龙胆泻肝汤、奇授藿香丸；药物如藿香、龙胆草、黄芩、栀子、夏枯草、茵陈蒿等。火毒攻鼻者宜泻火解毒；代表方黄连解毒汤、五味消毒饮；药物如黄芩、黄连、黄柏、栀子、金银花、紫花地丁、蒲公英、野菊花等。

（4）行气活血法　用于血瘀鼻窍所致的病症；代表方当归芍药汤、活血止痛汤；药物如当归尾、川芎、赤芍、丹参、桃仁、红花、茜草根、路路通等。

（5）补益法　肺虚邪滞者宜益气固表；代表方玉屏风散；药物如黄芪、党参、防风、苍耳子等。肺寒者宜温肺散寒；代表方温肺止流丹；药物如黄芪、白术、细辛、荆芥、丁香等。肺肾阴虚者宜滋阴润肺；代表方清燥救肺汤、养阴清肺汤、百合固金汤；药物如沙参、天冬、麦冬、百合、石斛、玉竹等。脾虚邪滞者宜健脾益气；代表方补中益气汤、参苓白术散、四君子汤；药物如黄芪、党参、白术、炙甘草、淮山药、大枣等。肾阳不足者宜温阳散寒；代表方麻黄附子细辛汤、右归丸；药物如麻黄、附子、细辛、肉桂、鹿角胶、巴戟天、淫羊藿、补骨脂等。

（6）排脓法　用于鼻窦炎脓涕量多不止或脓涕难出者。肺胃热盛者宜解毒排脓；代表方升麻解毒汤；药物如升麻、葛根、蒲公英、鱼腥草、赤芍、黄芩、桔梗、白芷等。正虚邪滞者宜托里排脓；代表方托里消毒散；药物如皂角刺、生黄芪、穿山甲、桔梗、薏苡仁、白芷等。

2. 外治法

（1）滴鼻法　将药液滴入鼻内，起到局部治疗的作用。方法：患者平卧，头仰垂于床边，鼻孔朝上，先将头转向一侧，从下侧鼻孔滴入药液，然后头转向另一侧，同法滴入药液。滴药后轻捏鼻翼，使药液匀布于鼻腔或达到上、中鼻道及鼻咽部等处。

鼻塞不已、鼻甲肿大者宜辛散宣窍，可用1%麻黄素、滴鼻灵、辛夷滴鼻液等。鼻流浊涕者宜解毒祛邪通窍，可用50%鱼腥草液、呋麻滴鼻液、辛夷滴鼻液等。鼻窍肌膜干萎者宜扶正祛邪，滋润肌膜，可用苁蓉滴鼻液、麻油或生蜂蜜加冰片等。

（2）吹药法　将药粉吹入鼻腔内，以达到治疗目的。用药时以喷粉器将药粉轻轻吹入鼻腔，每天3~4次。除止血时药粉可多用外，一般以薄薄的均匀一层为宜。吹药时，应嘱病人屏气，以免将药粉吸入肺内，引起呛咳。

风热犯鼻用冰连散。风寒侵鼻用碧云散。鼻衄用百草霜、血余炭、大黄粉、马勃、云南白药之类。

（3）涂敷法　将药物涂敷患处，以起到局部治疗作用。

如鼻部疖肿、湿疹、酒渣鼻等病，可用清热解毒消肿的药物涂敷，常用四黄散、黄连膏、紫金锭、硫磺散等，或用野菊花、木芙蓉叶、鱼腥草等鲜品捣烂外敷。如为鼻息肉，可用明矾散、硇砂散等涂敷，以敛湿、消肿散结。鼻腔干燥疼痛，可用金黄膏、玉露膏涂敷，以润燥止痛。对于鼻衄患者，可用冷水浸湿的毛巾或冰袋敷于前额或项部。

将内服中药药渣布裹趁热敷于鼻部，可治鼻伤瘀肿疼痛，可祛瘀活血，止痛消肿。

（4）塞鼻法　用纱布裹药末如枣核大，塞于鼻中，或以药棉沾药末、药膏塞于鼻中。

如治疗鼻腔出血，可将血余炭、大黄粉、田七末、云南白药、百草霜等沾于棉片上，贴于出血处或填塞鼻腔止衄。治鼻塞不闻香臭，可将95%的樟脑研末，裹于纱布中塞鼻。

（5）熏鼻法　将药物煎沸，趁热以鼻吸入蒸气，或以药液作超声雾化吸入鼻窍，此为熏鼻法。熏鼻法使用的药物可选择辨证施治的内服煎剂，于煎熬后即时以其蒸气熏吸。此法尤为适宜鼻槁、鼻燥等鼻内干燥、疼痛较剧者，可起到滋润肌膜、润燥止痛的作用。

（二）咽喉病治疗概要

1. 内治法

（1）祛风法　风热犯咽（喉）者宜疏风清热；代表方疏风清热汤；药物如薄荷、蝉蜕、牛蒡子、金银花、连翘、桑叶等。风寒犯咽（喉）者宜疏风散寒；代表方六味汤；药物如荆芥、防风、苏叶、桂枝等。

（2）清热法　肺热熏蒸咽喉者宜清肺泄热；代表方黄芩汤；药物如黄芩、瓜蒌、桑白皮、知母、玄参、栀子等。胃热熏蒸咽喉者宜清胃泄热；代表方清咽利膈汤、凉膈散、承气汤等；药物如黄芩、栀子、石膏、金银花、连翘、大黄、玄明粉等。肺胃郁热熏蒸咽喉所致的病症，宜清肺胃郁热；代表方清金利咽汤、益气清金汤；药物如黄芩、栀子、麦冬、玄参、薄荷、牛蒡子、甘草。咽喉红肿疼痛宜清热利咽；常用药物如薄荷、牛蒡子、射干、马勃、山豆根、金果榄、万年青、山慈菇、胖大晦、玄参、桔梗、生甘草等。

（3）祛痰法　热痰者宜清热化痰利咽；代表方清气化痰丸；药物如黄芩、瓜蒌、半夏、前胡、胆南星、竹茹、天竺黄、枳实、贝母等。阴虚生痰者宜润燥化痰；代表方贝母瓜蒌散；药物如贝母、瓜蒌、天花粉、麦冬、桔梗、陈皮等。气虚有痰者宜燥湿化痰；代表方二陈汤、消瘰丸；药物如半夏、陈皮、茯苓、白术、苍术、浙贝母、玄参、牡蛎、海浮石、三棱、莪术、昆布、海藻等。

（4）调理气血法　肝气郁结者宜疏肝解郁；代表方半夏厚朴汤、逍遥散、旋覆代赭汤；药物如柴胡、香附、甘松、郁金、半夏、厚朴、旋覆花、代赭石等。气滞血瘀者宜活血化瘀；代表方桃红四物汤、会厌逐瘀汤；药物如当归、赤芍、桃仁、红花、路路通、丹参等。

（5）补益法　气虚者宜益气健脾；代表方补中益气汤、参苓白术散；药物如黄芪、党参、白术、炙甘草等。肾阳虚者宜温阳煦咽；代表方附桂八味汤；药物如附子、肉桂、锁阳、补骨脂、菟丝子等。肺肾阴虚者宜滋阴利咽（喉）；代表方养阴清肺汤、知柏地黄汤；药物如沙参、麦冬、百合、玄参、生地、熟地、知母、山萸肉、黄柏等。

（6）开音法　用具有开音作用的药物治疗声嘶及失音。风寒或湿浊蕴聚声户而致暗者，可加入石菖蒲、藿香等以芳香化浊开音。属风热者，可加入蝉蜕、木蝴蝶祛风开音。阴虚肺燥者，宜加木蝴蝶、胖大海、凤凰衣润喉开音。久咳肺气耗散而致暗者，宜加诃子敛肺开音。

（7）排脓法　用于咽喉部脓肿。

痈肿已成未溃者，宜清热解毒排脓；代表方仙方活命饮；药物如穿山甲、皂角刺、白芷、当归尾、泽兰等。

痈肿已溃，宜托里排脓；代表方托里消毒散、黄芪解毒汤；药物如黄芪、当归、桔梗、升麻、薏苡仁、穿山甲、皂角刺等。

2. 外治法

（1）吹药法　用清热解毒、消肿止痛、除痰祛腐、生肌收敛等药散喷吹于咽喉部，达到直接治疗的目的。适用于咽喉红肿、疼痛、腐烂、痰涎多等症。吹药前应先用淡盐水或冷开水漱口，清除痰涎，然后用喷粉器将药粉均匀喷布于患处，每天6~7次。吹药时勿吹过多或用力过猛，以免药粉入气道，引起咳嗽。

药粉以清热解毒消肿为主的有冰麝散、冰硼散；以祛腐解毒为主的有锡类散、珠黄散；以止血祛腐为主的有珍珠散；以生肌收敛为主的有生肌散。

（2）排脓法　操作时，令患者仰靠坐定，必要时由一人扶定其头，以压舌板固定舌体，充分暴露痈肿，选择痈肿最高突或软陷波动之处，取消毒的三棱针或小尖刀，轻轻刺破或切开，放出脓液（可轻轻挤压），令病人吐出。施术动作应敏捷，勿刺入过深，以免伤及深部血脉而引起出血。此法主要用于喉痈。

（3）外敷法　咽喉病导致颈外红肿疼痛者，可用如意金黄散外敷，可清热解毒，消肿止痛。

（4）含漱法　用药液漱涤，每天含漱3~4次，有清洁口腔和清热解毒的作用。咽喉腐烂、口秽不洁及咽喉病手术后尤应使用。代表方为漱口方。药物如金银花、桔梗、甘草、玄参、蒲公英等，也可用新鲜草药如车前草、牛膝根等捣汁含漱，或用硼酸漱口液含漱。此法可用于一切咽喉病症。

（5）噙含法　将药物含于口内，使药物慢慢溶化，然后徐徐咽下，可以较长时间地浸润患处，达到局部治疗的作用。根据证候不同可选用铁笛丸、润喉丸、冰硼散、六神丸、喉症丸、藏青果、蜜炙附片等。此法适用于各种咽喉病症。

（6）蒸气吸入法　根据病情选用适当药物，煎煮后即时经口鼻吸入药物蒸气或行超声雾化而作用于咽喉，经药物的芳香辛散、温经祛寒作用与蒸气的温热作用，达到畅通气血、温通经络、祛风散寒、清利咽喉的目的。常用药物如紫苏、细辛、香薷、薄荷、橘皮、白芷等。此法多用于慢性咽喉病及风寒咽痛。蒸气的温度不可太高，以防烫伤。

（三）耳病治疗概要

1. 内治法

（1）祛风法　风寒侵耳者宜祛风散寒；代表方三拗汤、荆防败毒散；药物如麻黄、杏仁、荆芥、防风、柴胡、川芎等。风热犯耳者宜祛风散热；代表方银翘散、蔓荆子散等；药物如薄荷、金银花、连翘、蔓荆子、菊花、柴胡等。耳痒者（多属于风）宜祛风止痒；代表方消风散、四物消风饮；药物如荆芥、防风、蝉蜕、地肤子、萆薢、苦参、白蒺藜等。

（2）清热法　肝胆或脾经湿热熏耳者宜清利湿热；代表方龙胆泻肝汤、甘露消毒丹；药物如龙胆草、夏枯草、黄芩、茵陈蒿、栀子、木通、薏苡仁、滑石、赤茯苓等。

（3）和解法　用于邪在少阳、枢机不利所致的耳病；常用方小柴胡汤；药物如柴胡、黄芩、青蒿等。

（4）祛痰法　痰热扰耳者宜清热化痰；代表方清气化痰丸或加味二陈汤；药物如黄芩、胆南星、竹茹、瓜蒌、贝母、半夏等。痰浊聚耳者宜燥湿除痰；代表方六君子汤合五苓散加减；药物如白术、党参、陈皮、泽泻、半夏、茯苓等。

（5）活血祛瘀法　适用于血瘀耳窍证，代表方为通气散加味、通窍活血汤、桃红四物汤等；药物如丹参、赤芍、桃仁、红花、川芎、葛根、柴胡、香附、石菖蒲、路路通。

（6）补益法　脾虚气弱者宜益气健脾；代表方补中益气汤、益气聪明汤；药物如黄芪、党参、白术、炙甘草、升麻、葛根、当归、柴胡等。气血不足或心脾两亏者宜益气养血；代表方八珍汤、归脾汤；常用药物如黄芪、党参、白术、黄精、熟地、当归、何首乌等。肾虚精血不足者宜补肾填精；代表方六味地黄汤、杞菊地黄汤、知柏地黄汤；药物如熟地、山萸肉、女贞子、龟甲、旱莲草等。肾阳亏虚者宜温肾壮阳；代表方附桂八味丸、补骨脂丸；常用药物如淫羊藿、巴戟天、补骨脂、菟丝子等。

（7）通窍法　用于邪闭耳窍证，代表方为通气散；药物如香附、川芎、柴胡、石菖蒲、藿香、路路通等。

（8）排脓法　若热毒壅盛，宜清热解毒排脓；代表方仙方活命饮。若正虚毒恋者，宜托毒外出；代表方托里消毒散。常用排脓药物如白芷、桔梗、天花粉、薏苡仁、穿山甲、皂角刺、黄芪、桔梗等。

2. 外治法

（1）清洁法　用清热解毒、燥湿收敛的药物煎水清洗患处，以清洁耳廓或耳道的脓液和痂块，或使药液直接作用于患部。耳道有脓，可用等渗生理盐水或

3%双氧水清洗。

（2）滴耳法　用清热解毒、收敛祛湿、辟邪止痛的药物（如黄连滴耳液、鱼腥草液、黄连酊等）滴入耳内，用以治疗耳痛、耳中流脓等。滴药前要清洁耳道，滴药时取坐位或卧位，使患耳向上，滴入3～5滴，随后按压耳屏，使药液进入鼓室，每天3～4次。注意滴耳药物应尽可能接近体温，以免引起眩晕。

（3）吹药法　用喷粉器将药粉吹入耳内或患处，以清热解毒，敛湿祛腐。常用药物如耳灵散、烂耳散、青黛散、冰硼散等，每天吹药1～3次。鼓膜穿孔小者慎用或勿用，因为药粉难以进入中耳鼓室，甚或堵塞穿孔，妨碍引流。每次吹药量宜少不宜多。应用此法时要慎重，操作要小心。

（4）涂敷法　用于耳部疮疖肿痛、糜烂流水等症，以清热解毒、消肿止痛、敛湿祛腐的散剂或涂敷剂涂敷于患部，常用药如青黛散、黄连膏、金黄膏、紫金锭等或内服煎剂的药渣，趁热敷于红肿处。

第二章

鼻部疾病各论

第一节　鼻骨骨折

外鼻突出于面部中央，易遭受撞击、跌撞、枪弹及爆炸弹片的损伤。外鼻创伤占鼻部创伤的50%，其中以裂伤和鼻骨骨折为多见。鼻骨上部厚而窄，下部薄而宽，故鼻骨骨折多累及鼻骨下部。

中医称本病为"鼻损伤"。

【病因病理】

鼻部受外力作用（锐器或钝力）而遭受损伤。轻者引起软组织挫伤，皮下淤血或皮肤裂伤，稍重可引起鼻骨骨折、鼻梁塌陷及鼻中隔骨折移位、血肿，重者则造成颜面部骨折、鼻窦骨折、脑脊液鼻漏等，甚至引发休克。骨折类型与暴力的方向和大小有关。

【临床表现】

1. **症状**　最常见是鼻出血和局部疼痛，严重者可出现休克。

2. **体征**

（1）鼻骨骨折而无移位者，仅见外鼻局部瘀肿及触痛。

（2）鼻骨骨折有移位者，表现为鼻梁上段塌陷或偏斜。暴力来自一侧时，同侧鼻梁下陷，对侧隆起。正面暴力常使两侧鼻骨骨折，形成鞍鼻。2~4小时后，鼻部软组织肿胀、淤血，掩盖畸形。按诊局部有触痛，可感到两侧鼻骨不对称，有时有骨摩擦感或骨摩擦音。如伴有鼻腔黏膜撕裂，则擤鼻后可出现皮下气肿，触之有捻发感。

（3）鼻中隔如发生骨折、脱位，可出现鼻塞，鼻中隔软骨下缘偏离中线，近鼻前庭处突向一侧鼻腔。如黏膜撕裂，可见软骨或骨质外露。如鼻中隔黏膜下出现血肿，则鼻中隔向一侧或两侧膨隆。血肿若继发感染，可引起鼻中隔脓肿。

3.X线检查　鼻根部塌陷明显者，应作X线摄片（鼻颏位、头颅侧位等）以排除筛窦、额窦及上颌窦骨折，出现脑脊液鼻漏者还应注意有无颅底骨折。开放性骨折常为粉碎性骨折，除伴有鼻及颌面软组织伤外，常有异物存留。

【诊断】

根据外伤病史，外鼻及鼻腔的症状和体征常可诊断，鼻骨X线侧位摄片可作为诊断依据。疑有鼻中隔血肿或脓肿时，可经穿刺抽吸确诊。

【治疗】

治疗要止血、止痛、清创缝合及预防感染，以手法整复为主，纠正畸形，保持呼吸通畅。

一、西医治疗

1. 清创缝合　挫伤后24小时内冷敷，24小时后热敷。

外鼻有伤口者需先止血，后缝合，破损的皮肤和黏膜应尽量保留，仔细对合修复，以防疤痕形成过多，术后注射破伤风抗毒素。

2. 骨折复位　鼻骨骨折有移位者，需在确诊骨折部位及类型后选择适宜的手术方法进行复位，一般采用闭合性鼻骨骨折的复位方法。有鼻畸形者可在肿胀发生前或消肿后进行鼻骨复位。但应在受伤后1周内进行，超过2周者，因骨痂形成太多或错位愈合，使复位困难。

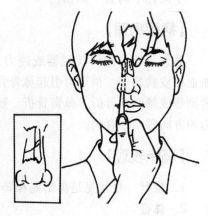

图2-2-1　鼻骨复位钳复位

复位方法：先用1%麻黄素收缩鼻黏膜；再用1%地卡因加少许1∶1000的肾上腺素的棉花片置于鼻黏膜表面，麻醉5~10分钟；用鼻骨复位钳复位（如图2-2-1）；复位后，鼻腔内填塞凡士林纱条，利于固定及止血；纱条于24~48小时内取出；2周内不可用力擦压鼻部，并嘱患者勿用力擤鼻。

3. 鼻中隔血肿的处理　鼻中隔血肿很难自行吸收，需尽早手术清除，以免发生软骨坏死或继发感染而成脓肿。切口要够大，可作"L"形切口，彻底引流，血块除尽后行鼻腔填塞，以防复发，并用抗生素控制感染。

二、中医治疗

1. **外治**　以手法整复为主，方法如上。
2. **内治**
（1）初期
治法　活血逐瘀，行气止痛。
方药　活血止痛汤加减。有出血者，加仙鹤草、白及、栀子炭等。
（2）中期
治法　行气活血，和营生新。
方药　正骨紫金丹。
（3）后期
治法　补气养血，坚骨壮筋。
方药　人参紫金丹。

第二节　鼻　疖

鼻疖是鼻前庭毛囊、皮脂腺和汗腺的局限性、急性、化脓性炎症，亦可发生在鼻尖和鼻翼处。

中医称本病为"鼻疔"，又称"白疔"、"白刃疔"、"鼻内生疮"、"鼻疮"、"鼻尖疔"等。

【病因病理】

一、西医病因病理

本病多因挖鼻或拔鼻毛等不良习惯，或因鼻分泌物刺激，细菌从皮肤毛囊根部进入皮下组织，形成局限性化脓感染。糖尿病或体力衰弱者较多见，并易反复发作。致病菌多为金黄色葡萄球菌。

二、中医病因病机

1. **邪毒外袭，火毒上攻**　多因风热邪毒袭肺，或因过食辛辣炙煿之品，使肺胃积热，复受湿热邪毒侵袭，火毒结聚，循经上犯鼻窍而致病。
2. **邪毒炽盛，内陷营血**　多因邪毒久恋，火毒势猛；或因调治不当、失治、误治、妄加挤压等，致邪毒走散，入侵营血，内陷心包，而成疔疮走黄之危症。

【临床表现】

1. **症状** 患侧鼻前庭内红肿热痛，有时伴有低热和全身不适。严重者可引起患侧上唇及面颊部蜂窝织炎，表现为同侧上唇、面颊及下睑红肿热痛，常伴有畏寒、发热、头痛和全身不适等明显的全身症状。

2. **体征** 发病初期，检查可见一侧鼻前庭内有丘状隆起，周围因浸润而发硬、发红，局部触痛，颌下淋巴结常肿胀疼痛。疖肿成熟后可见黄色脓栓，多在1周内自行穿破而愈。疖肿多单个发病，亦有多个，但多限于一侧鼻前庭。

3. **并发症** 因鼻部血管丰富，且与海绵窦相通，属面部的"危险三角区"。当鼻疖扩展或因挤压等处理不当，可发生海绵窦血栓性静脉炎和败血症等严重并发病。

【诊断与辨证】

1. **诊断要点** 见症状、体征。

2. **辨证分型**

（1）邪毒外袭，火毒上攻型 鼻尖或鼻前庭局部红肿热痛，跳痛，或麻或痒，并有粟米状隆起，形如钉状，根硬而深，3~5天后疮顶出现黄白色脓点；全身症状可有恶寒发热，头痛，大便秘结，小便短赤；舌质红，苔黄，脉数。

（2）邪毒炽盛，内陷营血型 局部红肿剧痛，鼻肿如瓶，目胞合缝，疔顶紫暗，顶陷无脓；全身伴高热头痛，恶心呕吐，烦躁不安，神昏谵语；舌质红绛，苔黄燥，脉洪数。

【治疗】

一、西医治疗

1. **疖未成熟者** 切忌切开，应及早大力控制感染，预防并发症。可局部行湿热敷或理疗，以消炎止痛；局部涂用10%鱼石脂甘油或软膏，促其成熟破溃。同时全身给予足量抗生素或磺胺类药物，严禁挤压，疼痛剧烈者可给予止痛剂。

2. **脓肿已有脓栓者** 可待其穿破，或无菌条件下用小探针蘸少许用纯石碳酸或50%硝酸银腐蚀脓头，促进脓栓排出，局部涂以抗生素软膏；亦可以尖刀挑破脓头后用小镊子钳出脓栓。切开时不要切及周围浸润组织，切忌挤压，以免脓毒扩散引起并发症。

3. **并发海绵窦血栓性静脉炎和败血症者** 应予住院治疗，静脉滴注足量、敏感的抗生素类药物，请眼科和神经科医师协助治疗，切不可掉以轻心。

4. 反复发生者　应注意检查有无糖尿病，并积极治疗鼻腔疾病，以去除病因。

二、中医治疗

1. 外治　早期可用内服药的药渣煎汤湿热敷患处，局部涂敷玉露膏、金黄散或用紫金锭、四黄散调水涂敷；若鼻疔脓已成熟，则切开排脓，方法如上所述。

2. 分型治疗

（1）邪毒外袭，火毒上攻型

治法　清热驱邪，解毒消肿。

方药　五味消毒饮加减。有表证者，加荆芥、防风；疼痛甚者，加归尾、赤芍、丹皮；若脓成不溃者，加穿山甲、皂角刺；口渴发热者，加黄芩、淡竹叶等清上焦热；大便秘结者，加大黄、玄明粉。亦可选用黄连解毒汤加减或选用牛黄解毒丸。

（2）邪毒炽盛，内陷营血型

治法　苦寒泄热，凉血解毒。

方药　犀角地黄汤合黄连解毒汤加减。出现神昏谵语者，加服安宫牛黄丸或紫雪丹。

【预防与调护】

戒除挖鼻、拔鼻毛之恶习，积极治疗各种鼻病，保持鼻前庭清洁。忌食辛辣炙煿、肥甘厚味之品，多吃水果、蔬菜，多饮水，保持大便通畅。禁忌挤压、灸法及早期切开引流，以免脓毒扩散，引起疔疮走黄之危症。屡次发作者应加强锻炼，加强营养，提高机体抗病能力。

第三节　鼻前庭炎

鼻前庭炎是发生在鼻前庭皮肤的弥漫性炎症，分急性和慢性两种。急性鼻前庭炎以鼻前庭皮肤红肿、疼痛为特点。慢性鼻前庭炎以干痒、结痂、鼻毛脱落为主要表现，有经久不愈、反复发作的特点。本病好发于儿童，长期在粉尘（如水泥、石棉、皮毛、烟草等）环境中工作，易诱发或加重本病，无地域性、季节性。

中医称本病为"鼻疮"、"鼻生疮"、"赤鼻"、"疳鼻"等。

【病因病理】

一、西医病因病理

本病多由鼻炎等疾病的分泌物刺激或挖鼻等不良习惯反复损伤所致；常继发于急、慢性鼻炎、鼻窦炎及变应性鼻炎患者，糖尿病患者、接触有害气体及粉尘的职业人员也可引起本病。鼻前庭及上唇皮肤充血、增厚，表皮脱落，血浆渗出，形成浅层溃疡，覆有干痂，有时可出现皲裂。

二、中医病因病机

急性期为肺经蕴热，复受风热邪毒外袭；或因鼻疾涕液浸渍鼻孔；或挖鼻损伤肌肤，病邪乘虚侵袭，引动肺热，内热外邪上灼鼻窍，熏蒸鼻孔肌肤，发为鼻疮。

慢性期为鼻疮日久不愈，肺脾郁热久蕴，阴血暗耗，血虚生燥，燥热久蒸鼻孔，肌肤失养，发为鼻疮慢症。

【临床表现】

1. **症状** 急性者鼻前孔及上唇部疼痛为主要症状；慢性者鼻部皮肤常有灼热、干痒、异物感等异常感觉。

2. **体征** 急性者鼻前庭皮肤红肿，严重者可扩及上唇交界处，潮红、溃烂流水、积结痂块或皲裂，有压痛。慢性者鼻前庭部皮肤增厚、皲裂或盖有鳞屑样痂皮；成年人病程久而不愈者，常有鼻毛脱落或稀少。

【诊断与辨证】

1. **诊断要点** 鼻前孔及上唇部疼痛，有灼热、干痒、异物感等异常感觉；急性者鼻前庭皮肤红肿、潮红、溃烂流水、积结痂块或皲裂。慢性者鼻前庭部皮肤增厚、皲裂或盖有鳞屑样痂皮。

2. **鉴别诊断** 本病应与鼻前庭湿疹鉴别，后者常是全身湿疹的局部表现，瘙痒较剧烈，多见于小儿，常与过敏因素有关。

3. **辨证分型**

（1）肺热上蒸型 鼻前部灼热疼痛，触之痛甚，鼻部皮肤瘙痒，鼻前庭及其与上唇交界处皮肤有弥漫性红肿或皲裂，鼻毛上覆有脓痂；全身一般无症状。

（2）阴虚血燥型 鼻前孔处干燥刺痒、微痛、有异物感，患处皮肤干红粗糙、皲裂或有结痂，鼻毛脱落，清除痂皮可见皮肤潮红、微有出血；全身一般无症状。

【治疗】

积极治疗鼻病诱因（如过敏性鼻炎、急慢性鼻炎、鼻窦炎）及诊治全身性疾病，同时结合中医辨证施治。

一、西医治疗

1. 急性期 局部湿热敷或红外线照射，全身酌情使用抗生素。皮肤糜烂或皲裂者可用10%～30%硝酸银烧灼，并涂抗生素软膏。

2. 慢性期 用3%过氧化氢溶液除痂皮和脓液，局部涂1%黄降汞软膏或5%白降汞软膏等；渗出较多者，可用5%氧化锌软膏涂擦。

二、中医治疗

1. 分型治疗

（1）肺热上蒸型

治法 清肺泄热，疏风解毒。

方药 黄芩汤加减。若热毒壅盛，灼热痛甚，可加黄连、丹皮；若鼻息灼热，患处燥裂，或大便干结，可加石膏、知母、大黄。

（2）阴虚血燥型

治法 滋阴清热，养血润燥。

方药 四物消风饮加减。肌膜干红、燥裂明显者，可加玄参、麦冬、知母；痒甚者，可加防风、白鲜皮；痛甚者，可加金银花、蒲公英。

2. 外治法 清除局部的痂皮或脓液，保持患部清洁；用内服药渣再煎，取汁热敷患处。如灼热疼痛者，用辰砂定痛散以麻油调敷患处，以清热消肿止痛；红肿糜烂者，用明矾10g、生甘草25g煎水清洗，再以青蛤散或鼻疳散调敷患处，以清热燥湿消肿；干燥疼痛者，用黄连膏、玉露膏或紫连膏外涂患处，以清热解毒，润燥止痛；皮肤粗糙、刺痒、增厚、皲裂者，用紫连膏外涂患处，以润燥生肌止痒。

【预防与调护】

戒除挖鼻、拔鼻毛等不良习惯。积极治疗各种急、慢性鼻病，如过敏性鼻炎、急性鼻炎、慢性鼻炎、鼻窦炎等。注意鼻部清洁卫生，经常接触有害气体及粉尘等职业者，尤应注意鼻腔清洁。戒烟酒，忌食辛辣食品。保持大便通畅。

第四节　急性鼻炎

急性鼻炎是由病毒感染引起的鼻黏膜急性炎性疾病，俗称伤风、感冒，四季可发，多发于冬、春季节，具有一定的传染性。本病发病无性别、年龄的差别，由于气候变化和体质强弱、所感病邪轻重的不同，病情有轻重之分。

中医称本病为"伤风鼻塞"、"伤风"、"感冒"，由脏腑失调，外邪侵犯所致。

【病因病理】

一、西医病因病理

1. 病因　本病为病毒感染，常见的病毒有鼻病毒、腺病毒、冠状病毒、流感和副流感病毒等。当机体抵抗力降低或鼻黏膜的防御功能遭到破坏时，病毒通过呼吸道传染而侵入机体，原已潜藏于上呼吸道的细菌也生长繁殖，毒力增强，使本病在病毒感染的基础上合并继发性细菌感染，常见的致病菌有溶血性链球菌、肺炎双球菌、葡萄球菌、流感杆菌等。

诱因有受凉、疲劳、烟酒过度、维生素缺乏、内分泌失调、全身慢性疾病等以及鼻腔疾病、口腔和咽部的感染病灶等局部因素。

2. 病理　本病病理表现为一种单纯性炎性变化，初期黏膜血管痉挛，腺体分泌减少；继之充血、水肿，腺体及杯状细胞分泌增加，有单核及多形核白细胞浸润；鼻涕初为水样，逐渐变为黏液性；以后黏膜中的中性粒细胞增多，渗出黏膜表面，脱落于分泌物中，鼻涕变为黏脓性；恢复期上皮新生，黏膜逐渐恢复正常。

二、中医病因病机

本病因感受风邪而致。风为百病之长，常挟寒或热侵犯肺系。若起居失常、冷热不慎、营养不良、过度疲劳，可致腠理疏松，卫表不固，风邪外袭而致本病。

【临床表现】

1. 症状　潜伏期1～3日。起病时鼻咽部干燥灼热，鼻痒，喷嚏，倦怠，畏寒发热，头痛。1～2日后，鼻塞，流清水样涕，量多，嗅觉减退，讲话时呈闭塞性鼻音，发热，头痛加重，周身酸痛。以后分泌物转为黏脓性，不易擤出。若无并发症，则局部及全身症状逐渐减轻至消失。整个病程为 7～10 日。

2. **体征**　鼻腔黏膜充血、水肿，鼻甲肿大，鼻腔中可有黏液性或黏脓分泌物积留。

3. **并发症**　由于感染蔓延或处理不当，感染可向邻近器官扩散，可致急性鼻前庭炎、急性鼻窦炎、急性中耳炎、急性咽炎、急性喉炎、气管炎和支气管炎、肺炎等各种并发症。

【诊断与辨证】

1. **诊断要点**　起病较急，病程较短；以鼻塞、喷嚏、流清水样或黏液性鼻涕为主要症状，伴恶寒、发热、头痛等；鼻黏膜充血、水肿，鼻甲肿大，鼻腔内分泌物增多。

2. **鉴别诊断**　主要与变态反应性鼻炎、流行性感冒相鉴别。

（1）变态反应性鼻炎　呈阵发性发作，喷嚏频作，大量清水样涕，鼻黏膜水肿，色苍白。诸症来去迅速，发作过后鼻复常态，无恶寒发热、头身疼痛等全身外感症状。

（2）流行性感冒　突然发病，传染性强，多数人同时发病，全身症状如寒战、高热、周身酸痛等症状较重，鼻腔症状较轻。

3. **辨证分型**

（1）风寒袭鼻型　鼻塞，鼻痒，喷嚏，流清涕，鼻音重浊；鼻黏膜充血，鼻甲肿大；恶寒发热，无汗，全身酸痛，头痛，口不渴，咳嗽痰多清稀；舌淡，苔薄白，脉浮紧。

（2）风热袭鼻型　鼻塞，鼻气热，喷嚏，涕黏白；鼻黏膜充血，色鲜红，鼻甲肿大，鼻道有脓涕积留；发热，恶风，微汗出，头痛或咽痛，咳嗽痰黏，口微干，舌红，苔薄白或微黄，脉浮数。

【治疗】

治疗主要以支持和对症治疗为主，预防并发症，中医应辨证施治。

一、西医治疗

1. **全身治疗**　大量饮水，饮食清淡，疏通大便，注意休息。口服解热镇痛剂，如复方阿司匹林之类；可予盐酸吗啉胍等抗病毒药。如合并细菌感染者，宜用抗生素。

2. **局部治疗**　用麻黄素滴鼻液或呋喃西林麻黄素滴鼻液滴鼻。

二、中医治疗

1. 分型治疗

(1) 风寒袭鼻型

治法　散寒解表，辛温通窍。

方药　辛夷散加减。恶寒甚者，加麻黄、紫苏；咳嗽痰多者，加半夏、陈皮、杏仁；咽痛者，加玄参、射干、桔梗；鼻塞重者，加苍耳子。

(2) 风热袭鼻型

治法　疏风清热，辛凉通窍。

方药　银翘散加减。头痛甚者，加蔓荆子、菊花；咳嗽痰黄稠者，加瓜蒌、前胡、黄芩、鱼腥草；咽痛甚者，加玄参、射干、马勃。

2. 外治法

用内服中药蒸气吸入鼻腔，或用柴胡注射液、鱼腥草注射液、板蓝根注射液等药物经超声雾化吸入或蒸气雾化吸入鼻腔，每次 15～20 分钟，每日 1～2 次。

3. 针灸治疗

(1) 体针　鼻塞者取迎香、印堂，头痛者加合谷、太阳、风池，发热者加大椎、曲池，每次取 2～3 个穴位，强刺激，留针 10～15 分钟。

(2) 耳针　取穴内鼻、肺、神门、肾上腺、内分泌、皮质下等，每次取 3～5 个穴位，针刺或压穴。

(3) 灸法　如鼻涕清稀量多，鼻塞，取迎香、上星穴等，用艾条悬灸至局部发热为度，每次 20～30 分钟，每日 1～2 次。

【预防与调护】

避免受凉受湿。加强锻炼，增强抵抗力。保持鼻腔清洁卫生，清除鼻中积涕，以利鼻窍通畅。保持室内温度、湿度适宜，空气新鲜。不宜强行擤鼻，以免引发耳病。禁食烟、酒、辛辣、腥臭之品。在疾病流行之际，避免与伤风的病人接触，以防传染。

第五节　慢性鼻炎

慢性鼻炎是鼻黏膜及黏膜下组织的慢性炎症，包括慢性单纯性鼻炎和慢性肥厚性鼻炎。男女老幼均可发病，无季节及地域差别。

中医称本病为"鼻窒"，由脏腑失调、邪滞鼻窍所致。

【病因病理】

一、西医病因病理

1. 病因

（1）局部因素　主要由急性鼻炎反复发作或迁延日久转化而来；邻近的炎性病灶、鼻中隔偏曲、鼻腔粘连、滥用血管收缩剂、长期受有害气体及粉尘的刺激等，都可引发本病。

（2）全身因素　贫血、结核、糖尿病、风湿病、心肝肾慢性疾病、便秘、营养不良、过劳、烟酒过度、维生素缺乏、内分泌失调等易发本病。

2. 病理

（1）慢性单纯性鼻炎　表现为鼻黏膜深层血管慢性扩张，下鼻甲海绵状组织明显扩大；血管和腺体周围有淋巴细胞及浆细胞浸润，杯状细胞增多，黏液腺活跃，分泌增强；鼻甲黏膜肿胀，但黏膜下组织无明显增生性改变。

（2）慢性肥厚性鼻炎　表现为黏膜上皮纤毛脱落，变为复层上皮，静脉及淋巴回流受阻，黏膜下层水肿；继而发生纤维组织增生而使黏膜肥厚，可呈桑椹状或息肉样变，骨膜及骨组织增生，鼻甲骨骨质也可呈肥大改变。

二、中医病因病机

屡患伤风鼻塞，余邪未清，邪滞鼻窍，久郁化热；或肺气虚弱，卫表不固，易受外邪侵袭；或脾胃虚弱，升降失常，湿浊上泛，以致邪毒滞留鼻窍；或邪滞鼻窍，脉络瘀阻，气血不畅，鼻窍不利而发为本病。

【临床表现】

1. 慢性单纯性鼻炎

（1）症状　鼻塞多为间歇性和交替性，活动时减轻，静息时加重；鼻涕增多，间或有嗅觉减退，头痛头昏，闭塞性鼻音。

（2）体征　鼻黏膜肿胀，色暗红，鼻甲肿大，表面光滑；探针触之柔软、富有弹性；对血管收缩剂1%麻黄素反应敏感；鼻腔中可有黏液性或黏脓分泌物积留。

2. 慢性肥厚性鼻炎

（1）症状　鼻塞较重，多为持续性；有闭塞性鼻音，可伴有嗅觉减退；涕少黏稠不易擤尽；或见头痛，头昏，失眠，健忘，耳闷，耳鸣，听力减退。

（2）体征　鼻黏膜肿胀，鼻甲肥大，表面粗糙，凹凸不平，弹性差；探针轻压不出现凹陷，或凹陷后难以立即平复；对血管收缩剂 1% 麻黄素反应不敏感；鼻腔中可有黏脓分泌物积留。

【诊断与辨证】

1. 诊断要点 病程较长；以持续性、间歇性、交替性鼻塞为主要症状，或伴头昏、记忆力下降、失眠、耳鸣、耳内闭塞感等症；鼻腔黏膜充血，呈红色或暗红色，鼻黏膜肿胀，鼻道狭窄或不通。

2. 鉴别诊断 本病应与慢性鼻窦炎鉴别，后者鼻塞以单侧为主，鼻流浊涕、量多，伴头痛。

3. 辨证分型

（1）肺经蕴热，邪壅鼻窍型 鼻塞以间歇性或交替性为主，涕少，色白黏稠，鼻内灼热干燥，或有嗅觉减退，头胀头昏；鼻黏膜肿胀，多以下鼻甲为甚，色暗红，表面光滑柔软，富有弹性；舌红，苔薄黄，脉数。

（2）肺脾气虚，邪滞鼻窍型 鼻塞，呈交替性或时轻时重，受寒时鼻塞尤重，时流少量黏浊白涕，头昏沉重，肢倦乏力，嗅觉减退；鼻黏膜肿胀，色淡红，下鼻甲肿大，表面光滑柔软，富有弹性；舌淡红，苔薄白，脉缓弱。

（3）邪毒久留，气滞血瘀型 持续性鼻塞，鼻涕较多，黏黄或黏白，嗅觉迟钝，可见语言不畅，咳嗽痰多，耳鸣，听力减退，咽异物感，头重头昏不适；鼻内肌膜肿胀、硬实呈桑椹样；脉弦细或涩，舌质暗红或有瘀点。

【治疗】

西医对症治疗，中医辨证论治。

一、西医治疗

1. 病因治疗 消除致病因素，如矫正鼻中隔畸形、治疗慢性化脓性鼻窦炎等。加强锻炼，增强抵抗力。

2. 0.5%~1% 麻黄素生理盐水滴鼻 对慢性单纯性鼻炎，使用减充血剂滴鼻、喷鼻或局部定期热敷有一定疗效。

3. 封闭 对慢性单纯性鼻炎，用 0.25%~0.5% 普鲁卡因行鼻丘、下鼻甲前端黏膜内封闭，或在迎香和鼻通穴位处行封闭，每次 1~1.5ml，隔日 1 次，5 次为 1 个疗程。

4. 下鼻甲硬化剂 对慢性肥厚性鼻炎实施下鼻甲硬化剂注射，可改善其鼻腔通气功能。常用药物有 80% 甘油、5% 石碳酸甘油、5% 鱼肝油酸钠、50% 葡萄糖等。表面麻醉后，将注射针自下鼻甲前端向后刺入黏膜下，至接近下鼻甲后端处，然后将针头缓缓退出，边退边注射硬化剂，注射量为1ml左右。根据下鼻甲收缩情况，7~10天后可重复注射，一般3次为1个疗程。

5. 手术治疗 行下鼻甲部分切除术、下鼻甲黏-骨膜下切除术、中鼻甲部分切除术等。

二、中医治疗

1. 分型治疗

（1）肺经蕴热，邪壅鼻窍型

治法 清肺泄热，宣通鼻窍。

方药 辛夷清肺饮加减。鼻塞重者，加石菖蒲、路路通；头痛明显者，加白芷、蔓荆子；咳嗽痰黄者，加川贝母、瓜蒌、前胡、桔梗；咽干甚者，加玄参、天花粉、生地；大便燥结者，加火麻仁、郁李仁。

（2）肺脾气虚，邪滞鼻窍型

治法 补益肺脾，宣通鼻窍。

方药 温肺止流丹加减。鼻塞重者，加白芷、石菖蒲、苍耳子；气虚明显者，加黄芪、白术、五味子；咳嗽痰稀者，加半夏、陈皮、前胡；恶寒重者，加防风、藿香、紫苏；涕黄稠者，加黄芩、金银花、鱼腥草。

（3）邪毒久留，气滞血瘀型

治法 行滞化瘀，宣通鼻窍。

方药 当归芍药汤加减。鼻黏膜晦暗乏泽，流涕清白者，加当归、细辛、桂枝；鼻黏膜鲜暗，涕黄黏稠者，加丹参、丹皮、通草；鼻黏膜淡暗乏泽，流涕清稀，且久治不愈者，加黄芪、附子、肉桂。

2. 外治法

（1）滴鼻 以芳香通窍药为主。如滴鼻灵、辛夷滴鼻液、复方苍耳子滴剂等滴鼻，亦可用0.5%~1%麻黄素生理盐水滴鼻，每次2~3滴，每日3~4次。

（2）熏蒸、雾化 用内服中药蒸气吸入鼻腔，或用黄芪注射液、丹参注射液、当归注射液等药物经超声雾化吸入或蒸气雾化吸入鼻腔，每次15~20分钟，每日1~2次。

（3）穴位、下鼻甲注射 选用毛冬青注射液、当归注射液、复方丹参注射液、川芎嗪注射液等，行双侧迎香穴注射，每次每侧1ml；或行双下鼻甲注射。方法：常规鼻腔黏膜表面麻醉后，取4ml注射液，每侧下鼻甲注射2ml，每星期治疗2次，7次为1个疗程。

【预防与调护】

加强锻炼，增强抵抗力，防治急性鼻炎，根治邻近病灶。戒除烟酒，饮食卫生。加强环境保护，避免粉尘的长期刺激。鼻塞严重，鼻涕较多时，不宜强行擤鼻，以免引发耳病。

第六节 萎缩性鼻炎

萎缩性鼻炎是一种发展缓慢的鼻腔萎缩性炎症，以鼻内干燥、鼻腔黏膜、骨膜和骨质发生萎缩为特征的鼻病。严重而伴有典型恶臭者，称臭鼻症。本病多发于青春期，女性较男性多见。按病因可分为原发性和继发性两种。

中医称为本病"鼻槁"，因脏腑亏虚，津液不能上濡鼻窍所致。

一、西医病因病理

1. 病因 原发性萎缩性鼻炎的病因目前尚不十分清楚，认为可能与维生素缺乏、内分泌紊乱、遗传等因素有关。继发性萎缩性鼻炎由于鼻腔慢性炎症或特异性感染（如鼻结核、鼻麻风等），或有害粉尘、气体及干燥、高温环境刺激，黏膜破坏较重，逐步萎缩所致；也见于鼻腔多次手术和手术不当，鼻腔组织切除过多的患者。

2. 病理 本病主要病理变化为上皮变性，进行性萎缩，黏膜和骨部血管发生闭塞性动脉内膜炎和海绵状静脉丛炎，血管壁结缔组织增生肥厚、管腔缩小或闭塞，血供不良而导致黏膜、腺体、骨膜和骨质萎缩、纤维化以及鳞状上皮化。

二、中医病因病机

燥热伤津或久病伤阴，虚火上炎，灼伤肺津；或郁热日久，肺阴受伤，津液亏损；或因肺脾虚弱，土不生金，鼻失濡养，重感湿热，熏蒸鼻窍，灼腐结痂。

【临床表现】

1. 症状 主要症状为鼻及鼻咽干燥感，鼻塞（因为干痂堵塞或由于鼻腔感觉功能减退而缺乏呼吸气流刺激感所致），鼻气腥臭，鼻腔有脓痂；伴有嗅觉减退，鼻出血，头痛，头昏。起病缓慢，病程较长，症状逐渐加重。

2. 体征 鼻黏膜干燥，鼻甲萎缩，鼻腔空旷，鼻腔内可有黄绿色痂皮，或可闻及特殊恶臭。自幼发病者，可有鞍鼻畸形，见鼻梁平塌凹陷。

【诊断与辨证】

1. 诊断依据 自觉鼻中干燥，鼻塞，鼻出血，嗅觉障碍；鼻黏膜干燥，下鼻甲萎缩，鼻腔空旷或有脓痂结聚。

2. 辨证要点

（1）燥热外犯型 鼻干无涕，时发鼻衄，伴口渴喜饮，小便短黄，大便干燥；鼻黏膜干燥，鼻腔宽大，或有痂皮；舌红，苔黄燥，脉细数。

（2）肺阴亏虚型 鼻、咽干燥，嗅觉减退，干咳少痰，口干不欲多饮，或有午后潮热、盗汗、头晕、手足心热；鼻甲萎缩或有脓涕痂皮积留；舌红，苔薄，脉细数。

（3）湿热熏鼻型 鼻内干燥，头昏头痛，涕浊腥臭，如浆如酪，色微黄浅绿，痂皮量多，嗅觉减退或丧失；鼻甲萎缩较甚，鼻腔见筒状结痂，痂皮下有脓性分泌物；舌质偏红，苔微黄腻，脉细濡数或细滑。

【治疗】

中医以辨证施治为主，辅以局部对症治疗。

一、西医治疗

1. 全身治疗

（1）维生素疗法 维生素 A、B、C、D、E 都可选用。

（2）微量元素疗法 可选用镁、锌、铜、铁、磷制剂。

2. 局部治疗

（1）鼻腔冲洗 用温热生理盐水或高锰酸钾（1∶2000～5000）冲洗。

（2）滴鼻 用1%链霉素液，或1%复方薄荷樟脑油、清鱼肝油、石蜡油，或25%葡萄糖甘油，或50%葡萄糖等滴鼻。

（3）涂鼻 用1%新斯的明、0.5%乙烯雌酚油涂鼻。

3. 手术治疗 可行鼻腔黏－骨膜下埋藏术、鼻腔外侧壁内移加固定术、前鼻孔闭合术。

二、中医治疗

1. 分型治疗

（1）燥热外犯型

治法 清肺泄热，润燥散邪。

方药 清燥救肺汤加减。鼻衄者，加黄芩炭、丹皮炭；大便秘结者，加麻仁、桃仁；若口苦咽干，烦躁易怒，加龙胆草、青黛。

（2）肺阴亏虚型

治法 养阴清热，润肺生津。

方药 百合固金汤加减。若嘈杂易饥而欲食，大便秘结，加玉竹、火麻仁、蜂蜜；若腰膝酸软，月经不调，加牛膝、知母、黄柏。

（3）湿热熏鼻型

治法 清热生津，化浊通窍。

方药 甘露消毒丹加减。若浊涕量多色黄绿，口苦烦躁，加龙胆草、鱼腥草、石菖蒲；若倦怠纳差，苔腻，去熟地、生地，加黄芪、白术、神曲。

2. 外治

（1）滴鼻 用养阴润燥药物的煎汁，或苁蓉滴鼻液、蜂蜜、芝麻油加冰片、复方薄荷油等滴鼻。

（2）熏蒸、雾化 用内服中药蒸气吸入鼻腔，或用黄芪注射液、丹参注射液、当归注射液等药物经超声雾化或蒸气雾化吸入鼻腔，每次 15～20 分钟，每日 1～2 次。

（3）下鼻甲注射 用复方丹参注射液行双下鼻甲注射，每次每侧 1～2ml，每星期 2 次，连续治疗 5～10 周。

3. 针灸治疗

（1）体针 取迎香、禾髎、素髎等穴，用补法。

（2）耳针 取内鼻、内分泌、皮质下、肺、肾、脾，每次 3～4 个穴位，以王不留行籽贴压。

（3）迎香穴埋线 常规消毒，局部麻醉，用埋线针将羊肠线埋入迎香穴皮下。

【预防与调护】

保持鼻腔清洁湿润，清除鼻内积涕或痂皮。防治全身慢性疾患，加强营养，少吃辛辣炙煿的食物。加强锻炼，增强体质，防治各种急慢性鼻部疾病。注意劳动保护，加强卫生管理，减少粉尘吸入。鼻部慢性炎症的患者，应注意适当使用血管收缩剂，以免鼻黏膜长期受药物的刺激，使黏膜的营养发生障碍而萎缩。

第七节 变应性鼻炎

变应性鼻炎为变态反应性鼻炎的简称，是发生在鼻腔的 I 型变态反应性疾病，以反复发作的阵发性鼻痒、喷嚏、流大量清涕和发作时鼻黏膜苍白为特点。可呈季节性或常年性发作，前者称为季节性变态反应性鼻炎，后者称为常年性变态反应性鼻炎。本病为鼻科常见病、多发病，发病不分男女，但常见于青壮年。

本病中医称为"鼻鼽"，是因禀质特异，肺卫气虚，不耐风寒异气所致。

【病因病理】

一、西医病因病理

1. 病因

（1）吸入性变应原 室尘、螨、昆虫的鳞屑、分泌物及排泄物、羽毛，动物的上皮、分泌物及排泄物，真菌，枕垫料及床垫料，化学物质等，多引起常年性发作；蒿属、豚草、云杉、柏树、杨柳等植物花粉引起者，多为季节性发作。

（2）食物性变应原 面粉、奶、蛋、鱼虾、豆类甚至某些水果等；某些药品，如磺胺类药物、奎宁、抗生素等。

（3）接触性变应原 如化妆品及涂料等。

2. 发病机制 变应性鼻炎属 IgE 介导的 I 型变态反应，亦称超敏反应。变应原进入人体后，经巨噬细胞等抗原呈递细胞处理后，产生 IgE 抗体，附着于肥大细胞等细胞的细胞膜上，因而使鼻黏膜致敏。当变应原再次进入体内时，与 IgE 结合，使肥大细胞膜变构，释放出大量生物活性介质如组胺、白细胞三烯、激肽、嗜酸性粒细胞趋化因子、前列腺素类、血小板活化因子等，使得嗜酸性细胞聚集，引发病理改变，出现变应性鼻炎的特有表现。

3. 病理 其病理改变有鼻黏膜组织间隙水肿、毛细血管扩张、通透性增高、腺体分泌增加、嗜酸性粒细胞聚集等。组胺等炎性介质引起毛细血管扩张，腺体分泌增加，使大量渗出液在结缔组织内存留，压迫表浅血管，使黏膜呈现苍白色。上述改变在缓解期可恢复正常，如多次反复发作，可引起上皮层增殖性改变，导致黏膜肥厚及息肉样变。

二、中医病因病机

内因多为脏腑虚弱，卫外不固，外因多为风寒、异气之邪侵袭鼻窍而致。由于脾气、肺气虚弱，感受风寒异气；或肾阳亏虚，肺失温煦，从而导致鼻鼽的发生。

【临床表现】

1. 症状 阵发性突发鼻痒，喷嚏频作，鼻涕呈水样、量多，鼻塞。发病迅速，消失也快，消失后则如常人。部分患者在症状发作时伴有眼痒、结膜充血，或其他过敏疾病（如哮喘病）的发作。有反复发作的病史，可有家族史。

2. 体征 鼻腔黏膜苍白水肿，鼻腔内大量清水样分泌物潴留。间歇期鼻黏膜可为苍白、淡紫、暗红或正常。

3. 实验室检查 皮肤试验阳性或黏膜激发试验阳性；血清 IgE 升高。

【诊断与辨证】

1. 诊断要点 本病以阵发性发作鼻痒、连续喷嚏、鼻塞、流涕清稀量多为主要症状；多有过敏史或过敏家族史，或伴有其他过敏性疾病；鼻腔黏膜苍白或淡红、水肿，鼻内大量清水样分泌物潴留；免疫学检查有助于诊断。

2. 鉴别诊断 本病主要与急性鼻炎相鉴别。急性鼻炎为非阵发性发作，初起时除有鼻塞、喷嚏、流清涕外，尚有恶寒发热、头身疼痛等全身外感症状。

3. 辨证分型

（1）**肺虚感寒型** 阵发性鼻痒，喷嚏，流清涕，鼻塞不通，常因感受风冷异气而发；恶风寒，气短，咳嗽，咯痰色白；鼻黏膜淡白水肿；舌淡，苔薄白，脉浮紧。

（2）**脾气虚弱型** 阵发性鼻痒，喷嚏，清涕量多，鼻胀塞较重；四肢乏力，纳差，大便溏薄；鼻黏膜淡红、水肿；舌淡或淡胖，苔白，脉细弱。

（3）**肾阳亏虚型** 鼻痒不适，喷嚏频作，连连不已，清涕难敛，早晚较甚；畏寒肢冷，精神不振，小便清长；鼻黏膜苍白、水肿；舌淡，苔白，脉沉细。

【治疗】

西医治疗因人而异，采取支持、对症治疗，消除或脱离致敏原。中医治疗则辨证施治。

一、西医治疗

1. 避免接触致敏原 对于已明确的变应原，应尽可能脱离接触。

2. 药物治疗 ① 抗组胺药，如扑尔敏、敏迪、克敏能等；② 肥大细胞膜稳定剂，如色甘酸二钠等；③ 皮质激素类，常用康宁克通-A 及二丙酸倍氯米松（气雾剂），以局部应用为主；④ 减充血剂，如1% 麻黄素滴鼻液。

3. 免疫疗法 又称脱敏疗法、减敏疗法，通过皮肤试验或其他实验室方法确定患者的致敏原，选用一种或数种最相关的变应原制成系列稀释的浸液行皮下注射，达到改变患者的免疫反应性和减轻临床症状的效果。

4. 手术治疗 必要时可选用手术治疗，如鼻中隔偏曲矫正术、针对下鼻肥大患者的下鼻甲部分切除术以及筛前神经切除术等。对常年性变应性鼻炎和个别花粉症患者可考虑手术治疗。

二、中医治疗

1．分型治疗

（1）肺虚感寒型

治法　补益肺气，祛散风寒。

方药　玉屏风散和苍耳子散加减。喷嚏多者，加蝉蜕、干地龙；清涕多者，加诃子、五味子。

（2）脾气虚弱型

治法　健脾益气，固表止嚏。

方药　玉屏风散和补中益气汤加减。鼻黏膜肿胀较甚者，加车前子、泽泻、海藻；肢凉畏寒而见肾阳不足者，加附片、淫羊藿。

（3）肾阳亏虚型

治法　补肾益气，温阳固表。

方药　金匮肾气汤加减。平时有涕者，加苍耳子、乌梅；鼻流清涕不止者，加浮小麦、糯米根；鼻塞较重，鼻黏膜苍白者，加细辛、桂枝、川椒。

2．外治法

（1）滴鼻　葱白滴鼻液（将葱白打汁，过滤，用生理盐水配成40%的溶液）滴鼻，每次1～2滴，每日3～4次。

（2）吹鼻　将荜拨粉或碧云散吹入鼻中，以通鼻窍；或用薄荷锭由鼻吸入，每日2～3次。

【预防与调护】

加强锻炼，增强抵抗力，防止受凉。加强劳动保护及个人防护，避免或减少花粉、粉尘等刺激。忌食腥臭易过敏之品。

第八节　鼻息肉

鼻息肉是指鼻内生有肉样赘生物，状若荔肉，妨碍呼吸的一种鼻病。它是由于鼻黏膜长期炎性反应引起组织水肿的结果，其好发于筛窦、中鼻甲游离缘、中鼻道内之钩突、筛泡和上颌窦窦口等处。

中西医对此病的称谓相同。

【病因病理】

一、西医病因病理

目前，对引起本病的病因仍不清楚，现多认为上呼吸道慢性感染、变应反应是引起鼻息肉的主要原因。

息肉组织呈肥厚及极度水肿现象，其间有淋巴细胞、浆细胞及嗜酸粒细胞浸润；表面为复层柱状上皮覆盖，常无纤毛；无神经支配，仅有少许血管分布。

二、中医病因病机

本病多因肺经湿热而致，如好食肥甘厚腻之品，致使湿热内生，或因鼻窍长期受湿浊之邪浸淫，湿浊积聚鼻窍，伏留不散等所致。

【临床表现】

1. **症状** 单侧或双侧渐进性持续性鼻塞，涕多，呈黏脓性或脓性，嗅觉障碍，或伴有头痛、听力下降等症。

2. **体征** 鼻腔内有单个或多个息肉，可发生于一侧或两侧鼻腔，息肉表面柔软、光滑，带蒂，可活动。若息肉增大，可塞满整个鼻腔，引起鼻外形改变，形成蛙鼻；若息肉向内生，可伸展至鼻咽部。

【诊断】

1. **诊断要点** 渐进性持续性鼻塞，鼻腔内有单个或多个息肉。

2. **鉴别诊断** 主要与鼻腔恶性肿瘤相鉴别。鼻腔恶性肿瘤表现为鼻腔可见新生物，质地较硬，不光滑，不活动，常有少量出血，活检可确诊。

【治疗】

本病以手术治疗为主，积极治疗鼻部诱因。

一、西医治疗

本病以手术（鼻息肉摘除术）切除为主；同时治疗鼻窦炎，并行免疫学及抗过敏治疗，以减少复发。

鼻息肉摘除术：术前准备同一般鼻腔手术。用1%～2%地卡因加1%肾上腺素（3:1）或1%麻黄素生理盐水（1:1）棉片或纱条做鼻顶、鼻腔底、中鼻道、

总鼻道及息肉根部麻醉。用钢丝圈套器尽量将
息肉蒂部套住（图2-2-2），收紧钢丝圈套后，
再将圈套器旋转1~2周，自鼻腔向外拉出。亦
可用鼻息肉钳将息肉组织分次钳出。

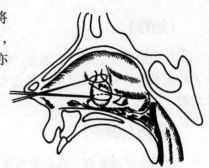

二、中医治疗

积极治疗鼻窦炎、变应性鼻炎等疾病。

【预防与调护】

图2-2-2　鼻息肉摘除术

锻炼身体，增强抵抗力，预防伤风感冒，
以免加重症状。积极治疗鼻窦炎、变应性鼻炎等疾病，防止并发本病。忌食辛辣
厚味，预防术后息肉再复发。

第九节　鼻中隔偏曲

凡鼻中隔偏离中线或呈不规则的偏曲，并引起鼻功能障碍，如鼻塞、鼻出
血、头痛等，称为鼻中隔偏曲。正常人的鼻中隔很少完全平直，多有轻微弯曲，
一般不属病态，也无需治疗。

中医称此病为"鼻隔不正"、"鼻柱偏曲"。

【病因病理】

生长发育和骨化过程中，鼻外伤可引起鼻中隔偏曲；发育异常或其他疾病
（如鼻腔肿瘤、息肉推压或儿童腺样体肥大日久，发生硬腭高拱，限制鼻中隔发
育），也可导致鼻中隔偏曲。

【临床表现】

1. **症状**　持续性鼻塞、头痛、鼻出血，或见耳鸣、耳闷等症。
2. **体征**　鼻中隔偏向一侧呈"C"状，或向两侧均有偏曲呈"S"状，或
嵴突状（条形山嵴样突出），或矩状突状（尖锥样突起）；突起侧鼻腔狭窄，对
侧鼻甲多有代偿性肥大。

【诊断】

临床症状与体征结合易于诊断。

【治疗】

本病治疗以手术矫正为主，根据偏曲的形状选择不同的术式，如鼻中隔黏膜下矫正术及鼻中隔重建术；鼻出血者，按鼻衄辨证论治；头痛者，按头痛辨证论治。

【预防与调护】

勿用力揉擦鼻部，以免发生鼻出血。加强劳动保护，防止鼻部外伤。

第十节　鼻出血

鼻出血是临床常见的症状之一，可纯由鼻病引起，亦可由全身疾病所致。鼻出血多为单侧，亦可为双侧；可间歇反复出血，亦可为持续出血；出血量多少不一，轻者仅为涕中带血，重者可引起失血性休克；反复出血可导致贫血。小儿及青少年鼻出血大多在鼻前部、鼻中隔前下方易出血区（利特尔区）；而40岁以上的中老年人鼻出血则多发生在鼻腔后部（下鼻道后端鼻-鼻咽静脉丛）。

本病属中医"鼻衄"范畴，多由邪热上蒸，迫血妄行所致。

【病因病理】

一、西医病因病理

1. **局部原因**　鼻黏膜溃疡、糜烂，鼻、鼻窦的急性感染，外伤，肿瘤等。

2. **全身原因**　凡引起血压升高、凝血功能障碍或血管本身张力改变的全身性疾病均可发生鼻出血。如高血压、动脉血管粥样硬化等心血管疾病；血友病、血小板减少性紫癜、白血病等血液系统疾病；肝、肾脏等慢性疾病和风湿热等，肝功能损害致凝血障碍；流感、出血热、麻疹、伤寒等急性高热性传染病；甲状腺功能亢进；接触磷、汞、砷、苯等可破坏造血系统的化学物质；以及长期服用可致血液内血凝原减少的水杨酸药物所致的药物性鼻出血等。

二、中医病因病机

脏腑功能失调而致的鼻衄可分为实证、虚证。实证鼻衄，多见于肺经热盛、胃火炽盛、肝火上炎，火热循经上蒸鼻窍，灼伤脉络而致衄；虚证者多见于肝肾阴虚，虚火上炎，灼伤脉络而致衄，或脾气虚弱，血失统摄而为鼻衄。

【临床表现】

1. 症状　鼻孔出血，常为一侧出血，亦有两侧鼻腔同时出血者。反复多量出血可引起贫血，突然大量出血可致休克。可能有导致鼻衄的病史，如发热、鼻塞、鼻腔干燥、高血压等，以及突然喷嚏、弯腰低头、揉鼻、月经期临近等诱因。

2. 体征　鼻腔有出血点，或见糜烂、出血区。

【诊断与辨证】

1. 诊断要点　鼻孔出血；鼻腔有出血点，或糜烂、出血区。排除全身性因素所致的出血。

2. 辨证分型

（1）肺经热盛型　鼻孔干燥，鼻出血，血色鲜红，血量较少，点滴而出，咳嗽痰少，口干身热；或见鼻塞，流涕黄浊，咽喉疼痛，或兼有发热恶风寒，头痛等；舌质红，苔薄白而干，脉数。

（2）胃火炽盛型　鼻衄量多，血色深红，鼻燥口干口臭，烦渴引饮，大便燥结，小便短赤；或见齿龈肿胀，糜烂出血，胃脘不舒，嘈杂胀满，嗳气吞酸；舌质红，苔黄，脉滑数。

（3）肝火上逆型　鼻出血量较多，血色深红，不时而发，头痛头晕，口苦咽干，胸胁苦满；或见烦躁易怒，梦多不寐，耳鸣耳聋；舌红，苔黄，脉弦数。

（4）肝肾阴虚型　鼻衄血色淡红，时作时止，口干津少，五心烦热；或头晕眼花，耳鸣健忘，心悸烦热，潮热盗汗；舌质红或红绛少津，苔少，脉细数。

（5）脾不统血型　鼻衄渗渗而出，时衄时止，面色无华，神疲乏力，语声低弱；或食少纳呆，便溏；舌淡，脉细弱。

【治疗】

鼻出血的治疗原则为先治标，后治本，即首先外治止血，然后辨证施治。

一、西医治疗

1. 局部处理

（1）局部应用止血药物　用棉片浸润1%麻黄素、1‰肾上腺素、立止血等，或用明胶海绵塞入鼻腔压迫出血点。

（2）烧灼法　在表面麻醉下，用棉签蘸少许50%硝酸银或30%三氯醋酸烧灼出血点至局部变白为度；或用激光、微波凝固出血部位。

（3）冷冻法　在表面麻醉下，把咽鼓管导管端置于出血点，将液氮自管内连续注入约1分钟，待复温后取出导管。

（4）鼻腔填塞术　以无菌凡士林纱条先压于鼻腔底部，然后绕至中鼻甲前上方，再由上而下反复折叠填塞于鼻腔保持一定压力（图2-2-3），24～48小时后取出，如仍有出血可再行填塞。现有许多改良的方法，如止血套填塞术、气囊或水囊压迫止血术。

（5）后鼻孔填塞术　以小号导尿管从出血侧鼻腔插入咽部，以血管钳从口腔拉出头端，其尾端留于前鼻孔外；将预制的锥形凡士林球尖端上的两根

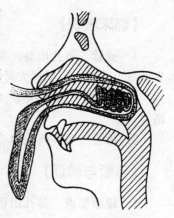

图2-2-3　前鼻孔填塞

粗线缚于导尿管头端，纱球随之经口腔进入鼻咽部，最后堵塞于后鼻孔。将纱球上的双线引出鼻外，结扎固定于放置在前鼻孔的纱布卷上；将纱球另一端所系的丝线留于口内，固定在口角（图2-2-4），以便以后取出纱球。留置时间一般为24～48小时。

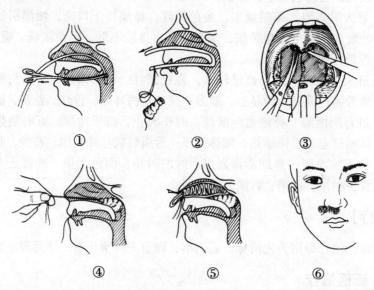

①　　　　　②　　　　　③

④　　　　　⑤　　　　　⑥

图2-2-4　后鼻孔填塞术

（6）其他　鼻咽填塞术、血管造影下动脉内栓塞术等。

2. 全身治疗　半坐位卧床休息，注意营养；失血严重者，需输血、输液。给予足够的维生素C、维生素K、维生素P等。静脉注射高渗葡萄糖注射液、钙剂，以促进凝血。适当应用止血剂，如止血敏、安络血、立止血等。

二、中医治疗

1．分型治疗

（1）肺经热盛型

治法　清肺泄热，止血凉血。

方药　黄芩汤加减。汗出者，去荆芥；口渴者，加天花粉、玉竹；大便秘结者，加大黄、瓜蒌仁。

（2）胃火炽盛型

治法　清胃泻火，止血凉血。

方药　调胃承气汤合清胃汤加减。口渴引饮者，加玄参、麦冬、天花粉；若失血过多，面色苍白，加黄精、何首乌、桑椹子。

（3）肝火上逆型

治法　清肝泻火，降逆止衄。

方药　龙胆泻肝汤加减。热甚者，加羚羊角、生石膏、黄连；出血量多者，加白茅根、仙鹤草、藕节；口干甚者，加麦冬、知母、葛根。

（4）肝肾阴虚型

治法　滋养肝肾，养血止血。

方药　知柏地黄丸加减。出血者，加旱莲草、藕节、侧柏叶；出血甚者，加胶艾四物汤。

（5）脾不统血型

治法　健脾益气，补血止血。

方药　归脾汤加减。反复出血而血虚者，加阿胶、白及、仙鹤草；纳差者，加神曲、麦芽。

2．外治法　用云南白药等具有止血作用的药粉吹入鼻腔出血处，或用棉球蘸云南白药等具有止血作用的药粉塞于鼻腔出血处。

【预防与调护】

鼻衄患者，情绪多较紧张，恐惧不安，接诊医生需镇静而不慌乱，并安慰病人，使之安定，迅速制止出血。积极寻找衄血病因，针对病因进行治疗。

第十一节　鼻窦炎

鼻窦炎是耳鼻喉科的常见病、多发病，以鼻流浊涕不止为主要临床特征，有急、慢性之分。急性鼻窦炎多发生在一个鼻窦；慢性鼻窦炎则可累及多个鼻窦，甚至一侧或两侧所有鼻窦，导致全鼻窦炎。

中医称本病为"鼻渊"，因邪犯鼻窦，湿热蕴积，酿成痰浊所致。

急性鼻窦炎

急性鼻窦炎是鼻窦黏膜的一种急性化脓性感染，常继发于急性鼻炎。

中医称本病为"急鼻渊"，多为实证、热证，起病急，病程短，症状较重。

【病因病理】

一、西医病因病理

急性鼻窦炎的感染源常来自于鼻腔、邻近组织感染（扁桃体炎、牙源性感染），血源性感染，创伤感染和各窦之间的互相感染，其他因素如体质因素、理化因素及环境因素等亦可致鼻窦感染。

其致病菌以化脓性球菌为多见，如肺炎双球菌、链球菌、葡萄球菌；其次为杆菌，如大肠杆菌、变形杆菌及流感杆菌等。由牙病引起者，多属厌氧菌感染。

二、中医病因病机

本病病因病机为火热上亢，以肺、胆、脾三经热盛为主；由于外感风热或外感风寒郁而化热，或脏腑积热，或湿热内蕴，或七情化火，循经蒸灼鼻窦黏膜所致。

【临床表现】

1. **症状** 本病常继发于急性鼻炎。病初，原有症状如畏寒发热、周身不适、口渴、便秘等随病程加重。局部症状以头痛，患侧鼻塞，鼻涕黏稠，黄浊量多难以擤净，或涕中带血丝，或有臭味等为主。间或有嗅觉减退，咽痒，咳嗽，咯痰，耳鸣，听力减退。

头痛为常见症状，脓性分泌物、细菌毒素、黏膜的肿胀及压迫神经末梢均可致头痛症状出现。其中前组鼻窦炎的疼痛部位多位于额部及颌面部，而后组鼻窦炎的疼痛部位多位于颅底或枕部。因分泌物引流特点的不同，急性上颌窦炎的疼痛多是晨起轻，午后重；急性额窦炎则晨起重，逐渐加重，午后开始减轻；急性蝶窦炎同样为晨起轻，午后重；前组筛窦炎的疼痛特点与额窦炎相似，后组筛窦炎的疼痛特点与蝶窦炎相似。

2. **体征** 鼻黏膜充血肿胀，鼻甲肿大，中鼻道或嗅沟有脓液，色黄，或涕中带血，或有臭味；受累鼻窦表面压痛，上颌窦穿刺可有脓液。儿童鼻窦炎可见受累鼻窦邻近部位的皮肤及软组织发生红肿。

受累鼻窦表面压痛点：上颌窦多于面颊部有压痛，额窦炎多于额部及内眦部有压痛，急性筛窦炎多于鼻根部和内眦部有压痛。

3. **实验室及其他检查**　血液化验白细胞总数及中性粒细胞升高。X 线检查可见窦腔昏暗，黏膜增厚，有时可显示液平面。

【诊断与辨证】

1. **诊断要点**　以鼻流浊涕量多，伴头痛、鼻塞、嗅觉减退为主要症状，发病迅速，病程较短。查体见鼻黏膜充血肿胀，鼻甲肿大，中鼻道或嗅沟有脓液。X 线摄片示鼻窦有阳性表现；血液化验示白细胞总数及中性粒细胞升高。

中鼻道或嗅沟有脓液，与前后组鼻窦开口的位置有关，前组鼻窦炎多可见中鼻道脓性分泌物聚集，周边黏膜充血、肿胀；后组鼻窦炎则多可见嗅裂局部脓性分泌物聚集。脓性分泌物量少或怀疑鼻窦炎存在时，可首先用 1% 麻黄素收缩鼻腔黏膜，行体位引流后再观察鼻腔脓性分泌物聚集的情况。

2. **辨证分型**

（1）**肺经风热型**　鼻流黏涕，或白或黄，量多，鼻塞，嗅觉不灵，头痛，发热恶寒，咳嗽，咽痛；鼻黏膜充血肿胀，中鼻甲肿大，中鼻道或嗅沟有脓液；舌红，苔薄黄，脉浮数。

（2）**胆腑郁热型**　鼻涕黏稠如脓，色黄，腥臭或带血丝，不易擤出，鼻塞重，嗅觉差，头痛较剧而持久；鼻黏膜充血肿胀，中鼻甲肿大，中鼻道或嗅沟积脓；舌红，苔黄，脉数。

（3）**脾胃湿热型**　鼻流浊涕，色黄，量多，味臭，持续性鼻塞，嗅觉消失，头胀痛，肢体困倦，脘腹胀满；鼻腔积脓，鼻黏膜红肿，中鼻甲肿大；舌红，苔黄腻，脉滑数。

【治疗】

西医以非手术疗法为主，并尽快消除病因，促进鼻窦的通气引流，控制感染，以防发生并发症或转成慢性鼻窦炎。中医以辨证施治为主。

一、西医治疗

1. **全身治疗**

（1）**一般治疗**　与急性鼻炎相同，如注意休息、大量饮水、饮食清淡等；对症处理，如头痛或局部疼痛剧烈时可使用镇痛剂等。

（2）抗炎治疗　根据细菌培养和药敏试验，选用足量的青霉素类抗生素或其他广谱抗生素。

2. 局部治疗　可用1%麻黄素滴鼻，收缩鼻腔黏膜保持鼻腔良好的通气；上颌窦穿刺可有效引流；另外还可局部用药、红外线照射、超短波电疗、局部热敷等。

二、中医治疗

1. 分型治疗

（1）肺经风热型

治法　疏风清热，宣肺通窍。

方药　苍耳子散加减。巅顶头痛者，加藁本、蔓荆子；枕部后项痛者，加葛根；太阳穴痛者，加柴胡；恶寒发热重者，加荆芥、防风；咽痛盛者，加射干、丹皮、紫草；咳嗽痰黄者，加黄芩、瓜蒌；身痛者，加羌活。

（2）胆腑郁热型

治法　清泄肝胆，开郁通窍。

方药　龙胆泻肝汤加减。头痛重者，加菊花、蔓荆子；涕黄量多者，加败酱草、马勃、鱼腥草；便结溲黄者，加全瓜蒌、生大黄；发热者，加青蒿、茵陈；鼻涕带血者，加丹皮、茜草、白茅根。

（3）脾胃湿热型

治法　清脾泄热，利湿祛浊。

方药　甘露消毒丹加减。涕黄量多者，加金银花、蒲公英、败酱草；鼻塞甚者，加苍耳子、辛夷；湿偏甚而热不重者，用三仁汤加减；纳差者，加谷芽、麦芽或鸡内金；头昏者，加菊花、刺蒺藜。

2. 外治法　用滴鼻灵、葱白滴鼻液、鱼腥草滴鼻液等滴鼻，每次2~3滴，每天3~4次。将冰连散、吸鼻散、肃窦散吹入鼻腔，每次适量，每日3~4次。用内服药渣或苍耳子散煎水熏鼻，每日熏5~7次。

3. 针灸按摩

（1）体针　取列缺、合谷、迎香、鼻通、印堂、少商、阴陵泉、风池、太阳等，每次取2~3个穴位，每日1次，7~10次为1个疗程。

（2）耳针　主穴取内鼻、额、鼻眼净点、上颌，配穴取肺、胃、肝、胆，每次选主穴2个、配穴1~3个，捻转行针，留针，每日1次，7~10次为1个疗程。

（3）穴位注射　选肺俞、迎香、合谷或上述体针穴1~2个，选用鱼腥草注射液、银黄注射液或复合维生素 B_1 注射液、丹参注射液等，每穴0.2~0.5ml，隔日1次，3~5次为1个疗程。

（4）按摩　取迎香、合谷穴，自我按摩，每次5~10分钟，每日1~2次。或用两手大鱼际，沿鼻梁两侧至迎香穴上下按摩至发热，每日数次。

【预防与调护】

注意休息，大量饮水。加强锻炼，增强体质，预防感冒。忌食烟、酒、辛辣、肥厚之品，以防湿热内蕴。不宜强行擤鼻，以免鼻涕逆行进入耳咽管，阻塞其管道而引发耳病。患上呼吸道感染时，要积极治疗，以免并发本病。

慢性鼻窦炎

慢性鼻窦炎具有病程长、症状时轻时重、反复发作、缠绵难愈等特点。其多由急性鼻窦炎迁延而来。

中医称之为"慢鼻渊"。

【病因病理】

一、西医病因病理

1. **病因**　导致慢性化脓性鼻窦炎的致病菌及诱发因素在许多方面与急性化脓性鼻窦炎基本相似。多因急性化脓性鼻窦炎治疗不当，以致反复发作，迁延不愈而转为慢性。

2. **病理**　慢性鼻窦炎病期长短不一，病理变化也不一致，常见黏膜上皮增厚突起呈乳头状；黏膜固有层剧烈水肿并增厚，伴中度或重度圆细胞浸润；水肿日久可呈息肉样变，甚至形成假性囊肿；动脉管壁增厚，其周围的纤维组织增生，黏膜固有层中有坚实的纤维组织形成；腺体增生或腺管阻塞，后者可形成囊肿，或因感染进而成为脓囊肿；在黏膜的固有层内因淋巴细胞聚集而形成滤泡。慢性鼻窦炎以黏膜水肿或息肉多见。

二、中医病因病机

本病多因急鼻渊反复发作，耗伤正气，正不胜邪，余邪滞留鼻窍而致；或因急鼻渊治疗不彻底，病情迁延日久，邪毒羁留而成。其病因病机以脏腑虚损为主，主要表现为肺、脾两脏的虚损。

【临床表现】

1. **症状**　本病以流脓涕、鼻塞、头痛或闷胀、嗅觉减退为主要表现；常继发于急性鼻窦炎；可伴有头昏、易倦怠、纳差、耳鸣、记忆力减退、注意力不集中等症。

2. **体征** 鼻黏膜充血肿胀，中鼻甲肿大，或中鼻道有脓液，或有息肉。

3. **X线检查** 鼻颏位可见患侧鼻窦模糊，黏膜水肿增厚，有时可显示液平面。

【诊断与辨证】

1. **诊断要点** 以流脓涕、鼻塞、头痛、嗅觉减退为主要症状；病程长，缠绵日久；鼻黏膜充血肿胀，鼻甲肿大；X线摄片示鼻窦有阳性表现。

2. **辨证分型**

（1）**肺气虚弱型** 黏鼻流黏涕，色白或黄，或鼻塞时轻时重，嗅觉减退，每遇风冷时加重，头昏，气短乏力，咳嗽痰多；鼻黏膜淡红、肿胀、中鼻甲肿大；舌淡，苔薄白，脉弱。

（2）**脾气虚弱型** 鼻流黏涕，色白或微黄，量多，无臭味，鼻塞较重，嗅觉明显减退，头昏头胀重，体倦，纳差，腹胀；鼻黏膜淡红，中鼻甲肿大，或息肉样变，中鼻道有分泌物；舌淡，苔白，脉缓弱。

（3）**气血瘀阻型** 鼻流浊涕，经久不愈，鼻阻塞，嗅觉失灵，耳内堵塞，或有耳鸣，语音不清；鼻黏膜暗红，中鼻甲肥大，或中鼻道有息肉，色暗红；舌暗红，脉涩。

【治疗】

本病着重于病因治疗，中医辨证施治效果较好。

一、西医治疗

1. **全身治疗**

（1）**一般治疗** 消除病因，积极治疗变应性鼻炎、鼻中隔偏曲、鼻息肉、牙根感染、慢性扁桃体炎等。增强体质，加强营养，注意休息，锻炼身体，去除全身性慢性疾病。

（2）**药物治疗** 抗生素用于急性发作或有化脓性并发症者。

2. **局部治疗**

（1）**鼻腔用药** 可用1%麻黄素生理盐水滴鼻，促进鼻窦的通气引流。

（2）**上颌窦穿刺冲洗** 为诊断和治疗上颌窦炎的常用方法。操作时，病人端坐，将浸有1%丁卡因溶液的棉签置入下鼻道的鼻腔外侧壁行黏膜麻醉，5分钟后取出。如穿刺右侧上颌窦，术者用左手固定病人头部，针头斜面朝向鼻中隔，将穿刺针置入右侧下鼻道中部的鼻腔外侧壁，距下鼻道前端约 1.5cm 处，针尖尽量靠近下鼻甲根部，以右手拇、示及中指执针体，掌心顶住针柄，针尖向同侧耳廓上缘缓缓用力刺入，当感到阻力突然消失时，表示针已进入窦腔。拔出针芯，接上带橡皮管的玻璃接头，另一端接注射器。回抽，若有脓液或空气抽出，证明针头确已进窦腔。嘱病人低头，张口呼吸，再用注射器徐徐注入温生理盐水进行冲洗，直至水清无脓为止。洗毕，窦腔内可注入抗炎药物。拔出穿刺针，下鼻道内填一棉球压迫止血。见图2-2-5.

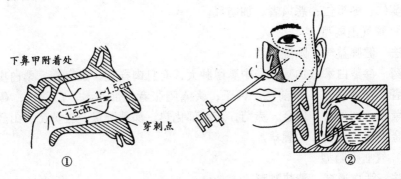

图 2-2-5　上颌窦穿刺冲洗

（3）鼻窦置换疗法（鼻窦交替疗法）　先以 1% 麻黄素溶液滴鼻，使窦口黏膜充分收缩，并将鼻腔内分泌物擤出。病人仰卧于治疗台上，肩下垫枕，头向下垂，使颊部与外耳道口之连线与台面垂直。将所需药液滴入鼻腔内，并将连接吸引器之橄榄头塞入滴药侧鼻腔内。术者用手指压陷另一侧鼻孔，令病人连续发"K"音，软腭收缩、关闭鼻咽部的同时，启动吸引器。此时鼻腔及鼻窦内即形成负压，鼻腔内的药液因鼻窦内负压的吸引而进入窦内。应间断启动吸引器，每次 1～2 秒，6～8 次即可，每日或隔日治疗 1 次。见图 2-2-6。

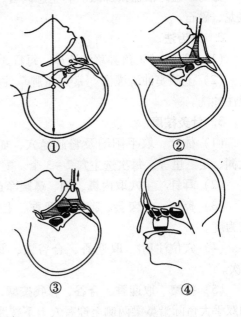

图 2-2-6　鼻窦置换疗法

（4）手术治疗 若药物保守治疗无效，迁延不愈，可行鼻内窥镜手术治疗。

二、中医治疗

1. 分型治疗

（1）肺气虚弱型

治法 温补肺脏，疏风散寒。

方药 温肺止流丹加减。头痛头昏者，加川芎、藁本、菊花；涕多者，加杏仁、瓜蒌仁、冬瓜仁；恶风者，加防风。

（2）脾气虚弱型

治法 健脾益气，除湿化浊。

方药 参苓白术散加减。若中鼻甲肿大，有息肉样变，加乌梅、桑白皮；鼻涕量多者，加冬瓜仁、车前仁、诃子；头痛闷胀者，加苍术、白蔻仁；鼻甲肿胀、瘀紫者，加丹参、郁金、赤芍；若湿郁化热，涕黄腥臭，去黄芪、山药，加黄芩、金银花、马勃、鱼腥草。

（3）气血瘀阻型

治法 活血通窍，清热利湿。

方药 通窍活血汤加减。鼻生息肉者，加浙贝母、夏枯草；耳鸣耳聋者，加地龙、磁石。

2. 外治法

（1）滴鼻 5%鱼腥草液滴鼻，每日3～4次。

（2）上颌窦冲洗灌注 常用鱼腥草注射液、银黄注射液等于上颌窦穿刺后灌注冲洗。

3. 针灸按摩

（1）体针 取手阳明及督脉经穴，如迎香、百会、上星、合谷，配肺俞、太渊、足三里等，每次选主穴2～3个、配穴1～2个。

（2）耳针 主穴取内鼻、额、鼻眼净点、上颌，配穴取肺、胃、肝、胆。

（3）灸法 灸囟会、前顶、迎香、上星穴，悬灸至患者焮热、局部皮肤潮红为度。

（4）穴位注射 取迎香、合谷穴，每次注入鱼腥草注射液0.5ml，隔日1次。

（5）按摩 取迎香、合谷，自我按摩，每次5～10分钟，每日1～2次。或用双手大鱼际沿鼻梁两侧至迎香穴上下按摩至发热，每日数次。

【预防与调护】

增强体质，加强体育锻炼。积极防治急性鼻窦炎，防止病情迁延发为本病。忌食烟、酒、辛辣、肥厚之品，以防湿热内蕴。不宜强行擤鼻，以免鼻涕逆行进入耳咽管，阻塞其管道而引发耳病。

第十二节 鼻异物

鼻异物有内源性和外源性两大类。内源性异物如死骨、凝血块、鼻石、痂皮等。外源性异物有植物性、动物性和非生物性3种，其中以植物性异物多见，动物性异物较为罕见。非生物性异物则多因战伤、工伤或误伤所致，异物多为弹片、弹丸、碎石、木块等。后者破坏性较大，病情亦较复杂。本病儿童发病率较高。近年成人因工伤、误伤后的鼻腔及鼻窦异物发病率增高。

【病因病理】

1. 病因

（1）儿童因玩耍时不慎将豆类、果核、玻璃球、橡皮球、纸卷、纽扣等塞入鼻孔内。

（2）水蛭和昆虫爬入露宿或野浴者鼻内，多发生在热带地区。

（3）碎石、木块、弹片、弹丸等经面部进入鼻腔、鼻窦、眼眶、翼腭窝等处，发生在工矿爆破伤、电锯伤、战时外伤或猎枪弹丸误伤时，属意外事故。

（4）死骨、凝血块、痂皮等滞留，或纱条、棉片、器械断端等遗留在鼻腔或鼻窦内，多属医源性异物。

2. 病理 异物滞留可引起鼻腔感染（鼻炎、鼻窦炎、骨髓炎等），日久炎性渗出物逐渐蒸发、浓缩，分解出多种无机盐类并逐步沉积于异物表面，以异物为核心形成结石，称为鼻石。其外壳成分有钙、磷、镁和氯化钠等盐类。因成分不同，呈黄、灰、棕、绿等不同颜色。鼻和鼻窦异物因阻塞鼻腔和鼻窦引流及慢性刺激，可引起鼻炎、鼻窦炎等。

【临床表现】

视异物性质、大小、形状、所在部位、刺激性强弱和滞留时间的长短而表现不同的症状。儿童鼻腔异物多表现为单侧鼻阻塞、流黏脓涕、鼻出血或涕中带血以及呼气有臭味等，日久可导致贫血和营养不良。石块、木块和铁锈类异物常带有泥土，有引起破伤风的可能，应予注意。因工伤、误伤或战伤引起者，除面部有外伤外，其他临床表现则要视异物性质、大小、所在位置和滞留时间的不同而不同，如损伤视神经或视神经管则视力障碍，如损伤血管则有较大量出血。活的动物性异物（如水蛭）常有虫爬感。医源性异物则有异物滞留侧鼻塞、流脓血涕（有臭味）和头痛等。

【诊断】

根据病史（如异物塞入鼻腔、外伤等）和临床症状、体征，不难诊断。儿童诉单侧鼻流脓涕或血涕且伴恶臭者，应首先考虑鼻腔异物，检查鼻腔内可见异物，有时需要吸净鼻腔分泌物后方能发现异物；如异物存留过久，鼻腔内有肉芽组织生成，需用探针辅助检查。

异物如在鼻腔以外部位。诊断的关键在定位，对碎石、木块以及金属类异物，应行包括下颌骨在内的正位和侧位的头颅 X 线拍片定位，必要时行 CT 检查定位。

【治疗】

根据异物大小、形状、部位和性质的不同，采用不同的取出方法。

一般儿童鼻腔异物可用头端是钩状或环状的器械，从前鼻孔轻轻进入，绕至异物后方再向前钩出（见图2-2-7）。切勿用镊子夹取，尤其是圆滑的异物，夹取时有使异物滑脱和推向后鼻孔或鼻咽部、误吸入喉腔或气管内的危险。动物性异物需先用1%丁卡因麻醉鼻腔后，再用鼻钳取出。对在鼻腔以外部位的异物，明确定位后，选择相应的手术进路和方法。必要时需在 X 线荧光屏或在鼻内镜监视下施行手术，可提高成功率和减少危险性。如异物较大且位于大血

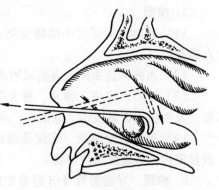

图 2-2-7　鼻腔异物取出术

管附近，需先行相关血管阻断（结扎或血管内栓塞），再施行手术取异物。无症状的细小金属异物若不处在危险部位，可定期观察，不必急于取出。

【预防与调护】

教育儿童不要将玩物塞入鼻内。医务人员取出鼻腔填塞物后，应仔细检查鼻腔，并清点填塞物以免遗留。厂矿企业要严格执行操作规程和安全措施，杜绝爆炸事故。

第十三节　鼻及鼻窦囊肿

鼻及鼻窦囊肿因其所在部位和囊肿内所含物质及产生原因的不同而名称各异。按所在部位可分为发生于鼻腔各壁或鼻周软组织内的各种面裂囊肿，如鼻背中线皮样囊肿与鼻前庭囊肿，发生于上颌骨的牙源性囊肿及发生于鼻窦内的鼻窦囊肿等。

按囊肿内所含物质成分的不同可分为皮样囊肿、含齿囊肿、黏膜囊肿、黏液囊肿、气囊肿以及在此基础上因感染而形成的潴留性脓囊肿。

按其产生的原因可分为先天性发育异常、腺体因腺管阻塞不能分泌而潴留及炎症感染因素刺激等。

中医称本病为"痰包"；鼻前庭囊肿又称"鼻前孔痰包"；生于鼻窦的囊肿，又称"鼻窦痰包"。

鼻前庭囊肿

【病因病理】

一、西医病因病理

1. **病因**　鼻前庭囊肿发生于鼻前庭底部皮下，梨状孔之前外方，上颌骨牙槽突浅面软组织内。中年女性患病较多，发病年龄多在 30 ~ 50 岁。按病因分为潴留囊肿和球颌突囊肿（从胚胎期的面突接合处残留的表皮细胞发展而来）。

2. **病理**　囊肿包囊由结缔组织构成，其中含有弹性纤维和许多网状血管；囊肿内膜覆盖有柱状、立方状或鳞状等不同类型的表皮细胞，在表皮细胞内有许多杯状细胞；囊内含有黄色或棕色、黏液性或浆液性液体，若发生感染则呈脓性；囊肿多呈圆形，大小不一，骨壁受压吸收，形成圆形凹陷。

二、中医病因病机

本病多因饮食劳倦伤脾，脾失健运，津液内停，痰浊内生；或复感热邪，致痰热互结，循经流注于鼻及鼻窦，逐渐积聚而成包块；若痰热蕴久化火或痰包处理不当，染毒而成痈肿。

【临床表现】

1. **症状** 早期无自觉症状，囊肿增大后可有同侧鼻塞，鼻内或上唇发胀，咀嚼时尤甚；偶见上颌部或额部有反射性疼痛。

2. **体征** 一侧鼻翼附着处隆起，触及弹性而柔软的肿块。合并感染则囊肿迅速增大，局部疼痛明显。

【诊断】

临床有明确的症状和体征；局部穿刺出淡黄色透明液体，感染时变脓性；抽吸后囊肿缩小，但不久又复发；X线摄片显示梨状孔底部外侧有均匀圆形阴影。

【治疗】

鼻前庭囊肿小者，可于抽净囊液后注入消痔灵与1%利多卡因混合液、碘酊或其他硬化剂，促进囊肿纤维化。囊肿较大者，完整切除囊肿，手术经龈唇沟径路完整切除囊肿，可彻底治愈，避免复发。

鼻窦囊肿

鼻窦囊肿分为黏液囊肿、黏膜囊肿和发生于上颌骨的牙源性囊肿。
中医称本病为"鼻窦痰包"。

【病因病理】

一、西医病因病理

黏液囊肿为鼻窦口长期闭塞，窦内分泌物潴留而形成。

黏膜囊肿系窦黏膜的黏液腺或浆液腺管口堵塞，腺体分泌膨胀而形成。

上颌窦牙源性囊肿分含牙囊肿和牙根囊肿。前者多发于青年，系牙发育异常所引起，所含牙多为未萌出的恒牙或额外牙，停留在牙槽骨的未萌出的恒牙可刺激造釉细胞，使其呈增殖性变并产生分泌物而形成囊肿；后者多发于年龄较大的病人，由于牙根感染，牙髓坏死，根尖形成肉芽肿或脓肿，以后上皮细胞长入，形成囊肿内膜，病牙的根尖突入囊肿腔内而形成。

二、中医病因病机

本病多因饮食劳倦伤脾，脾失健运，津液内停，痰浊内生；或复感热邪，致痰热互结，循经流注于鼻及鼻窦，逐渐积聚而成包块；若痰热蕴久化火或痰包处理不当，染毒而成痈肿。

【临床表现】

1. **症状** 早期可无任何不适，以后囊肿逐渐增大，可出现各种压迫症状，可压迫囊壁而引起头痛；若囊肿突入眼眶内，可出现眼部症状，如眼痛、泪溢、复视、视力下降等；若囊肿突入鼻腔，可出现鼻塞等；并发感染可出现全身不适，发热，头痛，局部红、肿、痛。

2. **体征** 外部畸形，鼻窦体表膨隆，触之皮下光滑、乒乓球样感觉；鼻腔检查见鼻腔外侧壁可向中线移位；囊肿突入眼眶内，可见眼球移位等；牙源性囊肿多有死髓牙或龋病、缺牙或有发育不良乳牙。

【诊断】

本病临床有明确的症状和体征。鼻窦穿刺抽出黏液或黏脓液。X线摄片示黏液囊肿见鼻窦腔扩大，窦壁变薄或消失，囊肿阴影边缘光滑、密度均匀。黏膜囊肿见在上颌窦内有局限性边界清晰的半圆形阴影。含牙囊肿见窦腔扩大，囊肿阴影内含有牙齿；牙根囊肿见牙根骨质吸收和囊影。

【治疗】

一、西医治疗

本病采取手术治疗。黏液囊肿，经鼻内或鼻外径路摘除囊肿，建立鼻窦至鼻腔的通畅引流，引流口要通畅；黏膜囊肿一般不需手术，如症状明显、反复发作，可行上颌窦根治径路手术切除，建立鼻窦至鼻腔的通畅引流；含牙囊肿采用上颌窦清理术，切除囊肿，保留上颌窦黏膜；牙根囊肿则切除囊肿并拔除病牙。

二、中医治疗

痰热互结型

治法 清热化痰，消肿散结。

方药 加味二陈汤加减。可酌加枳壳、瓜蒌以除痰散结；胃纳差，可加神曲、麦芽、谷芽；火热盛者，加龙胆草、夏枯草、车前子、木通等。

第十四节 鼻腔及鼻窦良性肿瘤

鼻及鼻窦的良性肿瘤临床虽少见，但种类繁多，其中常见的有血管瘤和内翻性乳头状瘤。

血管瘤

鼻腔及鼻窦的真性血管瘤分为两种：单纯性血管瘤（毛细血管瘤）及海绵状血管瘤。前者多见，多发生于鼻中隔前部和下鼻甲前端；后者多发生于鼻骨和上颌窦。本病可发生于任何年龄，但多见于青壮年，近年儿童发病率有增高的趋势。

中医称本病为"鼻血瘤"。

【病因病理】

一、西医病因病理

本病病因不清，可能与外伤、感染和内分泌功能紊乱有关；但也有认为本病为先天性肿瘤，与胚胎残余关系密切。

二、中医病因病机

心火妄动，逼血入络，血热妄行，脉络扩张增生，纵横交织成瘤。

【临床表现】

1. **症状** 主要表现为鼻出血，反复发作的涕中带血；肿瘤压迫窦壁可引起头痛，肿瘤向外扩展可引起复视、视力下降等眼部症状。

2. **体征** 鼻腔毛细血管瘤大多瘤体较小，有细蒂或广基，色鲜红或暗红，质软，有弹性，易出血，由多数分化良好的毛细血管组成；海绵状血管瘤则瘤体较大，根基较广，质软可压缩，多无包膜，由大小不一的血窦组成。

原发于上颌窦内者，可呈出血性息肉状突出于中鼻道，倘误作息肉摘除，可引起严重的鼻出血；肿瘤发展可压迫窦壁，破坏骨质，侵及临近器官，也有因肿瘤向外扩展而引起面部畸形、眼球移位等。

3. **X线鼻窦片及CT扫描** 可示窦腔内软组织影，增强明显。

【诊断】

鼻腔、筛窦和上颌窦血管瘤的临床表现常为隐蔽性鼻出血，屡经检查不能发现确切的出血部位，或仅看到有血来自中鼻道；如果肿瘤已侵入鼻腔，则见中鼻道内有易出血的新生物。因而早期诊断较难，可进行上颌窦诊断性穿刺，如见有血自针孔滴出，则可进行上颌窦探查术。一般行活检。最后确诊有赖于手术探查和病理结果。

【治疗】

鼻腔与鼻窦血管瘤应尽量选用中药硬化剂注射、激光、冷冻或微波等局部治疗。

一、西医治疗

可反复冷冻或用 YAG 激光气化血管瘤。手术治疗时，鼻腔血管瘤切除应包括瘤体及连同根部的黏膜，同时创面行电凝固，以止血和防止复发；为减少术中出血，亦可先做冷冻，待其收缩、变硬后再行摘除。

对于鼻中隔出血性息肉（假性肿瘤），或发源于鼻腔内较小的或较大的肿瘤，可经鼻前孔用激光切除，术中可将肿瘤基底所附软骨膜一并切除，可防复发。对于较大的、基底较宽的及容易出血的鼻腔血管瘤，为减少创伤造成的颌面不良面部痕迹，应配合内窥镜进行治疗。对疑为鼻腔、筛窦及上颌窦海绵状血管瘤者，采用经鼻内镜手术开放上颌窦，完整切除肿瘤。术前应视肿瘤大小，做好充分准备，对于较大血管瘤应做好备血及输液准备。激光治疗虽然疗效突出，创伤也很轻微，但在激光治疗过程中出血也比较多，结束治疗后出血极少。激光手术后，鼻腔血管瘤可给予凡士林油条纱布临时填塞鼻腔 24 小时，特别是门诊病人需防术后继发流血。

二、中医治疗

1. **分型治疗** 鼻出血者参照本章第十节鼻出血。
2. **外治法** 鼻腔血管瘤可用消痔灵等硬化剂行瘤体注射，一次 0.5～1ml，加等量利多卡因，多点注射，每周 1 次，直至瘤体瘢痕化为止。

乳头状瘤

鼻腔和鼻窦乳头状瘤是比较常见的鼻腔、鼻窦良性肿瘤，肿瘤生长慢，病程长，病程2个月至数年。本病男性多于女性，男女之比为3：1，30~40岁为多发年龄。

本病属于中医"鼻痔"范畴。

【病因病理】

本病病因不清，近年研究认为可能与慢性炎症刺激导致上皮化生，病毒感染特别是人类乳头瘤病毒（HPV）感染有关。

根据乳头状瘤的生长形式，分为外生性乳头状瘤和内翻性乳头状瘤。

外生性乳头状瘤属于硬性外生性瘤，瘤体较小，质硬，色灰；总的外观或如桑椹，或如疣状，或如蕈花状，常局限单发，好发于鼻中隔，故有人称之为鼻中隔乳头状瘤，亦可发于鼻前庭或硬腭等处。该乳头状瘤不恶变，手术疗效好。

内翻性乳头状瘤质软，瘤体较大，色红，常多发，外观呈息肉样或分叶状，表面粗糙，具细蒂或广基，呈弥漫性生长，有破坏力，可侵入颅腔，手术后易复发，且有恶变倾向（恶变率约为10%）。其上皮向基质内呈乳头状增生，上皮向内翻转，形成实体性细胞巢或细胞团块，而上皮基底膜完整。该乳头状瘤镜检见上皮呈管状或乳头状向黏膜下方生长，上皮高度增生，可为鳞状上皮、移行上皮及纤毛柱状上皮，在同一肿瘤中可同时存在；上皮细胞分化良好，有时可见细胞间桥，基底膜完整。内翻性乳头状瘤好发部位为鼻腔外侧壁，多发生于单侧鼻腔，很少原发于副鼻窦，但肿瘤常累及上颌窦和筛窦。

【临床表现】

1. **症状** 早期患者无特殊不适，症状出现较晚，就诊较迟。单侧鼻阻塞为其最早及最多见的症状，随着肿瘤的长大呈进行性加重，甚至完全阻塞整个鼻腔；鼻出血也为常见症状，为反复地少量出血或涕中带血，若肿瘤生长快，瘤体血管丰富，也可表现为大量出血；当肿瘤影响鼻腔及鼻窦通气和引流时，继发感染而有脓涕及头痛；肿物堵塞或发生在嗅区可使嗅觉减退或丧失；肿瘤过大侵及邻近组织时，可出现面颊突出或蛙状鼻、流泪、视力减退、眼球移位及复视、张口受限、发音不清、吞咽障碍等。

2. **体征** 前鼻镜检查内翻性乳头状瘤，可见鼻腔外侧壁乳头状瘤为灰白色、粉红色或紫红色赘生物，表面呈桑椹状或息肉样，触诊易出血，质地柔软。小的肿瘤可见原发部位，体积大者则难以查明原发部位。

【诊断】

本病有明确的病史、症状；前鼻镜检查可见赘生物；组织病理学检查是确诊的依据；鼻窦 X 线摄片、CT 扫描对确定肿瘤的侵犯范围、有无骨质吸收或破坏、对于选择手术方式和切除范围有很大的价值。该病中尤其是内翻性乳头状瘤对骨壁破坏极为常见，骨再建性骨质破坏较多见，提示良性肿瘤特征；侵入性骨破坏应考虑已癌变。

【治疗】

乳头状瘤的治疗方法是手术切除病变组织。

由于内翻性乳头状瘤具有多发性生长及恶变的特点，因此应在保留鼻功能和尽量避免面部畸形的情况下行根治性切除，可选用鼻侧切开径路或上颌窦根治术、上颌骨部分切除术或全切除术等，以彻底切除全部肿瘤。

对于病理证实无癌变者无须放疗，但应长期随访，防止复发及癌变。

第十五节　鼻腔及鼻窦恶性肿瘤

鼻及鼻窦恶性肿瘤较多见。其病因未明，与下列诱因有关：长期慢性炎症刺激、经常接触致癌物质、良性肿瘤恶变、外伤。本病若早期诊断，综合治疗，疗效较好。

原发于鼻窦的恶性肿瘤较原发于鼻腔者为多见，在鼻窦恶性肿瘤中尤以上颌窦恶性肿瘤最为多见。肿瘤早期可局限于鼻腔或鼻窦某一解剖部位；待到晚期，肿瘤发展累及多个解剖部位后，很难区分是鼻腔或是鼻窦的恶性肿瘤。

癌肿绝大多数发生于 40~60 岁之间；肉瘤则多见于青年人，亦可见于儿童。

鼻腔及鼻窦的癌肿以鳞状细胞癌最为多见，好发于上颌窦；腺癌次之，多见于筛窦；此外尚有淋巴上皮癌、移行细胞癌、基底细胞癌、黏液表皮样癌和鼻腔恶性黑色素瘤等。

肉瘤好发于鼻腔及上颌窦，以恶性淋巴瘤为最多；软组织肉瘤以纤维肉瘤最常见；此外，尚有网状细胞肉瘤、软骨肉瘤、横纹肌肉瘤、黏液肉瘤、恶性血管内皮瘤及成骨肉瘤等。

中医称本病为"鼻菌"，又称"鼻岩"。

【临床表现】

1. 症状

（1）**鼻腔恶性肿瘤**　早期为一侧进行性鼻塞，流脓血涕或经常鼻出血，可有头胀、头痛、嗅觉减退或丧失；晚期病人，由于肿瘤侵入鼻窦、眼眶，则表现为鼻窦恶性肿瘤的症状。

（2）**鼻窦恶性肿瘤**　症状随肿瘤原发部位和累及范围不同而异。

① 上颌窦恶性肿瘤：早期肿瘤较小，只限于窦腔内的某一部位，多无明显症状。随着肿瘤的发展，可出现以下症状：一侧鼻腔流脓血涕，持续时间较长，晚期可有恶臭味；侵犯眶下神经，可出现面颊及上唇麻木与疼痛；肿瘤侵入鼻腔，可出现一侧进行性鼻塞；肿瘤向下侵及牙槽，可有上颌牙痛或松动；晚期肿瘤破坏骨壁，向邻近组织扩展，可出现面颊隆起及眼痛、流泪、眼球上移、运动受限、复视等眼部症状，硬腭下塌，牙槽变形，张口困难，颈部有包块。

② 筛窦恶性肿瘤：早期肿瘤局限于筛窦者可无症状，也不易发现；肿瘤侵入鼻腔则出现单侧鼻塞、脓血涕、头痛和嗅觉下降；当肿瘤增长向各个方向扩大时，最易侵入眼眶，使眼球向外、前、下或上方移位，并有复视；后组筛窦可侵入球后、眶尖，常见眼突、上睑下垂等，内眦部有无痛性包块；淋巴转移常在颌下或同侧颈上部。

③ 额窦、蝶窦恶性肿瘤：较少见。

2. 体征　鼻腔外侧壁内移，鼻腔或中鼻道息肉样或菜花样肿物，基底广泛，表面常伴有溃疡及坏死组织，触之易出血。

【诊断】

1. 症状　中老年人多见，多发于上颌窦、筛窦，鼻腔次之，额窦及蝶窦罕见。鼻腔及鼻窦恶性肿瘤症状出现较晚。早期为单侧进行性鼻塞，鼻涕带血，头痛、面部麻木；晚期鼻内流恶臭脓血，鼻腔完全堵塞，面颊隆起，眼球移位，复视及视力减退，头持续剧痛，张口困难，硬腭下塌，颈部有包块。

2. 体征　鼻腔外侧壁内移，鼻腔或中鼻道息肉样或菜花样肿物，表面溃疡坏死，触之易出血。

3. 实验室及其他检查　鼻窦 X 线检查尤其断层片可显示肿瘤部位，对诊断颇有价值。有条件可做 CT 或 MRI 检查，以显示肿瘤的大小和侵犯范围，并有助于选择手术方式。

鼻腔或鼻窦内新生物病理活检可确诊。

【治疗】

一、西医治疗

西医治疗分手术、放疗和化疗。根据肿瘤性质、大小、侵犯范围以及病人的承受能力等情况决定。当前多主张早期采用综合疗法，疗效较好。

1. 放射疗法　单独根治性放疗只适用于对放射线敏感的鼻腔和鼻窦恶性肿瘤，如肉瘤、未分化癌等，但疗效并不完全满意。对晚期病例无法手术根治者，仅能作为姑息性放疗。术后复发者及不能耐受手术者，也可以进行放射疗法，但疗效均差。

2. 手术治疗　鼻腔、鼻窦恶性肿瘤应早期力争彻底手术切除；但单独手术易术后复发，故术前或术后应配合放疗或化疗，借以提高疗效。有淋巴结转移者，应行颈部淋巴结廓清手术。应用 CO_2 激光切割、气化鼻腔及鼻窦恶性肿瘤具有较好的效果，且可预防扩散和转移。

放疗加手术为目前常用的综合疗法，疗效较好。放疗在手术前或手术后均可使用。目前多倾向于术前采用根治足量放疗，术后不必要用放疗；唯有手术不彻底者，才加术后放疗。

3. 化学疗法　传统化疗由于对全身损害较大，且到达肿瘤组织的有效药物不多而少用。近年研究成果变压化疗的临床应用克服了以上缺点。其原则是根据癌组织与正常组织微循环的不同特征，用血管紧张素 Ⅱ 使血压升高，正常组织血流不变，而癌组织内血流扩增 2 ~ 3 倍，此时用抗癌药物就会使癌组织内药物浓度增加；之后用血管扩张剂降压，癌组织血流突然停止，使进入肿瘤内的药物不被血流带走，延长了抗癌药物杀伤癌细胞的时间。此法对不愿意接受或不适合放疗及手术的头颈部恶性肿瘤病人，可提高其生存率和存活质量。

二、中医治疗

1. 分型治疗

（1）肺经郁热，痰浊结聚型

治法　化痰散结。

方药　清气化痰丸加减。若咯痰黄稠，涕血腥臭，口渴咽痛，可加生薏苡仁、冬瓜仁、桃仁、桑白皮、芦根、苇茎等；若脾虚湿重，症见头身困重、恶心呕吐，可配加参苓白术散。

（2）肝胆热盛，火毒内攻型。

治法　泻火解毒散结。

方药　龙胆泻肝汤加减。可选加三棱、莪术、海藻、昆布、生牡蛎、穿山甲等以攻坚散结；或选加水蛭、虻虫、土鳖、桃仁、红花等以加强破血逐瘀、散结之功；热盛者，加山豆根、青黛、黄连、夏枯草等；大便秘结者，加大黄、玄明粉等。

本病后期，肾气亏损，其病日深，可出现正虚邪实之证，应根据病情变化，配合补虚扶正，以达扶正祛邪的目的。

2. 外治法

（1）脓涕多，可用滴鼻灵、鱼腥草液等滴鼻，以排除脓涕。

（2）鼻衄者，按"鼻衄"外治法处理。

【预后】

本病因早期诊断困难，预后多数不良，如上颌窦恶性肿瘤采用综合疗法治疗，5年生存率仅达到30%~40%。

第三章

咽部疾病各论

第一节　咽　炎

　　咽炎是咽黏膜和黏膜下组织的急、慢性炎症，以咽部红、肿、痛、异物感为主要症状。在临床上分为急性咽炎和慢性咽炎。急性咽炎常见于秋冬及冬春之交，气候骤变时易发本病。慢性咽炎多见于成人，病程长，较难治愈。

　　本病相当于中医的"风热喉痹"、"急喉痹"、"虚火喉痹"等。

【病因病理】

一、西医病因病理

1. 病因

　　（1）病毒感染　以柯萨奇病毒、腺病毒、副流感病毒常见，其次为鼻病毒、流感病毒，可通过飞沫和密切接触传染。

　　（2）细菌感染　以链球菌、葡萄球菌、肺炎双球菌多见，其中以 A 组乙型链球菌引起感染者为最主。

　　（3）环境及食物　高温、粉尘、烟雾、受凉、疲劳、烟酒过度、有害气体、嗜食刺激性较大的食物均可引起。

　　（4）其他疾病引起　急性咽炎反复发作转为慢性；各种鼻部疾病，导致长期鼻阻塞、张口呼吸、鼻涕后流刺激咽部；慢性扁桃体炎；牙周炎可引起。

　　（5）职业因素　如教师、播音员、歌唱家等说话及用嗓过多者。

　　（6）全身因素　如贫血、心血管病、慢性支气管炎、支气管哮喘、便秘、内分泌紊乱、免疫功能低下、维生素缺乏。

　　2. 病理　急性咽炎病理特点为咽黏膜充血，血管扩张及浆液渗出，黏膜下血管及黏液腺周围有粒性白细胞及淋巴细胞浸润，淋巴滤泡肿大并有黄白色点状渗出物，常有淋巴结肿大。

慢性咽炎病理特点为咽黏膜充血增厚，黏膜下结缔组织及淋巴组织增生，形成咽后壁多个颗粒状淋巴滤泡隆起，常见咽侧索淋巴组织增生肥厚，呈条索状。

二、中医病因病机

急性者多由风热邪毒而致，慢性者多因虚火上炎而致。

外邪侵袭，风寒束表，卫阳被遏，肺气不宣，邪热上壅；或表邪不解传里；或肺胃素有蕴热，复感外邪，内外邪热搏结，熏蒸咽喉而为病。思虑过度，劳伤脾胃，或饮食不节，或久病伤阴，咽喉失于濡养，发为喉痹。喉痹反复发作，余邪滞留咽喉，或脏腑阴阳气血失调，久病经脉瘀滞，闭阻咽喉而喉痹日久不愈。

【临床表现】

1. 急性咽炎

（1）症状　起病较急，咽干燥，灼热，咽痒，继而明显疼痛，吞咽时疼痛加重，可放射至耳部；全身症状较轻，可有恶寒、发热、咳嗽、便秘、食欲不振、全身不适等。

（2）体征　鼻咽或口咽黏膜弥漫性充血肿胀，色鲜红，腭弓、悬雍垂水肿，淋巴滤泡增生或有黄白色分泌物，颌下淋巴结轻度肿大、疼痛。

2. 慢性咽炎

（1）症状　全身无明显症状；咽部有各种不适感，如异物感、干燥、发痒、灼热、隐痛等，稍受刺激如刷牙等易致恶心、干呕，咽后壁常有黏稠的分泌物附着，晨起常见刺激性干咳，甚至咳出带血的分泌物，平时常有"吭"、"咯"等清嗓动作。

（2）体征　慢性咽炎的体征可表现为如下3类。

① 慢性单纯性咽炎：咽黏膜呈弥漫性充血，血管扩张，色暗红，咽后壁常附有少许黏稠分泌物。

② 慢性肥厚性咽炎：黏膜增厚，充血，色深红，咽后壁淋巴滤泡增生、充血、肿胀，形成颗粒状红色隆起，两侧的咽侧索也充血、肥厚。

③ 干燥性及萎缩性咽炎：咽黏膜和腺体萎缩，咽后壁黏膜干燥，表面苍白发亮，咽腔宽大，其后壁的颈椎椎体轮廓清楚，常有黏稠的分泌物或带臭味的痂皮附着，咽部感觉和反射减弱，常伴有萎缩性鼻炎、萎缩性喉炎。

3. 并发症　
本病可引起中耳炎、鼻窦炎、喉炎、气管支气管炎、肺炎；急性脓毒型咽炎可能并发急性肾炎、风湿热及败血症等。

4. 实验室及其他检查　
可行咽分泌物培养找出致病菌，或进行抗体测定以明确诊断。

【诊断与辨证】

1. 诊断要点

（1）急性咽炎 多有外感史，起病急，以咽部疼痛、吞咽加重为主要症状；咽部充血肿胀，咽部淋巴滤泡及咽侧索红肿。

（2）慢性咽炎 多有咽痛反复发作史，病程一般较长，以局部症状为主，咽部出现异物感、干燥、灼热、发痒、微痛等；咽黏膜充血、肥厚，咽后壁淋巴滤泡增生或黏膜干燥萎缩。

2. 鉴别诊断

（1）急性扁桃体炎 主要表现为扁桃体肿大、充血，表面有黄白色分泌物。

（2）猩红热 咽痛，高热，咽部充血，扁桃体红肿化脓，舌乳头红肿突起似杨梅，发病24小时后出现典型皮疹。

（3）咽异感症 多见于中年女性，咽部感觉异常如堵塞、烧灼、发痒、紧迫、黏着感，病人常能指出咽部异物部位，空咽时明显，而进食时减轻或消失，一般没有疼痛。症状随病人情绪起伏而波动，异物感觉亦可以随时改变。病程较长，常伴有焦虑、急躁、紧张等精神症状，其中以恐癌症者较多。

3. 辨证分型

（1）外邪侵袭，上犯咽喉型 初期咽部微红、痛，干燥灼热，吞咽不利，有梗塞感，头痛，咳嗽痰稀，周身不适，鼻塞，不伴有恶寒发热。偏于风热者，咽痛较剧，吞咽时痛甚；检查见咽部黏膜充血、肿胀；苔薄白，脉浮数。

（2）肺胃热盛，上攻咽喉型 外邪壅盛传里而致咽喉疼痛较重，吞咽困难，痰多而黏稠，发热，口渴喜饮，大便秘结，小便黄；检查见咽部黏膜充血、肿胀，咽后壁淋巴滤泡红肿隆起，表面有黄白色分泌物，颌下淋巴结肿大压痛；舌红，苔黄，脉洪数。

（3）脾胃虚弱，咽失濡养型 咽干燥、灼热、微痛，午后较重，或咽部不利，干咳少痰而稠；检查见咽部黏膜暗红、微肿，或咽部黏膜干燥、萎缩变薄发亮；伴头晕眼花，腰膝酸软，手足心热；舌质红，苔少，脉细数。

（4）气滞血瘀，闭阻咽喉型 咽部异物感，干燥不适，微痛或刺痛；检查见咽部黏膜肥厚、暗红，血管扩张，伴有胸闷胁痛；舌质暗红，或有瘀斑、瘀点，脉涩。

【治疗】

急性咽炎可采用中西医结合治疗，对感染较重伴有高热者，除局部用药外，可选抗生素。在全身使用有效抗生素的情况下，局部应用中药含化片、粉剂治疗效果更好。慢性期以中医辨证施治为主，同时做好解释工作，以消除病人的思想负担。消除各种致病因素，积极治疗鼻部、气管、支气管、食道等慢性炎症及全身疾病。

一、西医治疗

急性咽炎可使用抗生素、抗病毒药，对伴有高热者可用解热镇痛剂。

二、中医治疗

1. 分型治疗

（1）外邪侵袭，上犯咽喉型

治法　疏风散邪，宣肺利咽。

方药　六味汤加减。咳嗽痰多者，可加紫菀、杏仁；鼻塞流涕者，加苍耳子、辛夷；风热外袭者，选用疏风清热汤；头痛甚者，加蔓荆子、藁本；咽痛甚者，加射干。

（2）肺胃热盛，上攻咽喉型

治法　泄热解毒，利咽消肿。

方药　清咽利膈汤加减。高热者加水牛角、大青叶；黏膜表面腐物较多者加蒲公英、马勃等。

（3）肺肾阴虚，虚火上炎型

治法　养阴清热，生津利咽。

方药　肺阴虚为主者，可选用养阴清肺汤加减。淋巴滤泡增生者，加香附、枳壳、郁金等；咽黏膜干燥、萎缩明显者，酌加丹参、当归、玉竹、桑椹，养血润燥；若咽部干燥焮热较重，大便干结，可用知柏地黄汤加减。

（4）气滞血瘀，闭阻咽喉型

治法　活血化瘀，通络利咽。

方药　桃红四物汤加减。若咽部刺痛，胸闷胁痛，加香附、枳壳、郁金、合欢花等。

2. 外治法

（1）含漱　可用复方硼砂溶液、生理盐水或中草药如金银花、连翘、荆芥、薄荷等煎水后含漱。

（2）吹药　选用冰硼散、西瓜霜等直接吹于咽部患处，以清热解毒，消肿止痛。

（3）含服　可选用喉炎丸、六神丸、草珊瑚含片、华素片、溶菌酶含片置于口内慢慢溶化。

（4）雾化吸入　可选中药如金银花、鱼腥草、双黄连等注射液进行超声雾化。

3. 针灸治疗

（1）体针　选合谷、内庭、曲池、足三里等为主穴，内关、鱼际、天突等为配穴，每次选 3 ~ 4 个穴位，强刺激泻法，每日 1 次，5 ~ 7 日为 1 个疗程。

（2）穴位注射　取人迎、曲池等穴，每穴注射柴胡或鱼腥草注射液 0.5 ~ 1ml，每隔 2 日注射 1 次，5 ~ 7 日为 1 个疗程。

【预防与调护】

注意气候变化时的自身防护，避免过劳，加强体质锻炼。口腔清洁，戒除烟酒，少食煎炒、辛辣刺激性食物。患病后注意休息，多饮水，进流质饮食，保持大便通畅。改善工作和生活环境，避免粉尘和有害气体。

第二节　咽异感症

咽异感症为咽部功能性疾病，临床上泛指除咽痛以外咽部感觉异常的一种主观症状，故又称之为"癔球症"、"官能性咽异感症"。此类咽异感症属于心身性疾病，多发于 30 ~ 40 岁的女性。

中医称之为"梅核气"，其发病与情绪有关。

【病因病理】

一、西医病因病理

1. 上呼吸道慢性炎症　如鼻咽、口咽、喉咽部病变常出现咽部异常感觉。

2. 神经肌肉性疾病

3. 颈部疾病　如茎突过长、颈动脉炎、颈椎骨质增生、畸形等，因紧邻咽部，造成局部压迫。

4. 胃肠功能影响　如胃肠功能紊乱、胃酸过多、反流性食管炎等，由于酸性消化液的刺激，使黏膜产生炎性反应。

5. 某些慢性病　如贫血、消瘦等，可使咽、喉、食管机能减弱，黏膜感觉减退而产生咽异感症状。

二、中医病因病机

本病因肝气郁结，或肝郁乘脾，导致气机升降失调，脾气不运，痰气结聚咽喉所致。

【临床表现】

1. **症状** 本病表现因人而异，常感咽部有虫爬感、瘙痒感、烧灼感、黏痰感、紧迫阻塞感，有的则表现为咽部有如圆球样团块阻塞或有滑动感，但无碍吞咽进食。患者有情绪易于波动或抑郁等情况，其中以惧怕患癌者较多见。

2. **体征** 检查常不能发现明确的病灶与阳性体征。

3. **实验室及其他检查** 必要时进行纤维喉镜、纤维食道镜或胃镜、X 线胸部片、颈椎片、颈部及甲状腺 B 超检查、实验室常规等检查，有利于鉴别诊断。

【诊断与辨证】

1. **诊断要点** 发病时间较长，采用多种方法治疗无明显疗效，年龄在 30 岁以上。咽部异物感症突出，随情绪改变而有所变化，不妨碍吞咽进食。通过全面的体格检查、X 线及胃肠功能检查，排除局部及邻近器官的器质性病变后可作出诊断。

2. **鉴别诊断**

（1）**茎突增生症** 表现为一侧咽部刺痛、牵拉痛、咽部异物感，在扁桃体窝处可触及坚硬物，茎突 X 线摄片、CT 片、彩超可明确茎突的长短及角度。

（2）**慢性咽炎** 常有咽部异物感，经常要咛、咳以清除咽部分泌物，检查见咽部充血，淋巴滤泡明显增生。

（3）**颈椎病及鼻、咽、喉、食道、颈部等的早期癌肿** 这些疾病可能出现咽异感症。

3. **辨证分型**

（1）**肝气不舒型** 咽喉似有异物不适、痰黏附、发丝束喉，时轻时重；兼情志不遂，精神抑郁，烦躁易怒，夜寐不安，头昏耳鸣，口燥咽干；舌红少苔，脉弦细。

（2）**痰气互结型** 咽喉异物梗塞感，或如梅核阻塞，咯之不出，咽之不下，时轻时重；常因情绪波动而发，精神过度紧张，多虑恐癌；伴胸闷胁胀，嗳气叹息；舌质淡，苔白，脉弦而缓。

【治疗】

本病以中医治疗为主，注重调整身心平衡，可收到较好的疗效。针对不同的具体情况，在心理治疗情况下，适当配合相关的西医治疗。

一、西医治疗

1. 一般治疗 适当应用口含片，以减轻症状，或分散患者的注意力。

2. 药物治疗 除病因治疗外，尚无特殊的有效药物，可给予 B 族维生素、神经精神类药物治疗。

3. 心理治疗 多数咽异感症患者均存在精神过度紧张或恐癌心理，在无器质性病变的情况下，应做好解释工作，进行必要的心理诱导，取得病人的信赖；在思想工作的基础上，采用暗示疗法。

二、中医治疗

1. 分型治疗

（1）肝气不舒型

治法 疏肝理气，散结解郁。

方药 逍遥散加减。可酌加郁金、丹参等理气活血之品。失眠者可加合欢花、五味子、夜交藤。

（2）痰气互结型

治法 疏肝理气，祛痰解郁。

方药 半夏厚朴汤加减。痰阻重兼有痰郁化火者，用越鞠丸；肝郁气滞明显者，改用逍遥散加减或柴胡疏肝散加减。

2. 外治法 铁笛丸、金嗓子喉宝含服。

3. 针灸治疗

（1）体针 针刺取合谷、间使、内关、太冲、天突，平补平泻，每日 1 次。或以毫针刺廉泉至舌根部，并令做吞咽动作，至异物感消失。

（2）灸法 取膻中、中脘、脾俞，隔姜灸 3～5 壮。

【预防与调护】

保持良好的心理，心胸豁达，遇事不躁，情绪稳定。戒除烟酒，少食煎炒、辛辣刺激性食物。保持充足的睡眠。

第三节　扁桃体炎

腭扁桃体的急、慢性非特异性炎症，以扁桃体红肿或其上附有点状、片状腐物及咽喉疼痛为主要表现的一种常见疾病。急性扁桃体炎多发于儿童与青年，在春秋季节，天气骤变时容易发病；慢性扁桃体炎一般7~14岁最常见，男、女发病率相似，3岁以下及老年人少见。

本病中医称为"乳蛾"，分为风热乳蛾和虚火乳蛾。

【病因病理】

一、西医病因病理

1. 病因　乙型溶血性链球菌为急性扁桃体炎的主要致病菌，其次是非溶血性链球菌、葡萄球菌、肺炎双球菌、流感杆菌、腺病毒、鼻病毒等。正常人的咽部、扁桃体内存在着这些病原体，平时不会致病，当某些因素使全身或局部抵抗力降低时，病原体大量繁殖，毒力增强而致病。故受凉、潮湿、过度疲劳、烟酒过度、有害气体刺激等均可为诱因。急性扁桃体炎的病原体可通过飞沫直接接触而传染，潜伏期约2~4天。

慢性扁桃体炎的发生机制尚不清楚，近年来认为与自身变态反应、免疫力低下有关。屡发急性扁桃体炎使隐窝内上皮坏死，细菌与炎性渗出物聚集其中，隐窝引流不畅，引起本病的发生与发展。鼻腔及鼻窦感染也可伴发本病。

2. 病理

（1）急性扁桃体炎病理表现及分型

① 卡他型：又称单纯型，病变较轻，炎症仅限于表面黏膜，隐窝内及扁桃体实质无明显炎症改变，无炎性渗出物，多为病毒感染。

② 隐窝型：病变主要位于扁桃体隐窝，隐窝内脱落的上皮细胞、纤维蛋白、白细胞及细菌等物堆积腐败，从隐窝开口溢出形成黄白色脓点，或连接成片形成假膜，但不超出扁桃体范围，易拭去。

③ 滤泡型：炎症侵入扁桃体实质内的淋巴滤泡，引起充血肿胀、化脓，这些化脓的淋巴滤泡并不隆起于扁桃体表面，但可透过黏膜表层显现。

隐窝型及滤泡型又统称为急性化脓性扁桃体炎。

（2）慢性扁桃体炎病理表现及分型

① 增生型或肥大型：多见于儿童，为扁桃体淋巴组织增生，扁桃体显著肥

大，色淡红，质软，见于成人者多为结缔组织增生。

② 纤维型或萎缩型：多见于成人，扁桃体淋巴组织萎缩，间质内纤维组织增生、收缩，扁桃体变小而坚韧。

③ 隐窝型：病变在扁桃体隐窝内，淋巴滤泡产生慢性炎症，隐窝口被瘢痕组织阻塞而引流不畅，隐窝内大量脱落上皮、细菌、淋巴细胞和白细胞聚集形成脓栓。

二、中医病因病机

1. **风热邪毒侵袭** 风热邪毒犯肺，或风热外袭，肺气不宣，肺经风热循经上犯，结聚咽喉，气血不畅，脉络痹阻，灼损肌膜，遂致喉核红肿疼痛。

2. **邪热传里，肺胃热盛** 风热邪毒壅盛传里，或脾胃平素蕴热较重，风火热邪蒸腾，内外邪热结聚于阳明，热毒上攻，煎灼喉核。

3. **气虚痰浊，喉核失养** 肺胃虚弱，咽喉失养，或脾不化湿，湿浊内生，痰浊邪毒互结喉核而为病。

4. **痰瘀互结，凝聚喉核** 脏腑失调，痰浊内生，余邪滞留，日久不去，气滞血瘀，痰瘀互结于喉，脉络闭阻而为病。

小儿脏腑柔弱，病后不仅阴液受伤，阳气也受损害，即使邪毒不重，也不易清除而滞留于喉核，遂成本病。

【临床表现】

1. **症状** 急性扁桃体炎起病急，咽喉疼痛，畏寒高热，体温39 °C～40°C或更高，全身不适，头痛，颈及四肢酸痛，食欲差，便秘。慢性扁桃体炎发作间歇期多无明显自觉症状，时有咽部不适，发干，发痒，有刺激性咳嗽，口臭，部分有头痛、低热、乏力。

2. **体征** 急性期可见一侧或两侧扁桃体红肿，连及周围，表面可见黄白色脓点，但不超过扁桃体，颌下淋巴结肿大触痛；慢性期可见腭舌弓和腭咽弓慢性充血，扁桃体肥大或干瘪，表面见粘连、粗糙；扁桃体隐窝内有脓栓积留。

扁桃体肿大分为3度：Ⅰ度在腭弓平面以下；Ⅱ度超过腭咽弓；Ⅲ度突向中线，甚至两侧接触。

3. **并发症** 局部并发症有扁桃体周围脓肿、急性中耳炎、急性鼻炎、鼻窦炎、急性喉炎、咽旁脓肿等。全身并发症有肾炎、心肌炎、风湿热、关节炎等，根据免疫学的研究，此类并发症的发生与各靶器官对链球菌所产生的Ⅲ型变态反应有关，故在本病的诊治上，应引起重视。

4. **实验室及其他检查** 血常规示白细胞总数升高，中性白细胞增多；扁桃体表面分泌物涂片检查多为链球菌、葡萄球菌、肺炎球菌。

【诊断与辨证】

1. 诊断要点 本病常有受凉、疲劳、外感病史。起病急,咽痛剧烈,痛连耳部,吞咽困难。急性期表现为咽部黏膜弥漫性充血,扁桃体及腭舌弓、腭咽弓充血、肿胀,扁桃体表面可见黄白色脓点或隐窝口有黄白色点状渗出物,可连成假膜,但不超出扁桃体范围,易拭去。慢性期表现为咽部有不适感,发干,发痒,刺激性咳嗽。急性发作间歇期腭咽弓慢性充血,扁桃体表面有细条状瘢痕,与周围粘连,部分患者扁桃体隐窝内可压出脓液。

2. 鉴别诊断

(1) 扁桃体生理肥大 扁桃体明显肿大,但无红肿疼痛。

(2) 扁桃体角化症 扁桃体表面有散在的白色突出点,如笋尖形,不易擦掉,强行夹除时可出血。

(3) 扁桃体肿瘤 扁桃体肿大,质硬,应活检以明确诊断。

3. 辨证分型

(1) 风热侵袭,邪毒犯肺型 咽部干燥灼热,疼痛逐渐加重,咳嗽吞咽时疼痛更甚,有发热恶寒,头痛鼻塞,体倦;检查见喉核红肿,连及周围;舌边尖红,苔白或微黄,脉浮数。

(2) 邪热传里,肺胃热盛型 咽疼剧,连及耳及颌下,吞咽困难,喉核红肿甚,咳嗽痰稠黄,小便黄,便秘;检查见喉核红,表面有黄白色脓点,连成膜状,口臭;舌质红赤,苔黄厚,脉洪大数。

(3) 气虚痰凝,喉核失养型 喉核及喉核前后柱潮红,喉核肿大,或有白色脓点,咽干,微痛,梗阻不适,干咳无痰,讲话乏力,气促,唇舌干燥,精神疲倦,手足心热;舌红,苔干少,脉细数。

(4) 痰瘀互结,凝聚喉核型 喉核多干瘪,亦有肥大者,潮红明显,压之有脓液溢出,咽干痛较甚,口臭,腰膝酸软,虚烦失眠,头晕眼花,耳鸣,口干;舌质红嫩,脉细。

【治疗】

本病可反复发作,易出现多种并发症,尽早采用中西医结合治疗,以防局部及全身并发症。

一、西医治疗

1. 抗感染 首选青霉素、庆大霉素、复方磺胺甲基异恶唑。

2. **对症治疗**　退热止痛可选安痛定、柴胡注射液、APC 等。

二、中医治疗

1. 分型治疗

（1）风热外侵，邪毒犯肺型

治法　疏风清热，消肿利咽。

方药　疏风清热汤加减。咽痛甚加七叶一枝花、板蓝根；大便干结加大黄、瓜蒌。

（2）邪风传里，肺胃热盛型

治法　泄热解毒，利咽消肿

方药　清咽利膈汤或普济消毒饮加减。颌下痛加射干、瓜蒌、贝母；高热加石膏、天竺黄。

（3）气虚痰凝，喉核失养型

治法　养阴清肺，生津润燥。

方药　甘露饮，酌加生黄芪、赤芍、淮山药。

（4）痰瘀互结，凝聚喉核型

治法　滋阴降火，清利咽喉。

方药　知柏八味丸，酌加桔梗、玄参、淡竹叶、藏青果。

2. 外治法

（1）吹药　可选冰硼散、珠黄散、锡类散、七味清咽喷雾剂等。

（2）含漱药　金银花、荆芥、菊花、甘草、桔梗适量煎水含漱，每日数次。

（3）物理治疗　慢性扁桃体炎可采用微波、射频、激光、小烙铁灼烙等方法治疗。

（4）手术治疗　在急性期过后考虑扁桃体切除治疗。

（5）含服　可选西瓜霜含片、草珊瑚含片、咽特佳含片、银黄含片等。

【预防与调护】

加强锻炼，提高抵抗力，勿太劳累，起居适当，气温变化时预防感冒。避免过分忌口或过食辛辣刺激食物，注意口腔卫生。注意本病可能引发的急性鼻炎、咽炎、扁桃体周围脓肿、急性关节炎、急性心肌炎、急性肾炎等。

第四节 扁桃体周围脓肿

扁桃体周围脓肿为扁桃体周围间隙内的化脓性炎症，早期为蜂窝组织炎（又称扁桃体周围炎），继之形成脓肿。本病好发于青壮年，秋冬季节多见。

本病中医称为"喉关痈"，又称"骑关痈"，因热毒所至，临床上多发于一侧，又名"单喉痈"。

【病因病理】

一、西医病因病理

本病主要致病菌为金黄色葡萄球菌、乙型溶血性链球菌、甲型草绿色链球菌及厌氧性链球菌。本病继发于急性化脓性扁桃体炎，尤多见于慢性扁桃体炎屡次急性发作者。由于扁桃体隐窝特别是上隐窝的炎症引流不畅，感染向深层发展，穿透扁桃体被膜，进入扁桃体周围间隙，发生蜂窝织炎，继而形成脓肿。

二、中医病因病机

1. **风热犯肺** 风热邪毒侵袭咽喉，邪毒结聚，气血壅聚而为病。
2. **热毒困结** 素有肺胃蕴热，复因外感引动，内外热毒之邪搏结于咽喉，血滞肉腐而化为脓。
3. **正虚毒聚** 外感风热之邪结于咽喉，气血壅聚或化腐成脓。因气血亏虚，正气不足，驱邪不力，致脓肿难消难溃。

【临床表现】

1. **症状** 初起为咽痛，恶寒，发热，周身酸痛不适，但3~4天后发热仍持续或又加重，出现一侧咽痛明显，疼痛可放射至同侧耳部。因咽痛而不敢吞咽，致唾液滞留口中，甚至口涎外溢，吞咽困难，饮水易从鼻腔反流，言语含糊，张口困难，口臭流涎。全身症状明显，可见高热、畏寒、乏力、肌肉酸痛、胃纳差、大便秘结等。

2. **体征** 患者呈急性病容，表情痛苦，头部倾向患侧。患侧扁桃体及其周围充血、肿胀。若局部明显突起，甚至张口有困难，提示脓肿已经形成。属前上型者，可见患侧软腭及悬雍垂红肿并向对侧偏斜，腭舌弓上方隆起，扁桃体被遮盖且被推向内下方。属后上型者，腭咽弓肿胀，扁桃体被推向前下方，悬雍垂及软腭可无水肿，患侧下颌角淋巴结肿大。

【诊断与辨证】

1. 诊断要点 发病4~5天后，张口受限，剧烈咽痛，局部隆起明显，穿刺抽出脓液可确定诊断。

2. 鉴别诊断

（1）咽旁脓肿 颈侧放射性疼痛剧烈，伴有压痛。患侧咽侧壁连同扁桃体被推向中线，但扁桃体本身无病变。

（2）智齿冠周炎 多发生于阻生的下颌骨智齿周围。牙冠上覆盖肿胀组织，红肿可延展至腭舌弓，但一般不累及扁桃体及悬雍垂。

（3）扁桃体脓肿 为扁桃体自身的脓肿，可在扁桃体组织内抽出脓液，扁桃体肿大，上隐窝中可见脓液流出，但无张口受限。

3. 辨证分型

（1）风热犯肺型 病初起，咽喉疼痛，一侧为重，吞咽时加剧；检查见腭舌弓上段及附近软腭红肿隆起，散漫无头，触之有坚硬感，扁桃体亦红肿；全身发热，恶风，周身不适，头痛，口微干渴；舌质偏红，苔薄黄，脉浮数。

（2）热毒困结型 一侧咽喉剧痛，痛连耳窍，吞咽困难，汤水难下，勉强饮水，易从鼻反流，咽中痰涎壅盛，讲话如口中含物，张口困难，甚至牙关紧闭；检查见一侧腭舌弓处红肿高突，扁桃体被推向内下方，悬雍垂被推向对侧，颌下淋巴结肿大、压痛；全身高热，头痛，口渴，口臭，鼻息气热，小便黄，大便秘结；舌质红，苔黄厚，脉洪数或滑数。

（3）正虚毒聚型 本型见于年老、体弱之人，一侧咽痛，吞咽困难，咽中痰涎多，病程5~7日以上乃至2~3周；局部虽隆起高突，但色偏淡或暗红，无光亮之感，或按之软，穿刺有脓；伴轻度发热，口干，欲饮而不多，疲倦乏力，小便黄；舌红苔黄，脉虚弱。

【治疗】

应根据脓肿形成与否决定中西医治疗方案。脓肿形成之前，抗生素与中药联合运用；脓肿一旦形成，切开排脓是最有效的治疗手段。

一、西医治疗

1. 一般治疗 卧床休息，加强营养，进易消化食物。

2. 全身用药 脓肿形成前的治疗同急性扁桃体炎，静脉给予足量抗生素及适量类固醇激素，控制炎症扩散，制止脓肿形成。

3．局部治疗 脓肿形成后的处理：

（1）穿刺抽脓以明确脓肿是否形成及脓腔部位，同时也可起到治疗作用。2%利多卡因黏膜表面麻醉及浅层组织浸润麻醉后，用16～18号粗针头于脓肿最隆起处刺入。注意穿刺方位，不可刺入太深，以免误伤咽旁大血管。针进入脓腔时有落空感，回抽即有脓液抽出。

（2）切开排脓 经局部麻醉后，选择穿刺抽出脓液点处，或者选择最隆起和最软处切开。亦可按常规定位，以悬雍垂根部作一假想水平线，从腭舌弓游离缘下端作一假想垂直线，两条线交汇点稍外即为适宜切口处。切口长1～1.5cm，切开黏膜及浅层组织后，插入长弯血管钳，向后外方顺肌纤维走向钝性分开软组织，直达脓腔，充分排脓。术后每日复查伤口，用血管钳再次撑开切口排脓，直至脓液排出为止。

二、中医治疗

1．分型治疗

（1）风热犯肺型

治法 疏风清热，解毒消肿。

方药 五味消毒饮加减。肿胀明显者，可加防风、荆芥、白芷、皂角刺、乳香、没药；疼痛明显者，可加桔梗、牛蒡子。

（2）热毒困结型

治法 清热解毒，利咽消肿。

方药 大黄扫毒汤加减。热重者加金银花、黄连、黄芩。痰涎壅盛者，加胆南星、僵蚕；若表里俱实者，可用清咽利膈汤加减。

（3）正虚毒聚型

治法 益气养阴，托毒排脓。

方药 托里消毒散加减，酌加沙参、天花粉。大便秘结，加大黄，或加麻仁、郁李仁。

2．外治法

（1）含漱 用中药（防风、甘草、荆芥、金银花、连翘、薄荷）煎水含漱，每日数次。

（2）吹药 将冰硼散、双料喉风散、桂林西瓜霜吹到咽部红肿处，每日6～7次。

（3）外敷 颌下淋巴结肿痛者，用紫金锭醋磨外涂或金黄散醋调外敷。

（4）针刺疗法 脓未成时，可用三棱针于红肿部位局部点刺，少量出血，再吹冰硼散之类。

（5）擒拿法 擒拿是推拿手法之一，主要用于咽喉肿痛剧烈，张口受限，吞咽困难，汤水难下，不能进食者。

① 单侧擒拿法：患者正坐，单手向面侧平举，拇指在上，小指在下。术者站于患者之正面稍偏举手侧方，用同侧手的示指、中指、无名指，紧按患者鱼际背部（相当于合谷穴处），小指扣于腕部，拇指与患者拇指螺纹相对，并用力向前压紧；另一手拇指按住患者同侧锁骨上缘肩关节处（相当于肩髃穴），示指、中指、无名指紧握腋窝处，并用力向外推开。如此反复多次，此时患者咽喉疼痛明显减轻，可以吞咽，可将汤药或半流质食物喂下。此法可连续使用。

② 双侧擒拿法：令患者坐在无靠背的凳子上，术者站在患者背后，用两手从患者腋下伸向胸前，以示指、中指、无名指按住锁骨上缘，两肘臂压住患者胁肋，术者胸部紧贴患者的背部（肺的部位），即可开始擒拿。其方法：两手用力向左右两侧拉开（沿锁骨到肩胛），同时两肘臂和胸部将患者胁肋及背部压紧，三方面同时使用气力。如此反复多次可使患者咽喉松动，便于吞咽，助手将备好的汤药或稀粥给患者吞服。

【预防与护理】

病中适当多饮水，注意休息。吞咽困难者，宜进流质、半流质饮食。密切观察病情变化，脓已形成则应及时切开排脓，并谨防引起喉阻塞。对急性扁桃体炎应及早治疗，以免引起本病。因慢性扁桃体炎为屡次急性发作引起者，病愈后宜行扁桃体摘除术。

第五节 咽后脓肿

咽后脓肿为咽后间隙的化脓性炎症，多因咽后淋巴结感染化脓所引起，可分为急性型、慢性型两种。急性型较常见，多发生于 3 岁以下婴幼儿，慢性型较少见。

中医称本病为"里喉痈"，由热毒引发，病情发展较快，每致咽喉肿痛，吞咽困难，甚至阻塞呼吸，危及生命。

【病因病理】

一、西医病因病理

急性发病者多为咽后隙的化脓性淋巴结炎而形成的脓肿；咽后壁异物及外伤后感染，或邻近组织炎症扩散进入咽后隙，也可发生咽后脓肿。慢性型多为咽后隙的淋巴结核或颈椎结核引起。

二、中医病因病机

小儿脏腑娇嫩，抗病力弱，易虚易实，易感风热邪毒，搏结于咽喉，或因咽喉损伤，邪毒乘势入侵，致气血瘀滞，热盛肉腐而成脓。

【临床表现】

1. **症状**　起病较急，可有畏寒发热，哭闹，烦躁不安，咽痛拒食，吞咽困难，小儿吸奶时啼哭或引起呛咳；言语含糊，如口中含物，睡眠时有鼾声，呼吸不畅；头常偏向患侧以缓解疼痛；脓肿较大时可有吸气性喘鸣及吸气性呼吸困难。慢性型者多有结核病的全身表现，起病缓慢，病程长，无咽痛，脓肿增大后病人逐渐出现咽部阻塞感。

2. **体征**　检查可见咽后壁一侧隆起，黏膜充血，脓肿较大者可将患侧腭咽弓及软腭向前推移。结核性咽后脓肿系"冷脓肿"，常位于咽后壁中央，黏膜色泽较淡。检查时，压舌板宜轻用力压舌体，切不可用力压迫脓肿部位，否则可能造成脓肿破裂，引起窒息。如于检查中脓肿突然破裂，应急速将病儿双足提起，头部倒置，以免脓液流入喉腔或下呼吸道。

3. **并发症**　可见窒息与肺部感染。脓肿较大，可压迫喉腔或并发喉水肿，发生呼吸困难；脓肿破裂，脓液涌入下呼吸道，可引起吸入性肺炎，或者窒息死亡；脓肿可能侵蚀颈部大血管，出现致命性大出血。

4. **实验室及其他检查**　外伤后感染者白细胞可明显升高。结核性咽后脓肿患者则淋巴细胞升高明显。X线或CT检查，可发现颈椎前的软组织隆起，若为结核引起，可发现有骨质破坏征象。

【诊断与辨证】

1. **诊断要点**　婴幼儿出现咽痛拒食，吞咽困难，吸奶时啼哭或奶汁反流入鼻腔等典型症状，应首先考虑本病。颈部X线片可见颈椎前隆起的软组织影或液平面。颈椎结核病变时可见骨质破坏征，有助于诊断。CT检查准确性更好。穿刺抽脓可明确诊断。

2. **辨证分型**　病初起多为风热在表。脓肿已成多属热毒炽盛，肉腐成脓。结核性咽后脓肿则多为阳虚阴寒凝滞。咽喉疼痛逐渐加剧，吞咽困难，语言含糊，患处红肿，局部膨隆。全身表现为：初起多有发热，恶寒，头痛，体倦，舌质红，苔白或微黄，脉浮数；继而发热增高，头痛剧，口臭，胸闷腹胀，大便结，小便黄，舌红，苔黄厚腻，脉洪数有力。

【治疗】

急性型一经确诊，应立即切开脓肿排脓，并结合全身治疗。

一、西医治疗

1. 一般治疗　注意休息，饮食宜清淡、柔软。使用足量的广谱抗生素以控制感染。

2. 局部治疗

（1）急性型咽后脓肿取仰卧头低位行切开排脓术，用压舌板或直接喉镜轻压舌根，暴露口咽后壁，以长粗穿刺针穿刺抽脓；随后用尖刀在脓肿下部作一纵形切口，并用长血管钳撑大切口，排尽脓液（见图 2-3-1）。术中随时用吸引器吸出脓液。喉咽部脓肿可在直接喉镜下进行手术，操作方法同上。术中应

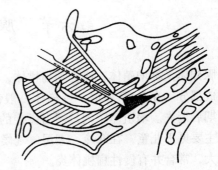

图 2-3-1　咽后脓肿切开术

备有氧气、气管切开包、喉镜及气管插管等器械，以便在意外情况时使用。术后使用足量广谱抗生素控制感染。如脓液引流不畅，应再用血管钳撑开切口排脓。若因设备所限不能施行手术，可考虑穿刺抽脓，并注入抗生素，但需反复多次施行。

（2）结核性咽后脓肿除全身抗痨治疗外，可在口内穿刺抽脓，脓腔内注入 0.25g 链霉素。切忌咽部切开排脓。并存颈椎结核者，应由骨科医师在治疗颈椎结核的同时，取颈侧切口排脓。

二、中医分型治疗

1. 风热在表型

治法　疏风清热，解毒消肿。

方药　五味消毒饮加减。

2. 热毒传里型

治法　清热解毒，清痈散结。

方药　仙方活命饮加减。

【预防与调护】

对小儿发热兼有进食啼哭、拒食、食物反流、言语含糊如口内含物等症状者，应及时进行咽喉部检查，应于做好各种应急准备后方可进行脓肿切开术。密切观察呼吸情况，警惕喉阻塞出现。初期饮食宜为半流质、全流质，脓肿形成时暂禁食。

第六节 腺样体肥大

腺样体又称增殖体，或称咽扁桃体，位于鼻咽顶后壁中线处，为咽淋巴内环的组成部分。在6~7岁时，腺样体一般都比较大，10岁以后腺样体逐渐萎缩，青春期后消失。增殖体肥大是因为炎症的反复刺激，使腺样体发生病理性增生。本病主要见于儿童，在寒冷、潮湿、气候多变地区较常见。5岁以上患儿的腺样体肥大，常合并有慢性扁桃体炎。

中医的"颃颡不开症"与本病类似。

【病因病理】

一、西医病因病理

鼻咽部、鼻腔、鼻窦或腺样体自身的炎症长期刺激，使腺样体逐渐增生肥大；肥大的腺样体堵塞后鼻孔，可加重鼻及鼻窦炎症。

二、中医病因病机

1. 阳虚痰凝 先天禀赋不足，肾气不充，卫阳亏虚，痰湿与邪浊互结，滞留于颃颡。

2. 气虚痰凝 后天失养，肺脾气虚，反复感受外邪，痰浊与邪毒结滞，阻于颃颡。

【临床表现】

1. 症状 因腺样体肥大堵塞后鼻孔及咽鼓管咽口，可表现出睡眠时张口呼吸，舌根后坠常有鼾声，夜寐不宁，鼻分泌多，说话时有闭塞性鼻音，语音含糊，常发生呛咳，易患气管炎，可见耳鸣、耳闷、听力减退；全身症状常表现为厌食，呕吐，消化不良，营养发育差，鸡胸，贫血，消瘦，低热，反应迟钝，注意力不集中，头痛，夜惊，磨牙，遗尿。

2. **体征**　咽部充血，咽后壁可附有脓性分泌物，鼻咽顶及后壁有明显增生肥厚的分叶状淋巴组织团块，鼻咽部指诊可扪及柔软块状物，不易出血。因长期张口呼吸，致使面骨发育障碍，上颌骨变长，硬腭高拱，牙列不整，上切牙外露，唇厚，面部缺乏表情，有痴呆表现，形成"腺样体面容"。

3. **实验室及其他检查**　X 线鼻咽侧位片及 CT 扫描可显示腺样体的部位及大小；纤维鼻咽镜检查可直接窥视腺样体的形状、体积及与周围结构的关系。

【诊断与辨证】

1. **诊断要点**　经鼻咽部检查，以确定腺样体增生肥大，同时伴有耳、鼻、咽、喉等部位的症状。

2. **鉴别诊断**

(1) **鼻咽血管纤维瘤**　可见于儿童，肿瘤生长缓慢，质地较硬，易出血，常有大出血史，肿瘤较大时可将软腭向下推移。

(2) **鼻咽部肉瘤**　鼻咽部可见较大肿块堵塞，生长迅速，可有颈淋巴结转移，活检可确诊。

3. **辨证分型**

(1) **阳虚痰凝型**　鼻塞，流涕，张口呼吸，讲话鼻音重，耳鸣，耳堵塞感，精神萎靡，注意力不集中，智力迟钝，失眠，遗尿，患者腺样体肥大，或呈腺样体面容，舌质淡胖，苔白腻。

(2) **气虚痰凝型**　鼻塞，流涕，张口呼吸，咳嗽，易感冒，注意力不集中，失眠，夜惊，磨牙，消瘦，纳差，便秘，舌苔薄白或腻。

【治疗】

手术是治疗本病的有效方法。如鼻咽阻塞症状严重且有听力障碍，一般治疗效果不佳时，应尽早施行手术。随着年龄的增长，腺样体将逐渐萎缩，病情可能得到缓解，症状完全可以消失，故要掌握好治疗时机。

一、西医治疗

1. **一般治疗**　注意营养，预防感冒，提高机体免疫力。以低浓度麻黄素溶液滴鼻，减轻鼻塞症状。积极治疗病因性疾病。

2. **手术治疗**　若保守治疗无效，应及早进行腺样体切除术，并可考虑同时切除扁桃体。

二、中医治疗

1. 分型治疗

（1）阳虚痰凝型

治法　温补肾阳，祛痰散结。

方药　巩堤丸加减。临证可加夏枯草、半夏；有耳闭塞感者，加香附、柴胡、川芎、泽泻。

（2）气虚痰凝型

治法　益气健脾，化痰散结。

方药　六君子汤加减。流涕色黄者，加鱼腥草、黄芩等；咽痒咳嗽者，加桔梗、枇杷叶等。

2. 外治法　可选用呋麻滴鼻液、鹅链滴鼻液、必通滴鼻液、辛夷滴鼻液滴鼻。

【预防与调护】

因本病与急慢性鼻炎、鼻窦炎等疾病互为因果，易形成恶性循环，故应积极治疗。本病应及早治疗，以免出现腺样体面容。增强机体体质。

第七节　咽灼伤

误咽高温液体或化学腐蚀剂造成咽部灼伤，咽部灼伤可同时累及食管、喉部，严重者还可引起全身性病理变化和中毒症状，出现窒息、心衰，甚至死亡。本病常见于小儿、企图自杀者及工伤者，其危害较大，应早期诊断，及时处理。

【病因病理】

一、西医病因病理

1. 病因

（1）咽部热灼伤　绝大多数发生于儿童，多为对小儿照顾不周，误饮沸水或吞进高温的食物所致。成人多见于火、高热蒸气或其他高温液体致伤，故常伴有头、面、颈部的严重灼伤。

（2）化学灼伤　误服强酸性物质如硫酸、盐酸等，强碱性物质如氢氧化钠、氨水等。

2. 病理

（1）咽黏膜接触强碱性物质后，脂肪皂化，蛋白溶解，引起组织液化性坏死。病变穿透力强，易向深层发展。

（2）咽黏膜接触强酸性物质后，病理改变主要是水分吸收，蛋白质凝固，局部组织呈凝固性坏死改变，穿透力稍弱。但高浓度者亦可引起严重损伤。

（3）咽灼伤的程度依致伤物的温度和腐蚀剂的性质、浓度、进入量及停留的时间而定。

① 一度灼伤表现为咽黏膜弥漫性充血、水肿，创面愈合后无疤痕形成。

② 二度灼伤累及黏膜层及肌层，黏膜水肿更为显著，黏膜表面覆有坏死性假膜或痂皮，可为白色、黄色或灰色等。

③ 三度灼伤常见于强碱所致。可使黏膜深层坏死，病变持久，坏死性假膜需经 3 ~ 4 周才消失。其常有疤痕形成，并发各种畸形。

二、中医病因病机

本病多因热毒之物灼伤咽部，灼津伤液而致。

【临床表现】

1. 症状 咽部灼伤常见症状为口腔、咽喉疼痛，吞咽时疼痛加剧，伴有吞咽困难、流涎等；重者可有高热、咳嗽、声嘶、喘鸣、呼吸困难等。化学伤可伴有昏睡、失水、高热、休克等。在儿童常有呼吸困难、烦躁不安、精神不振、嗜睡及其他中毒症状。灼伤喉部则有声嘶和呼吸困难，多见于伤后 5 ~ 10 小时，若 2 天后仍未出现呼吸困难，即可认为已脱离呼吸困难的危险期。

2. 体征 可见软腭、悬雍垂、咽后壁、会厌舌面等处黏膜起泡、糜烂或覆有白膜，周围黏膜明显充血、水肿；严重灼伤可有全身衰竭、休克表现。

3. 实验室及其他检查 常规肝、肾、血常规及电解质检查可评价肝肾功能、血常规变化及水电解质平衡等全身状况。

【诊断与辨证】

1. 诊断要点 根据病史、局部检查即可确诊。要密切注意有无高热、神昏、出血倾向、呼吸困难的发生及全身状况的变化。

2. 辨证分型 热毒伤咽：咽灼伤，咽干咽痛，吞咽困难，身热；舌红苔干，脉细数。

【治疗】

本病应针对不同灼伤，及时治疗，严防并发症的发生。

一、西医治疗

1. **一般治疗** 住院观察，休息，禁食，静脉给药，增强营养。

2. **中和治疗** 强碱者可用食醋、橘子汁、柠檬汁、牛乳、蛋清等中和，强酸者可用氢氧化铝凝胶、肥皂水等中和。

3. **解除呼吸困难** 必要时行气管切开术。

4. **抗感染** 选用广谱抗生素，应用激素。

5. **支持治疗** 根据机体情况，加强支持用药。

二、中医治疗

1. **分型治疗**

热毒伤咽型

治法 清热养阴利咽。

方药 养阴清肺汤加减。

2. **其他治疗** 将冰硼散、珍珠层粉吹入口腔、咽部，有保护黏膜的作用。

【预防与调护】

进食时注意食物温度不能太高。一旦出现咽部灼伤，停止进食，尽快到医院检查治疗。

第八节 咽异物

咽异物是指各种不同质地的异物梗刺于咽部表面。依异物停留的部位不同，又分为鼻咽异物、口咽异物、喉咽异物。咽部异物是耳鼻咽喉科常见急症之一，任何年龄均可发生。

中医称为"骨鲠"。

【病因病理】

造成异物的原因有多种，常见者为饮食不慎，将鱼刺、骨、果核等误咽；或小儿嬉戏，误吞小玩具、钱币等；或见于精神病、昏迷、醉酒、麻醉未醒、咽肌瘫痪等患者，或企图吞物自杀者，均可将异物误吞造成咽部异物存留。少数情况下，手术中不慎将纱条、棉球及缝针等遗留于咽腔，也可造成咽部异物。

【临床表现】

1. 症状与体征

（1）鼻咽异物　较少见，常有鼻阻塞症状，鼻涕带臭味，可伴低热等。若并发咽鼓管压迫或感染，则可产生耳胀闷闭塞感。检查可见鼻咽部有异物存留，如水蛭等动物性异物常停留于鼻咽腔。

（2）口咽异物　临床上最常见，一般有典型的异物病史，感觉咽部刺痛，吞咽时加剧，致病人不能继续进食，有部位明确的异物感。检查可见咽部异物，多位于扁桃体、舌根或会厌谷；细小异物可刺入组织内或隐藏于皱褶之中。

（3）喉咽异物　多见于梨状窝或环后隙，以吞咽疼痛、困难及异物感为主要症状，可引起呛咳等症状。检查可见梨状窝或环后隙有异物存留，或有多量分泌物滞留于梨状窝。

2. 实验室及其他检查

（1）钡棉透视　让患者吞食混有钡剂的棉团，在 X 线下进行透视检查。若为鱼刺等异物，可发现钡棉滞留于局部。

（2）纤维喉镜检查　细小难见的异物，可行纤维喉镜检查仔细察看。

【诊断与辨证】

1. 诊断要点

有明确的误吞异物史，检查时发现异物存留部位。少数患者咽部滞留细小鱼刺后，因自己强行进食，异物刺入咽黏膜内，使其在黏膜表面无法窥视，可先给予必要的抗生素治疗，门诊随访。

2. 鉴别诊断

主要应排除异物在经过咽部时划伤或刺伤此部位黏膜及黏膜下组织，异物未滞留，而病人有异物刺痛感，故应认真检查，明确是异物还是划伤。可采用咽部表面麻醉法鉴别，麻醉后疼痛消失，异物刺触感亦消失，此为咽部划伤或刺伤；麻醉后疼痛消失，异物刺触感存在，表明有异物在咽部。

【治疗】

本病治疗以取出异物为基本原则。

一、西医治疗

1. 异物取出术　异物位于扁桃体、咽侧索、咽后壁等处，可直接用镊子夹出；位于舌根、会厌谷、梨状窝等处的异物，可于表面麻醉后，在间接喉镜下取出。鼻咽部异物则需确定异物位置、大小、形状和硬度，然后取仰卧头低位，牵引软腭，用后鼻孔弯钳取出异物，或在鼻内窥镜直视下取出。水蛭等动物性异物，需先将其麻痹，然后钳取异物。

2.其他治疗 伴有感染者，宜全身及局部应用抗生素；不能进食者，宜给予支持疗法。

二、中医治疗

对于细小难见之咽部异物，可煎服威灵仙水，并严密观察。

【预防与调护】

发生咽部异物后，应立即请专科医师检查并取出异物。切勿用手掏取或强行吞咽。切忌盲目自服"化骨"水进行治疗，以免延误病情。积极预防呼吸道并发症。

第九节　甲状舌管囊肿

甲状舌管囊肿又称颈中线囊肿，是最常见的颈部先天性畸形。此乃甲状腺始基在下降过程中，其甲状舌管未退化消失或未完全退化，上皮组织残留于颈中线而成。

中医古代医籍中无此病的论述。

【临床表现】

1.甲状舌骨囊肿 其发生部位在胸骨切迹与舌盲孔之间的中线上。囊肿可见于该线之任何部位，均居甲状舌骨膜处，系皮下光滑而有弹性的球形肿块，与皮肤无粘连，可随吞咽动作而上下移动，伸舌时则向后缩；穿刺可抽出囊液；B超、CT、磁共振可显示囊性肿块。

2.甲状舌骨瘘管 其瘘管外口在舌骨水平以下的颈中线上或稍偏向一侧，吞咽时可有分泌物外溢；其内口为舌盲孔。注入美蓝溶液，可见舌盲孔处有蓝色液体溢出；注入碘油造影，胶片上可显示其全程。本病的治疗有赖于手术彻底切除，以免复发。

【诊断与辨证】

1.诊断要点 本病诊断较容易，在舌骨与胸骨切迹中线上的任何部位，其皮下有光滑而富于弹性的球形肿块，与皮肤无粘连，穿刺可抽出囊液，B超、CT、磁共振可显示囊性肿块者，可明确诊断。

2. 鉴别诊断

（1）皮样囊肿　为先天性囊肿，位于颈前正中，囊肿与皮肤粘连，不随吞咽上下运动。

（2）颏下淋巴结炎　有邻近组织如牙周、咽部、唇部等处的炎症，肿块质硬，有压痛，不随吞咽上下运动。

（3）异位甲状腺　多数位于舌根部，少数出现在喉前正中，应注意检查在颈前正常位置上有无甲状腺。采用B超、放射性核素[131]I检查可明确诊断。

【治疗】

本病主要采用手术治疗，完全切除囊肿，以免复发。

【预防与调护】

尽早明确诊断，尽早手术，以防止囊肿感染周围皮肤，造成糜烂，留下颈胸部皮肤斑痕。术后注意伤口护理，若有复发，可再次手术。

第十节　鳃裂囊肿及瘘管

鳃裂囊肿及瘘管为胚胎时鳃裂发育异常所至，包括源于先天性第一鳃沟的耳颈囊肿与瘘管，源于第二、三、四鳃沟的颈侧囊肿与瘘管，均系鳃沟或咽囊发育障碍所致。当胚胎残余在组织内形成腔隙时，分泌物潴留即成为囊肿；鳃沟全程闭合障碍，或闭合膜破裂，分别在外耳道或咽部和颈侧皮肤有开口，即成为瘘管；若仅有一端开口者，则为不全瘘管或窦道。

中医古籍中无此病的论述，相似于中医的"耳瘘"。

【临床表现】

本病的主要表现为单侧性缓慢长大之颈侧肿块，或发现时间不等（出生后数周到19岁，平均7岁左右）之颈侧皮肤瘘口，伴有溢液。可因反复感染而致瘘口皮肤红肿、糜烂、结痂、疤痕形成。囊肿穿刺可抽出囊液。

【诊断与辨证】

1. 诊断要点　本病诊断不难。对单侧性缓慢长大之颈侧肿块，颈侧皮肤有瘘口，伴有溢液，或出现反复感染者可考虑诊断。采用 B 超检查和 CT 扫描可协助诊断。瘘管可以探针探查其走向，注入美蓝溶液以观察其咽口部位，或注入造影剂摄片以显示其行程及内口位置。

2．鉴别诊断

（1）淋巴结核性瘘管　淋巴结核性瘘管亦出现漏口反复流出脓液，但此脓液为豆腐渣样，对脓液进行抗酸杆菌检查可资鉴别。

（2）化脓性中耳炎　第一鳃裂漏伴有耳内流脓者，应与化脓性中耳炎鉴别。化脓性中耳炎表现为鼓膜穿孔，受凉感冒、耳内进水后出现流脓，反复发作，检查见鼓膜穿孔，经抗感染治疗，脓液可消失。

【治疗】

本病主要治疗措施为手术切除。对于不宜手术或暂缓手术者，可用碘酊、三氯醋酸、电灼等法对瘘管行姑息疗法。有感染者，先控制感染，然后手术。对较细或有分支的瘘管应防止残留，以免手术后复发。

【预防与调护】

早发现，早治疗，防止感染，以免造成瘘口周围皮肤糜烂。

第十一节　鼻咽纤维血管瘤

鼻咽纤维血管瘤又称男性青春期出血性鼻咽纤维血管瘤，为鼻咽部常见的良性肿瘤。本病多发于 10 ~ 25 岁的男性青年，一般在 25 岁以后可能停止生长，病因不明。

中医古代文献无此病名，本病发于颃颡，可称为"颃颡血瘤"。

【病因病理】

本病真正病因未明，有人认为与内分泌功能失调有关。

肿瘤可能来源于鼻咽部的特殊血管纤维间质，多原发于蝶骨底或枕骨、犁骨之骨膜。镜下表现主要由增生的血管成分与纤维组织成分构成。丰富的胶原纤维和网状组织间散布有大量无收缩能力的血管，来源于瘤体基部结构正常的供血动脉，其静脉壁极薄且无弹性，受损后易出血。肿瘤可分别侵入翼腭窝、眼眶、鼻窦、鼻腔或口咽，亦可延伸至颞窝、腮腺，甚至经蝶骨和鼻腔顶部侵入颅内。

【临床表现】

1. 症状 反复发作的鼻出血，量较多，且可流入咽部经口吐出。病程较长者，可因此出现贫血表现。继而肿瘤堵塞鼻咽及后鼻孔，可出现鼻阻塞，始为单侧性，继而发展成双侧鼻塞；可伴有咽鼓管咽口受压，导致耳鸣，听力下降，压迫三叉神经、眼球、视神经，继而出现剧烈的头面痛，眼球移位及运动受限，视力障碍或视神经萎缩。肿瘤侵入翼腭窝或颞窝，可致颊部或颞部隆起。肿瘤侵入颅内则致颅神经受压症状，或引起颅内并发症。

2. 体征 后鼻镜或纤维鼻咽镜检查，可见鼻咽部被肿瘤占据，表面黏膜光滑，血管纹明显，色淡红，瘤体圆形或结节状。瘤体突入鼻腔，前鼻镜下可见位于鼻腔后段之肿物；推压软腭，可见软腭向口腔突出，甚至于口咽部可见下突之瘤体。触诊瘤体，质硬如骨，不能移动，但与周围组织无粘连。

3. 实验室及其他检查 X线摄片、CT扫描、核磁共振可进一步了解肿瘤累及范围，肿瘤的基底部位及颅底骨质破坏情况；颈动脉造影可显示肿瘤基部的供血动脉及其分支情况。

【诊断与辨证】

1. 诊断要点 结合临床表现、年龄、性别，可作出临床诊断，术后病理检查可确诊。一般不主张术前活检。

2. 鉴别诊断 应与腺样体肥大、后鼻孔息肉、鼻咽部恶性肿瘤及其他良性肿瘤相鉴别。肿物穿刺为重要鉴别措施之一。

【治疗】

治疗主要以手术切除为主。因术中出血甚多，应于术前设法加强止血措施。最好先行颈外动脉造影，明确供血来源和累及范围，同时行瘤体供血动脉栓塞，然后再行手术治疗。术后配合中医药治疗以加速其康复过程。

一、西医治疗

在控制性低血压麻醉下，经硬腭途径切除肿瘤。术中配合冷冻或微波凝固，可进一步减少出血量。

二、中医治疗

术后以益气补血为主，应用八珍汤之类，适当加用行气活血药，可明显缩短恢复过程。

【预防与调护】

常有鼻出血者，应尽早检查鼻咽部，了解有无血管瘤。一经明确诊断，尽早手术。术后注意鼻及口腔卫生，防止感染。

第十二节　鼻咽癌

鼻咽癌是我国高发肿瘤之一，原发于鼻咽部，以颈淋巴结转移和颅神经损害为常见临床特征的恶性肿瘤。据 WHO 估计，约85%的鼻咽癌患者发生在中国，又以广东、广西、湖南、福建、江西、海南等省区发病率较高。男女之比约为2.38:1，发病年龄多在 40~50 岁之间。

古代中医无此病名，但有相似的病名、症状记载，如"上石疽"、"失荣"、"瘰疬"、"真头痛"。现代中医文献称本病为"颃颡岩"、"颃颡癌"。

【病因病理】

一、西医病因病理

鼻咽癌患者有家族史的较为常见。流行病学调查与临床资料均表明鼻咽癌患者血清 EB 病毒相关抗体的阳性率及平均滴度都明显高于正常人。

根据 1991 年 WHO 的标准，鼻咽癌分为角化性鳞状细胞癌和非角化性癌两大类，前者可再区分为分化好的和中等分化的鳞状细胞癌（相当于鳞癌Ⅰ、Ⅱ级）和分化差的鳞状细胞癌（即低分化鳞癌），后者可再分为分化型非角化性癌和未分化癌（即泡状核细胞癌或大圆细胞癌）。

二、中医病因病机

颃颡岩的发生与六淫侵袭，饮食不洁、不节、偏嗜等外因及七情所伤、脏腑失调等内因有关，由于气虚毒滞，致气血凝结，继而热毒蕴结，炼津成痰，肿块日渐增大，并表现为颈部的上石疽、失荣。病至后期，正气日耗，脏腑亏虚，气阴两伤，终至正气衰竭而亡。

【临床表现】

1. 症状与体征

（1）耳鼻咽喉症状　包括耳鸣、耳内闷胀、听力下降、涕血、鼻阻、鼻通气受阻、咽喉不适、语音改变、咽痛、吞咽障碍、张口困难等。

（2）颈部表现 80.9%的患者有颈淋巴结转移性肿块，有约60%为第一症状。肿大淋巴结可为单侧或双侧，单个或多个；最早出现者多位于颈深上部乳突尖下，其后可发展至颈部任何部位的淋巴结。

（3）颅神经受累症状 鼻咽癌可向上经颈内动脉管或破裂孔抵达颅中窝，浸润岩尖及颅底内面诸结构和眼眶，首先侵犯Ⅴ、Ⅵ颅神经，继而累及Ⅳ、Ⅲ、Ⅱ颅神经，出现上睑下垂、眼肌麻痹、头痛等症，瘤体的浸润和压迫可引起Ⅸ、Ⅹ、Ⅷ颅神经受损，出现咽肌麻痹、喉麻痹、舌肌麻痹等症状。

（4）远处转移症状 晚期鼻咽癌可发生远处转移，这种转移最常发生于骨、肺、肝等处。一般先有颈淋巴结转移，由上颈到下颈，再至锁骨上窝，最后进入血流，由肺而入大循环。

2. 实验室及其他检查 EB病毒血清学检查、鼻咽部脱落细胞检查、后鼻镜或纤维鼻咽镜检查、CT或X线检查、颈淋巴结穿刺针吸活检等均有诊断意义。

【诊断与辨证】

1. 诊断要点 本病常有涕血，特别是晨起吸鼻涕时第一口痰中带血痕，应警惕鼻咽癌之可能；如伴有头痛、同侧颈部肿块，更应怀疑本病。病理结论是最后确诊的依据。一般在后鼻镜下经口取活检，微小局限的可疑病灶最好在纤维鼻咽镜或鼻内窥镜直视下活检。取活检时，需避开坏死组织并达到一定深度，方能取到病变组织。

2. 鉴别诊断

（1）恶性淋巴瘤 对于单发性颈部淋巴结肿大类型及主要表现鼻咽肿块者，应注意与恶性淋巴瘤相鉴别，必要时行免疫组化鉴别之。

（2）鼻咽结核 鼻咽部有结节状肿物隆起，色淡，或为浅表溃疡、肉芽增生。病理检查以镜下结核结节为特征。

（3）腺样体肥大或残留 多呈分叶状，具有淋巴组织外观特征，多位于鼻咽顶壁中央，镜下见到的是淋巴组织。

3. 辨证分型

（1）气血凝结型 鼻咽肿块突起，色暗红质硬实，或有颈部包块；伴耳内闷胀，耳鸣，耳聋，涕血，咯痰量少；舌质淡红，苔白或黄白，脉弦细或缓。

（2）火毒困结型 鼻咽肿物溃烂坏死，表面有脓痂，混有血性分泌物；鼻咽黏膜红赤，咽部黏膜红肿；伴有较剧烈的头痛，涕血鼻阻，口气秽臭，咳嗽痰稠，耳鸣耳聋较重，心烦失眠，口苦咽干，溺黄便结；舌红，苔黄或黄腻，脉弦滑或弦数。

（3）气阴两虚型　鼻咽黏膜红赤干燥，覆有干痂，咽部黏膜干皱红赤，伴咽干口燥，神疲乏力，耳鸣耳聋，食欲不振，溺黄便干；舌红少苔，脉弦细或细数。

【治疗】

本病治疗应遵循分层综合治疗原则，合理制订治疗方案。一般首选放疗，适当配合化疗及生物疗法。在放疗阶段，中医治疗是增效减毒的重要手段。放疗结束后，中医疗法为康复与预防复发的主要措施。

一、西医治疗

1. 一般治疗　稳定患者情绪，促其积极配合治疗。注意休息，饮食宜清淡而富于营养。加强支持疗法。

2. 放射疗法　一般予以常规连续放疗，每次 2Gy，每周 5 次，鼻咽总量 66~70Gy/6.5~7 周。放疗后复发或残存病灶可采用立体定向放射治疗。

3. 化学疗法　配合化学治疗以降低转移率和复发率，提高整体生存率。一般多采用联合化疗方案，包括诱导化疗，同期放、化疗，放疗后辅助化疗及一些不规则的姑息性化疗。

4. 手术治疗　适用于放疗后局限性鼻咽残留灶、复发病灶、分化高而对放疗不敏感的鼻咽腺癌及鳞癌Ⅰ、Ⅱ级。一般认为上颌骨－鼻内翻径路综合效应较优。对于放疗后残留的颈淋巴结灶或复发性颈淋巴结灶，如范围局限且活动好，可行颈淋巴结清除术。

5. 光动力学疗法或微波疗法　放疗后鼻咽复发病灶可用光动力学疗法或微波疗法。

二、中医治疗

1. 分型治疗

（1）气血凝结型

治法　行气活血，软坚散结。

方药　丹栀逍遥散加减。可选加三棱、莪术、山慈菇、黄芪、黄连，以行气活血，软坚散结。痰湿夹杂者，加法夏、胆南星、陈皮；热毒重者，加黄芩、夏枯草等。

（2）火毒困结型

治法　泻火解毒，祛痰消肿。

方药 龙胆泻肝汤加减。选加鸡内金、丹皮、三棱、莪术、蚤休、黄连，以加强解毒消肿之力。火毒盛者，加山豆根、青黛、苦地胆；出血甚者，加白茅根、旱莲草、茜草。

（3）气阴两虚型

治法 益气养阴，兼清余毒。

方药 益气养阴方加减。

2．外治法 口、咽黏膜溃烂者，用冰硼散、珠黄散、锡类散或珍珠层粉吹患处；口、咽黏膜红肿者，含服铁笛丸；鼻腔滴鱼腥草液及麻油；颈面部的放射性皮炎以花椒白矾水轻洗，然后涂敷三黄软膏。

【预防与调护】

出现可疑病症，应早期进行检查，鼻咽癌高危人群更是重要目标。治疗期间要注意口腔、颈部护理卫生，出现溃疡可应用中药外敷。不论是放疗还是化疗，要按疗程要求进行治疗。本病治疗及时、得当，疗效较好。

第四章

喉部疾病各论

由于喉是发声和呼吸的重要器官，喉部的疾病多以发声和呼吸障碍为主要表现，严重的喉疾会导致生命危险。

第一节 先天性喉喘鸣

先天性喉喘鸣指婴儿出生后发生的吸气性喉喘鸣，常于出生后即时或出生后不久出现，多为间歇性发作，平时睡眠、哺乳时多无症状，发声正常；但受凉、受惊或在一段平静呼吸之后，因血中二氧化碳积聚而刺激呼吸中枢时，则易发作。喘鸣在吸气时显著，发作较重时，可有呼吸困难、喉梗阻及发绀等症状。

先天性喉喘鸣属中医"急喉风"范畴。

【病因病理】

一、西医病因病理

因妊娠期母亲消化不良或营养不良，导致胎儿缺钙而引起喉软骨软化；或会厌软骨软弱，吸气时阻塞喉入口；或杓会厌皱襞软弱，吸气时两侧杓会厌皱襞互相靠拢，使喉腔变窄，吸气时气流经过变窄的喉腔，产生喉喘鸣。

二、中医病因病机

由于妊娠期营养不良，喉软骨软化或杓会厌皱襞软弱引起，其病机多为肾气不足，喉骨软化，喉腔萎陷，肺气不利，清气难入。

【临床表现】

本病主要表现为吸气性喉喘鸣伴三凹征。

1. **症状** 出生后不久或出生后 1~2 个月发生的吸气性的喉喘鸣，呼气时声小或无声，吞咽正常。多为间歇性，睡眠或安静时症状停止，啼哭和躁动时最为明显；吸气时症状显著，呼气时鸣声消失或细小；仰卧时症状明显，俯卧时症状较轻。哭声及咳嗽声正常，无嘶哑现象，为本病的主要特点。严重时可有呼吸困难或紫绀的症状。

2. 体征　吸气时喉间呈颤震声、咝咝声或为喔喔声；三凹征表现为吸气时胸骨上窝、锁骨上窝、肋间隙及剑突下凹陷。

3. 并发症　严重者可有呼吸困难或发绀。

4. 直接喉镜或纤维喉镜检查　可见会厌两侧向后卷曲或会厌大而软或杓状软骨、杓会厌襞组织松弛。

【诊断与辨证】

1. 诊断要点　根据出生后有吸气性喉喘鸣，伴三凹征，但哭声及咳嗽声正常，无声嘶，吞咽正常，可初步作出诊断；直接喉镜或纤维喉镜检查可确定诊断：用直接喉镜前端将会厌挑起或伸至两侧杓状会厌襞之间，喉鸣声消失，即可确定诊断。

2. 鉴别诊断

（1）先天性喉发育异常　如喉蹼或喉隔、声门下梗阻、喉裂、会厌分叉等。

（2）喉囊肿与肿物　如气囊肿、乳头状瘤、声门下血管瘤等。

（3）先天性气管异常　如气管软骨软化、气管憩室等。

（4）气管被附近组织压迫狭窄　如甲状腺肿、胸腺肥大、纵隔囊肿等。

（5）纵隔大血管异常　如动脉导管关闭不全、双主动脉弓等。

（6）声带瘫痪。

（7）神经性喉喘鸣。

（8）新生儿搐搦症。

（9）后天性喉部疾病　如炎症、白喉、外伤、水肿或异物等。

以上各种疾病都可引起喉喘鸣，所以对每个有喉喘鸣的婴幼儿，必须详细询问病史，检查口腔和咽喉部。用直接喉镜或纤维喉镜检查喉部是鉴别诊断的最重要的方法。

3. 辨证分型　肾气不足：喉骨软化。

【治疗】

通常患儿长大至 2～3 岁时，随着喉的发育，喉腔渐渐变大，喉组织变硬，症状多可自行缓解。

一、西医治疗

症状不严重，不影响睡眠和饮食者，无须治疗；症状明显，引起呼吸困难者，应及早行气管切开术以缓解呼吸困难。

二、中医分型治疗

肾气不足

治法　益肾壮骨，宣肺利气。

方药　六味地黄丸加减。虚热盗汗者，加知母、黄柏、麦冬；咳嗽喘逆者，加五味子。

【预防与调护】

加强营养，增强体质，积极防治外感，可减少发作。密切观察病情变化，做好充分准备，随时进行抢救。发生呼吸困难时，应尽量少活动，多安静休息，以免加重呼吸困难症状。

第二节　喉外伤

喉外伤是指由内力和/或外力所造成的喉部损伤。因此，喉外伤分为喉外部伤和喉内部伤两类。喉外部伤包括闭合性喉外伤及开放性喉外伤，喉内部伤包括如喉异物、喉插管等直接造成的机械性损伤及烫伤、烧灼伤等。由于喉位于颈前，位置表浅，周围有重要的组织结构，又与咽及气管相通，是呼吸的重要通道，其受伤率相对较高。常造成喉组织结构的损伤、出血、声音嘶哑或失声甚至发生呼吸困难、大出血等，死亡率较高。

喉外伤属于中医"咽喉损伤"范畴。

【病因病理】

一、西医病因病理

交通事故、工伤、拳击伤、悬吊自缢、扼伤等钝性外力撞击、挤压喉部时，往往造成喉挫伤（闭合性喉外伤）。刀剪切割、利器工伤、车祸、刎颈等往往造成喉部锐器伤、切割伤（开放性喉外伤）。喉部异物及喉镜、喉插管往往造成喉内部插伤（喉内部伤）。吸入高温气体、液体，吸入强酸、强碱，遭受毒气袭击等往往造成喉烫伤及烧灼伤（喉内部伤）。

闭合性喉外伤常导致喉及其周围皮下组织发生瘀血、肿胀、出血等。若在声门区，可引起体液和血液的迅速潴留，发生喉水肿或血肿，甚至造成喉梗阻；若黏膜破损，则可形成皮下气肿；若继发感染，则可形成蜂窝织炎、脓肿、瘘管等。此外，闭合性喉外伤还可造成喉软骨骨折、组织移位，常伴有喉返神经损伤，出现声带麻痹、声嘶等。

开放性喉外伤可致不同程度的喉及其周围组织开裂伤，造成一个或数个伤口。若伤及大血管，可发生致死性大出血。

喉内部插伤主要导致喉黏膜水肿，损伤性肉芽肿和环杓关节脱位。

喉烫伤及烧灼伤常导致喉黏膜发生充血、水肿、糜烂等病变，甚至发生溃疡、坏死，日后可引起不同程度的狭窄或闭锁。

二、中医病因病机

形体外伤，则气血内损。伤后气血失和是百病丛生的关键。本病或表现为气滞、气闭、气虚、气脱等病理变化，或表现为出血、血瘀、血虚、血热等病变。一般来说，瘀血是外伤的基本病机。喉外伤早期可兼气滞，后期多兼气血亏虚；若复染邪毒，每致热毒壅盛。

【临床表现】

1. 症状与体征

（1）闭合性喉外伤

① 症状：多有喉部疼痛，吞咽时疼痛加重，疼痛可放射至耳部，常发生声嘶，可伴有咯血，严重者可引起呼吸困难。

② 体征：颈部检查可见局部肿胀，瘀斑，有触痛、压痛；喉镜检查可见喉黏膜充血、水肿。

（2）环甲关节移位

① 症状：可有颈部疼痛，声嘶，吞咽时有误吸或呛咳。

② 体征：喉镜检查可见声带呈弓状，松弛无力，或表现为声带麻痹。

（3）环杓关节脱位

① 症状：有明显的声嘶，局部疼痛，呼吸困难，喘鸣，吞咽困难。

② 体征：喉镜检查可见杓状软骨黏膜和杓会厌皱襞水肿，掩盖声带突和声带。

（4）开放性喉外伤

① 症状：常有出血，呼吸困难，声嘶。

② 体征：颈部可有一个或多个伤口；贯穿喉腔者，呼吸时伤口有漏气现象，出现血性泡沫，同时伴有失声；有皮下气肿者，可扪及捻发音。

2．实验室及其他检查

（1）喉镜检查　可以明确喉内受伤的部位、性质及其程度。可酌情选择间接喉镜、直接喉镜或纤维喉镜检查。

（2）X 线检查　喉部 X 线摄片、CT 检查有助于排除喉软骨骨折、气管损伤、气胸等诊断，尚能提示喉部软组织的损伤情况。

【诊断与辨证】

1．诊断要点　根据病史及局部检查结果不难诊断。对喉外伤的分类尚需结合喉镜及 X 线的检查。

2．辨证分型

（1）**血瘀喉窍型**　局部青紫肿胀，咽喉疼痛，声音嘶哑，吞咽困难。

（2）**喉络欠畅型**　局部暗黄稍肿，咽喉疼痛，声音嘶哑。

（3）**热毒壅盛型**　喉部伤口及周围组织红肿疼痛，声嘶或失音，呼吸、吞咽困难。

【治疗】

保证呼吸道通畅，迅速止血，以维持生命活动；积极治疗，避免和减少后遗症的发生；尽力维护喉功能。

一、西医治疗

根据不同外伤进行对症治疗。喉部轻度单纯性挫伤或软骨骨折无移位者，常无须特殊治疗，嘱患者休息，尽可能噤声，让声带休息。

1．喉挫伤

（1）**鼻饲饮食**　喉外伤严重者，可予鼻饲 1 周，使喉部运动减少，减轻疼痛和呛咳，以利愈合。

（2）**药物治疗**　应用抗感染、镇痛、镇咳药。喉水肿明显者，给予类固醇类药物。

（3）**关节、骨折的复位**　喉关节脱位、喉软骨骨折时需行复位术。

环甲关节脱位：可用手指在喉外将甲状软骨向后推移，另一手将环状软骨向前牵拉，使其复位。

环杓关节脱位：待水肿消退后，可在直接喉镜下行杓状软骨挑拨术，将杓状软骨抬起并向后外方推移使其复位。

（4）呼吸困难的处理 严密观察呼吸及皮下气肿的进展情况，闭合性喉外伤出现喉梗阻者，可行气管切开术。

2. 开放性喉外伤

（1）抢救措施 止血，抗休克，解除呼吸困难。

有明显的活动性出血者，应找到出血点，予以结扎；如出血位置深，出血点不易寻找，则应填塞止血。一般不施行环形绷带包扎法，以免影响脑部血液供应。为防止因填塞物压迫气道致呼吸困难，可先行气管切开术，结扎一切可疑的出血点，并输血。

发生休克时，应停止一切不必要的刺激，注意保暖，采取头低位，并快速建立静脉通道，及早输液、输血，扩充血容量，纠正酸中毒，应用血管活性药物。

开放性外伤者，宜及时取出伤口内的异物，用吸引器吸出喉、气管内的血液及唾液，务必保持呼吸道通畅；出现呼吸困难时，应迅速寻找原因，解除呼吸困难，必要时间断给氧。

（2）手术治疗 以清创、修复、放置喉模、留置鼻饲管为主。

在止血、呼吸通畅和全身状况许可的情况下，仔细行喉部伤口清创缝合术，应尽量保留喉软骨，分层对位缝合。先将喉腔、咽部及食管裂伤的黏膜用肠线仔细缝合，保证无唾液漏出。喉部伤口按黏膜、软骨、肌肉、皮下组织对位缝合，必要时喉内置橡皮管或塑料管支撑，以免后遗喉狭窄。缝合甲状软骨伤口时，宜用褥式缝合法。如为严重而复杂的喉气管软骨骨折，尤须仔细处理。后遗喉狭窄者必须早期予以扩张。术中放置鼻饲管。

（3）药物治疗 开放性喉外伤者需肌注破伤风抗毒素。全身应用抗生素、类固醇激素。

二、中医治疗

1. 分型治疗

（1）血瘀喉窍型

治法 活血理气止痛。

方药 散瘀和伤汤加减。软骨骨折无移位者，选加接骨木、骨碎补、续断；瘀血明显者，选加三七、桃仁、血竭、泽兰；胀痛明显者，选加川楝子、乌药、天仙藤、青皮、小茴香。

（2）喉络欠畅型

治法 活血和营通络。

方药 和营止痛汤加减。局部胀痛者，选加陈皮、香附、玄胡、枳壳、木香；气血亏虚者，选加首乌、丹参、白术、黄芪、熟地、人参。

（3）热毒壅盛型

治法　泄热解毒，消肿止痛。

方药　清咽利膈汤加减。红肿热痛甚者，加紫花地丁、蒲公英、水牛角、紫背天葵；局部瘀肿刺痛者，加桃仁、红花、丹皮、当归、赤芍；局部肿痛甚者，加香附、延胡索。

2．其他疗法　用如意金黄散局部调敷消肿止痛，用云南白药治疗喉部切割伤，用针刺止痛。

【预防与调护】

注意安全，加强自我保护，避免事故的发生。

术后患者应仰卧、高枕、头前倾位，以防伤口裂开。严密观察血压、呼吸、脉搏等生命体征，及时吸出气管内分泌物，保持呼吸道通畅。对刎颈自杀或精神病患者，要加强护理，严防病人拔除气管套管、撕脱包扎敷料或再次自杀。

吞咽困难者鼻饲高热量饮食，以减少吞咽动作，有利于伤口愈合。

喉外伤后应注意少讲话，使喉部得到休息。

开放性伤口应及时换药，防止染毒。

第三节　急性会厌炎

急性会厌炎是喉科常见的急性感染性疾病，以会厌充血肿胀、咽喉剧烈疼痛、吞咽困难、呼吸困难为主要临床表现。本病属于喉科急诊疾病，病情严重者，可因急性喉阻塞而窒息死亡。由于炎症可向杓会厌襞以及声门上区蔓延，故又称为急性声门上喉炎。本病成人多于儿童，若发生于儿童，病情常较严重；男性多于女性（男女比例约为2.1:1），春秋季节多发。

急性会厌炎属于中医学"急喉风"、"咽喉痈"范畴。

【病因病理】

一、西医病因病理

1．病因

（1）感染　多见于流感嗜血杆菌感染，亦可为葡萄球菌、链球菌、肺炎双球菌、卡他球菌、类白喉杆菌等的混合感染。

（2）变态反应　可以继发于全身或局部的变态反应。由单纯变态反应性炎症引起，或因细菌、病毒感染后继发，导致会厌、杓会厌襞迅速高度水肿而发病。

（3）外伤　喉外伤伤及会厌，诸如异物擦伤、误咽化学物质、误吸有害气体以及过度烟酒刺激，使会厌产生充血水肿而发病。

2. **病理**　由于会厌舌面及杓会厌襞黏膜较疏松，一旦会厌发生感染，极易出现水肿。病变常从舌面开始，黏膜充血肿胀，有白细胞浸润，严重者可使会厌呈球状。当会厌喉面明显肿胀从而覆盖声门时，极易发生急性喉阻塞导致窒息死亡。炎症剧烈者局部可形成脓肿。

二、中医病因病机

会厌者，吸门也，是声音之门户，司呼吸之升降。风热邪毒入侵肺脾，或肺经素有郁热，复感风热邪毒，或肺胃积热上燔，或创伤染毒，热毒上攻，搏结于会厌，气血郁滞，脉络受阻，令会厌红肿，吸门受阻，出现疼痛、吞咽困难及/或呼吸不利。病之初起为外感风邪热毒，日后不减则热毒壅盛内传气营，热毒壅盛则易腐肉成脓。

【临床表现】

本病起病急骤，病情发展迅速，6～12小时后可发生喉阻塞。其临床表现主要为全身中毒症状，咽喉疼痛，吞咽困难，声音难出，甚至出现呼吸困难。

1. **症状**　起病急，全身多有发热畏寒、头痛、全身不适等症状。儿童及老年患者症状更为明显，可因高热而致衰竭。局部可见咽喉疼痛，吞咽困难，口涎外溢，语言含糊不清，但多无声嘶。

2. **体征**　口咽部检查常无明显异常，间接喉镜检查可见会厌舌面黏膜充血肿胀，多呈球状，声带和室带不易见到。若已成脓肿，可见表面有黄白色脓点。病情严重者可见杓会厌襞甚至整个喉前庭充血、水肿；可有颌下淋巴结肿大、压痛或甲状软骨上角外侧缘压痛；亦可出现不同程度的吸气性呼吸困难。

3. **实验室及其他检查**　外周血白细胞总数显著升高，以中性粒细胞升高为主；喉部 X 线检查的侧位片可显示肿大的会厌或见脓腔形成；纤维喉镜检查可进一步明确诊断。

【诊断与辨证】

1. **诊断要点**

（1）起病急骤，病情发展迅速。

（2）以咽痛、吞咽困难、言语不清为主要症状，多无声嘶。

（3）喉镜检查可见会厌充血、肿胀。

2. 鉴别诊断

（1）儿童急性喉炎　好发于3岁以下儿童，以声嘶、哮吼样干咳及吸气性呼吸困难为主要症状。喉部检查见声带及声门下黏膜充血肿胀，会厌及杓状软骨正常。

（2）喉水肿　起病急，表现为吸气性呼吸困难，吸气性喉鸣，声嘶及吞咽困难。检查见会厌、杓状软骨高度水肿。

（3）喉白喉　病情较缓，体温不高，但全身中毒症状较明显，会厌无病变，但呼吸困难呈进行性加重，声嘶，喉内可见假膜，局部分泌物涂片可找到白喉杆菌。

3. 辨证分型

（1）热毒袭喉型　见于病变初期。以咽痛为主，病变局限于会厌，局部充血肿胀尚未成脓；全身可见发热恶寒；舌红，苔薄黄，脉浮。

（2）热毒壅盛型　为病情较重阶段。咽痛剧烈，吞咽困难显著，言语含糊不清，可出现呼吸困难；会厌充血肿胀显著，常波及杓会厌襞，或有脓肿形成；全身可见高热，汗出，烦渴口干，大便干结；舌质红，舌苔黄厚而燥，脉洪数。

【治疗】

本病治疗以抗感染、防止喉阻塞发生为基本原则。一般应住院治疗，给予足量抗生素及糖皮质激素治疗。同时，可采用中医药疗法进行辨证施治。必须严密观察患者的呼吸情况，一旦呼吸困难严重，立即施行气管切开术。

一、西医治疗

积极抗感染，防止喉阻塞发生。

1. 控制感染

（1）抗生素的应用　病情轻者可予足量抗生素，如青霉素类。病情较重或治疗效果不显者，可联合应用抗生素静脉滴注。

（2）激素的应用　激素是消除局部水肿最迅速而有效的药物，与抗生素联合应用可获良好疗效。一般宜早用。成人可给予氢化可的松100～200mg/次，或地塞米松10mg/次，静脉滴注。儿童可酌情减量。

（3）会厌脓肿的切开引流　会厌脓肿一般多会自行溃破，无须切开排脓。但脓肿较大或不易溃破者，则应切开排脓。成人可在1%地卡因液表面麻醉下切开排脓。儿童可不麻醉，取仰卧垂头位，在直接喉镜暴露下切开脓肿，并用吸引器及时吸净脓液，防止脓液吸入气管引起窒息。

2. 保持呼吸通畅　此乃成功救治本病患者的关键。必须始终密切观察呼吸情况，对婴幼儿及年老体弱者尤宜加强观察。如为轻度呼吸困难，可给予吸氧、雾化治疗。若病情急重，呼吸困难达Ⅲ度及以上者，行气管切开术。

二、中医治疗

1. 分型治疗

（1）热毒袭喉型

治法　疏风清热，消肿止痛。

方药　疏风清热汤加减。大便干结者，加大黄、玄明粉；肿痛明显者，加白芷、射干；里热盛者，加生地、丹皮。

（2）热毒壅盛型

治法　泻火解毒，消肿排脓。

方药　五味消毒饮加减。发热怕冷者，加荆芥、防风；热毒壅盛者，加苦地胆、羊蹄草、鱼腥草、穿心莲；痰涎壅盛者，加桔梗、象贝母、竹沥、胆南星、瓜蒌；脓肿形成或肿胀难消者，加桔梗、天花粉、皂角刺、穿山甲、芙蓉花。

2. 其他疗法

（1）局部治疗

① 雾化吸入：可选用芳香清热解毒之中草药，如金银花、紫苏、鱼腥草、薄荷等，制成煎剂雾化蒸气吸入，或以庆大霉素加地塞米松超声雾化吸入。

② 含服药：可选用铁笛丸、草珊瑚含片、喉康宁和西药华素片、喉片等药物含化。

（2）针灸治疗　取合谷、内庭、曲池，配天突、少泽、少商、陷谷等穴，用泻法强刺激，每日1次。此法可减轻疼痛。

（3）放血疗法　以三棱针点刺耳垂或耳背络脉，或点刺少商、商阳穴，放血少许。此法有降温、解痛作用。

（4）擒拿及提刮　在颈前近咽喉处擒拿、提刮，具有疏通经络，缓解疼痛之功效。

【预防与调护】

养成良好的饮食卫生习惯，避免吞咽时物质损伤会厌。注意避免有害气体的吸入与过度的烟酒刺激。锻炼身体，增强体质，预防外邪侵袭。患者应卧床休息（如有呼吸困难可取半卧位），保持安静。吞咽困难明显者，应给予支持疗法。

第四节　急性喉炎

急性喉炎

急性喉炎为喉黏膜的急性炎症，多因感染或用声不当所致，常继发于急性鼻炎和急性咽炎，以声音嘶哑、声带红肿为主要临床特征。本病男性多于女性，冬春季节发病较多。儿童患者症状常较成人为重，易导致声门下喉炎和急性喉阻塞。

中医学称本病为"暴喑"、"急喉喑"。

【病因病理】

一、西医病因病理

1. 病因

（1）感染　本病常继发于急性鼻炎、急性咽炎，或与上述两病同时发生。常先有病毒的入侵，随之继发细菌感染，常见病原体有流感病毒、柯萨奇病毒以及肺炎球菌、链球菌、金黄色葡萄球菌等。受凉、疲劳等使机体抵抗力低下为本病的常见诱因。

（2）职业因素　工业粉尘、有害气体（如氯气、氨气、硫酸等）及烟尘过多刺激均可诱发本病。

（3）发声不当　用声不当或过度用嗓，剧烈咳嗽也是本病的病因之一。

（4）其他　寒冷气体、饮酒的刺激、喉部的手术以及外伤等也可继发本病。

2. 病理　病变表现为喉黏膜的弥漫性充血，多形核白细胞浸润，组织内渗出液积聚而产生喉黏膜水肿，以声带、室带、杓状软骨等处较明显。由于黏液腺分泌增加，声带表面可有稀薄的黏液附着。随着炎症的加重，分泌物可变为黏脓样。

二、中医病因病机

风热侵袭，内伤于肺，肺气不宣，邪热上熏咽喉，灼伤肌膜，肌膜红肿，声门开合不利，而为本病。风寒侵袭，肺气壅遏，气机不利，风寒凝聚咽喉，声门开合不利，而为本病。邪热壅盛，炼津为痰，痰热结聚咽喉，气道壅塞，而为本病。

无论是风寒、风热或痰热为病，均导致肺经的气机不利，均属于"金实不鸣"之实证。

【临床表现】

1. **症状** 全身症状一般较轻，可有发热、畏寒、疲倦、食欲不振等。局部可见声嘶，重者失声，喉痒，咳嗽，常有脓痰咳出，或见喉痛。

2. **体征** 喉镜检查可见喉黏膜弥漫性充血、肿胀，声带充血水肿、增厚失去光泽，有时可见分泌物黏附于声带及喉室表面；发声时声带的振幅减弱或闭合欠佳。

3. **实验室及其他检查** 血常规初起可无变化，继之可见白细胞总数略有增高。

【诊断与辨证】

1. **诊断要点** 突然起病，病程短，一般不超过1周；声嘶，兼有喉痛、咳嗽和咯痰；局部喉黏膜弥漫性充血、肿胀。

2. **鉴别诊断**

（1）白喉 儿童多见，声嘶严重；全身中毒症状明显，可见面色苍白、精神萎靡、低热等；咽、喉部可见灰白假膜，易发生喉梗阻，取假膜或分泌物涂片可找到白喉杆菌。

（2）喉结核 声嘶病史较长，长期低热、咳嗽、咯痰；喉部以溃疡、增生性肉芽组织形成为特点；结核菌检查及血清试验为阳性。

（3）急性声门下喉炎 多见于5岁以下儿童；声嘶较轻，具有典型的"空-空"样咳嗽，声门下充血肿胀为主，可伴有发热及呼吸困难，全身症状较重。

（4）过敏性喉水肿 起病急，发病快，可因水肿部位的不同而出现声嘶、咽痛或呼吸困难等症；声带水肿，黏膜色淡；患者多有过敏史或有致敏原接触史；白细胞计数多正常，但嗜酸性粒细胞增加。

3. **辨证分型**

（1）风寒袭喉型 猝然起病，声嘶或失音，兼喉痒，咳嗽，咯白色泡沫痰。喉部黏膜微红而肿胀，声带充血或呈暗红色；全身兼畏寒发热，或不发热而鼻塞头痛；舌淡，苔白，脉浮。

（2）风热犯喉型 声音嘶哑，咽喉疼痛，兼咽干喉燥，咳嗽咯黄痰；喉部可见黏膜红赤，声带焮红发亮，声带黏膜或有出血；全身见发热，微恶寒，鼻塞头痛，流浊涕；舌边尖红，苔薄黄，脉浮或浮数。

（3）痰热壅喉型 咽喉疼痛剧烈，声音嘶哑重浊，或失音言语不出；兼发热烦渴，口干气粗，咳嗽咯黄痰，口气秽臭，大便干，小便黄；舌红，苔黄厚或有腐苔，脉数洪大。

【治疗】

本病应积极给予抗炎治疗，消除声带水肿。同时给予中医辨证施治。

一、西医治疗

抗炎治疗，及时消除声带水肿为主要治疗原则。

1. 抗菌消炎 酌情应用合适的抗生素及时控制感染。声带充血、水肿较显著者，应加用类固醇激素，促进声带水肿的消退。一般给予强的松 10mg 口服，每日 3 次，连用 3 日，亦可肌注地塞米松 5～10mg，每日 1～2 次。

2. 严格噤声 治疗期间应严格噤声，减少声带摩擦运动，使声带得到休息。

二、中医治疗

1. 分型治疗

（1）风寒袭喉型

治法 祛风散寒，宣肺开音。

方药 六味汤加减。一般加苏叶、生姜、石菖蒲等；咳嗽痰多者，加半夏、前胡、瓜蒌；若表寒内热者，用麻杏石甘汤。

（2）风热犯喉型

治法 疏风清热，利咽开音。

方药 疏风清热汤加减或用银翘散加减。声嘶明显者，加蝉蜕、胖大海。

（3）痰热壅喉型

治法 清热化痰，凉血利咽。

方药 清咽利膈汤加减。若无表证者，去荆芥、防风；咳痰多者，加杏仁、瓜蒌、贝母、天花粉、前胡、芦根等。

2. 其他治疗

（1）局部治疗

① 蒸气或雾化吸入疗法：以安息香酊或庆大霉素、地塞米松等药物加入超声雾化器中行雾化吸入。

② 含服药：选用薄荷喉片、铁笛丸含服。

（2）针灸治疗 取天突、鱼际、合谷，配尺泽、曲池，针用泻法，每日 1 次。

（3）单验方　鲜萝卜取汁配生姜汁，频频细呷，用于感寒失音者。或取金银花、麦冬各适量，胖大海 1 枚，泡茶频饮。

【预防与调护】

正确用声。在气温骤降、上呼吸道感染或女性经期，不宜过度用声或高声喊叫。患病期间必须噤声，注意休息。

忌烟酒过度，适当节制辛辣刺激性食物，注意防止有害化学物质或粉尘刺激。

积极治疗口、咽、鼻腔、鼻窦的急慢性炎症，以防止感染下传。症状重者宜注意观察病情变化，儿童患者尤应注意防治肺部并发症。

小儿急性喉炎

小儿急性喉炎好发于 3 岁以下的小儿。因急性炎症多发生在声门下区的喉黏膜，故又名急性声门下喉炎。由于小儿抵抗力较弱，容易遭受感染，加上小儿喉软骨柔软，黏膜下组织疏松，淋巴管丰富，一旦罹患炎症，极易发生显著的肿胀。小儿的喉腔又较狭小，神经系统发育尚未健全，容易因炎症刺激而产生喉痉挛；加上小儿咳嗽功能差，不能及时咳出下呼吸道分泌物，容易加重呼吸困难，引起喉阻塞。本病如不及时诊治，可危及生命。

中医古代文献对本病无明确的论述，依其发病情况及临床特征，当属于中医学"急喉喑"、"急喉风"范畴。

【病因病理】

一、西医病因病理

1. **病因**　本病常继发于急性鼻炎、咽炎，多由副流感病毒引起，还可由腺病毒、流感病毒、麻疹病毒所致。一般先有病毒感染，随后继发细菌感染。麻疹、百日咳、猩红热等小儿急性传染病也易并发急性喉炎。

2. **病理**　炎症主要发生于声门下区的喉腔黏膜，可向下发展延及气管。声门下区黏膜水肿可致气道狭窄，严重者可发生黏膜下蜂窝织炎，或引起组织的化脓、坏死。

二、中医病因病机

小儿为稚阴稚阳之体，形体气血未充，易受外邪侵袭。一旦感邪，往往正难胜邪，加之小儿喉体发育不全，喉腔狭小，易发生喉腔堵塞，演生为急喉风。本病多为外邪犯肺，肺气不宣，邪滞喉窍；或内有肺胃积热，外受风热疫疠侵袭，内外邪毒搏结，上攻结于喉窍而发病。本病属实证、热证，发病脏腑多在肺胃。

【临床表现】

1. **症状** 本病起病较急，表现为声嘶，阵发性犬吠样咳嗽，吸气性喉喘鸣，吸气性呼吸困难，发热；严重者可出现面色发绀，烦躁不安，呼吸变浅变慢，脉率加快；进一步发展即出现呼吸循环衰竭，直至死亡。

2. **体征** 喉镜检查可见喉黏膜充血、肿胀，尤以声门下为显著。声带充血，声门区有黏脓性分泌物附着，声门下黏膜呈条索状肿胀隆起；严重者可出现锁骨上窝、胸骨上窝、肋间隙（三凹征）及剑突下显著凹陷（四凹征）。

儿童的直接喉镜检查易诱发喉痉挛，如非必要，可待病情改善后再进行此项操作，或改行纤维喉镜检查。

3. **实验室检查** 白细胞总数可升高或正常。

【诊断与辨证】

1. **诊断要点** 起病急，发热、声嘶、犬吠样咳嗽、吸气性喉喘鸣和吸气性呼吸困难为本病的主要特征。

2. **鉴别诊断**

（1）呼吸道异物 有异物吸入史。异物吸入后立即发生剧烈呛咳，有不同程度的呼吸困难。喉异物者，因反射性喉痉挛及异物阻塞而致呼吸困难、紫绀；若大的异物嵌在声门上，可很快窒息死亡。气管内活动性异物可有阵发性呛咳，喉部听诊时可闻及拍击音。X线检查可协助诊断。

（2）小儿喉痉挛 起病急，多见于较小的婴儿，常突然发生吸气性喉喘鸣，鸣声尖细，发作时间短暂，症状可自行缓解；无发热及声嘶症状。

（3）喉白喉 起病较缓，多继发于咽白喉。一般全身中毒症状较明显，咽部及喉部可见不易擦除的灰白色假膜，强行剥除易出血，可合并有颈部淋巴结肿大，呈"牛颈"样外观。分泌物涂片或培养可找到白喉杆菌。

3. **辨证分型**

（1）风痰入络阻喉型 突然阵发性咳嗽，声嘶，喘急痰鸣，咯大量泡沫样痰；小儿指纹青紫；舌质淡，苔白，脉沉迟。

（2）风邪火毒侵喉型 起病急，突然发热或高热，犬吠样咳嗽，喉间痰鸣；兼烦渴汗出，小便短赤；小儿指纹红赤，直透气关；舌红，苔黄，脉数。

（3）痰火壅塞喉窍型 高热，频频犬吠样咳嗽，喉间痰鸣曳锯，喘急汗出，甚者烦躁不安，面色发绀，呼吸浅速；小儿指纹青紫，直透命关；脉微欲绝。

【治疗】

小儿急性喉炎起病急，病情变化快，处理不当可危及生命。要求治疗措施能迅速起效。以控制感染、防止和解除喉阻塞为主要治疗原则。应尽早使用足量、有效的抗生素及激素。尽量使患儿安静，给予吸氧；病情严重，出现重度喉阻塞者应行气管切开术。酌情配合中医药治疗，提高疗效，防止复发。

一、西医治疗

1. 控制感染　及时应用足量、有效的抗生素以控制感染。

2. 早期应用类固醇激素　可有效地减轻喉水肿，缓解喉阻塞症状。一般给予地塞米松 0.2mg/Kg，肌注或静脉滴注，每天 1 次。

3. 加强支持疗法　注意水电解质平衡，提供足够的全身营养。

4. 气管切开　重度喉阻塞且药物治疗不能迅速缓解者，应及时行气管切开术。

5. 给予适量的吸氧

二、中医治疗

1. 分型治疗

（1）风痰入络阻喉型

治法　祛风涤痰，宣肺开窍。

方药　导痰汤加减。若痰涎壅盛，头痛眩晕，加防风、僵蚕、钩藤、石菖蒲；若饮食少思，加山楂、麦芽、神曲。

（2）风邪火毒侵喉型

治法　祛风化痰，泻火解毒。

方药　三黄凉膈散加减。痰多者，加胆南星、僵蚕；惊风者，加防风、僵蚕、钩藤、牡蛎。

（3）痰火壅塞喉窍型

治法　泻火解毒，涤痰开窍。

方药　清瘟败毒饮。痰盛者，加天竺黄、贝母、瓜蒌、葶苈子、竹茹；便秘者，加大黄、芒硝；痰闭者，加服礞石散。

2. 其他治疗

（1）雾化吸入　早期即给予抗生素加激素超声雾化吸入，以解痉化痰，保持呼吸道畅通。也可给予鱼腥草注射液或清咽雾化剂，或以金银花、蒲公英、薄荷、甘草煎水雾化吸入。

（2）针刺治疗　一般取合谷、内庭、曲池，配天突、少泽、少商、陷谷等穴，用泻法强刺激，每日1次。救急时刺人中、内关、太冲、涌泉、昆仑，强刺激，可暂时缓解喉痉挛。

（3）放血疗法　取少商、十宣，点刺放血，每日1次（不超过3次），适应于各证型患者，可较好地缓解高热、喉阻塞症状。

【预防与调护】

注意饮食调护，少食辛辣炙煿及鱼腥之品。积极治疗鼻炎、鼻窦炎、咽炎。传染病流行期间，尽可能限制小儿外出，出门则戴上口罩，以防传染。

第五节　慢性喉炎

慢性喉炎

慢性喉炎是一种常见的喉黏膜的慢性非特异性炎症。根据病变的性质不同，分为慢性单纯性喉炎、慢性萎缩性喉炎和慢性肥厚性喉炎。

根据本病起病缓、症状以声嘶为主的特点，本病与中医学的"慢喉喑"雷同。

【病因病理】

一、西医病因病理

1. 病因

（1）急性喉炎反复发作或治疗不当迁延而成。

（2）经常受烟酒、粉尘、有害气体的刺激，使喉黏膜受损。

（3）长期过度用嗓或发声不当，使声带负荷增加，导致劳损。

（4）邻近器官的慢性炎症，如鼻炎、鼻窦炎、咽炎、慢性气管炎等炎性分泌物对喉腔黏膜的长期慢性刺激。

2. 病理　喉黏膜慢性充血，淋巴细胞浸润，细胞间质水肿，黏液腺分泌增多，喉黏膜增厚，病变可向深部侵入喉内肌层，影响声带的振动及正常闭合，形成慢性单纯性喉炎。病变进一步发展，结缔组织增生，形成声带肥厚；由于过度用嗓，声带的长期摩擦，局部发生纤维样变性，可形成声带结节；声带黏膜下间质的过度水肿及炎性反应，可致声带息肉样变。少数患者长期受到粉尘及有害气体的刺激，可使喉黏膜及黏膜下层纤维变性，柱状纤毛上皮逐渐转变为鳞状上皮，腺体发生萎缩，黏膜萎缩变薄而干，形成慢性萎缩性喉炎。

二、中医病因病机

本病的发生乃肺、脾、肾虚损，喉窍失养所致，属"金破不鸣"的范畴。肺为气之主，肾为气之根，脾为气之源。声音出于肺、根于肾而源于脾。肺脾肾功能健旺，精气充沛，喉窍得养，开合有节，则声音洪亮；反之，则喉窍失养，加之用声劳损、邪留不去，使喉窍开合不利，而有声喑之羔。

【临床表现】

1. **症状**　本病以不同程度的声音嘶哑为主要症状。初期为间歇性，一般用嗓愈多，则声嘶愈重，逐渐发展为持续性声嘶。喉部分泌物增多，有痰黏感，喜作"吭咯"之声以清嗓。可伴有喉痒、咳嗽、咯痰，喉内异物感、灼热感、干燥感，发声时疼痛。

2. **体征**　间接喉镜检查可见慢性单纯性喉炎患者的喉部黏膜弥漫性充血，声带失去原有的瓷白色而呈淡红色，黏膜表面常有黏液附着，声带运动、闭合尚可；慢性肥厚性喉炎可见喉黏膜增厚，以室带增厚尤为明显，呈暗红色，常遮盖部分声带，声带肥厚，闭合欠佳。萎缩性喉炎可见喉黏膜干燥萎缩，黏膜变薄，光亮如涂蜡状，或附有黄绿色薄痂皮，室带、声带变薄，声带张力减弱。

【诊断与辨证】

1. **诊断要点**　参见3种类型慢性喉炎的症状及间接喉镜检查的体征可确诊。

2. **辨证分型**

（1）肺肾阴虚，喉窍失濡型　声嘶日久，咽喉干燥，焮热微痛，痒咳少痰，午后声嘶加重；声带充血，暗红，或见有声带小结；全身兼虚烦少眠，腰膝酸软，头晕耳鸣；舌红，少苔，脉细数。

（2）肺脾气虚，喉窍失养型　声嘶日久，发声易疲劳，语声短而低微，稍久即有声痛、上气不足感；声带常微红而肿，声带松弛无力，闭合欠佳；舌质淡，苔薄白，脉细弱无力。

（3）气滞血瘀，痰凝喉窍型　声嘶日久，讲话费力，喉内有异物感，常清嗓除痰；喉内黏膜暗滞，声带肥厚暗红，或有广泛息肉样改变，常有黏痰附着；舌质暗淡，舌苔白腻，脉涩。

【治疗】

一、西医治疗

治疗本病应积极治疗急性喉炎，消除致病因素，避免不良刺激，注意声带休息，减少复发。

1. 慢性喉炎急性发作时，可酌情给予抗生素或糖皮质激素，以促使炎症尽早吸收。

2. 局部理疗，适当应用抗生素和糖皮质激素雾化吸入。

3. 积极治疗邻近器官的慢性炎症，如鼻炎、鼻窦炎、咽炎、慢性气管炎等。

二、中医治疗

1. 分型治疗

（1）肺肾阴虚，喉窍失濡型

治法　滋阴润肺，降火开音。

方药　百合固金汤加减。一般加蝉衣、木蝴蝶以开音；咽痒咳嗽者，加黄芩、枇杷叶；声嘶气短者，加五味子、诃子；虚火偏旺者，改服知柏地黄汤。

（2）肺脾气虚，喉窍失养型

治法　健脾益气，敛肺开音。

方药　参苓白术散加减。一般加芡实、诃子敛肺补气；兼痰湿者，加半夏、瓜蒌、石菖蒲；兼阴虚者，加女贞子、生地；气阴两伤者，改用八珍汤。

（3）气滞血瘀，痰凝喉窍型

治法　行气活血，化痰开音。

方药　会厌逐瘀汤加减。肝郁气滞者，选加野蔷薇花、佛手花、川楝子、广郁金；痰湿甚者，选加地枯萝、僵蚕、杏仁、浮海石、浙贝母。

2. 其他治疗

（1）含服法　可含服铁笛丸、润喉丸、银黄含化片、草珊蝴含片及薄荷喉片等。

（2）超声雾化吸入　将庆大霉素注射液 4~8 万 U、地塞米松 5mg、鱼腥草注射液 10ml、0.9% 生理盐水 20ml 放入超声雾化器中，做雾化吸入，每次 20 分钟，每日 1 次，5 次为 1 个疗程。痰黏者，可加 α-糜蛋白酶。

（3）针灸治疗

① 针刺疗法：可采用局部与远端取穴相结合的方法。局部取穴：人迎、天突、廉泉、扶突；远端取穴：若肺脾气虚取足三里，肺肾阴虚取三阴交，每日

1 次。

② 穴位注射：取人迎、天突、廉泉穴，每次选 1～2 个穴位，行穴位注射。药物可选丹参注射液、红花注射液、当归注射液等，每穴注射 0.5～1ml 药液，隔日 1 次。

③ 耳针：取咽喉、声带、肺、神门、内分泌、平喘等穴，脾虚者加脾、胃穴，肾虚者加肾穴。每次取 3～4 个穴位，用王不留行籽或磁珠贴压，3～5 日更换 1 次。

（4）理疗　用超短波、音频电疗或直流电药物离子（碘离子）导入治疗，以改善局部的血液循环，促进炎症吸收。

【预防与调护】

锻炼身体，增强体质，提高防病能力。避免粉尘、有害气体等的刺激。积极治疗急性喉炎，减少复发。纠正不正确的发声方法，避免过度用嗓。

声带小结

声带小结或称声带结节，好发于职业用嗓或用声过度者；亦可由慢性喉炎发展而成。典型的声带小结为双侧声带前、中 1/3 交界处的对称性结节状隆起。

本病主要以声嘶为主，属于中医学"慢喉喑"范畴。

【病因病理】

一、西医病因病理

1. **病因**　长期的用声不当，滥用声带，使声带负荷增加，造成的声带机械性损伤是声带小结形成的主要原因。本病常见于职业用嗓或用声过度者，如歌唱演员、教师、叫卖小贩等。此外，在有感冒、急性喉炎、鼻炎等上呼吸道炎症存在的基础上滥用声带亦易诱发声带小结。内分泌功能紊乱患者（多发于更年期妇女）也易罹患本病。

2. **病理**　早期表现为声带前、中 1/3 交界处声带黏膜局限性水肿，随后鳞状上皮及血管增生，使声带变厚。后期上皮角化加剧，间质纤维化，形成较坚实的小结样突起，常表现为双侧对称，致使声带闭合不全。

二、中医病因病机

长期过度用声耗伤肺肾气阴，喉窍失于濡养，又兼虚火上炎，灼炽声带，日久气血凝聚而形成小结，或由风寒或风热邪毒侵袭肺金所致。

【临床表现】

1. **症状** 表现为不同程度的声嘶，早期发声容易疲劳，讲话不能持久，间歇性声嘶，以后逐渐加重，发展成持续性音哑，发高音时更为明显。

2. **体征** 喉镜检查见声带前、中 1/3 交界处的边缘呈不同程度的隆起，一般呈对称结节状，表面光滑，可有分泌物黏附，多为双侧对称性发病，发声时声带闭合不全。

【诊断与辨证】

1. **诊断要点** 声嘶日久不愈，双侧声带前、中 1/3 交界处有对称性结节状隆起。

2. **辨证分型**

（1）**阴虚喉窍失濡型** 声嘶日久，咽喉干燥或灼热微痛，喉痒，干咳少痰；咽喉黏膜干燥，声带暗红增厚并形成结节；全身兼见咽干，颧红，头昏耳鸣，虚烦失眠，腰膝酸软；舌红，少苔，脉细而数。

（2）**风寒袭肺型** 声音不扬，甚则嘶哑，喉微痛微痒，咳嗽声重，声带形成对称性结节，声门闭合不全；发热，恶寒，头身痛，无汗，鼻塞，流清涕，口不渴；舌苔薄白，脉浮紧。

（3）**风热犯肺型** 声音不扬，甚则嘶哑，喉痛不适，干痒而咳，喉黏膜红肿，声带形成对称性结节，声门闭合不全；发热，微恶寒，头身痛；舌边微红，苔薄黄，脉浮数。

【治疗】

声带小结早期纤维化不明显，经适当的声带休息，矫正发声方法，配合抗炎治疗、中医药调治以及局部理疗等，常常可以收到较好的疗效，特别是声带结节术后，配合中医药治疗，可以减少复发。

一、西医治疗

1. 声带休息 2~3 周，避免不良刺激，纠正不良的发声方法，减轻声带负荷，可使小结缩小甚至消失。

2. 早期选用合适的抗生素及小剂量激素口服或静脉给药，连续治疗 1~2 周。

3. 配合应用超短波、红外线、微波、激光照射等，促进结节的消散。

4. 大多数儿童声带小结有可能经治疗而消失，一般暂不考虑手术。对于成人声带小结，在正规治疗后仍无变化甚或增大者，可考虑手术切除。

二、中医治疗

1. 分型治疗

（1）阴虚喉窍失濡型

治法 滋肾润肺，消结开音。

方药 百合固金汤加减。声嘶明显者，加蝉衣、木蝴蝶；虚火旺者，加黄柏、知母；若咽喉干痒，咳嗽，有焮热感，加甘露饮。

（2）风寒袭肺型

治法 疏风散寒，宣肺开音。

方药 三拗汤加减。若恶寒，发热，加荆芥、防风、苏叶；若咽喉发紧，吞咽不顺，加桔梗、甘草。

（3）风热犯肺型

治法 疏风清热，利喉开音。

方药 疏风清热汤加减。邪热传里者，加栀子、黄连；大便秘结者，加生大黄、玄明粉。

2. 其他治疗
其他疗法还有含服药、超声雾化吸入、针刺、理疗，方法同慢性喉炎。

【预防与调护】

注意声带休息。职业用嗓者，尤宜注意发声方法。戒除烟酒刺激，少食辛辣之品。上呼吸道感染或妇女月经期间，应注意声带保护。

声带息肉

声带息肉是声带上的半透明、白色或粉红色的表面光滑的肿物，好发于一侧声带的前、中1/3交界处边缘，多呈单侧发病。其发病与过度用声、喉部的慢性刺激及声带的机械性损伤有关，与过敏体质也有一定关联。

本病以声音嘶哑为主要临床表现，故亦属于中医学"慢喉喑"的范畴。

【病因病理】

一、西医病因病理

长期的喉部慢性刺激、发音过度、声带机械性损伤，使声带前、中1/3交界处的黏膜下疏松间质内的血管扩张，液体积聚于组织间隙，导致声带息肉。局部的变态反应使喉腔、声带黏膜发生水肿，渗出增多。若反复发作，可形成声带息肉。

声带息肉的病理早期与声带结节类似，晚期也有纤维组织增生，或呈玻璃样变性，但声带息肉表面覆盖的是正常的鳞状上皮。

二、中医病因病机

本病属于虚实夹杂之证。虚者为肺脾气虚；实者为热邪、痰湿、血瘀结聚。多因用声过度，耗气伤津，咽喉失养；又因正气虚弱，无力驱邪外出，致热邪、痰湿、血瘀结聚于喉窍，久凝不散而为患。

【临床表现】

1. 症状 声嘶，可有破擦音，发声容易疲劳。巨大息肉者，可完全失音，甚至堵塞声门，引起喉喘鸣及呼吸困难。

2. 体征 一侧声带的前、中1/3交界处边缘有半透明、灰白色或粉红色的表面光滑的肿物，带蒂或呈宽蒂状，大小如绿豆、黄豆不等，发音时可夹于两声带之间，也可上下活动。少数声带息肉呈弥漫性，单侧或双侧声带边缘黏膜呈梭形隆起，半透明状，形如卧蚕，致声门闭合不全。有时声带息肉隐伏于声门之下，检查时易忽略。

3. 实验室及其他检查 间接喉镜检查不易合作或暴露不清者，可行纤维喉镜或动态喉镜检查。

【诊断与辨证】

1. 诊断要点 声嘶持久；一侧声带的前、中1/3交界处边缘有带蒂或广基半透明样的表面光滑的赘生物，声门闭合不全。

2. 鉴别诊断

(1) **喉乳头状瘤** 多发于儿童，声嘶呈渐进性加重，随瘤体增大而声哑加剧，还可出现喘鸣和呼吸困难。喉镜检查时，见喉内肿瘤多发或单发，呈乳头状，多显粗糙不平滑，色苍白或淡红色。活检可以确诊。

(2) **喉癌** 多发于中年以上的男性，声嘶呈渐进性加重，可有痰中带血，肿瘤堵塞声门可引起呼吸困难。喉镜检查时，见肿瘤多呈菜花样或结节状，可发于声带、室带或会厌等处，易引起声带固定。活检可以确诊。

3. 辨证分型

(1) **肺热结聚喉窍型** 声嘶缠绵日久，发声不扬，声音沉闷，有如破裂音，喉部微痛，干燥不适，常有"吭喀"清嗓动作；喉黏膜显得比较干燥，声带微红，单侧声带有红色息肉；伴有咳嗽，痰黏稠难出，心烦失眠；舌质红，苔薄黄或黄腻，脉滑数。

（2）气虚湿聚喉窍型 声嘶日久，语声低沉，讲话费力，不能持久，劳累则加重，喉间有痰，质稀色白；喉内黏膜色淡，声带肿胀，单侧声带有色灰白或粉红色息肉；全身伴有倦怠乏力，少气懒言，腹胀便溏；舌质淡，苔白或白腻，脉濡滑。

（3）气血痰凝喉窍型 声音嘶哑，缠绵日久，语声低沉，时出破音，喉内干涩疼痛；喉黏膜暗淡，声带暗红或增厚，息肉或白或红；可伴有胸中烦闷，颈前有紧束感；舌质暗红，边有瘀点，脉涩。

【治疗】

声带息肉原则上应手术摘除，尤其带蒂状息肉者，术后可立即恢复较好的发声。广基型或弥漫性声带息肉样变者，常与全身因素有关，应在手术治疗的基础上辅以适当的药物治疗及物理治疗。

一、西医治疗

手术治疗为主，术后辅以激素、抗生素及超声雾化吸入治疗，可以减少复发。术后噤声1周，适当使用抗生素、糖皮质激素，并注意使用正确的发声方法。

二、中医治疗

1. 分型治疗

（1）肺热结聚喉窍型

治法 清热化痰，散结开音。

方药 清气化痰汤加减，可加木蝴蝶、天花粉、藏青果。结节明显者，加昆布、海藻、海浮石；结节呈暗红色者，加生地、茜草、桃仁。

（2）气虚湿聚喉窍型

治法 补益肺脾，化痰散结。

方药 夏陈六君子汤，可加诃子、山药、当归。痰湿重者，加瓜蒌、浙贝母、薏苡仁；结节明显者，加海藻、昆布。

（3）气血痰凝喉窍型

治法 行气活血，化痰散结。

方药 会厌逐瘀汤加减。痰多者，加浙贝母、瓜蒌仁、海浮石、木蝴蝶。

2. 其他治疗 亦可行含服药、超声雾化吸入、针刺、理疗等治疗，方法同慢性喉炎。

【预防与调护】

注意声带休息。职业用嗓者，尤应注意发声方法。戒除烟酒刺激，少食辛辣之品。上呼吸道感染或妇女月经期间，应注意保护声带。

第六节　声带麻痹

声带麻痹或称喉麻痹是一种症状，而不是一个独立的疾病。当喉的运动神经（喉返神经）受到损害时，即可出现声带外展、内收或肌张力松弛 3 种形式的声带麻痹。其可影响发音、呼吸和吞咽，并可发生食物和流汁误吸进入气管。临床上因左侧喉返神经行程较长，受伤机会多，故左侧声带麻痹多见。

声带麻痹可归属于中医学"喉喑"的范畴。

【病因病理】

一、西医病因病理

按神经遭受损害的部位不同，可分为中枢性和周围性损害两种，其中以周围性损害多见。

1. **中枢性**　两侧大脑皮层之喉运动中枢有神经束与两侧疑核相联系，故每侧肌肉均接受来自两侧大脑皮层的冲动，因而皮层病变引起的喉麻痹，临床上极为少见。脑溢血、基底动脉瘤、颅后窝炎症、延髓及桥脑部肿瘤均可引起声带麻痹。

2. **周围性**　凡发生在喉返神经或迷走神经离开颈静脉孔至分出喉返神经之前的任何部位的病变所引起的喉麻痹，均属周围性。颅底骨折、甲状腺手术、术后疤痕压迫牵张、颈部及喉部各种外伤、纵隔或食管转移性肿瘤、鼻咽癌侵犯颅底、肺尖部结核性粘连、心包炎、周围神经炎及喉部、颈部或颅底的良、恶性肿瘤压迫等均可引起声带麻痹。

二、中医病因病机

该病有虚证、实证和虚实夹杂证之分。

实证多见于金创外伤直接损伤喉返神经；或术后疤痕压迫牵张；或风邪入络，致气血不和，经气不畅，脉络受阻，功能失司，声带不能内收或外展，出现声音嘶哑。

虚证见于素体虚弱，再感外邪，邪客喉返神经，使营卫不和，脉络失于宣通，声带麻痹不仁，出现声嘶。其常见于病毒感染、非特异性神经炎等。

虚实夹杂证见于气滞血瘀，痰凝于肌肤脉络形成痰核瘰疬；或瘿瘤肿块压迫或破坏喉返神经，致使经气不畅，功能失司，声带麻痹不仁，言语嘶哑。其常见于中风出血，颈、胸、纵隔等处的肿瘤，颈淋巴结肿大，心脏肿大，主动脉弓扭曲等疾病。

【临床表现】

1. 症状　声嘶，轻症者不显著，较严重者发音嘶哑无力；呼吸困难，双侧声带麻痹患者平静时可无症状，但在体力活动时感到呼吸困难，一旦有上呼吸道感染，可出现严重的呼吸困难；在进食、喝水、咽唾液时，易误吸入下呼吸道，引起呛咳。

2. 体征

（1）单侧不完全麻痹　主要为声带外展障碍；间接喉镜下可见一侧声带位于近中线位，吸气时不能外展，发音时声带可闭合。

（2）单侧完全性麻痹　患侧声带外展及内收功能均消失；检查见声带固定于旁正中位，杓状软骨前倾，患侧声带较健侧低，发音时声带不能闭合。

（3）双侧不完全性麻痹　少见，多因甲状腺手术或喉外伤所致；两侧声带均不能外展而在近于中线处相互靠近，声门呈小裂隙状。

（4）双侧完全性麻痹　两侧声带位于旁正中位，既不能闭合，也不能外展。

（5）双侧声带内收性麻痹　多见于功能性失音，发音时声带不能内收。

【诊断与辨证】

1. 诊断要点

（1）可有头、颈部外伤和手术史，或有相关部位的疾病或肿瘤史。

（2）有发音嘶哑无力、呼吸困难或呛咳史。

（3）检查见声带外展或闭合障碍。

2. 鉴别诊断　本病应与功能性失音鉴别：功能性失音均能找到一定的诱因，如生气、悲痛过度等，为两侧声带内收性麻痹，在间接喉镜下观察，患者咳嗽时声带活动正常，暗示疗法常可取效。声带麻痹多为一侧性，两侧性少见，其麻痹固定不变。

3. 辨证分型

（1）金创外伤型　声嘶乏力，语音低微，胸闷气短，咯吐不爽；喉部感觉不适，似有异物堵塞；有手术或外伤病史；一侧（左侧较多）或两侧声带在发音时不能随意内收或外展；病侧声带松弛无力，多固定在旁正中位；双侧麻痹者可见呼吸困难；舌质偏红或淡，苔白腻或微黄厚腻，脉细或弦滑。

（2）风邪入络型　突然声哑，或伴有咽喉梗阻感；头痛怕风，微有发热，咽痒鼻塞，痰黏，咯吐不利，胸闷气短；如挟热，则苔薄白带黄，甚者便结；常有劳累着凉、饥饱受风病史，或关节酸痛；病侧声带固定不动，头颈、胸常无具体病变可见；脉浮，或浮数，或弦滑。

（3）痰核瘰疬型　痰核瘰疬、瘿瘤肿块等所致的声带麻痹，局部检查同前，辨证常属本虚标实证。

【治疗】

一、西医治疗

对单侧声带麻痹可注射特氟隆（Teflon）悬液以减轻声带的麻痹，使双侧声带接近以改善发音和防止误吸。双侧声带麻痹的主要问题是维持气道足够的通畅，可能需要气管切开术后的永久性带管，或在上呼吸道感染时行气管切开术。杓状软骨切除术使其声带移向外侧，将使声门大开，并改善气道环境，但可影响发音的质量。喉成形术包括甲状软骨的外侧切开和将移植物塞入使声带内移。

二、中医治疗

1. 分型治疗

（1）金创外伤型

治法　活血化瘀，和营通络。

方药　复原活血汤加味。红肿热痛者，加黄芩、栀子、石膏、丹皮；气血亏虚者，加鸡血藤、茯苓、骨碎补、黄芪、熟地、人参。

（2）风邪入络型

治法　祛风通络，宣肺开音。

方药　菊花茶调散加减。风热甚者，加金银花、连翘；阴血亏虚者，加当归、生地、芝麻。

（3）痰核瘰疬型

治法　积极治疗原发病灶，本型宜手术治疗。

2. 其他疗法

（1）针刺　根据"真阳虚，浊阴盛"的辨证原则，采用温通督脉的治法。取风府、哑门、下脑户、风池。前3个穴均为督脉穴位，具有通窍、开音、醒神的作用；风池属足少阳胆经，有祛风、解表、通窍的作用，治疗头面诸症时多选作辅穴。病人端坐俯首，针刺入穴位 7~8 分，不作大幅度捻转和提插，稍有酸胀感即可。随后燃艾于针尾，每次 5~7 个，务使温而不灼。每周 3 次，15 次为 1 个疗程，一般需 2~3 个疗程。

（2）穴位敷贴　用马钱子 3g，川乌 3g，生胆南星 3g，研细末，分成 5 等份，每次用 1 份，散于淡膏药上，贴于患侧人迎、水突穴上。隔 2~3 日更换一次。每疗程为 5 次，休息 1~2 周后可继续治疗。3 个疗程不愈或无效者，即停用。

【预防与调护】

针对病因进行预防。甲状腺手术时，注意不要伤及喉返神经和迷走神经。一旦发生声带麻痹，要尽早积极治疗，以促进早日恢复或出现代偿。对双侧声带麻痹者，要注意呼吸，酌情行气管切开术，并长期带管。

第七节　喉、气管、支气管、食管异物

喉异物

喉异物是指异物滞留于喉腔。其常发生于 5 岁以下婴幼儿以及多牙缺失而口、咽黏膜感觉减退的老年人，临床较少见。因声门裂是呼吸道最狭窄的部位，大多数情况下，稍大的异物进入时，可被声门阻挡并继而咳出，而较小的异物则可通过声门进入气管、支气管，成为气管、支气管异物。只有少数异物嵌顿于声门附近或刺入喉腔组织内，才形成喉异物。由于喉黏膜非常敏感，异物一旦进入喉腔，可引起剧烈咳嗽，以将异物排出。喉为呼吸的门户，一旦异物嵌顿，可立即引起呼吸困难，抢救不及时可很快引起窒息而死亡。

本病属中医学"急喉喑"的范畴。

【病因病理】

儿童性喜啼哭与嬉闹，磨牙又尚未长成，不能细嚼食物，咳嗽反射不健全，又无自制能力，不明危险而毫无顾忌，常将玩具等置于口中玩耍，异物易于呛入喉内。成人或看护人喂食某些食物如瓜子、花生及豆类等时故意逗引、惊吓或打骂，也极易招致食物呛入喉内而形成喉异物。

异物存留喉内，使喉黏膜因创伤而继发感染，引起声带肿胀，发生声嘶或引

起喉痉挛而致呼吸困难甚至窒息。

喉异物的种类很多，以花生米、豆类为最多，鱼刺、肉骨、饭粒次之，还有针、钉、笔帽等。

【临床表现】

1. 症状 异物进入喉腔，立即引起剧烈咳嗽，并因反射性喉痉挛和异物阻塞而致呼吸困难、紫绀。若异物较大，嵌顿在声门上，可很快造成窒息死亡。异物不完全堵塞喉腔时，在剧烈咳嗽后，可暂时缓解，但头颈部活动时又可出现咳嗽，并伴有声嘶或失音、喘鸣、喉痛、异物感以及不同程度的呼吸困难等症状。异物停留在喉入口时，可有咽下疼痛、吞咽困难等，停留在声门下区时，主要表现为呼吸困难和声嘶。尖锐的异物刺伤喉黏膜，除疼痛明显外，还可有咯血及皮下气肿。若合并感染，局部疼痛加剧，声嘶、呼吸困难逐渐加重，可伴有发烧，甚至引起喉脓肿。

2. 体征 间接喉镜下可窥见异物存留部位。但间接喉镜检查只适于无明显呼吸困难及较大儿童且能合作者，多数患儿不宜行此项检查。局麻或全麻下可行直接喉镜检查，能确诊异物及其存留部位，并可在直视下取出异物，检查与治疗能够同时完成。

3. X线检查 X线不能透过的喉异物可行X线检查以定位。

【诊断】

结合病史及声嘶、呼吸困难、咳嗽等症状和喉镜的检查结果，本病诊断较为容易。

【治疗】

喉异物是非常危急的病症，必须坚持及时取出异物的原则。

1. 窒息的抢救 如患者呼吸困难十分明显，有窒息的可能，应先行紧急气管切开术。待呼吸稍有缓解后，可自气管切开处，向上钳取声门下区或声门区的异物。

2. 喉异物取出术

（1）间接喉镜下喉异物取出术 少数成人患者，当异物停留于声门上区时，可在黏膜表面麻醉下将异物取出。镶嵌于声门的异物最好不采用此种方法，以免异物落入气管内。

（2）直接喉镜下喉异物取出术 若无窒息，可在备好前联合镜、喉异物钳、吸引器、氧气的情况下施行本术。且要备好支气管镜及适当的支气管异物钳，以防异物万一进入气管可行气管异物取出术。婴幼儿患者可不麻醉，也可采用全麻。成人可用黏膜表面麻醉。术前禁用可抑制呼吸的镇静剂。

取异物时，要根据异物的位置和形态，选用适当的喉钳夹牢异物，并适当调整方位，使之能够顺利取出，应最大限度地减少对喉黏膜的损伤。

（3）颈外切开喉异物取出术　仅在少数特殊情况下，估计非颈外切开不能取出异物时才应用。

3. 全身支持疗法及抗生素的应用　局部损伤较重或全身情况较差者应予支持疗法。常规选用合适的抗生素，并配合适当的皮质激素。

【预防与调护】

养成良好的生活习惯，平素不要将针、钉等物衔在口中。尽量不让幼儿食有核果品，吃肉、鱼时应取尽骨头及鱼刺，进食时勿逗笑。加强对幼儿、老人及咽喉麻痹或中风患者的监护。

气管、支气管异物

气管、支气管异物是耳鼻咽喉科常见的急症，可以数分钟内因窒息而死亡，也可长期隐匿于体内达数月甚至数年之久。气管、支气管异物多见于儿童，尤其5岁以下儿童多见。老人因咽喉反射迟钝，气管异物发生率也较高。

气管、支气管异物有外源性和内源性两类。绝大多数异物为外源性，包括植物性异物，如花生米、瓜子、豆类、玉米等；金属性异物，如别针、图钉、螺丝钉、大头针等；化学品异物，如塑料、橡皮塞、珍珠、假牙等；动物性异物，如鱼刺、虾、肉骨等。内源性异物包括体内积留的血液、脓栓及吸入之呕吐物等。一般气管、支气管异物所指多是外源性异物。

异物依其大小、形状及性质，可存留于不同部位。较大者可存留于气管，稍小则进入支气管，细小者则进入基底肺段支气管；异物光滑则易落入下部，异物有刺带钩则易钩挂于直径较大的气管或支气管；光滑异物易活动，随呼吸呛咳而上下移动，因而症状最明显，危险性也最大，可嵌顿于声门裂，出现喉痉挛而致窒息。

【病因病理】

1. 病因　儿童顽皮，常常边进食边玩耍嬉笑，且易受惊吓，常致误吸而成气道异物。儿童有喜欢衔异物玩耍或衔物而眠的不良习惯，稍不留意即可形成气道异物。儿童牙齿发育未完全，咀嚼功能差，咽喉防御反射功能不全，也是造成儿童气管、支气管异物较多见的客观原因。成人气道异物多因麻醉或醉酒后误吸，或有口含异物工作的不良习惯，因突然开口谈笑时吸气而成气道异物。医源性异物多见于取鼻异物时，将异物推入鼻咽部，因误吸而入肺内，或在治疗口腔疾病时，因刀片、钻头、棉球脱落而误吸等。

2. 病理 异物进入气管、支气管后，所引起的局部病理反应与异物的大小、性质、形态及存留时间长短有密切关系。

（1）异物性质 一般矿物性异物、化学合成品异物对组织刺激小，动物性异物刺激性稍大，植物性异物如花生米、黄豆等，含有游离酸，具有较强的刺激性，可引起呼吸道黏膜严重的急性弥漫性炎症，使黏膜充血、肿胀、分泌物增多，甚至发生支气管阻塞，并可能有发热等全身症状出现，临床上称为植物性支气管炎。光滑、细小的金属异物对组织刺激小，较少引起炎症反应，尖锐异物可穿入组织内而引起并发症；生锈的金属异物对黏膜刺激性大，日久可有肉芽组织形成而阻塞支气管腔。

（2）异物存留时间 一般异物存留时间越长，危害越大，尤以刺激性较强、易于移动变位或在支气管腔造成阻塞的异物为甚。异物长久存留可加重支气管阻塞程度，引起肺气肿、肺不张，若合并感染则可引发肺炎、肺脓肿等。

（3）异物的大小 异物较小者局部炎症较轻，常发生不完全阻塞，异物呈呼气瓣状阻塞。吸气时，支气管扩张，空气能通过异物间隙被吸入；呼气时，支气管收缩，管腔变窄而卡紧异物，空气排出受阻，导致远端肺叶出现阻塞性肺气肿，严重者出现肺泡破裂形成气胸、纵隔气肿。异物较大者局部炎症水肿较重，支气管常发生完全阻塞，空气不能吸入，远端肺叶空气被逐渐吸收后致阻塞性肺不张。若病程持久，远端肺叶不能引流，可并发支气管肺炎或肺脓肿。

异物存留所致的病理改变包括3个方面：首先是异物本身对气管、支气管黏膜的刺激，造成黏膜激惹，发生感染及黏膜水肿；其次为异物和气道黏膜肿胀形成气道阻塞，导致肺通气障碍，引起缺氧和二氧化碳积蓄，继而引发呼吸性酸中毒；再者是异物阻塞气管造成肺不张或肺气肿，由于引流不畅易合并肺部感染，先是发生气管支气管炎，继而可致肺炎、支气管扩张、肺脓疡，最后形成脓胸、败血症等。

【临床表现】

气管、支气管异物的症状与病程相关，大体上可分为3期。

1. 症状与体征

（1）初期 异物进入气管时，刺激喉及气管黏膜，出现刺激性咳嗽与反射性喉痉挛，表现为时间长短不等的干性呛咳，常为连续性剧烈咳嗽。患者可因剧咳或喉痉挛而憋气、面色青紫，甚至发生窒息。如果异物未嵌顿于声门，其症状大多可逐渐缓解，但却转变为气急状态，伴有声嘶，这种过程持续数分钟或数小时。

（2）中期　此期异物多处于相对固定的状态。异物较小或形状不规则，则易下落于支气管，嵌顿于狭窄部位不再活动，呈现安静状态。如异物形态扁平，嵌顿不活动，阻塞支气管不严重，阻塞部位肺泡呼吸音减弱可能是唯一体征，但经过一阵咳嗽后呼吸音减弱部位还可出现变动，这是支气管异物的重要特点。若异物光滑不易嵌顿，成为活动性异物，则可有阵发性呛咳和击拍声，是因异物随呼吸气流冲击声门所致，这是气管异物的典型临床特征。

（3）并发症期　异物嵌顿，刺激气管、支气管黏膜，使黏膜出现炎症水肿，可以并发感染，加上异物阻塞致肺不张或肺气肿，患者表现为发热，呼吸困难，咳嗽，吐黏浆液痰或脓痰，心律增快。

2. 实验室及其他检查

（1）X线检查　正位或侧位X线透视、拍片下，多可见金属异物存留位置及其大小。X线可穿透的异物，则可在透视下观察纵隔及横膈的运动情况加以判断，即注意呼吸时纵隔有无矛盾运动、摆动及有无肺部继发性病变如肺气肿、肺不张等。

（2）支气管镜检查　此为最可靠的直接诊查方法，能发现异物并可及时取出。

【诊断与辨证】

1. 诊断要点

（1）误吸后突然发生剧烈呛咳、憋气、呼吸困难等症时，应高度怀疑本病。

（2）气管前听诊有击拍声，常提示为气管异物。

（3）一侧肺有区段呼吸音减弱，且其发生部位又有变动性，此为支气管异物的典型表现。

（4）支气管镜和X线检查结果呈阳性。

（5）对于病史不祥、长期咳嗽而病因不明且久治不愈者，应疑有支气管异物的可能性。

2. 辨证分型　对于病史较长且呼吸道梗阻症状不甚者，可参考"咳嗽"、"喘证"等进行辨证。

【治疗】

治疗本病应遵循尽早取出异物，保持呼吸道通畅之基本原则，努力创造条件，及时取出异物。

一、西医治疗

1. 气管、支气管异物取出术

（1）术前准备　根据患者年龄、异物位置及大小，选择合适的气管镜型号、异物钳形状及开口方向、角度等。选用合适的麻醉方法。有严重呼吸困难者，可先行气管切开。

（2）直接喉镜下气管异物取出术　取仰卧位，以直接喉镜挑起会厌，暴露声门，固定喉镜，将鳄鱼钳伸入声门下后张开钳口等待。当出现咳嗽及呼气气流冲击时，闭合钳口，若已钳住异物，则酌情旋转角度通过声门退出；若未钳住异物，则边深入边钳夹，必要时转换钳的方向和角度以利钳夹异物。

（3）支气管镜下异物取出术　手术最好在心电监护及血氧监护下进行。在直接喉镜下暴露声门后，待声门呈松弛状态时轻柔旋转，插入支气管镜。由助手协助移动患者头位而进入右或左侧支气管。发现异物后，将支气管镜置于有利位置，再插入异物钳，钳住异物后将异物拉近镜口，顺着支气管、气管的轴向向外退出。退至声门时，应依异物的形态做适当旋转，以保护异物不被挂脱，且尽量不损伤声带。异物一出声门，即感阻力顿消，此时可安全取出异物及支气管镜，并仔细检查取出的异物是否完整。

（4）术毕应密切观察患者的呼吸通畅度　注意呼吸困难是否已经解除，异物阳性体征如气管击拍声、呼吸音减弱等是否已经消除。

2. 气道异物简易排除法　婴幼儿发生气管、支气管异物并发呼吸困难时，可试用"倒提挤腹法"以排除之。

3. 术后抗感染，支持治疗

（1）选用敏感抗生素经胃肠外途径给予。

（2）配合应用肾上腺皮质激素，以迅速减轻喉黏膜水肿，以利于呼吸困难的解除。

（3）根据患者全身情况酌情给予支持疗法。

二、中医治疗

按"咳嗽"、"喘证"进行分型论治。

【预防与调护】

养成良好的生活习惯，平素或工作中不口衔物品，进食时不谈话嬉笑。照顾好小儿及老人，避免危险性动作。3岁以下幼儿，进食及玩耍时尤须严加看护。一旦发生异物阻塞，要立即请专科医师诊治，禁用手指挖取。对全身麻醉或昏迷病人，需注意是否有松动的牙齿。施行上呼吸道检查、手术时，应注意检查器械的完好性，防止松脱；切除的组织应以钳夹稳，勿使滑落。

食管异物

食管异物是耳鼻咽喉科临床常见急症之一，是由于异物经口咽下行时停留于食道内所致。其发病率略低于气管与支气管异物。食管异物的种类众多，可分为动物类，如鱼骨、鸡骨、鸭骨、猪骨等；植物类，如枣核、话梅等；金属类，如硬币、钉、针等。食管异物可嵌顿停留于食管的任意段，但上段食管入口处的发生率最高，中段主动脉弓越压食管处次之，下段较少。食管异物虽不及气管与支气管异物症状严重，诊断上亦无太大困难，但因其就诊时间多数较迟，异物停留部的食管壁肿胀严重，以致异物取出困难，且易发生食管穿孔及大血管破裂致死的严重并发症，故应有充分的警惕性。

【病因病理】

1. 病因　食管异物的发生与年龄、饮食习惯、进食方式、食管有无病变、精神和神志状态等诸多因素有关。常见的原因如下：

·（1）年龄因素　食管异物最易发生于幼儿及老人。幼儿顽皮好动，喜口中衔物，或在进食时哭闹而易误咽异物。老人则由于牙齿脱落，咽反射迟钝，咀嚼功能差而易于发生本病。

（2）民俗习惯　有些沿海地区习惯鱼虾蔬菜混煮混食，北方粽子内包有含核的大枣等，均为食管异物容易发生的因素。

（3）精神、神志异常　精神失常时不能自制，轻生者有意吞入异物以自杀，醉酒、昏迷或麻醉状态下易于咽下异物或活动假牙等，均可引发本病。

（4）食管因素　当食管本身有病变如肿瘤、痉挛、瘢痕狭窄时，食物或较小的异物亦易于存留在局部。

（5）医源性因素　如全麻时假牙脱落、插管时套管脱入等。

2. 病理　食管异物引起的病理改变，因异物的种类、形态和大小而不同。如异物光滑且较小，则有可能顺利通过食管而不造成创伤。若异物粗糙尖锐，可造成食管黏膜的创伤，甚至损伤食管肌层导致穿孔，后遗食管狭窄、憩室和瘘管等，或形成食管周围炎及脓肿，乃至气胸、胸膜炎等也可发生，更严重的是损伤大血管而造成大出血死亡。

【临床表现】

本病临床表现也与异物的种类、大小、形状、所在部位及患者的年龄、异物存留时间、有无继发感染等有关。

1. 症状

（1）吞咽困难 若食管异物已造成食管完全梗阻，则汤水难下，且伴有流涎、恶心、反呕等症状。若为不完全性阻塞，则仍能进食流质。部分病人可无吞咽困难，仅产生轻微的吞咽梗阻感。异物停留在环后隙及食道入口处，最常引起吞咽困难。

（2）吞咽疼痛 吞咽疼痛的程度常取决于异物的形状和性质以及有无继发感染。尖锐异物停留于食管上段入口时，疼痛部位多在颈根部或胸骨上窝处，伴有压痛。异物位于食管中段者，疼痛常在胸骨后并放射至背部。一旦食管穿孔并发纵隔感染和脓肿时，疼痛更为剧烈，可伴有发热，甚至出现菌血症等。较重的疼痛是异物损伤食管肌层，应予重视。

（3）呼吸道症状 主要发生于幼儿。尤其是食管上段较大的异物，可向前压迫气管，引起呼吸困难、呛咳、紫绀等症状。

2. 体征 间接喉镜检查时，梨状窝的积液常反映患者吞咽功能不全，提示食管有阻塞。颈段食管异物常于喉、气管左右移动时出现疼痛或压痛。

3. 并发症 当食管异物穿破食管形成颈部间隙感染时，颈部肿胀变硬，呼吸困难。形成纵隔脓肿时，有胸骨上凹隆起，X线检查见上纵隔影加宽。食管穿孔后，可出现纵隔气肿、气胸、皮下气肿等。形成气管食管瘘时，可因分泌物、食物流入气管而产生呛咳等症状。如尖锐异物穿破食管并伤及主动脉弓或锁骨下动脉等大血管时，可引起致命的大出血。由于异物梗阻，无法进食，病程稍长即可因严重的饥饿、低血糖及低蛋白血症而见消瘦、脱水、电解质紊乱、代射性酸中毒等，甚至出现休克、衰竭。

4. 实验室及其他检查

（1）X线检查 对不显影的食管异物，可吞服少许钡剂，观察钡剂阻断与否及食管蠕动是否正常，以明确异物是否存留及其存留的部位。但在怀疑有食管穿孔时，则禁用钡剂，改用碘油显影。可做颈、胸部正、侧位X线摄片检查，以确定异物的有无及存留部位。必要时可做CT检查以确诊。

（2）食管镜检查 此为确诊食管异物最为有效的手段，并可能在检查的同时完成治疗。

【诊断与辨证】

1. 诊断要点

（1）有异物史，进食后急发吞咽疼痛，X线检查有食管"异物"阳性征。

（2）食管镜检查发现异物。

（3）如伴有少量呕血常为食管异物导致大出血的信号。如能及时开胸处理，可望获救，否则预后很差。

2. 辨证分型　只要能及时取出异物并加以适当的术后调护，本病一般无需辨证治疗。如发生并发症或为年老体弱者，术前以邪实或虚实夹杂为主，术后以正虚为主，尤其是气阴两虚。

【治疗】

遵循"由口进，经口出"的原则，尽早在食管镜下取出异物，防止并发症的发生。

一、西医治疗

1. 术前准备

（1）术前禁食4~6小时。

（2）准确定位异物，且在术前应再次询问相关症状有无变化。如吞咽困难、疼痛等症已消失，宜重新进行X线检查确认异物位置有无变化。

（3）尽量争取在全麻下进行手术。

（4）术前半小时肌注适量阿托品及安定。

2. 经口食管镜异物取出术

患者仰卧，两肩略超出手术床端缘，助手抱头使其向后仰。食管镜入咽后，从梨状窝或正中环状软骨后方进入食管，边深入食管镜边观察。若有分泌物宜用吸引器吸净，务必看清四周，不致遗漏异物。重点注意食管的4个自然狭窄部。在第2、第3狭窄处，若食管壁有波动，夹取异物时要特别小心，防止误伤动脉。看见异物后，可适当调整异物的角度，尽量无损伤地取出。

3. 术后处理

（1）选用敏感抗生素抗感染。

（2）加强支持疗法。

（3）积极治疗并发症。

二、中医治疗

在禁食期过后，可用清金利咽汤合生脉饮加减以善其后。

【预防及调护】

进食忌匆忙，应细嚼慢咽。勿以带刺或碎骨的鱼汤、鸡汤等与米、面混合食用。老年人的假牙要严防脱落，进食要留心，睡前、全麻前或对昏迷病人应取下假牙。教育儿童不要将各类物品放于口中玩耍。一旦异物误咽后，应立即就诊，切忌用饭团、韭菜、馒头等强行下咽大口食物，或以手挖咽，以免引起并发症和增加手术难度。对于"威灵仙水化骨"之法，也宜慎重对待。

第八节　喉阻塞

喉阻塞又称喉梗阻，它不是一种疾病，而是一种症状，是由于喉部及其邻近组织病变所导致喉通气管道狭窄，发生不同程度的呼吸困难。若不及时救治，可发生窒息死亡。根据喉阻塞的情况不同，临床上分为急性喉阻塞与慢性喉阻塞。儿童因声门狭小，喉黏膜组织疏松，神经发育不稳定，易受刺激而痉挛，故儿童急性喉阻塞的发病率明显高于成人。慢性喉阻塞则多见于小儿的先天性喉畸形或成人。

喉阻塞属于中医学"急喉风"范畴，属"喉风"的一种类型。

【病因病理】

喉阻塞可发生于任何年龄，但儿童发病更多见，病势更急。

一、西医病因病理

1．病因

（1）小儿先天性喉畸形　如先天性喉蹼、喉闭锁、喉软骨畸形、喉狭窄等，常可发生本症，但较为少见。

（2）咽喉及其邻近结构的急性炎症　最常见者为小儿的急性咽喉炎症，如急性会厌炎、会厌脓肿、急性喉炎、急性喉气管炎、白喉、咽部脓肿以及颌下蜂窝织炎等。

（3）喉水肿　如变态反应性喉水肿、血管神经性喉水肿等。

（4）喉部外伤　喉挫伤或裂伤、喉部异物嵌顿、麻醉插管时间过长，误食腐蚀性药物或吸入有毒气体，以及喉被蒸气灼伤等。

（5）良恶性肿瘤　喉内病变以喉癌、喉乳头状瘤较为多见，还可见于声门下巨大息肉。喉外病变可见于巨大甲状腺肿等，常可造成喉的压迫、阻塞。

（6）异物　喉及气管异物可造成机械性阻塞，同时引起喉痉挛。

（7）声带外展麻痹　双侧喉返神经外伤或手术损伤，以及颈、胸部肿瘤压迫喉返神经，可使声带外展麻痹，使声门裂狭窄。

2．病理　声门裂为人体呼吸通道的最狭窄部位。喉前庭、声门下的黏膜下

组织较为疏松，急性炎症或变态反应、血管神经性水肿、外伤等病理因素，可使该处黏膜迅速发生水肿、肿胀而致使声门更为狭窄，形成急性喉阻塞，造成窒息。慢性喉阻塞常由先天畸形、肿瘤引起，随着肿瘤占位的增大，使喉的通气道逐渐变窄，形成不完全持续性阻塞，一旦并发感染等因素，则又可发展为急性喉阻塞。

喉阻塞时，由于声门区的特殊解剖形态以及空气动力学原因，吸气时，吸入气流压力向下挤压充血肿胀的喉黏膜，以致声门裂变窄，通气受阻，迫使加大呼吸的力度，从而形成吸气性呼吸困难及三凹征。吸入气体通过狭窄的声门，因摩擦及漩涡而产生喉鸣。

二、中医病因病机

中医认为，急性喉阻塞的病机主要有两点：一为风痰，多见于脾虚之体，水湿内停，当外感风邪疫疠，风邪痰湿壅塞咽喉气道，猝发急喉风；二为火毒，脾胃素有积热，外感风热火毒，肺胃火热上攻，风邪火毒壅塞咽喉，闭阻气道，而发急喉风。此外，肿瘤等因素引起者，常为痰湿聚集，气血瘀阻，阻遏气道而发喉风。

【临床表现】

1. 症状与体征　急性喉阻塞主要表现为吸气性呼吸困难、吸气性喉鸣、声嘶、吸气性、三凹征（胸骨上凹、锁骨上凹、肋间凹），以及缺氧与心力衰竭等病变的体征。慢性喉阻塞早期呼吸困难可不明显，随着病情的发展而逐渐出现吸气性的呼吸困难，因感染而猝发急性喉阻塞症状。

（1）吸气性呼吸困难　为喉阻塞的突出症状。喉阻塞时，声门裂变窄。由于声门区的特殊解剖形态以及空气动力学原因，吸气时，吸入气流压力向下挤压充血肿胀的喉黏膜，以致声门裂更窄，病人吸气受阻，通气量小，吸气时间延长，因此吸气深而慢。呼气时，声门裂变大，呼气较为容易，故呼气困难并不明显。见图2-4-1。

（2）吸气性喉喘鸣　为气体通过狭窄的声门时，气流冲击声带产生摩擦及漩涡而发出的拽锯样鸣响。此为吸气时的伴随症状，鸣声的大小常与阻塞的程度有关。此时触扪喉或气管，

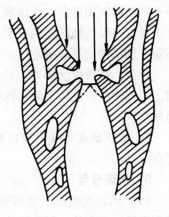

图2-4-1　吸气性呼吸困难示意图

可有明显的颤动感。

（3）吸气性三凹征 为喉阻塞时吸气阻力增大，辅助呼吸肌代偿，加大呼吸力度所致。吸气时胸廓扩张，出现胸骨上凹、锁骨上凹与肋间凹的凹陷。儿童肌力较弱，凹陷征则更为明显。

（4）声音嘶哑 因病变程度而不同，若病变主要在声带，则声嘶明显，甚至失音。但早期可能声嘶不明显。

（5）缺氧症状 发生于喉阻塞的晚期，患者因缺氧而坐卧不安，烦躁，吸气时头后仰；随之出现面色苍白，发绀，四肢发冷，出冷汗，血压升高；至喉阻塞发展的最后阶段，表现为呼吸减弱，呼吸变浅，三凹征已不明显，面部发绀，肢体冰冷，心律不齐，心力衰竭，脉搏微弱，脉率快而不规则，很快进入昏迷、死亡。

2．实验室及其他检查

（1）血常规 有急性感染时白细胞总数增高，变应性者可为淋巴细胞增多。

（2）喉部影像学检查 X线或CT检查可以显示喉部及其邻近组织病变。

（3）喉镜检查 喉镜检查可以了解喉部病变情况。但纤维喉镜检查时，呼吸困难会加重，要注意痰液的清除，做好气管切开准备。

【诊断与辨证】

1．呼吸困难的分度

Ⅰ度 安静时无症状，但在活动或哭闹后表现出轻度吸气性呼吸困难及喉鸣。

Ⅱ度 安静时即出现轻度吸气性呼吸困难，活动后加重，出现轻度三凹征，但不影响睡眠和进食，无烦躁不安，无明显缺氧症状，脉搏有力。

Ⅲ度 吸气性呼吸困难明显，喉喘鸣声很大，三凹征显著，出现发绀、烦躁不安、脉率加快等缺氧症状。

Ⅳ度 呼吸极度困难，出现冷汗淋漓、定向力消失等衰竭症状，有严重发绀，心律不齐，血压下降，脉微欲绝。如不及时抢救，可很快进入昏迷，因窒息而死亡。

2．诊断要点 喉阻塞以吸气性呼吸困难伴吸气时出现三凹征为主要诊断要点。

3．辨证分型

（1）风痰壅喉型 突然咽喉壅塞，痰声如拽锯，声嘶喉鸣，呼吸困难；兼畏寒恶风，或发热，风疹隐隐，皮肤瘙痒；舌淡，苔白，脉浮而数。

（2）痰火阻喉型 见于咽喉急性感染并发脓肿形成，或因瘀血痰火聚生肿瘤，火毒骤发，阻塞气道，出现咽喉红肿，腐烂，痰血凝聚；全身兼憎寒壮热，烦渴便结；舌红，苔黄，脉数。

（3）气血壅闭阻塞型　起病缓，逐渐出现咽喉阻塞，呼吸困难，常有痰中带血，声嘶，或见颈部、咽喉肿块；兼有神色枯槁，肌肤甲错，或烦躁气盛，口苦咽干；舌绛，苔厚，脉涩。

【治疗】

尽快解除呼吸困难是治疗的关键。具体治疗方法可根据病因、呼吸困难的程度、患者一般情况、耐缺氧能力以及客观条件等因素全面考虑，择优而行。严重者应争分夺秒，当机立断，挽救生命，以免延误抢救时机。

不同程度的呼吸困难，其治疗原则是有区别的：

Ⅰ度呼吸困难，应积极进行病因治疗。

Ⅱ度呼吸困难，以病因治疗为主。由炎症引起者，可用足量抗生素和糖皮质激素；若为异物，应迅速取出；一时不能去除病因的喉肿瘤、双侧声带麻痹等，也可考虑气管切开术。

Ⅲ度呼吸困难者，在积极进行病因治疗的同时，严密观察病情变化，必须做好气管切开的准备。若经抗炎、激素治疗病情无好转，全身情况较差，宜早行气管切开术。

Ⅳ度呼吸困难者，宜立即行气管切开术，可先行环甲膜切开术，或先做气管插管术，再行气管切开术，防止窒息或心力衰竭。

一、西医治疗

1. **器材的准备**　备好行气管切开术或气管插管术的相关器材，做好气管切开的准备。Ⅲ度以上呼吸困难者，相关抢救器材应备于床边。

2. **抗生素和激素的应用**　一旦出现急性喉阻塞，无论何种病因，均宜使用大剂量的抗生素控制感染，并配合激素治疗，以迅速改善呼吸困难。

3. **输氧**　喉阻塞时，一般宜常规给予氧气吸入，改善缺氧症状。对于喉阻塞严重、已有严重紫绀者，因呼吸中枢依赖于 CO_2 浓度的刺激以维持其兴奋性，应警惕输氧有可能加重其呼吸抑制情况的出现。

4. **维持水电解质平衡**　喉阻塞时，常有电解质与酸碱平衡紊乱，应及时补液，纠正酸碱平衡紊乱，并增强静脉营养。禁食者应补足能量。

5. **气管插管与气管切开**　Ⅲ度以上呼吸困难，应立即行气管切开术，紧急情况下可予气管内插入急救管，或行麻醉插管，亦可行环甲膜紧急切开术，从而赢取时间，挽救生命。

二、中医治疗

1. 分型治疗

（1）风痰壅喉型

治法　祛风散邪，涤痰开窍。

方药　涤痰汤送服苏合香丸加减。风寒偏盛者，用三拗汤加僵蚕、地龙、胆南星；若痰蒙清窍，不能服药，以牙皂吹鼻取嚏，清醒后再口服汤剂。

（2）痰火阻喉型

治法　泻火解毒，祛痰开窍。

方药　清瘟败毒饮加减。痰涎壅盛者，选加天竺黄、贝母、瓜蒌、葶苈子、竹茹；大便秘结者，加大黄、芒硝。

（3）气血壅闭阻塞型

治法　行气活血，开窍理闭。

方药　会厌逐瘀汤加减。痰多者，选加海浮石、川贝母、瓜蒌仁、前胡。

以上各型如出现四肢厥冷，大汗淋漓，面色苍白，神昏气息微弱，为阳气暴脱，急宜给予参附汤（人参、附子）回阳救逆。

2. 其他治疗

（1）一般治疗　牙关紧闭，口噤不开，汤药不能入者，可予通关散（牙皂、川芎）吹鼻取嚏；或以巴豆油浸于纸上，捻条烧熏鼻部，以开关通窍。

（2）蒸气吸入　可选菊花、薄荷、金银花、藿香、佩兰、葱白等药适量煎煮，让患者吸入其蒸气，以消肿通窍。

（3）针灸治疗　急刺合谷、尺泽、天突、丰隆、少商等穴，泻法强刺激，不留针。

（4）放血疗法　以三棱针点刺少商、十宣，放血少许以泄热，可迅速缓解病情。

【预防与调护】

本病常由咽喉等邻近组织的炎症发展而成，故应积极治疗病因，以防形成喉阻塞。有过敏性因素者，应尽早使用抗炎及激素治疗，控制喉水肿。喉阻塞病人痰涎较多者，采取半卧位，并随时吸痰以利呼吸道通畅。喉阻塞病人，Ⅰ度、Ⅱ度呼吸困难者给予流质饮食，Ⅲ度呼吸困难者应禁食。无论呼吸困难程度如何，均宜卧床休息，少讲话，减少活动量，以免加重呼吸困难。宜密切观察病情，并做好抢救的准备。咽喉、颈部肿瘤时，一旦有呼吸困难症状，预计保守治疗短时间内不能缓解，应在患者一般情况尚好的早期进行气管切开术，再行原发病的治疗。

第九节 气管切开术

气管切开术是切开颈段气管前壁，放置气管套管，经此建立新的呼吸通道的应急抢救手术。通过气管切开术，不仅能及时解除喉阻塞性呼吸困难，且对脑外伤、脑溢血、脊髓灰白质炎等并发呼吸衰竭的救治也具有积极的意义。它既减少了呼吸死腔，建立了输氧通道，又可经气管切开口吸除下呼吸道的分泌物，消除下呼吸道阻塞，从而改善肺的气体交换能力，减轻呼吸阻力，还可通过气管切口进行气管内给药。因此，气管切开术受到临床各科的重视。随着呼吸病理生理的深入研究，其应用范围日渐扩大，气管切开术已作为多种疾病治疗的重要辅助手段。

【应用解剖】

颈段气管位于颈前正中，环状软骨下缘至胸骨上凹之间，约有 7~8 个气管环。颈段气管的位置较浅，表面依次覆盖有皮肤、少量的皮下组织、浅筋膜，胸骨舌骨肌和胸骨甲状肌。两肌的内侧缘在正中相互衔接，形成白线。气管切开时沿此线分离肌肉，可保持中线位，容易找到气管前壁。浅筋膜下较疏松，其内有较粗的静脉。在 2~4 气管环两旁有甲状腺腺体，其峡部横越于气管前壁，为气管前筋膜所包裹，手术时可将其向上或向下推移，必要时可切断缝扎。在气管环两侧，胸锁乳突肌深部有颈内静脉、颈总动脉斜行分布，在胸骨上窝处靠近气管。手术时保持中线位，可免误伤颈部大血管。故环状软骨平面以下至胸骨上凹以及两侧胸锁乳突肌内缘之间为安全三角区。

气管环后壁 1/3 无软骨，为结缔组织膜连接，与食管前壁紧贴，吸气性呼吸困难时可致该壁前凸。因此，气管切开时，勿切入过深，以免伤及食管而造成气管食管瘘。两侧胸膜顶有时可高出第一肋骨平面，向颈部膨出；在 7~8 气管环的前壁有无名动、静脉横过，故手术切口一般不宜低于第 5 气管环，以免损伤胸膜和血管。

【适应证】

1. 喉阻塞 凡喉部炎症、水肿，肿瘤压迫，外伤，异物等所致的急性喉阻塞，呼吸困难在Ⅲ度及以上者。

2. 下呼吸道分泌物潴留 各种原因引起的下呼吸道分泌物潴留，为便于吸痰，保持呼吸道通畅，给原发病的治疗创造条件，可考虑行气管切开术。常见的原发病包括昏迷、颅脑病变、神经麻痹、严重的胸腹外伤、烧伤等。

3. 预防性气管切开术 颌面部、口腔、咽、喉的某些手术，为防止血液、分泌物流入下呼吸道；颅内、胸部、心脏等部位的手术，便于麻醉及术中呼吸的管理，亦常行预防性气管切开术。

4. 取出异物 气道异物不能从原路取出，需以气管切开口作为取出途径。

【术前准备】

1. 器材准备 包括常规手术器械、氧气、吸引器、气管插管器械以及床边急救药品等。器械宜事先检查并保证能正常使用。气管导管的选择可根据病人情况事先准备好，气管导管大小的选择可参照表2-4-1。

表2-4-1　　　　　　　　　　　气管导管选用表

型号	00	0	1	2	3	4	5	6
内径（mm）	4	4.5	5	6	7	8	9	10
长度（mm）	40	45	55	60	65	70	75	80
适合年龄	1~5个月	6个月~1岁	2岁	3~5岁	6~12岁	13~18岁	成年女性	成年男性

2. 患者准备 应了解病情及病人的颈部情况，熟悉其气管的周边关系以及可能存在的影响气管切开的因素。一般不予术前用药。

【手术步骤】

1. 体位 取仰卧位，肩下垫枕，头部后仰，尽量暴露气管，但不宜过度后仰，以防加重呼吸困难。应始终保持气管在中线位置。见图2-4-2。

2. 麻醉 一般情况下采用局部麻醉。以1%普鲁卡因或利多卡因从甲状软骨下缘至胸骨上切迹的颈前中线皮下、筋膜下行浸润麻醉，于气管前及气管两侧注射麻药。儿童或缺氧严重者，宜先行气管插管进行全身麻醉，然后再行常规气管切开术。病情危急或昏迷病人，为争取时间，可不用麻醉。

3. 切口 一般采用直切口，自环状软骨下缘至近胸骨上窝处，沿中线切开皮肤及皮下组织。横切口可选在环状软骨下3cm处，沿皮纹作4~5cm切口，分开皮下组织后仍采取纵向分离。

4. 分离气管前组织 用止血钳沿正中线作纵向钝性分离，拉钩将分开的胸骨舌骨肌、胸骨甲状肌从中线以相等的力量牵向两侧。怒张的静脉可予结扎、切

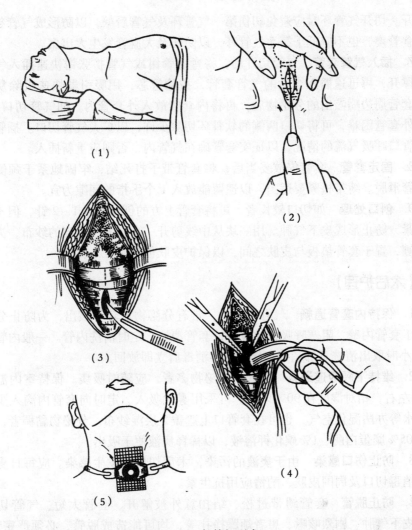

（1）

（2）

（3）

（4）

（5）

图 2-4-2 气管切开术

断。甲状腺峡部过宽者，在其下缘、气管前稍加分离后，用拉钩牵引向上，亦可分离峡部，行褥式缝扎后切断，以充分暴露气管。分离过程中，务必注意两侧拉钩力量要均衡，经常以手指触摸环状软骨及气管环，使气管始终保持中线位，防止分离时偏离方向。不宜在气管两侧分离过多的组织，避免发生气肿。

5. 确认气管 分离达气管前筋膜后，可看到气管环，气管前筋膜不再分离。小儿气管柔软，有时确认困难，可用注射器穿刺证实，以防止误伤颈部大血管。

6. 切开气管 确认气管后，以 $11^\#$ 刀片尖端将气管前筋膜及 2~3 气管环一并挑开。切开气管环时应避免切伤第一气管环及气管后壁，以防形成气管狭窄和气管食管瘘，也不应低于第5气管环，以防伤及大血管发生大出血。

7. **插入气管套管**　气管切开后，将弯血管钳或气管扩张钳快速插入气管切口并撑开，再迅速插入合适的气管套管，拔除管芯，用吸引器快速吸除从套管内、套管周边喷咳出的分泌物后，再将内套管放入外套管内。如气管切口过小，插入外套管困难，可将切口两侧的软骨环切除少许，以扩大气管切口。插管后应观察管口呼吸气流的情况，以证实套管确在气管内，否则应重新插入。

8. **固定套管**　套管安放妥当后，将套管带子打死结，牢固地系于颈侧部以防套管滑脱。缚带松紧要适当，以遗留能放入1个手指的间隙为宜。

9. **创口处理**　如切口较长者，可将套管上方的创口缝合1~2针，但不宜缝合过紧，防止形成皮下气肿。用一块从中线剪开一半、大小适当的纱布，夹在套管两侧，置于套管垫板与皮肤之间，以保护皮肤创口。

【术后护理】

1. **保持内套管通畅**　气管切开后，常有分泌物自套管咳出，为防止分泌物干涸于套管内壁，阻塞呼吸，故应保持套管清洁，定时清洗内管。一般内管应每4~6小时取出清洗煮沸消毒1次，煮沸消毒后立即放回。

2. **维持下呼吸道通畅**　气管内分泌物多者，应随时吸痰。保持室内温度在22℃左右，相对湿度在90%以上。可采用雾化吸入、定时向套管内滴入少许生理盐水等办法湿化空气，也可在套管口上遮盖2层湿纱布。分泌物黏稠者，可滴入0.05%糜蛋白酶、1%碘化钾溶液，以稀释痰液便于吸出。

3. **防止伤口感染**　由于痰液的污染，术后切口易发生感染。应每日更换纱布、消毒切口及周围皮肤，酌情应用抗生素。

4. **防止脱管**　套管缚带过松、结扣意外被解开、套管太短、气管切口过低、皮下气肿、剧烈咳嗽、患者烦躁挣扎等，均可能造成脱管，必须严密观察。有时套管看似在正常位置，但实际已脱于皮下，以致形成带管窒息。一旦脱管，应立即重新插入套管。

5. **拔管**　呼吸阻塞解除或下呼吸道阻塞症状消失后，可考虑拔管。拔管前应先试行堵管24~48小时，无呼吸困难再度发生时即可拔除之。然后切口以蝶形胶布拉拢固定，数天后即可愈合。拔管后1~2天内，密切观察呼吸情况。

【术后并发症及其处理】

1. **出血**　原发性出血者多见，多因术中止血不彻底、术后病人剧咳、局部小血管扩张、甲状腺结扎线脱落等原因所致。可予镇静、止咳、止血药，多可止血。如出血不止，则需打开切口，找到出血点重新结扎。继发性出血虽较少见，一旦发生则情况比较严重，多见于伤口感染、气管切口过低、套管磨损大血管、气管壁的压迫性坏死等。常在手术4~5天后，突然发生大出血，导致气道堵塞、失血迅速而死亡。应立即换用带气囊的套管或麻醉插管，全身麻醉下打开切口，或开胸处理创面，结扎大血管以止血。

2. 气肿　多为切口软组织游离过多，或气管壁切口过大而气管前筋膜切开过小，皮肤切口缝合过紧等原因，使呼出的气体吹入皮下组织内形成。气肿可达颈、颌、面部，甚至胸腹等处，严重者可致气胸、纵隔气肿。轻度的气肿在7天左右自行吸收，严重的气肿常需拆除切口缝合线，气胸或纵隔气肿者则需行气体引流。

3. 肺部并发症　常见的肺部并发症有肺水肿与肺部感染。呼吸困难时间较久，气管切开后肺部压力骤降，毛细血管通透性增高，可形成肺水肿，应给予加压给氧，应用利尿剂促使水肿消退。肺部感染可因原发感染灶发展、呼吸改道、反复导管内吸痰等引起，应加强呼吸道管理，积极应用抗生素、蒸气吸入、全身应用抗生素控制之。

4. 气管食管瘘　多因手术损伤、带管时间过长所致。瘘口小者采用鼻饲，碘仿纱条填塞，可自行愈合。瘘口较大者，需行手术修补。

5. 喉气管狭窄　气管切开过高，损伤环状软骨或合并软骨的感染、坏死，随后有肉芽组织生成，形成瘢痕，以致喉或气管发生狭窄。早期可予喉扩张术。狭窄时间长、病情严重者，则需行喉、气管成形术进行修复。

6. 拔管困难　常因阻塞原因未解除，损伤环状软骨，喉、气管狭窄，气管腔内肉芽形成，套管型号较大，咽喉气管炎症，下呼吸道分泌物过多，儿童对气管导管依赖等原因，造成不能拔管。应根据不同病因进行相应处理。有的可采取改用小号导管过渡的办法，配合口鼻呼吸锻炼，逐渐堵管。

附：环甲膜切开术

环甲膜切开术为紧急情况下的一种临时急救手术，用于病情危重、需紧急抢救的喉阻塞病人。该法能迅速地解除吸气性呼吸困难。

环甲膜位于甲状软骨下缘与环状软骨上缘之间，位置很浅，表面仅覆以皮肤、薄层颈阔肌及筋膜。环甲膜的下方为声门下区，是紧急切开以建立呼吸通道的最佳位置。当头部后仰时，触摸甲状软骨与环状软骨之间的间隙，很容易确定其部位。

【手术方法】

1. 体位　同气管切开术。紧急情况下，可将患者颈部仰卧于术者膝部上进行操作。

2. 手术操作　术者左手摸清患者甲状软骨与环状软骨之间的间隙，并以拇指、食指固定其甲状软骨。右手用小刀在甲状软骨与环状软骨之间作一横行3~4cm的皮肤切口，再以刀尖切开环甲膜，或一刀直接切入喉内，立即插入血管钳撑开切口，再插入任何可用的空心管如塑料管、笔套等，以暂时维持呼吸，随后改插气管套管，再行常规气管切开术。

在十分紧急的情况下，亦可选用18#粗大注射针头，经环甲膜刺入声门下，以暂时缓解症状。刺入时注意刺入的方向及深度，防止刺入组织中而未达声门下腔，或穿至气管后壁。

环甲膜切开后，插管时间一般不宜超过24小时。病情缓解后应立即拔管，以免环状软骨因压迫过久而发生坏死，造成术后喉狭窄。若病情需要插管时间超过24小时者，应及时补做常规气管切开术。

第十节　喉乳头状瘤

喉乳头状瘤是喉部最多见的良性肿瘤。其发病的性别差异不大，可见于任何年龄，但以10岁以下儿童多见。临床上喉乳头状瘤可分为幼儿型和成人型。本病较易复发。

喉乳头状瘤属于中医学"喉瘤"范畴。

【病因病理】

一、西医病因病理

1. **病因**　本病具体病因尚不十分清楚，目前认为与人类乳头状瘤病毒（HPV）相关性密切。此外，与内分泌状况也存在一定的相关性。

2. **病理**　该瘤为上皮性肿瘤，向黏膜表面呈外生性乳头状生长。镜下见乳头呈圆形或长圆形团块，覆多层鳞状上皮，中心有疏松而富含血管的结缔组织，一般不向基底浸润。其生长方式有单发与多发两型。单发者多见于成人，常局限于一侧声带边缘或前联合处，容易恶变；多发者常见于儿童，在声带、室带、喉室等处有广泛的喉黏膜浸润，甚至蔓延至咽或声门下、气管、支气管等处，形成呼吸道乳头状瘤病。

二、中医病因病机

喉瘤的发生与邪毒侵袭关系密切；又因喉属肺系，足厥阴肝经循其后上入颃颡，足阳明胃经上循于喉。因此，本病的发生又涉及肺、肝、脾、胃等脏腑功能紊乱。邪毒侵袭，留伏体内，内伤于肺，肺经痰热内生，更因饮食不节，脾胃受损，情志伤肝，肝疏泄失常，气机阻滞，瘀积而成喉瘤，伏邪屡动，以致喉瘤反复，并不断发展。

【临床表现】

1. **症状**　本病主要表现为缓慢发展的声嘶或失音，严重者可伴有咳嗽、喘鸣、呼吸困难。

2. **体征**　喉部检查见肿瘤为灰白色或淡红色，亦有呈暗红色者，表面粗糙不平或如桑椹状，可随呼吸气流上下活动。

【诊断与辨证】

1. **诊断要点**　根据患者缓慢发展的声嘶症状和喉部检查即可诊断。活组织检验有助于确诊。对于中年以上患者，需注意有无恶变可能。尤其是多次复发者，更宜反复活检，以及时发现恶变倾向。

2. **鉴别诊断**　本病应与声带息肉、早期喉癌相鉴别。

3. **辨证分型**

（1）气血凝滞喉窍型　声音不畅或有声嘶，喉中不利，轻微喘鸣；喉中肿物色灰白，粗糙不平，较为局限；伴口苦而干，胸闷不舒；舌稍红或暗滞，苔黄白或薄黄，脉弦。

（2）痰浊凝聚喉窍型　声嘶或失音，言语费力，喉痒梗塞，气喘痰鸣；喉中肿物粗糙不平，范围较广，体积较大，或呈红色；伴口中黏腻，胸闷不适，身体困重；舌质较红，苔白腻或黄腻，脉弦滑或缓。

【治疗】

本病以手术治疗和激光治疗为主要措施。

一、西医治疗

1. **手术治疗**　肿瘤较小者，可在纤维喉镜下摘除肿瘤。病变较大而广泛者，可在直接喉镜、支撑喉镜下用喉钳摘除。术中宜仔细鉴别肿瘤边界，彻底切除瘤组织。以 0.5%～5% 醋酸溶液涂布患处，瘤组织变为白色，有利于确定安全缘。

2. **免疫疗法**　小儿患者可配合干扰素、转移因子等免疫疗法。

二、中医治疗

1. **分型治疗**

（1）气血凝滞喉窍型

治法　疏肝解郁，化瘀散结。

方药　柴胡栀子散加减。若舌质暗，脉涩，加桃仁、红花、泽兰；若咽部不适，常清嗓者，加枳壳、桔梗、僵蚕。

（2）痰浊凝聚喉窍型

治法　宣肺清热，祛痰散结。

方药　清咽双和饮加减。痰多者，选加象贝母、半夏、瓜蒌仁、葶苈子、海浮石、木蝴蝶；咽喉干燥者，加麦冬、沙参。

2．其他治疗　外治法：术中或术后以鸭胆子油涂抹肿瘤基部，有助于防止复发。

第十一节　喉　癌

喉癌是原发于喉部的恶性肿瘤，以喉功能受损为常见早发症状。我国喉癌以北方较多见，并呈逐年上升趋势。农村发病率显著低于城市。喉癌居耳鼻咽喉恶性肿瘤的第3位，仅次于鼻咽癌和鼻腔、鼻窦癌。本病患者以男性居多，男女之比约10：1，多发于50～70岁之间。

本病可归属于中医学"喉菌"范畴。

【病因病理】

一、西医病因病理

1．病因　喉癌的真正病因尚未明确，可能与多种因素有关，包括过度吸烟、长期饮酒、空气污染、局部慢性炎症、病毒感染、放射性损伤等，并涉及遗传易感性。

2．病理　绝大多数喉癌为鳞状细胞癌，其他尚有基底细胞癌、腺癌、未分化癌等，且多原发于喉部。

喉癌的发生部位与细胞分化程度有一定的相关性。原发于声门区的癌肿分化较好，多为高分化和中分化鳞癌；发生于声门上区的癌肿分化较差，常见低分化鳞癌或未分化癌，发展快，易转移；发生于声门下区的癌肿分化差，大多为未分化癌。

在喉黏膜上皮细胞的癌变过程中，往往先出现喉角化症、慢性增生性喉炎等癌前病变，然后再恶化为癌肿。

二、中医病因病机

喉为肺系，上通胃系之咽，且喉为声音所出之器，肝又为声音之主，故喉菌的发生与肺、脾胃、肝之关系密切。

【临床表现】

1. 症状与体征　因喉腔各区胚胎来源不一样，使得其解剖上各具特点，故各区喉癌具有不同的病理进程和临床特征。喉癌可分3型。

(1) 声门上型　声门上型癌发病率居喉癌第2位。声门上区血供及淋巴管网丰富，癌细胞分化一般较差，因而声门上型癌的发展和转移都较快。

早期声门上型癌常无显著症状，或仅觉咽部不适和有异物感。待肿瘤长大，表面溃烂，可出现轻度咽喉疼痛，并逐渐加剧，且可放射至同侧耳颞部，或妨碍进食；可伴咳嗽，常痰中带血，晚期患者可咯臭痰。该型患者一旦出现声嘶，提示肿瘤已向下侵及声带。肿瘤长至一定程度，还可堵塞喉腔出现呼吸困难。

声门上型癌常较早出现颈淋巴结转移，为无痛性渐大之肿块，多首先见于同侧颈总动脉分叉处，然后沿颈内静脉链向上下淋巴结扩展。

(2) 声门型　声门型癌亦称声带癌，是喉癌中最多见的，多发于声带前中1/3交界处的边缘。该型癌一般分化较好，生长较为缓慢，可有较长的静止期，癌细胞一旦突破声带肌表面坚韧的弹力纤维层组织，肿瘤则可迅速发展。

由于声带的特殊解剖形态与功能，很小的声带癌即可因声嘶症状而被患者注意，所以本型喉癌早期就诊者较多。声嘶呈进行性加剧，并常伴有不同程度的咳嗽，可有痰中带血，但罕见大量咯血。一般少见疼痛与吞咽困难。肿块长大后可以堵塞声门而引起呼吸困难。因声带淋巴管稀少，该型喉癌颈淋巴结转移者极少，只有向上下两区发展时才见到颈侧或喉前、气管前淋巴结转移。

间接喉镜下，声带癌早期表现为声带边缘增厚、粗糙，继而发展成乳头状新生物，色灰白或淡红，周围黏膜稍有充血，声带运动正常，但关闭不全。随着肿瘤的增大，肿块向前后扩展，可超越前联合侵犯对侧声带，或向后侵犯深部肌肉而致声带固定。该型病变极少出现溃疡。

(3) 声门下型　声门下型癌是喉癌中最少见者。其发展速度可能不如声门上型癌，但病变隐蔽，早期症状不显著，不易检查，常至晚期方才得到确诊。

当声门下癌肿表面发生溃烂，可引起咳嗽和痰中带血之症。如肿瘤向上侵犯声带肌组织，影响声带运动，可见声嘶。增大的肿块堵塞气道，也可引起呼吸困难。

声门下型癌易穿越环甲膜侵及颈前带状肌，累及甲状腺，向后可浸润食管前壁。由于声门下淋巴管网分布较丰富，颈淋巴结转移率为 13% ~ 20% ，次于声门上型癌，但高于声带癌。

因为声带的遮挡，间接喉镜下不易窥见早期声门下型癌。肿物长大超出声带边缘时，可通过间接喉镜见到新生物。有时，一侧声带的固定可能是声门下型癌的唯一间接喉镜体征。

2. 实验室及其他检查

（1）血清学检查　血清肠癌相关抗原 CCA 为多阳性，免疫抑制酸性蛋白 IAP 高于正常人 1 倍以上，两项指标可于手术后分别转阴或含量降至正常水平。

（2）喉部的 X 线摄片、断层摄影　可以提供癌肿部位及浸润范围的某些资料，但不如 CT 片提供的信息丰富。喉部 CT 片不仅可显现喉部新生物的存在与否，还能显示黏膜、黏膜下及深部的隐匿病变及其发展趋势，有助于判定肿瘤的位置、大小、周界、对喉软骨的侵犯及向声门下或喉外扩展的范围，尤其是喉部间隙显示清晰，对会厌前间隙及声门旁间隙的侵犯情况诊断准确率可达 100% 。

（3）动态喉镜检查　对于可疑喉癌病变者可行电子动态喉镜检查，观察其静态和动态图像中黏膜波与振幅的变化；如果黏膜波消失或振幅减弱明显，应警惕早期喉癌的存在；对于存在癌前病变的患者，宜定期做动态喉镜检查，观察其发展趋势。

【诊断与辨证】

1. 诊断要点　根据患者的症状和喉镜检查来作初步诊断。喉癌的确诊有赖于组织病理学检查。间接喉镜下活检困难者，可在纤维喉镜明视下直接取组织进行活检。

2. 鉴别诊断

（1）喉结核　典型的喉结核表现为咽喉疼痛，病变局部黏膜苍白水肿或有浅溃疡等。其确诊有赖于组织病理学检查。

（2）喉乳头状瘤　喉乳头状瘤虽然诊断不难，但其存在恶变可能，需与喉癌相区别。其确诊有赖于组织病理学检查。

（3）喉息肉　喉息肉本身恶变者极少，但有些早期喉癌的表现类似息肉。所以，凡以息肉摘除的组织均应做常规病检，以免漏诊。

3. 辨证分型

（1）肝郁血凝型　声音嘶哑，咽喉梗塞不利，痰中带血；喉部肿块凹凸不平，色暗红；伴胸胁闷痛，心烦易怒；舌质红或有瘀点，苔白或微黄，脉弦细或弦缓。

（2）痰热壅肺型　声音嘶哑，咳嗽痰多，痰中带血，咽喉疼痛；局部漫肿，表面分泌物较多，或有颈部核块；伴呼吸气粗，胸痛，或有呼吸困难；舌质红，苔白而干或黄腻，脉缓滑或细滑。

（3）热毒困脾型 声嘶或失音，喉痛剧，吞咽不利，咳嗽痰稠，痰中带血，呼吸困难，气喘痰鸣；肿物溃烂，覆有秽膜，颈有核块；伴体质消瘦，饮食难下，睡卧不宁，口干口苦，气息秽臭，便结溺赤；舌质红或红绛，苔黄厚腻，脉弦滑数。

【治疗】

喉癌多为鳞状细胞癌，且分化程度较高，不仅对放化疗敏感性较差，更由于喉部胚胎发育和解剖结构特点，各区之间及左右相应部位之间的界限较明显，以致病变不易突破其限制而较长时间局限于原发区域，为手术完整切除病灶提供了有利条件。所以，除了局限于声带的Ⅰ期和少数Ⅱ期声门癌外，其余喉癌多首选手术治疗，再根据综合治疗原则配合适当的放、化疗以善其后。中药的应用，主要在于阻断癌前病变的发展及预防复发和转移，以促进康复。对于晚期病例，中医疗法则可作为扶正固本抗癌的主要手段之一，不仅可改善其生存质量，有些患者的病情还能获得不同程度的缓解，延长带瘤生存期。

对患者进行思想工作非常重要。要激励其主观意愿，消除悲观情绪，以免因情绪低落而进一步削弱机体免疫力。

一、西医治疗

1. **手术治疗** 具体的手术方式包括垂直半喉切除术、水平半喉切除术、3/4喉切除术、喉次全切除术及喉全切除术等。注意瘤灶切除时的安全缘为距肿瘤边缘0.5cm处。若疑有颈淋巴结转移，还宜配合颈廓清术，尤其是颈内静脉中、上组淋巴结的清除。同时，应努力利用残留的喉、气管组织施行各种发音重建术。

2. **放射治疗** Ⅰ期声带癌常用放射治疗。对于手术后复发病例或晚期患者，放疗可作为综合治疗方案的重要措施之一。

3. **化学治疗** 可作为综合治疗的组成部分酌情选用。

4. **其他疗法** 早期声带癌也可行激光治疗。

二、中医治疗

1. **分型治疗**

（1）肝郁血凝型

治法 行气散结，活血祛瘀。

方药 会厌逐瘀汤加减。根据病情可选配水蛭、虻虫、土鳖、三棱、莪术、穿山甲等；有实热之象者，加丹皮、栀子；脾胃不和者，加党参、白术、茯苓、甘草。

（2）痰热壅结型

治法　清肺泄热，化痰散结。

方药　黄连清喉饮加减。若患者痰多，颈部肿块巨大，加生南星、生川乌、生草乌、生半夏；脾胃不和者，加党参、鸡内金、茯苓。

（3）热毒困结型

治法　泻火解毒，活血散结。

方药　黄连解毒汤合柴胡清肝饮加减。火毒盛极者，选加白花蛇舌草、半枝连、山豆根、青黛、苦地胆；疼痛较剧者，选加蜈蚣、全虫、露蜂房、三七、沉香、五灵脂、木香、蔓荆子、藁本等；津液耗伤者，加天花粉、芦根、雪梨干、沙参、麦冬。

2. 外治法　常以金银花、桔梗、玄参、甘草煎水含漱，再用麝香散吹喉。

【预防与护理】

戒除烟酒，避免接触各种粉尘及刺激性气体，去除不良嗜好。喉癌治疗期间，应注意精神调理和口腔护理。积极治疗癌前期病变，包括喉白斑病、喉乳头状瘤、喉息肉等。

第五章

耳部疾病各论

第一节 先天性耳前瘘管

先天性耳前瘘管系外耳发育不良遗留的一种临床常见的先天性畸形耳病。单侧多于双侧。瘘管口常位于耳轮脚前，少数可在耳前其他部位，如耳廓或耳垂部位。

本病属中医"耳漏"、"耳瘘"的范畴。

【病因病理】

一、西医病因病理

胎儿时期，由于某种遗传或致畸因素影响，使第一、二鳃弓或第一鳃裂发育不良，所致的一种狭窄且可有分支而弯曲的先天盲管。管壁为复层鳞状上皮结构，常有上皮脱落及皮脂腺分泌物。一旦继发感染可形成脓肿。

二、中医病因病机

本病为先天禀赋不足，阻碍耳的发育，缺损成瘘。若邪热侵袭，壅遏气血，可发为痈肿；或久病伤正，邪毒滞留，瘘口溢脓时发时止，经久不愈。

【临床表现】

1. **症状** 本病一般无症状，时有局部微感瘙痒不适。若继发感染则有局部疼痛。

2. **体征** 瘘口微细、凹陷，多位于耳轮脚前，少数在耳廓三角窝或耳甲腔部，挤压可有少量白色皮脂样物；感染时，局部红肿溢脓，甚则形成脓肿，脓溃成漏；如反复发作，瘘管附近皮肤可发生溃烂或形成疤痕。

【诊断与辨证】

1. 诊断要点 出生即存在耳前针孔样瘘管开口；挤压可有少量白色皮脂样物；若继发感染可出现局部红肿疼痛。

2. 鉴别诊断 若出现感染，应与耳前淋巴结炎或外耳道炎与疖相鉴别。

3. 辨证分型

（1）邪热侵袭型 瘘管开口局部红肿疼痛，甚则形成脓肿，溃破溢脓；舌红，苔黄腻，脉洪数。

（2）正虚邪滞型 瘘口溢脓时发时止，经久不愈，面色无华，神疲乏力；舌淡，苔白，脉细弱。

【治疗】

静止期可暂时不处理；若一旦感染，应积极给予抗炎治疗；必要时行手术治疗。

一、西医治疗

选用敏感抗生素进行局部和全身治疗。对反复发生感染的瘘管，宜行耳前瘘管切除术。

二、中医分型治疗

1. 邪热侵袭型

治法 清热解毒，消肿止痛。

方药 五味消毒饮加减。肿痛明显者，加延胡索、柴胡、龙胆草、山栀子。

2. 正虚邪滞型

治法 扶正祛邪，解毒消肿。

方药 托里消毒散加减。分泌物秽臭者，加蒲公英、野菊花、山栀子。

【预防与调护】

忌食辛辣炙煿之品，并保持局部清洁卫生，防止感染。

第二节 化脓性耳廓软骨膜炎

化脓性耳廓软骨膜炎，系耳廓软骨膜感染细菌后引起的局部剧烈的红、肿、疼痛，甚至溃烂的急性化脓性炎症。由于耳廓血液循环差，一旦感染后，病情发展迅速，极易导致耳廓软骨坏死，最终遗留耳廓畸形。

本病属中医学"断耳疮"、"耳发疽"等范畴。

【病因病理】

一、西医病因病理

1. **病因** 耳廓外伤、耳部手术或耳针消毒不严等继发感染常引起本病，也可由外耳邻近组织感染扩散，或耳廓血肿继发感染引起。其主要致病菌为绿脓杆菌或金黄色葡萄球菌。

2. **病理** 耳廓软骨与软骨膜间化脓后，则导致耳廓软骨缺血坏死。

二、中医病因病机

耳廓损伤，不慎风热邪毒乘虚而入，引动肝胆火热，内外合邪，循经上壅，热腐为脓而发为本病。

【临床表现】

1. **症状** 自觉耳廓灼热肿胀，疼痛迅速加剧，甚至难以忍受。

2. **体征** 耳廓皮肤充血肿胀，触痛明显，继之红肿加重，耳廓呈暗红色，脓肿形成后可溃破流脓，软骨坏死，耳廓蜷缩畸形。

3. **实验室及其他检查** 脓性分泌物可培养出致病菌。

【诊断与辨证】

1. **诊断要点** 根据耳廓损伤等病史和耳廓局部出现剧烈的红、肿、疼痛，甚至溃烂溢脓等表现，则不难诊断。

2. **鉴别诊断** 本病主要与耳廓假性囊肿相鉴别，后者为耳廓皮下出现浆液性渗液、肿胀如囊肿样隆起的一种外耳疾病，又称非化脓性耳廓软骨膜炎。其特征是不明原因突见耳廓无痛性、局限性肿起，肤色正常；穿刺可抽出淡黄色液体，肿胀立消。

3. **辨证分型**

（1）**风热邪毒侵袭型** 耳廓灼热，红肿疼痛初起，恶风发热；舌尖红，苔薄黄，脉浮数。

（2）**肝胆火热上壅型** 耳廓灼热，红肿疼痛加剧，或耳廓呈暗红色，脓肿溃破流脓，软骨坏死，发热头痛，面红目赤，烦恼不安；舌红，苔黄，脉弦数。

【治疗】

本病宜中西医结合治疗，及时控制感染，以免后遗耳廓畸形。

一、西医治疗

早期尚未成脓时，以全身应用足量有效抗生素为主，局部可用鱼石脂软膏或抗生素软膏外敷，尽早使炎症消退。若已成脓，应在全身麻醉下切开脓腔，排除脓液，清理坏死组织，并根据细菌培养和药物敏感试验结果使用敏感抗生素冲洗术腔，控制感染，促进愈合。

二、中医分型治疗

1. 风热邪毒侵袭型

治法　疏风清热，解毒消肿。

方药　银翘散合五味消毒饮加减。发热重者，加知母、生石膏、大青叶。

2. 肝胆火热上壅型

治法　清肝泻火，解毒消肿。

方药　龙胆泻肝汤合五味消毒饮加减。耳部痛甚者，加延胡索、郁金、丹皮。

【预防与调护】

忌食辛辣炙煿之品。耳廓外伤应及时彻底清创。耳部手术或耳针治疗应严格消毒，防止感染。积极治疗易致耳廓感染的疾病。

第三节　耳外伤

耳外伤是由各种外在因素损害导致耳部外伤或伴随耳功能障碍的一类常见耳部疾病。依外伤部位的不同主要有耳廓外伤、鼓膜外伤和颞骨骨折等。

本病属中医学"伤耳"、"耳损伤"等范畴。

【病因病理】

一、西医病因病理

本病常由直接外力，如跌打、利器、拳掌、扯咬、车祸等伤及于耳部，引起耳廓挫伤、血肿或断裂、鼓膜穿孔，甚至颞骨骨折波及中耳与内耳深层。此外，间接外力如爆震、咽鼓管吹张或擤鼻过猛等也可引起鼓膜外伤或内耳损伤。

二、中医病因病机

外在暴力伤及耳部，局部皮开肉绽，脉损溢血，或气滞血瘀，肿胀疼痛，或膜破骨折，耳窍失聪。

【临床表现】

1. **症状**　耳部疼痛出血；损及中耳与内耳者可出现耳鸣耳聋，耳闷耳胀，或内耳眩晕。颞骨骨折者还常伴有头痛、昏迷等颅脑外伤的症状。

2. **体征**　根据外伤部位和暴力性质的不同，可呈现局部瘀血肿胀、耳廓断裂、鼓膜穿孔渗血等。如颞骨骨折者可出现耳鼻流血，甚至脑脊液耳鼻漏。

3. **实验室及其他检查**　影像学检查可明确颞骨骨折。如伤及中耳或内耳者，音叉测试或纯音测听则有传导性聋或感音神经性聋。

【诊断与辨证】

1. **诊断要点**　根据耳部外伤史和局部典型外伤症状、体征，必要时结合影像学等检查即可明确诊断。

2. **鉴别诊断**　外耳道炎与疖、化脓性中耳炎等也有耳部肿痛或鼓膜穿孔等，局部检查可确诊。

3. **辨证分型**

（1）络伤出血型　外伤伊始，耳部疼痛，络损溢血，皮开肉绽，或膜破骨折；舌稍红，脉略数。

（2）外伤瘀滞型　外伤后局部瘀血肿胀加重，耳痛明显，或耳鸣耳聋，耳闷耳胀，或内耳眩晕；舌暗，脉涩。

【治疗】

治疗本病应及时处理局部外伤，视病情对症治疗，注意防止感染。

一、西医治疗

治疗耳廓血肿应在严格无菌操作下用注射器抽出积血或切开排净积血，以防血肿机化、耳廓增厚变形。耳廓皮损断裂，应彻底清创缝合。

鼓膜外伤，宜用酒精消毒外耳道后，用消毒棉球堵塞外耳道，保持局部清洁卫生，促进鼓膜愈合，如鼓膜穿孔长期不愈者可行鼓膜修补术。颞骨骨折常伴颅脑外伤，应以脑外科救治为主。各种耳外伤均要适当配合抗生素治疗，严防感染。

二、中医分型治疗

1. 络伤出血型

治法　止血消肿镇痛。

方药　十灰散加减。局部染毒疼痛者，加蒲公英、野菊花、金银花。

2. 外伤瘀滞型

治法　祛瘀消肿止痛。

方药　七厘散加减。局部胀痛明显者，加郁金、丹皮、泽泻。

【预防与调护】

避免各种有害因素。鼓膜外伤后，严禁外耳道冲洗或滴药。注意防止感染。

第四节　耵聍栓塞

耵聍栓塞是指外耳道耵聍腺分泌耵聍过多，日久聚集成块，或软若蜡状，或硬如石样，阻塞外耳道，出现耳内胀堵，妨碍听力的一种常见的外耳疾病。

本病属中医学"耵耳"等范畴。

【病因病理】

一、西医病因病理

正常情况下，少量耵聍对鼓膜和外耳道具有一定的保护作用。当耵聍达到一定量时，常随局部肌肉、关节及头位运动而自动排出。若外耳道受到某种原因，如外耳道畸形、狭窄、肿瘤、瘢痕，或老年人肌肉松弛，下颌关节运动无力，外耳道塌陷，或挖耳将耵聍深推入耳内等，均致耵聍排出受阻，同时加上各种刺激如炎症、经常挖耳等，诱使耵聍分泌过多，日积月累，堵塞外耳道，影响听力。日久水分蒸发，转为干性耵聍硬块，一旦进水，耵聍随之膨胀，引起耳内胀堵，听力下降更为明显。

二、中医病因病机

肝胆湿热循经浸润耳窍，与耳道津液搏结，形成过多油垢；或风热邪毒外犯耳窍，与耳道津液搏结，形成油耳，堵塞耳道，耳闭失聪。日久热伤阴分，油垢转为干性团块，若遇水膨胀，堵闭更甚。

【临床表现】

1. **症状**　视耵聍堵塞程度的不同而引起轻重不等的耳聋，有时可伴耳鸣，耳胀不适，严重者耳闭堵塞，听力下降明显。若继发外耳道感染，则出现耳胀耳痛。

2. **体征**　外耳道内有耵聍团块堵塞，质硬如石或质软如蜡。若继发外耳道感染，则有耳廓牵拉痛。耵聍颜色开始是无色透明的油脂状，继而转为淡黄色，日久变为棕褐色或黑色。

3. **音叉测试或纯音测听检查**　影响听力者，检查结果为传导性聋。

【诊断与辨证】

1. **诊断要点**　检查发现即可确诊。

2. **鉴别诊断**　分泌性中耳炎、外耳道异物、外耳道炎与疖等疾病可出现耳胀耳闭，传导性听力下降，通过检查发现耵聍，清除后以上症状随之消失，可资鉴别。

3. **辨证分型**

(1) 风热邪毒型　耳道作痒不适，喜搔抓挖耳，耵聍分泌旺盛，堵塞耳道，耳胀微痛；舌尖红，苔薄黄，脉浮数。

(2) 肝胆湿热型　耳道痒痛不适，耵聍分泌旺盛，耳胀堵明显，面红目赤；舌红苔黄，脉弦数。

【治疗】

本病一般局部治疗即可。反复发作者，可试用中医中药抑制耵聍过度分泌。注意预防感染。

一、西医治疗

直接钩取耵聍。若质硬或深达鼓膜不易取者，先用5%碳酸氢钠溶液（俗称耵聍液）滴耳数日，使耵聍溶化后，用细棉签揩净，或用生理盐水冲洗，也可用吸引器吸取。若继发感染，出现耳胀耳痛者，应及时给予全身和局部抗生素治疗。

二、中医分型治疗

1. **风热邪毒型**
治法　疏风清热利窍。

方药　银翘散加减。耵聍如脂量多者，加藿香、苍术、泽泻。

2. 肝胆湿热型

治法　清肝利湿通窍。

方药　龙胆泻肝汤加减。耳胀耳痛明显者，加蒲公英、野菊花、延胡索。

【预防与调护】

积极治疗妨碍耵聍排除的耳部疾病，避免挖耳不良习惯和局部感染。

第五节　外耳道疖

外耳道疖为发生于外耳道软骨部皮肤的局限性化脓性炎症。
本病属中医学"耳疖"等范畴。

【病因病理】

一、西医病因病理

外耳道软骨部皮肤富含皮脂腺、毛囊及耵聍腺，极易感染和滋生细菌，引起局部化脓性炎症。其诱发因素常由挖耳损伤、游泳或洗澡进水、外耳道湿疹、化脓性中耳炎流脓刺激等所致；也可因糖尿病、营养不良、恶病质等全身疾病使机体抵抗力下降而引发细菌感染。

二、中医病因病机

有害外因致耳道肌肤损伤，卫外不固，风热邪毒侵袭，搏结于耳，致生耳疖；或过食肥甘厚味、辛辣炙煿之品，肝胆湿热内蕴，循经上蒸耳道，壅遏经脉，致生耳疖。

【临床表现】

1. 症状　耳痛明显，日益加剧，甚则常伴同侧头部牵痛，张口、咀嚼或碰触患处时疼痛加重。若疖肿过大，堵塞外耳道，可有耳胀耳闭，听力下降。

2. 体征　外耳道局限性红肿突起，甚则出现脓头；脓肿成熟溃破后，外耳道内可出现少量脓血流出；牵拉耳廓疼痛加重；可有耳周淋巴结肿大、压痛。

3. 音叉测试或纯音测听检查　影响听力者，检查结果为传导性聋。

【诊断与辨证】

1. **诊断要点**　本病以外耳道局限性红肿疼痛明显为特点，牵拉耳廓疼痛加重。

2. **鉴别诊断**　本病主要与化脓性中耳炎相鉴别。后者为鼓膜充血，继而穿孔，耳内不断流脓，但牵拉耳廓无耳痛加重现象。

3. **辨证分型**

（1）风热邪毒型　局部红肿疼痛初起，可伴恶风发热，头痛，周身不适；舌尖红，苔薄黄，脉浮数。

（2）肝胆湿热型　局部红肿疼痛加剧，或突起有脓，耳周瘰核肿痛；可伴发热，口苦咽干，溲黄便结；舌红，苔黄腻，脉弦数。

【治疗】

一、西医治疗

全身应用敏感抗生素控制感染。疼痛较剧时，适当应用止痛剂，同时配合局部治疗。若尚未成脓，可用鱼石脂软膏或抗生素软膏外敷；若脓已成熟，应切开排脓。

二、中医分型治疗

1. **风热邪毒型**

治法　疏风清热，解毒消肿。

方药　银翘散合五味消毒饮加减。发热重者，加知母、生石膏、大青叶。

2. **肝胆湿热型**

治法　清肝泄热，利湿消肿。

方药　龙胆泻肝汤合五味消毒饮加减。肿痛甚者，加延胡索、郁金、丹皮。

【预防与调护】

忌食辛辣炙煿之品。积极治疗全身慢性疾病。平时保持外耳道清洁卫生，避免挖耳的不良习惯。

第六节 外耳道炎

外耳道炎系外耳道皮肤及皮下组织的弥漫性感染性炎症。发病与当地气候和环境有密切关系，夏季多见。本病分急性和慢性两种。

本病属中医学"耳疮"范畴。

【病因病理】

一、西医病因病理

外耳道皮肤生理屏障若遭受某种有害因素破坏，致病菌乘虚而入即可引起外耳道弥漫性炎症反应。表现为局部皮肤水肿和炎症细胞浸润，表面渗液、脱屑，皮肤正常代谢障碍，日久皮肤增厚，或有肉芽形成。其常见诱因有外耳道损伤、环境湿度和温度改变、游泳或洗澡进水、化脓性中耳炎流脓刺激、变态反应等；也可因糖尿病、营养不良、内分泌紊乱等全身疾病使机体抵抗力下降而引发。

二、中医病因病机

耳道肌肤损伤，风热邪毒乘虚而入，搏结于耳；或平素肝胆湿热内蕴，循经上蒸耳道，壅遏经脉，致生耳疮。久病耳疮，风湿热毒暗耗阴血，或素体脾胃虚弱，化生不足，血不养肤，正不胜邪，邪毒滞留耳道，使病程迁延不愈。

【临床表现】

1. 症状 急性者病起即感耳胀耳痛，耳道发痒灼热，肿甚则耳闭耳堵，听力下降。慢性者则以耳痒不适为主，或时伴耳微痛。

2. 体征 外耳道弥漫性红肿，甚则外耳道闭锁，可伴表皮糜烂，有脓性渗出物；转为慢性后，可见外耳道皮肤粗糙增厚、脱屑，或有少量分泌物，甚则外耳道狭窄，鼓膜混浊增厚。

3. 音叉测试或纯音测听检查 影响听力者，检查结果为传导性聋。

【诊断与辨证】

1. 诊断要点 急性者以外耳道弥漫性红肿伴疼痛为特点。慢性者则以耳痒微痛不适、外耳道皮肤增厚变窄等为特点。

2. 鉴别诊断 慢性外耳道炎主要与外耳道真菌病相鉴别。后者局部可见霉苔；分泌物涂片、真菌培养等检查可查到相关真菌；抗真菌治疗有效。

3. 辨证分型

（1）风热邪毒型　耳道发痒灼热不适，局部弥漫性肿痛初起，可伴恶风，发热，头痛，周身不适；舌尖红，苔薄黄，脉浮数。

（2）肝胆湿热型　局部弥漫性红肿疼痛明显，或伴表皮糜烂，脓性渗出物，可有面红目赤，口苦咽干，溲黄便结；舌红，苔黄腻，脉弦数。

（3）血虚邪滞型　耳疮日久，局部耳痒微痛，耳道肌肤增厚粗糙，可伴面色无华，毛发不荣，皮肤干涩；舌红，少津，脉细数。

【治疗】

一、西医治疗

选用敏感的抗生素口服或肌注，严重者静脉滴注，以控制感染。局部治疗早期可外用抗生素滴耳液或软膏。慢性者可外用抗生素加类固醇激素霜剂。

二、中医分型治疗

1. 风热邪毒型

治法　疏风清热，解毒消肿。

方药　银翘散合五味消毒饮加减。发热重者，加知母、生石膏、大青叶。

2. 肝胆湿热型

治法　清肝泄热，利湿消肿。

方药　龙胆泻肝汤合五味消毒饮加减。肿痛明显者，加延胡索、郁金、丹皮。

3. 血虚邪滞型

治法　养血润燥，解毒祛邪。

方药　归芍地黄汤合五味消毒饮加减。兼瘙痒者，加蝉蜕、防风、白鲜皮。

【预防与调护】

忌食辛辣炙煿之品。增强机体免疫力。积极防治化脓性中耳炎和全身慢性疾病。保持外耳道清洁卫生。避免外耳道损伤。

第七节　外耳道异物

外耳道异物系外来异物进入外耳道后产生耳部症状的一种外耳疾病。本病多见于小儿在嬉戏时将各类杂物塞入耳内，或劳作时不慎让砂石等异物飞进耳内，或各类昆虫误入耳内。

本病属中医学"异物入耳"、"百虫入耳"范畴。

【病因病理】

一、西医病因病理

异物各种各样，但分类不外有动物类，如各种昆虫等；植物类，如各种豆类、树枝等；非生物类，如各种砂石、金属、玻璃珠等。由于异物性质、大小、形状不同，所致病理变化也不尽一致，如昆虫骚动不安或有毒液刺激；砂石、金属锐利棱角的损伤；较大异物嵌顿或膨胀压迫等，均可导致不同程度的耳胀耳痛，甚至继发感染。

二、中医病因病机

异物入耳，损伤耳道肌肤，热毒乘虚而入，壅遏气血，作肿作痛。

【临床表现】

1. **症状** 耳内昆虫骚动作痒作痛；异物损伤或压迫作胀作痛；继发感染则作肿作痛加重，甚至耳鸣、听力下降。

2. **体征** 检查发现外耳道异物，继发感染或昆虫有毒液体刺激可见外耳道红肿。

【诊断与辨证】

1. **诊断要点** 根据病史，通过检查发现外耳道异物即可确诊。

2. **鉴别诊断** 本病主要与耵聍栓塞相鉴别。通常经过局部检查即可明辨。

3. **辨证分型** 热毒侵袭型：耳道肌肤损伤后出现局部红肿作痛，烦躁不安，甚则碰之痛剧；舌红苔黄，脉数。

【治疗】

本病以外治为主，注意预防感染。

一、西医治疗

一般直接镊取或钩出异物。但圆球形异物，可用异物钩顺耳道壁与耳道间的空隙越过异物后方，然后轻轻将其向前拉出，切勿用镊子夹取，以防异物滑入耳道深部。遇泡胀豆类异物，可先用95%酒精脱水缩小后再行取出。活动性昆虫宜先用70%酒精或2%地卡因等滴入淹杀后再取出。较大异物嵌顿较深，局部肿胀疼痛明显，或小儿不配合者，可在全身麻醉下进行，必要时采用手术切开取出异物。继发感染应配合抗生素治疗。

二、中医分型治疗

热毒侵袭型

治法 清热解毒，消肿止痛。

方药 五味消毒饮加减。肿痛明显者，加延胡索、郁金、龙胆草、山栀子。

【预防与调护】

教育小孩勿将异物塞入耳内；注意劳动保护；异物入耳应及时取出，以免出现并发症。

第八节 分泌性中耳炎

分泌性中耳炎是以鼓室积液及听力下降为主要特征的中耳炎性疾病。根据鼓室积液的产生机制和液体性质，以往又有非化脓性中耳炎、卡他性中耳炎、渗出性中耳炎、胶耳等别称。本病可见于任何年龄，但发病率以小儿为高，是小儿常见的致聋原因之一。本病多见于冬春季节。

分泌性中耳炎属中医学"耳胀耳闭"范畴。

【病因病理】

一、西医病因病理

正常情况下，咽鼓管是中耳与外界空气相通和引流的唯一通道，若受某种因素影响，导致其功能障碍，引起堵塞不畅，则中耳腔封闭而与外界隔绝，随之中耳气体被黏膜吸收，形成中耳负压，导致鼓膜内陷，中耳黏膜毛细血管扩张、瘀血、通透性增加，出现血管渗出液；继则中耳黏膜增厚，上皮化生，腺体和杯状细胞增多，分泌液增加，同时咽鼓管纤毛排送系统功能紊乱，均可形成鼓室积液，引起传音障碍。

致使咽鼓管堵塞的常见原因有鼻咽部疾病如腺样体肥大、鼻咽部肿瘤，鼻部疾病如各类鼻炎，头颈部放疗，咽鼓管发育不全等。此外，大气压急剧变化，形成中耳内外气压不平衡；细菌或病毒感染，诱导产生大量炎症介质，损伤中耳黏膜和咽鼓管功能；中耳的免疫反应损伤毛细血管，导致血管通透性增加，也可导致鼓室积液。

二、中医病因病机

风邪外犯，首先犯肺，肺失宣降，鼻塞不利，耳闭不通，水湿停聚不化，积于鼓室，阻塞耳窍；也有久病伤脾，或先天禀赋不足，素体本虚，脾气虚弱，不能运化水湿，水湿积于鼓室，壅阻耳窍；若久病邪气入络，则气机不利，血瘀痰凝，互结于鼓室，加重耳闭不通。

【临床表现】

1. **症状** 耳内有胀闷堵塞感，或伴耳微痛不适，按压耳屏可暂时减轻，听力减退，可伴耳鸣，自听增强。

2. **体征** 急性期鼓膜呈放射状充血、内陷，有时可透见到液平面；鼓室积液较多时，鼓膜部分向外隆凸；病久者常见鼓膜增厚，混浊内陷明显，或表面出现钙化斑块，有的鼓膜萎缩菲薄。

3. **实验室及其他检查** 音叉试验或纯音听阈测试为传导性聋。声导抗检查显示鼓室导抗图为负压型（C 型）或平坦型（B 型）以及咽鼓管功能不良等。急性期鼓膜穿刺多可抽出鼓室淡黄色透明液体。

【诊断与辨证】

1. **诊断要点** 耳内有胀闷堵塞感，伴听力下降，或兼耳鸣；鼓膜内陷，鼓室积液；听力检查为传导性聋；声导抗检查鼓室导抗图及咽鼓管功能异常。

2. **鉴别诊断** 本病主要与化脓性中耳炎相鉴别。后者鼓膜未穿孔前可有耳胀堵、耳痛感，但耳痛逐渐加重，一旦鼓膜溃穿脓出，则耳痛明显缓解，甚至消失，此时局部检查即可明确诊断。

3. **辨证分型**

（1）风邪外袭，阻塞耳窍型　常于伤风感冒后出现耳内胀闷堵塞感，甚则耳胀微痛，耳鸣，听力日渐下降，鼓膜略淡红，内陷，可伴鼻塞流涕、头痛、发热等外感症状；舌淡红，苔薄黄，脉浮或带数。

（2）脾虚痰湿，壅阻耳窍型　耳胀耳闭，或伴持续性耳鸣，听力下降明显，鼓膜混浊内陷，素易感冒，鼻塞，打喷嚏，流水涕，可伴胸闷纳呆，肢倦乏力，面色不华；舌淡胖，苔白腻，脉滑缓。

（3）痰瘀互结，滞留耳窍型　耳内闭塞明显，或兼持续性耳鸣，经年不愈，听力减退较重，鼓膜增厚或菲薄，混浊内陷明显；舌暗或有瘀点，苔白腻，脉滑或涩。

【治疗】

改善咽鼓管通气引流功能是治疗关键。中医中药应注意配合利湿通窍法的应用。

一、西医治疗

积极治疗原发病，如腺样体肥大、鼻窦炎、鼻炎、鼻咽炎等。应适当配合抗生素、抗组胺药或皮质类固醇药等治疗。局部治疗可应用呋麻液滴鼻，可收缩鼻甲，以利于咽鼓管咽口开放；或行咽鼓管吹张，如捏鼻鼓气吹张法、金属导管吹张法，但如有鼻塞流涕、上呼吸道感染者则禁用此法；鼓室积液较多者，可行鼓膜穿刺（见图 2-5-1）抽液，必要时可行鼓膜切开加置管术。

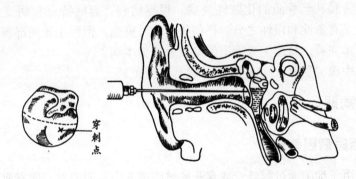

穿刺点

图 2-5-1　鼓膜穿刺术

二、中医分型治疗

1. 风邪外袭，阻塞耳窍型

治法　疏风宣肺，祛湿通窍。

方药　杏苏饮加减。耳堵重者，加柴胡、石菖蒲；鼻塞流涕者，加苍耳子散；邪热重者，加金银花、连翘、蒲公英；偏风寒者，加麻黄、桂枝、细辛。

2. 脾虚痰湿，壅阻耳窍型

治法　健脾益气，利湿通窍。

方药　参苓白术散加减。耳闭塞感重者，加石菖蒲、藿香、丝瓜络；若经常鼻塞，打喷嚏，流水涕，则选用苍耳子散合玉屏风散加减。

3. 痰瘀互结，滞留耳窍型

治法　化痰祛瘀，行气通窍。

方药　通气散加减。痰热重者，加胆南星、浙贝母、泽泻。

【预防与调护】

鼻塞流涕时，应掌握正确的擤鼻方法，不宜用力过猛，以免咽鼓管堵塞，同时禁用咽鼓管吹张法。积极治疗原发病。预防感冒，患病后应及时彻底治愈，以免迁延成慢性，加重听力损害。

第九节　化脓性中耳炎

化脓性中耳炎系感染细菌引起，以鼓膜穿孔、耳内流脓、听力下降为特征的中耳黏膜、骨膜甚至骨质的化脓性炎症。根据病程、起病特点和病变性质与范围，临床上又有急性和慢性之分。任何年龄均可罹患，但因小儿局部解剖发育和免疫功能尚未完善，易患上呼吸道感染而发展为本病。

本病属中医"脓耳"、"耳漏"、"聤耳"等范畴。

【病因病理】

一、西医病因病理

本病常由于细菌通过咽鼓管或穿孔的鼓膜进入中耳而引发，偶有血行感染引起者。诱发因素多见于急性上呼吸道感染、腺样体肥大、扁桃体炎、鼻炎等疾病，以及鼓膜外伤、游泳、婴儿哺乳位置不当等。若急性中耳炎失治误治，或患有全身与邻近器官慢性疾病，机体抵抗力下降，则每由急性迁延为慢性。

急性病理改变主要表现为中耳黏膜充血水肿，炎性细胞浸润、渗出，鼓室积脓，鼓膜充血水肿，直至被脓液压迫而溃穿。

慢性病理改变因累及范围和病变性质不同可分为：① 单纯型，即病变主要位于中耳黏膜层；② 骨疡型，即病变由黏膜累及到骨膜和骨质，不但中耳黏膜充血水肿，炎性细胞浸润、渗出，而且中耳骨性结构也受到破坏，产生死骨，局部有肉芽组织或息肉生长；③ 胆脂瘤型，即中耳黏膜由复层鳞状上皮样改变后，上皮不断角化脱落堆积而成，因内含胆固醇结晶，故名胆脂瘤。因胆脂瘤产生的胶原酶和其他蛋白水解酶可使骨质吸收和破坏，加上细菌的直接破坏和胆脂瘤发展增大对骨质的压迫，极易导致骨质溃破并形成空洞，引起化脓性中耳炎颅内或颅外的严重并发症。因此，临床上通常将胆脂瘤型和骨疡型定为危险型化脓性中耳炎。

二、中医病因病机

风热外侵，首先犯肺，肺失清肃，致上焦风热壅盛，与气血搏结于耳，肉腐为脓；若风热犯肺失治，内传肝胆，或肝胆火热素盛，热毒循经上蒸于耳，燔灼气血，肉腐为脓；若急性中耳炎失治误治，湿热之邪缠留不去，蕴积于耳，蒸腐肌膜为脓，迁延不愈；若久病伤脾，或脾气本虚，运化失司，湿浊内生，稽留于耳，脓水缠绵不休；若久病伤肾，或素有肾虚，骨质失充，邪毒乘虚而入，滞留于耳，骨腐为脓，病顽不去。

【临床表现】

1. 症状　急性者病初即有明显耳痛并不断加重，伴耳胀不适，耳鸣，听力下降，常兼发热头痛、全身不适等急性上呼吸道感染症状。一旦鼓膜穿孔，则脓液溢出，而耳痛、发热等症状多随之缓解或消失。慢性者一般表现为单纯耳内长期间断或持续不止地流脓。

2. 体征　急性者鼓膜多呈弥漫性充血、肿胀，继而鼓膜紧张部有较小穿孔，脓液呈搏动性溢出（灯塔征）。慢性者多见鼓膜紧张部有较大穿孔，也有鼓膜松弛部穿孔者；外耳道积脓，量多少不等；若为骨疡型，鼓室内可见息肉或肉芽组织，脓液较臭；若为胆脂瘤型，脓液呈白色鳞屑状或豆渣样，味奇臭，也可伴随息肉或肉芽组织生长。

3. 实验室及其他检查　音叉试验或纯音听阈测试一般为传导性聋。若为骨疡型或胆脂瘤型中耳炎，影像学检查可见中耳鼓窦区及乳突部骨质破坏，软组织阴影，或胆脂瘤形成。

【诊断与辨证】

1. 诊断要点　急性者以发热、耳痛、耳聋及后期耳流脓；检查见鼓膜弥漫性充血及后期穿孔为特点。慢性者以鼓膜穿孔、耳内流脓、听力下降为主。音叉试验或纯音听阈测试一般为传导性聋。骨疡型或胆脂瘤型中耳炎，影像学检查可见中耳鼓窦区及乳突部骨质破坏，软组织阴影，或胆脂瘤形成。

2. 鉴别诊断　本病主要与分泌性中耳炎相鉴别。后者以耳胀耳闭、鼓膜混浊内陷为主，耳痛及鼓膜充血不明显，无鼓膜穿孔流脓。

3. 辨证分型

（1）风热外侵型　发病急，耳痛作，伴耳胀不适，鼓膜充血，耳鸣，听力下降；全身发热恶风，头痛，鼻塞流涕；舌淡红，苔薄黄，脉浮数。

（2）肝胆火热型　耳痛加剧，鼓膜充血明显，鼓膜溃穿脓出后，耳痛发热减轻或消失；全身可见发热面红，口苦咽干，便结溲赤；舌红，苔黄，脉弦数。

（3）湿热稽留型　耳内流脓日久，或间歇性，或持续性，脓黄稠，量多少不定，听力持续减退，鼓膜多呈中央性或边缘性穿孔；伴头昏头重，口苦黏腻，或身热不扬；舌红，苔黄腻，脉濡数。

（4）脾虚湿困型　耳内流脓日久，或间歇性，或持续性，脓清稀量多，听力持续减退，鼓膜多呈中央性穿孔；伴面色无华，腹胀纳呆，肢倦乏力；舌淡，苔白滑，脉濡弱。

（5）肾虚邪滞型　耳内流脓日久，引流不畅，脓液污秽，或如豆渣样，味臭，脓量一般不多，听力明显减退，鼓膜多呈边缘性或松弛部穿孔；伴头晕眼花，腰脊酸软，虚烦难寐；舌红，少苔，脉细数。

【治疗】

治疗本病应内外治疗相结合，及时有效地控制感染，必要时配合手术清除病灶，促进引流，防止并发症发生。

一、西医治疗

急性期全身应用敏感抗生素控制感染，一般选用青霉素类、头孢菌素类等药物。局部治疗应先用3%双氧水清洗外耳道内积脓，然后选用抗生素滴耳剂如泰利必妥滴耳液、0.25%或1%氯霉素液、复方利福平液等滴耳。诊断为胆脂瘤型或较重的骨疡型中耳炎者，应尽快选择手术治疗，如乳突根治术，彻底清理病灶，以防传变，导致严重并发症，危及生命。

二、中医分型治疗

1．风热外侵型
治法　疏风清热，解毒消肿。
方药　蔓荆子散合五味消毒饮加减。鼻塞流涕者，加苍耳子散；高热者，加生石膏、大青叶。

2．肝胆火热型
治法　清肝泻火，解毒排脓。
方药　龙胆泻肝汤加减。耳内痛甚者，加延胡索、郁金、丹皮；脓黄稠量多者，加金银花、野菊花、蒲公英。

3. 湿热稽留型

治法 清热利湿，解毒排脓。

方药 萆薢渗湿汤加减。脓黄量多者，加蒲公英、黄芩、车前子。

4. 脾虚湿困型

治法 健脾益气，化湿排脓。

方药 托里消毒散加减。脓清稀量多者，加藿香、苍术、砂仁。

5. 肾虚邪滞型

治法 补肾解毒，化湿排脓。

方药 知柏地黄汤加减。脓秽恶臭者，加蒲公英、野菊花、鱼腥草；肾阳虚者，改用附桂地黄汤加减。

【预防与调护】

增强体质，预防感冒。忌食辛辣炙煿之品。保持耳道清洁卫生，避免污水进耳。积极治疗上呼吸道疾病。及时彻底治愈急性和慢性化脓性中耳炎。一般不主张外用粉剂药物，以免与脓液结块堵塞耳道，妨碍引流。

第十节 化脓性中耳炎并发症

化脓性中耳炎并发症也称耳源性并发症。依其传变部位的不同，有颅内并发症，如乙状窦血栓性静脉炎、脑膜炎、脑脓肿等；颅外并发症，如耳后骨膜下脓肿、耳源性面瘫、迷路炎等，其中颅内并发症属耳鼻咽喉科急危重症之一。急慢性化脓性中耳炎均可引起并发症，但以胆脂瘤型中耳炎引发者最为常见，骨疡型次之。

各种化脓性中耳炎并发症分别相当于中医文献的"脓耳变证"、"黄耳伤寒"、"耳根毒"、"脓耳口眼㖞斜"、"脓耳眩晕"等范畴。

【病因病理】

一、西医病因病理

患有胆脂瘤型和骨疡型中耳炎者，鼓窦区、乳突部、迷路等骨质若遭受破坏，细菌极易入侵、扩散到邻近组织而引起相应的颅内外并发症。若患者身体抵抗力下降，致病菌毒力强，当炎症处于急性发作期时也易发病。此时若在小儿，细菌还可通过尚未闭合的骨缝如岩鳞裂，可直接感染颅内而发病。偶有通过血行途径传播者。

二、中医病因病机

脓耳失治误治，热毒炽盛或蕴积于耳；如久病伤正，或素体本虚，则正不胜邪，均使热毒腐蚀骨质，流窜耳周。若波及乳突，则穿溃乳突外，聚为痈肿，形成耳根毒；波及面神经，则气血痹阻，肌萎无力，形成脓耳口眼㖞斜；波及内耳迷路，则邪毒瘀滞，耳窍失灵，发为脓耳眩晕；波及颅脑，则热毒入于营血，扰乱心神，引动肝风，成为黄耳伤寒。

【临床表现】

1. 症状与体征

（1）耳后骨膜下脓肿

① 症状：耳内流脓史，耳部尤以耳后区疼痛，逐日加重，甚则同侧头痛，全身可伴发热，周身不适。儿童患者尤为明显。

② 体征：以化脓性中耳炎病变为基础。乳突部皮肤红肿压痛，耳廓被推向前外方。脓肿穿破耳后骨膜者，触诊可有波动感，溃破后可形成瘘管。以鼓膜松弛部或紧张部后上方穿孔多见，脓液引流不畅。

（2）耳源性面瘫

① 症状：耳内流脓，突发患耳同侧面瘫，患侧面肌不听使唤及闭眼困难，流涎，味觉障碍。

② 体征：以化脓性中耳炎病变为基础。呈现周围性面瘫体征，即同侧上下面部表情肌瘫痪，不但鼻唇沟变浅、露齿时口角歪向健侧、口涎外流、鼓腮漏气、不能吹口哨等，而且不能皱额蹙眉，眼睑闭合不全或不能闭合。

（3）迷路炎

① 症状：耳内流脓并见反复发作性眩晕，甚则伴恶心呕吐，向一侧倾倒，耳鸣耳聋加重。

② 体征：化脓性中耳炎病变基础。可出现自发性眼球震颤，或瘘管试验阳性，旋转试验可示前庭功能减弱或消失。

（4）乙状窦血栓性静脉炎

① 症状：耳内流脓，突见畏寒，寒战，高热，继而汗出热退，形成弛张热，并且每日反复发作，可伴头痛，耳后痛，全身不适，但神志清楚。

② 体征：以化脓性中耳炎病变为基础。发热时体温可达 40 ℃以上，脉搏频数。患侧视乳头水肿，视网膜静脉扩张，但压迫患侧颈内静脉时，眼底静脉无变化。

（5）脑膜炎

① 症状：耳内流脓，突见持续性高热，头痛剧烈并呈弥漫性，恶心呕吐多为喷射状，烦躁不安，甚至谵妄，昏迷，抽搐，最终危及生命。

② 体征：以化脓性中耳炎病变为基础。体温一般为 39 ℃ ~ 40 ℃，颈部强直抵抗，脑膜刺激征阳性。

（6）脑脓肿

① 症状：耳内流脓，伴患侧耳痛头痛，头痛多呈局限性，常伴轻度或中度发热，表情淡漠，反应迟钝，嗜睡或易冲动，甚则恶心呕吐，头痛剧烈，呼吸紊乱，昏迷抽搐，高热不退，危及生命。

② 体征：以化脓性中耳炎病变为基础。随脓肿增大，可出现颅内高压征，如瞳孔散大、视乳头充血水肿等。根据脓肿发生的部位还可出现相应的脑神经受损定位体征，如颞叶脓肿可出现对侧肢瘫或中枢性面瘫、失语、同侧偏盲等；小脑脓肿可出现中枢性眼球震颤、同侧肌张力减弱、共济失调等。

2. 实验室及其他检查 影像学检查常见中耳鼓窦区、乳突部骨质或乙状窦骨板受到破坏，软组织阴影，或胆脂瘤形成，或发现脑脓肿及所在具体部位与大小。迷路炎听力检查为感音神经性或混合性聋。脑脊液检查，如为乙状窦血栓性静脉炎者，交替两侧压颈测脑脊液压力试验结果阳性。生化检查一般正常，如是脑膜炎者，脑脊液混浊，压力升高，生化检查呈炎症性改变，细菌培养常为阳性。

【诊断与辨证】

1. 诊断要点 根据原有化脓性中耳炎病史，尤其是属于危险型化脓性中耳炎如胆脂瘤型中耳炎者，近期局部脓液突然锐减或陡增，或引流不畅，可立即出现颅内或颅外并发症，再结合影像学、脑脊液、神经系统等相关检查，一般诊断不难。

2. 鉴别诊断 化脓性中耳炎并发症主要与外耳道炎与疖、其他原因引起的面神经瘫痪和内耳疾病、疟疾、流行性或结核性脑膜炎、脑积水、脑肿瘤等相鉴别。而是否存在化脓性中耳炎病史，尤是否有胆脂瘤型中耳炎，并通过影像学等检查进一步明确，则是鉴别诊断的关键。

3. 辨证分型

（1）热毒炽盛型 脓耳病中出现耳痛，耳后红肿疼痛甚至溃破溢脓黄稠，或口眼㖞斜，或眩晕泛恶阵作，或头痛呕吐，伴全身发热，烦躁不安，便秘溲赤，口苦咽干；舌红，苔黄，脉洪数。

（2）正虚邪滞型 脓耳病中出现耳痛，耳后肿痛日久，溃破流脓稀薄难敛，甚至形成瘘道，或久病口眼喝斜，面肌萎弱，或反复眩晕泛恶，素有头晕耳鸣，肢倦乏力，面色无华，或虚烦难寐，腰脊酸软，口干少饮；舌淡，苔白腻，脉细弱；或舌红苔少，脉细数。

（3）热入营血型　脓耳病中突见寒战高热，或持续壮热，剧烈耳痛头痛，喷射状呕吐，烦躁不安，甚则神昏谵语，抽搐，颈项强直，角弓反张，便秘溲赤，口干少饮；舌红绛，脉细数或弦数。

【治疗】

本病以手术治疗为主，彻底清除病灶，并配合全身用药迅速控制感染。

一、西医治疗

手术治疗一般应用乳突根治术，彻底治疗化脓性中耳炎，必要时行面神经减压和再接术、迷路瘘口修补术、耳后骨膜下脓肿切开引流或瘘管切除术。脑脓肿者，应与脑外科配合，行脑脓肿摘除术。配合全身应用足量有效抗生素，尽快控制感染，以及对症治疗。

二、中医分型治疗

1. 热毒炽盛型
治法　清热泻火，解毒排脓。
方药　五味消毒饮合龙胆泻肝汤加减。高热者，加生石膏、大青叶、丹皮。

2. 正虚邪滞型
治法　扶正祛邪，解毒排脓。
方药　托里消毒散加减。肾阴虚者，改用知柏地黄汤加减。

3. 热入营血型
治法　清营泻火，解毒开窍。
方药　清瘟败毒散加减。热动肝风者，加羚羊角、钩藤；热陷心包者，送服安宫牛黄丸。

【预防与调护】

及时彻底治愈急性和慢性化脓性中耳炎，尤其是属于危险型化脓性中耳炎如胆脂瘤型中耳炎者，应及早手术，以求根治，防止传变。

第十一节　梅尼埃病

梅尼埃病是以发作性旋转性眩晕、波动性耳聋、耳鸣为主要症状，以膜迷路积水为主要病理特征的一种常见的内耳疾病，属耳源性眩晕之一。本病多见于青壮年，一般单耳发病，但极少数患者随着病情发展，也可双耳受累。

本病属中医"耳眩晕"、"真眩运"、"冒眩"等范畴。

【病因病理】

一、西医病因病理

本病病因至今仍未明了，一般认为系由内淋巴生成过多或内淋巴引流与吸收障碍所致。

二、中医病因病机

饮食不节或劳倦过度，伤及脾胃，脾土不振，运化失司，痰湿内生，壅遏耳窍；或外邪侵袭，肺失宣发，治节不利，水道与脉络不畅，痰湿瘀滞耳窍；或七情伤肝，肝气郁结，气机不利，血脉不畅，变生痰湿，壅滞耳窍；或先天禀赋不足，素体本虚，若脾气虚弱，则清阳不升，耳窍失养，同时气虚血运不畅，变生痰湿，停阻于耳窍；或肾气不足，则不能化气行水，水湿内停，壅阻耳窍。

【临床表现】

1. **症状**　突发性旋转性眩晕，伴恶心呕吐、面色苍白、出冷汗、血压下降等植物神经反射症状以及波动性耳鸣耳聋，但随着发作次数增多，听力损失逐渐加重，并转为不可逆性。常有复听或重振现象，发作前可出现耳胀满感。眩晕可反复发作，但无论如何剧烈，始终神志清醒。

2. **体征**　发作期有强弱不等的自发性水平型或水平旋转型眼球震颤。

3. **实验室及其他检查**　音叉试验或纯音测听试验呈感音神经性聋，但随眩晕发作可有波动。阈上功能检查有重振现象。声导抗检查示镫骨肌反射阈与纯音听阈差缩小。耳声发射检查DPOAE幅值降低或消失。甘油试验常为阳性。前庭功能检查、发作期间动静平衡功能检查和眼动检查结果异常；冷热试验有优势偏向，半规管轻瘫，多次复发者可出现患侧前庭功能减退或丧失。

【诊断与辨证】

1. 诊断要点　突发性旋转性眩晕，伴恶心呕吐，波动性耳鸣耳聋，自发性眼球震颤。纯音测试验听呈感音神经性聋。阈上功能检查有重振现象。耳声发射检查 DPOAE 幅值降低或消失。前庭功能检查、发作期间动静平衡功能检查和眼动检查结果异常；冷热试验有优势偏向，半规管轻瘫，多次复发者可出现患侧前庭功能减退或丧失。

2. 鉴别诊断

（1）特发性突聋　为突然发病、原因不明的感音神经性聋，部分病例可以伴有眩晕，但一开始即以听力下降为主，一般听力损失较重，无听力波动改变，眩晕无反复发作。

（2）前庭神经元炎　常于上呼吸道感染之后突发眩晕，伴向健侧自发性眼震，恶心呕吐，前庭功能减弱，病程持续数日至数月不等，无耳鸣、耳聋，痊愈后极少复发。

（3）椎基底动脉供血不足　一般继发于颈椎病或动脉病变。眩晕呈一过性，程度不定，可有耳鸣、耳聋，或伴视觉障碍，颈项头部胀痛及有运动障碍，或有前庭功能变化。颈椎等局部影像学检查和脑血流图检查有助诊断。

3. 辨证分型

（1）痰湿瘀滞型　突发眩晕，或频繁发作，耳内胀满，恶心呕吐剧烈，痰涎多，胸闷纳呆，嗜卧；舌质淡，苔白腻，脉滑或涩。

（2）气郁痰阻型　突发眩晕而剧烈，目系急，呕恶甚，每因恼怒、情志不畅而诱发，头痛耳胀，心神不安，急躁易怒；舌暗，苔白，脉弦。

（3）气虚湿阻型　素常头晕，眩晕反复发作，经久不愈，耳鸣耳聋明显，伴神疲乏力，面色苍白，肢冷汗出，气短懒言，纳呆便溏；舌淡，苔薄，脉细缓无力。

【治疗】

发作期以控制症状为主，即急则治其标，可采用中西医结合治疗。西医以调节植物神经功能，改善内耳循环，解除迷路积水为主的药物综合治疗。间歇期以中医调理脏腑功能为主，即缓则治其本。

一、西医治疗

应用脱水剂，如 50% 葡萄糖、70% 二硝酸异山梨醇、氯噻酮等；镇静剂，如安定、艾司唑仑、鲁米那等；镇吐药如二苯哌啶丁醇等；改善内耳循环药，如敏使朗、西比灵、尼莫地平等；抗胆碱类药，如山莨菪碱、东莨菪碱；抗组胺类药，如茶苯海明、扑尔敏、异丙嗪等。若药物治疗无效，可选用内淋巴囊手术、前庭神经切断术等。若听力已完全丧失，眩晕仍顽固不愈者，则可考虑破坏性手术，如耳毒药物前庭局部破坏术、迷路切除术等。

二、中医治疗

1. 分型治疗

（1）痰湿瘀滞型

治法 化痰除湿，祛瘀通络。

方药 半夏白术天麻汤加减。外邪袭肺者，改用桑白皮散加减。

（2）气郁痰阻型

治法 理气化痰，祛瘀通络。

方药 柴胡疏肝散合四苓散加减。肝阳上亢者，用天麻钩藤饮加减；肝火旺盛者，以龙胆泻肝汤加减。

（3）气虚湿阻型

治法 补气化湿，祛瘀通络。

方药 参苓白术散加减。偏肾气虚者，选用真武汤合五苓散加减。

2. 其他治疗

（1）发作期间可选用针灸疗法 如艾灸（或隔姜艾灸）百会穴 15~20 分钟，至局部发热为止。或取百会、风池、内关、合谷、足三里等穴，以泻法针刺。

（2）眩晕缓解期，宜调治根本，防止复发 以调理肝脾肾为主，可根据辨证选方用药，或疏肝理气以安神；或健脾益气以杜生痰之源；或温肾壮阳以防命门火衰，寒水上泛；或滋阴补肾以聪耳。

【预防与调护】

发作期应卧床休息，避免干扰和强光刺激。宜低盐低脂饮食。平时勿过于疲劳，避免情绪过于激动。

第十二节　感音神经性聋

感音神经性聋是指因内耳疾病、听神经及听觉中枢病变，导致声音的感受、分析与传递障碍所引起的听力下降。根据病变具体部位又有耳蜗性聋、蜗后性聋等别称。根据听力损失程度可分轻度聋（一般距离听不清小声讲话，也称重听）、中度聋（听一般语声感到困难）、中重度聋（听大声也感到困难）、重度聋（仅能听到耳边大声喊叫）和极度聋（几乎听不到任何声音）。病后若失治或经治无效，一般转为不可逆性痼疾。

本病属中医"卒聋"、"厥聋"、"气聋"、"劳聋"、"虚聋"、"久聋"等范畴。

【病因病理】

一、西医病因病理

凡引起内耳、听神经及听觉中枢病变的任何局部或全身的疾病和因素均可导致感音神经性聋。常见的有：

（1）特发性突聋　为原因不明的感音神经性聋。多认为系内耳循环、供血障碍或神经病毒感染所致。

（2）药物性聋　氨基糖苷类抗生素，如链霉素、庆大霉素、卡那霉素、新霉素、妥布霉素等；多肽类抗生素，如万古霉素、多黏菌素等；抗肿瘤药物，如顺铂、卡铂、氮芥等；利尿药物，如利尿酸、利尿磺胺等；水杨酸盐类药物以及某些抗疟药，如奎宁和氯喹；化学毒品，如汞、砷、苯、铅；酒精中毒等。其中氨基糖苷类抗生素的广泛应用和不当使用，已成为当今小儿聋哑症的主要杀手。这些耳毒药可直接破坏耳蜗毛细胞、蜗神经或血管纹，引起耳蜗性聋。

（3）声损伤聋　如长期处在噪音环境下引起的噪声性聋，或突闻鞭炮或爆炸声引起的爆震性聋。它们除能机械性损伤耳蜗螺旋器外，还可通过植物神经系统使耳蜗微循环与代谢障碍，终致毛细胞的破坏。

（4）老年性聋　老年人因遗传素质，机体内外环境变化影响如心血管疾病、环境污染等，使耳蜗血管纹、毛细胞、听神经循环与代谢发生障碍，发生退行性萎缩及变性坏死。

（5）感染性聋　各种病毒或细菌感染性疾病，如流行性脑脊髓膜炎、流行性腮腺炎、猩红热、伤寒、风疹、麻疹、水痘、梅毒、艾滋病、耳源性迷路炎等，均可累及听觉系统，损伤耳蜗、听神经或听中枢。

（6）遗传性或非遗传性先天性聋　前者系继发于基因或染色体异常等遗传缺陷，致使听觉器官发育障碍而引起的感音神经性聋。后者指胎儿发育时期受到病毒感染或耳毒药损害等，出生后即存在感音神经性聋。

此外，某些全身性疾病，如糖尿病、高血压、动脉硬化、慢性肾炎等；局部疾病，如自身免疫性内耳疾病、梅尼埃病、听神经瘤、内耳及听神经外伤等；某些必需元素，如锌、铁、碘、镁代谢障碍等，也可直接损害耳蜗或听神经，影响听觉功能。

二、中医病因病机

风热侵袭，肺失清肃，风热邪毒循经上蒙于耳，听觉失司而聋；或七情所伤，气机不利，血行不畅，瘀阻耳窍，不能纳音而聋；或肝胆气郁，久郁化火，肝胆火盛，循经上扰于耳，听觉失司而聋；或嗜食肥甘厚味，脾土不振，运化无权，聚湿生痰，久蕴化热生火，痰火上壅于耳，耳窍失聪而聋；或久病伤脾，脾虚失运，气血不足，清阳不升，耳窍失养而聋；或先天不足，肾精素亏，也有久病伤肾，肾精暗耗，致耳窍失充，不能纳音而聋。

【临床表现】

1. **症状** 自觉不同程度的听力障碍。耳聋可单独出现，也可伴随不同程度耳鸣，或先有耳鸣，继致耳聋。耳聋可突发，也可渐发，突发者除常伴耳鸣外，有的病初可兼暂时眩晕。其他原发疾病引起者，一般还有相应疾病的各种临床症状。

2. **体征** 感音神经听觉器官部位深在隐蔽，体积小巧，无法肉眼外观，一般认为排除了引起传导性聋的中耳及外耳病症，可初步间接考虑感音神经性聋，但关键要靠听力检查最终作出正确判断。

3. **实验室及其他检查** 音叉测试、纯音测听或听性脑干反应检查结果为感音神经性聋。如为耳蜗性聋，则阈上功能检查可有重振现象，或耳声发射检查DPOAE 幅值降低或消失。如为蜗后性聋，还可通过听性脑干反应检查结果分析进行判断。疑有听神经瘤或先天性内耳畸形等疾病者，影像学检查可发现局部异常病变。

根据纯音测听定量结果可作出耳聋程度的划分，即言语频率的听阈平均损失在 16~25dBHL 的为轻微聋；26~40dBHL 的为轻度聋；41~55dBHL 的为中度聋；56~70dBHL 的为中重度聋；71~90dBHL 的为重度聋；90dBHL 以上的为极度聋（全聋）。

【诊断与辨证】

1. **诊断要点** 出现听力障碍者，通过音叉测试、纯音测听或听性脑干反应等检查即可明确感音神经性聋的诊断。但因引起感音神经性聋的疾病和因素很多，要作出具体病因诊断，还需结合有关病史和其他各种检查等资料作出综合分析，才有望得出结论。

2. 鉴别诊断 本病要与传导性聋相鉴别。后者有明确的各种外耳或中耳疾病，听力检查呈传导性聋。

3. 辨证分型

（1）风热侵袭型 患外感病后，突见听力下降，伴发热恶风，头痛，鼻塞流涕，全身不适；舌尖红，苔薄黄，脉浮数；听力检查呈感音神经性聋。

（2）气滞血瘀型 外无表证，内无里证，突见听力下降，多较严重，常伴耳鸣，或兼暂时眩晕，心情不畅；舌暗红或有瘀点，脉涩；听力检查呈感音神经性聋。

（3）肝胆火盛型 听力突降，或兼耳鸣，伴发热头痛，烦躁易怒，或有眩晕，面红目赤，口苦咽干，便结溲黄；舌红，苔黄，脉弦数；听力检查呈感音神经性聋。

（4）痰火上壅型 听力突降，或兼耳鸣，伴头昏头重，胸脘痞满，烦躁失眠，咯痰黄稠；舌红，苔黄腻，脉滑数；听力检查呈感音神经性聋。

（5）脾气虚弱型 耳聋突发，也可渐发，常继发于劳累或思虑过度，伴头昏目眩，耳鸣声细，神疲乏力，面色无华，纳差便溏；舌淡，苔白，脉细弱；听力检查呈感音神经性聋。

（6）肾精不足型 先天耳聋，或耳聋渐发，伴头晕耳鸣，腰脊酸软，失眠健忘，齿松发脱；舌红，苔少，脉细数；听力检查呈感音神经性聋。

【治疗】

目前尚无特效药物和手术可解决感音神经器官的病理损害。本病强调预防为主，早期发现，及早诊断，及时干预，审因论治，中西医结合综合治疗，早期争取恢复或部分恢复听力，或保护残余听力。

一、西医治疗

常用的扩张血管、改善循环的药物有低分子右旋糖苷、复方丹参注射液、金纳多注射液、西比灵、脑益嗪等。

常用的提供能量、促进代谢的药物有三磷酸腺苷、辅酶 A、细胞色素 C、维生素 E、维生素 B 族，同时可配合高压氧舱治疗，必要时适当补充锌、铁元素。

若属于感染性聋，应配合抗病毒和抗细菌药物。

自身免疫性内耳疾病者，可试用糖皮质激素和免疫抑制剂。

听神经瘤者，应尽快手术切除肿瘤组织，以免听神经进一步受到损害。

对治疗无效，仍有残余听力者，可选配助听器，尤其是学龄前患儿，应及早配戴助听器进行听觉言语训练，防止转成聋哑。

对极重度聋，经检查和评估符合条件者，还可试用电子耳蜗植入方法以改善听觉功能。

二、中医分型治疗

1. 风热侵袭型

治法 疏风清热，祛邪通窍。

方药 银翘散加减。若邪热内陷，热入营血，改用清瘟败毒散加减。

2. 气滞血瘀型

治法 活血化瘀，行气通窍。

方药 通窍活血汤加减。兼肝气郁结者，加柴胡、郁金、香附。

3. 肝胆火盛型

治法 清肝泻火，解郁通窍。

方药 龙胆泻肝汤加减。兼气滞血瘀者，加丹参、郁金、路路通。

4. 痰火上壅型

治法 清热化痰，散结通窍。

方药 清气化痰丸加减。兼痰凝血瘀者，加丹参、路路通、石菖蒲。

5. 脾气虚弱型

治法 健脾益气，升清通窍。

方药 益气聪明汤加减。兼气虚血瘀者，加鸡血藤、桃仁、红花。

6. 肾精不足型

治法 补肾填精，充耳通窍。

方药 耳聋左慈丸加减。耳聋重者，加牛膝、路路通、石菖蒲；肾阳虚者，选右归丸加减。

【预防与调护】

本病预防为主，小儿禁用氨基糖甙类抗生素，如链霉素、庆大霉素、卡那霉素、新霉素、妥布霉素等。积极治疗原发疾病。早期发现，及早诊断，及时干预。学龄前患儿，应及早佩戴助听器进行听觉言语训练，防止转成聋哑。

第十三节 耳 鸣

耳鸣是指无外界声或电刺激而主观感觉耳内有鸣响的一种耳科常见症状，可见于耳部或全身多种疾病之中。正常人有时在安静条件下偶可出现一过性和暂时性细声耳鸣，属生理现象；只有当耳鸣一直困扰患者，引起烦恼不安，乃至影响睡眠与身心健康时，才可认为是病理性耳鸣。精神病患者出现的幻听现象不属于耳鸣范围。

本病属中医"蝉鸣"、"颏颊鸣"、"耳虚鸣"、"耳鸣"等范畴。

【病因病理】

一、西医病因病理

耳鸣病因病理相当复杂，至今尚未明了，已知常见病因有：

（1）各种中耳、外耳疾病引起的传导性耳鸣　如各类中耳炎、咽鼓管功能异常、耵聍栓塞、外耳道异物等，因鼓膜或听骨链受到刺激或损害，影响声波传导而产生耳鸣。

（2）内耳、听神经、听中枢疾病引起的感音神经性耳鸣　如各种耳毒药损害、迷路炎、噪声与爆炸声、耳硬化症、自身免疫性内耳疾病、梅尼埃病、特发性突聋、老年性听觉系统退变、听神经瘤、脑肿瘤、感染性疾病损害、头部外伤、遗传和先天性感音神经性病变等。

此外，内科疾病，如甲状腺功能亢进或低下、贫血、心血管疾病、肾病、糖尿病等；神经科疾病，如神经衰弱、脑血管病、颈椎病等，也可引起感音神经性耳鸣。

一般认为可能是感音神经细胞突触活动障碍，听神经反射弧受到干扰，神经自发性异常放电致节律紊乱的结果。

二、中医病因病机

传导性耳鸣病因病机分别见于各有关中耳、外耳疾病的章节中。

感音神经性耳鸣主要由于七情伤肝，肝气郁结，气机不利，血行不畅，瘀阻于耳，耳窍失灵而鸣；嗜食肥甘厚味，脾土不振，运化无权，聚湿生痰，痰湿久蕴化热，痰热上壅于耳而鸣；劳累或忧思伤脾，或素体脾虚，脾气虚弱，气血不足，清阳不升，耳窍失养而鸣；先天肾精不足，久病肾精暗耗，肾虚髓少，耳窍失充而鸣。

【临床表现】

1. **症状**　自觉耳内鸣响，声似蝉鸣、哨声、机器声、流水声、风吹声、心搏声等多种，一般为单纯一种鸣声，极少两种同时出现。感音神经性耳鸣常单独出现，也可耳鸣耳聋同时并见。可伴随其他原发病症状。

2. **体征** 耳鸣作为症状，本身无体征，但可表现其他原发病体征。

3. **实验室及其他检查** 目前尚无针对耳鸣的客观检查手段，一般是通过询问病史，结合听力学、影像学及其他全身检查，明确原发病进行推断。然而，许多不伴耳聋或其他原发病的单纯感音神经性耳鸣患者只能靠排查法间接判断。

【诊断与辨证】

1. **诊断要点** 无外界声或电刺激而主观感觉耳内鸣响，通过询问病史和有关检查，明确原发病，或应用排除诊断法，作出进一步的间接推断。

2. **鉴别诊断** 传导性耳鸣主要与幻听作鉴别。后者见于精神病患者，其表现为患者自述耳中或脑内出现叫骂声、音乐声、讲话声等，但实际并无外界声源。

3. **辨证分型**

（1）肝郁血瘀型 多在情志不遂或高度精神紧张状态下，出现耳鸣暴发，鸣声较大，持续不减，伴头晕头痛，烦躁不安；舌暗红或有瘀点，脉弦数。

（2）痰热壅结型 耳鸣暴发，鸣声较大，伴眩晕呕吐，或头昏头重，胸脘痞闷，咯痰黄稠；舌红，苔黄腻，脉滑数。

（3）脾气虚弱型 多在劳累过度或忧思虑结中出现耳鸣，或耳鸣日久，鸣声尖细，入夜尤甚，伴神疲乏力，面色无华，纳差便溏；舌淡，苔薄白，脉缓弱。

（4）肾精亏损型 耳鸣日久，鸣声尖细，入夜尤甚，伴头晕眼花，腰膝酸软，心烦难寐，舌红，无苔，脉细数无力；或面色淡白，畏寒肢冷，夜尿频数而清长，舌淡苔白，脉沉迟弱。

【治疗】

传导性耳鸣一般有明确的原发疾病，可按相关疾病治疗即可。感音神经性耳鸣病因病理更为复杂，目前缺乏特效疗法，办法也不多，甚为棘手，但病初若能及早诊断，及时审因论治，许多患者仍可取得较好疗效，而且又以中医中药为优。

一、西医治疗

常用的有扩张血管、改善循环的药物，如西比灵、脑益嗪等；营养神经药，如三磷酸腺苷、辅酶A、细胞色素C、维生素B族等；抗焦虑和镇静剂，如舒乐安定、甲基三唑安定、氯硝安定等；抗心率失常药，如利多卡因、室安卡因等。

此外，可试用耳鸣掩蔽法治疗，一些患者可配合心理习服疗法。

二、中医分型治疗

1. 肝郁血瘀型

治法　疏肝解郁，化瘀通窍。

方药　柴胡疏肝散加减。心烦难眠者，加珍珠母、合欢花；肝胆火盛者，用当归龙荟丸加减。

2. 痰热壅结型

治法　清热化痰，散结通窍。

方药　清气化痰丸加减。耳鸣难耐者，加远志、石菖蒲。

3. 脾气虚弱型

治法　健脾益气，升清利窍。

方药　益气聪明汤加减。虚鸣刺耳者，加酸枣仁、五味子；心脾两虚者，用归脾汤加减。

4. 肾精亏损型

治法　补肾填精，聪耳利窍。

方药　用耳聋左慈丸加减。阴虚火旺者，用知柏地黄丸加减；肾阳虚者，用补骨脂丸加减。

【预防与调护】

注意劳逸结合，保持心情舒畅，积极治疗原发疾病，避免诱发因素。

第十四节　中耳癌

中耳癌是发生在中耳内的恶性肿瘤，临床少见，多为原发，且多数患者有慢性化脓性中耳炎病史，亦可因邻近部位癌肿侵犯中耳，或远处器官癌肿转移所致。其好发年龄为40~60岁。

本病属中医"耳菌"范畴。

【病因病理】

一、西医病因病理

本病病因至今仍不清楚，但因多数患者有慢性化脓性中耳炎病史，故推测可能与慢性炎症有关。鼓膜穿孔时，外耳道复层鳞状上皮移行中耳，使中耳黏膜上皮样变，慢性炎症反复刺激，不断角化与增生，最终恶变形成癌肿，故病理类型以鳞状细胞癌最为常见。本病亦可继发于外耳道、耳廓、鼻咽部癌肿，或由胃肠道、乳腺等处癌肿转移而来。

二、中医病因病机

脓耳火热邪毒炽盛，久灼于耳，血肉腐烂，滋生肿块；或脓耳邪毒蕴积于耳，气血运行不畅，脉络瘀阻，邪瘀互结为肿块；或久病伤正，或素体本虚，则正不胜邪，脓耳邪毒每易腐肉蚀骨，滋生肿块。

【临床表现】

1．症状　耳内持续性刺痛、跳痛或胀痛，耳鸣耳聋，耳内出血或为血脓性分泌物，甚至头痛，眩晕，面瘫，张口吞咽困难。

2．体征　鼓室内有新生物生长，触之易出血。随肿瘤发展和破坏区域与范围的不同，可出现相应体征，如根据所累颅神经不同可出现面瘫、软腭麻痹、伸舌偏斜、声带瘫痪等；累及迷路则出现伴随眩晕的眼球震颤；或发生颈淋巴结转移，从而出现颈部包块；或为远处器官癌肿转移体征。

3．实验室及其他检查　影像学检查发现中耳腔肿物，甚至骨质破坏，肿物经病理活检即可确诊。

【诊断与辨证】

1．诊断要点　若耳内持续性疼痛，鼓室内有新生物生长，触之易出血，耳内流脓变为血性或血脓性，甚至发展为面瘫、眩晕等，应警惕中耳癌，必须及时进行影像学检查和病理活检证实。

2．鉴别诊断　主要与胆脂瘤型和骨疡型中耳炎并见肉芽或息肉生长及其并发症，或与中耳乳头状瘤等相鉴别。关键是检查发现新生物，病理活检即可定性。

3．辨证分型

（1）**火热炽盛型**　耳痛明显并持续不减，流脓血性或血脓性，量较多，污秽恶臭，瘤体鲜红糜烂，甚则发展迅猛，出现头痛，眩晕，面瘫，张口吞咽困难，伴口苦咽干，烦躁不安，便秘溲赤；舌红，苔黄，脉弦数。

（2）**邪瘀互结型**　耳内刺痛或跳痛，持续不减，流血脓性分泌物，色暗量不多，瘤体暗红，质较硬，或有面瘫，眩晕，伴情志郁郁寡欢，胸胁胀满不舒；舌暗或有瘀点，脉弦涩。

（3）**正虚邪滞型**　耳内持续性胀痛，流血脓性分泌物，色淡量不多，瘤体

淡红，质较脆，或有面瘫，眩晕，伴形体消瘦，面色无华，少气懒言，倦怠乏力
等；舌暗淡，脉细弱。

【治疗】

一、西医治疗

目前治疗仍无突破性进展，治疗希望是早期诊断，尽快手术彻底切除。

治疗本病以手术为主，放疗和化疗为辅，其次是对症治疗。

根据病情选择不同的手术方式，如扩大乳突根治术，或颞骨部分切除或全切
术。必要时配合放疗、化疗或中医药治疗。

二、中医分型治疗

1. 火热炽盛型

治法　清热泻火，散结消肿。

方药　龙胆泻肝汤。

2. 邪瘀互结型

治法　理气祛瘀，解毒散结。

方药　丹栀逍遥散。

3. 正虚邪滞型

治法　扶正祛邪，散结消肿。

方药　八珍汤加减。在辨证用方的基础上，可选择性加上其他具有抗肿瘤作
用的中草药，如三尖杉、红豆杉、秋水仙、山慈菇、马钱子、长春花、灵芝、白
花蛇舌草、龙葵、石蒜、蚤休、喜树等。

【预防与调护】

积极防治化脓性中耳炎，增强免疫力，保持豁达乐观的态度，争取早期诊断
中耳癌，及时采取手术治疗，必要时辅以中医辨证论治。

第三篇

口腔科学

第一章 | 口腔科学总论

第一节　口腔颌面部的应用解剖生理

口腔颌面部居于头颅前下方，其范围上起额部发际，下至舌骨水平，左右达颞骨乳突垂直线，包括有颌骨、口腔、涎腺、颞下颌关节、眼、耳、鼻、咽喉、气管及其周围的软组织，是机体的主要暴露部分。

一、口腔

口腔位于消化道的起端，由唇、颊、腭、口底共同围成，借舌腭弓与咽腔分界，包括牙弓与舌体。口腔具有摄食、吸吮、咀嚼、味觉、消化、吞咽、语言以及辅助呼吸等功能。以牙列为界，口腔可分为口腔前庭和固有口腔。见图3-1-1。

（一）口腔前庭

口腔前庭是牙列与唇、颊之间的潜在蹄形腔隙。两侧前庭在牙列后方经磨牙后区与固有口腔相通。磨牙后区由磨牙后三角和磨牙后垫所组成，牙关紧闭或行颌间固定的患者，可经此通道进食。

1. 口唇　上界为鼻底，下界为颏唇沟，两侧为唇面沟，以口裂区分上唇和下唇。口裂两端为口角，其正常位置约相当于尖牙与第一前磨牙之间。唇部皮肤富含毛囊、皮脂腺与汗腺，为颜面疖痈的好发部位。上唇中纵形的浅沟为人中，人中的上、中1/3交点为人中穴，是抢救昏迷患者按压的穴位。唇红与皮肤交界

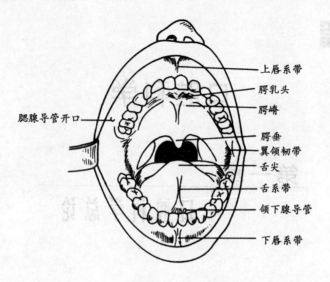

图 3-1-1　口腔

处为唇红缘。口唇自外而内的结构有皮肤、浅筋膜、肌层、黏膜下组织和黏膜5层。

2. 颊　上界为颧骨下缘，下界为下颌骨下缘，前以唇面沟，后以咬肌前缘为界，主要由皮肤、颊部表情肌、颊脂垫、颊肌和颊黏膜组成。唇、颊移行于牙槽黏膜的皱折处为前庭沟，此处黏膜下组织疏松，是口腔局部麻醉常用的穿刺部位。上颌第二磨牙牙冠相对颊黏膜上的乳头状突起，为腮腺导管的开口。颊部黏膜上微凸的三角形为颊脂垫，其尖端为下牙槽神经阻滞麻醉的重要标志。

（二）固有口腔

固有口腔为从牙列内侧到咽部之间的部分，其间包括舌与牙齿。

1. 腭　腭为固有口腔的顶盖，分隔鼻腔和鼻咽部，由硬腭和软腭形成。腭前2/3为硬腭，腭后1/3为软腭。硬腭前部正中，在两中切牙间后方的突起称腭乳头，其下为切牙孔，是鼻腭神经血管的出入口。上颌第三磨牙腭侧龈缘至腭中缝连线的中外1/3处有一浅凹陷，其深面为腭大孔，腭前神经与血管经此向前走行，分布于后牙腭侧牙龈与黏－骨膜。软腭呈垂幔状，前与硬腭相连续，后为游离缘，游离缘正中有一小舌样突起，称为悬雍垂。

2. 舌　舌是口腔内的重要器官，司味觉并参与搅拌食物及语言、吞咽等活动。舌前2/3称舌体，舌后1/3为舌根，两者以人字沟为界，界沟尖端有舌盲孔，为胚胎时期甲状腺移行颈前的甲状舌管上端遗迹，此管在发育中如未消失，则可形成甲状舌管囊肿。舌上面称舌背，舌下面为舌腹。舌背黏膜表面粗糙，有许多乳头状突起，称舌乳头，受纳味觉。舌根部有很多淋巴组织构成的大小不等的突起称舌扁桃体。舌腹黏膜平滑，在中线形成一条黏膜皱襞，称舌系带，临床上常见舌系带过短，限制舌的活动和影响舌尖部肌肉发育而致发音不清。舌的淋巴极为丰富而且引流广泛，舌前2/3多引流颏下、颌下或颈深上淋巴结群，舌后1/3的淋巴管多引流至颈深淋巴结群，加上舌的血运充足，运动频繁，所以舌部一旦出现癌肿容易早期发生转移。

3. 口底　口底是指舌腹以下和两侧下颌骨体之间的口腔底部。在舌腹正中可见舌系带，舌系带两旁各有一乳头状突起，称为舌下肉阜，为颌下腺与舌下腺开口于口腔的导管口。口底组织比较疏松，当外伤或感染时，可形成较大血肿、水肿或脓肿，将舌推向上后方，致呼吸困难或窒息。

（三）牙齿与牙周组织

1. 牙齿的数目、名称、萌出时间和顺序　人一生有两副牙齿，即乳牙及恒牙。乳牙共20颗，上下颌左右各5颗，其名称从中线起向两旁，分别为乳中切牙、乳侧切牙、乳尖牙、第一乳磨牙、第二乳磨牙。使用罗马数字表示牙位。人出生后6个月左右下颌乳中切牙开始萌出，乳牙萌出的时间和顺序参阅下表。

表3-1-1　　　　　　　　　　　**乳牙萌出时间及顺序**

牙位	I	II	III	IV	V
年龄（月）	6~8	8~10	12~16	16~20	24~30

恒牙共有32颗，其名称从中线起向两旁，分别为中切牙、侧切牙、尖牙、第一前磨牙、第二前磨牙、第一磨牙、第二磨牙、第三磨牙，使用阿拉伯数字表示牙位。6岁左右第一恒磨牙在第二乳磨牙的远中萌出，是最早萌出的恒牙，不替换任何乳牙；其后直到12~13岁，乳牙渐为恒牙所替换，此时期为替牙期，或为混合牙列期。6岁第一恒磨牙萌出之前为乳牙期，12~13岁以后为恒牙期。恒牙萌出的时间和顺序参阅下表。

表3-1-2　　　　　　　　　　　**恒牙萌出时间及顺序**

牙位	6	1	2	3	5	7	8
年龄（岁）	6	7	8	11	11.5	12	13	18~25

2. 牙齿的解剖形态
（1）牙齿表面各部名称　从外形上牙齿可分为牙冠、牙根与牙颈3个部分。

牙齿暴露在口腔的部分称牙冠，牙齿埋藏在牙槽骨内的部分称牙根，牙冠和牙根交界处称牙颈。

（2）牙根数目 牙根的数目与形态因功能而有所不同。一般切牙、尖牙、前磨牙为单根牙，但上颌第一前磨牙多为双根牙。下颌磨牙一般为双根；上颌磨牙一般为3个根。上、下颌第三磨牙的根变异较大，亦有融合为单根者。了解牙根的数目和形态，对牙髓病的治疗和牙拔除术都有重要的临床意义。

（3）髓腔各部名称 牙齿中心的空腔叫髓腔。相当于牙冠部分的髓腔称为髓室。位于牙根内部的髓腔细长呈管状，称为根管。髓室与根管相交界处，称为根管口。在根尖部，髓腔与牙周组织相通的孔，称为根尖孔。

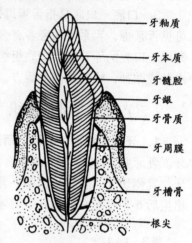

3. 牙齿的功能 切牙和尖牙位于口角前方，称前牙；前磨牙和磨牙位于口角后方，称为后牙。切牙的功能是切断食物。尖牙能够撕裂食物，支撑口角，保持口唇外观丰满。后牙则能捣碎和磨细食物。

4. 牙体组织 牙体组织包括牙釉质、牙本质、牙骨质和牙髓。前三者是钙化的硬组织；后者是软组织，居于中空的髓腔内。见图3-1-2。

图3-1-2 牙体组织

（1）牙釉质 牙釉质在牙冠部分的外层，呈乳白色，有光泽，是半透明的钙化组织，对牙本质和牙髓有很好的保护作用。

（2）牙本质 牙本质构成牙体的主体，呈浅黄色，硬度仅次于牙釉质。在牙本质小管内，有由牙髓分出的神经末梢，因此牙本质受到刺激时有明显酸痛感。

（3）牙骨质 牙骨质构成牙根表层的淡黄色的硬组织。牙骨质借牙周膜将牙齿固定在牙槽窝中。

（4）牙髓 牙髓位于牙髓腔内，是富于细胞、血管和神经的疏松结缔组织，主要功能是营养牙体组织，形成牙本质；牙髓神经只有痛觉感受器，而无定位器，因此，任何对牙髓的刺激都可引起痛觉反应，但不能定位。牙髓一旦坏死或被摘除，牙齿组织就会变得脆弱易于崩裂。

5. 牙周组织 牙周组织包括牙周膜、牙槽骨和牙龈。

（1）牙周膜 牙周膜是介于牙根和牙槽骨之间的纤维结缔组织，主要为胶原纤维，呈束状排列，其两端分别埋入牙骨质和牙槽骨中，将牙固定在牙槽窝内，具有悬韧带的作用，能抵抗和调节牙所承受的咀嚼压力。牙周膜有感觉、固定、营养牙齿及缓冲咬合力的作用。

（2）牙槽骨　牙槽骨是支持牙齿的重要组织，其中颌骨包埋牙根的突出部分称牙槽突，牙槽骨的游离缘称为牙槽嵴。

（3）牙龈　牙龈是覆盖于牙槽突表面及牙颈部的口腔黏膜，粉红色、坚韧、有弹性。牙龈与牙颈部紧密相连，其边缘未附着的部分称游离龈，游离龈与牙齿间的空隙称龈沟，正常龈沟的深度不超过 2mm。附着龈位于游离龈的根方，呈粉红色，质地坚韧，表面有许多点状凹陷，称为点彩。炎症水肿时，点彩消失。两牙之间突起的牙龈称龈乳头。

二、颌面部

颌面部主要由成对的上颌骨、颧骨、鼻骨、腭骨、泪骨、下鼻甲骨和单个的下颌骨以及颞下颌关节、肌肉、血管、神经、涎腺等组成，外被覆皮肤、皮下组织。

1. 上颌骨　上颌骨位于颜面中部，左右各一，互相对称，由体部与 4 个突起所组成：额突及颧突分别与额骨、颧骨相连接；腭突在腭中缝联合，并与其后的腭骨水平部共同构成口腔顶部的硬腭；上颌体中心为空腔，称上颌窦，窦的下壁与牙槽突近邻，上颌第一磨牙与第二尖牙的牙根尖与上颌窦下壁距离最近，其根尖感染容易波及上颌窦，引起上颌窦炎；在拔牙或取断根手术时，也可使口腔与上颌窦穿顶或将牙根推入上颌窦内。

上颌骨为内腔宽大的拱形结构，具有相当的支持力，轻微的外力可通过颌骨传导分散；上颌骨与邻骨连接复杂，与额、筛、鼻、泪、颧、腭等骨缝相衔接，又构成结构上的薄弱环节，一旦遭受较大的暴力，常易造成上颌骨与邻骨的骨折，甚至累及颅脑。

2. 下颌骨　下颌骨是颌面部唯一可以活动而最坚实的骨骼。下颌骨呈马蹄形，分为下颌体与下颌支两部分。下颌体的上缘为牙槽突。下颌体外面有一颏孔，颏神经、血管经此穿出；下颌支内侧面中央有一骨孔，称下颌孔，是下牙槽神经、血管的入口；下颌支后缘与下缘相交的部分，称下颌角；下颌支的上端有 2 个突起，前方是喙突，后方是髁状突。喙突与髁状突之间的凹陷为乙状切迹。髁状突与颞骨的关节凹构成颞下颌关节。

髁状突是下颌骨的主要生长发育中心之一，在下颌骨发育完成前遭受损伤或破坏，影响下颌骨的发育，可导致颌面畸形。

3. 颞下颌关节　颞下颌关节是颌面部唯一具有转动和滑动运动功能、左右协同统一的联动关节，具有咀嚼、吞咽、语言、表情等功能。由颞骨关节凹、髁状突、关节盘、关节囊和关节韧带构成。见图 3-1-3。

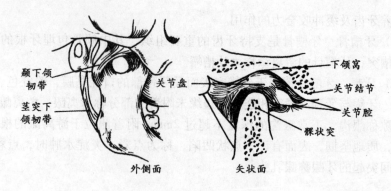

图 3-1-3　颞下颌关节

颞下颌韧带　关节盘　下颌窝　关节结节　关节腔　茎突下颌韧带　髁状突　外侧面　矢状面

4. 肌肉　颌面部的肌肉可分为咀嚼肌和表情肌两大类。前者受三叉神经的运动神经支配，后者受面神经的支配。

（1）表情肌　主要有眼轮匝肌、口轮匝肌、上唇方肌、下唇方肌、笑肌、三角肌与颊肌等。位于皮下组织内，起于附近骨面，止于皮肤，收缩时，通过皮肤表现各种表情。面神经受损时，可引起面神经麻痹，造成面部畸形。

（2）咀嚼肌　主要附着在下颌骨的浅面和深面，有开口肌群、闭口肌群和翼外肌 3 组。闭口肌群包括嚼肌、翼内肌、颞肌等，主要附着于下颌角，闭口肌群肌肉发达，收缩力强，使口闭合。开口肌群包括二腹肌、下颌舌骨肌和颏舌骨肌，其着力点主要在颏部，肌肉收缩时，降下颌骨，使口张开。翼外肌主要附着于下颌髁突颈部、下颌关节盘等，单侧收缩时，使下颌向对侧运动，双侧收缩时，使下颌前伸。

5. 血管

（1）动脉　口腔颌面部的血液主要来自颈总动脉的分支颈外动脉，供应极为丰富。颈外动脉供应颌面部的动脉主要分支有舌动脉、颌内动脉、颌外动脉、颞浅动脉等。除舌动脉外，左右同名动脉分支吻合广泛。见图 3-1-4。

①舌动脉：自颈外动脉平舌骨大角发出，向内上方走行，分布于舌、口底和牙龈。

②颌外动脉（面动脉）：发自舌动脉上方、颈外动脉前内侧，在嚼肌前缘越过下颌骨下缘，在面部斜向内眦走行，至内眦与眼动脉的分支相接，营养上下唇、外鼻及附近皮肤、皮下组织。

③颌内动脉：位于面深部；在相当于下颌骨髁突颈部水平，自颈外动脉前内侧发出；在颞颌关节内侧发出分支营养嚼肌、颞肌、上下颌骨、牙和牙槽骨。

④颞浅动脉：为颈外动脉的终支；在颞颌关节后方、外耳道软骨前方上行，

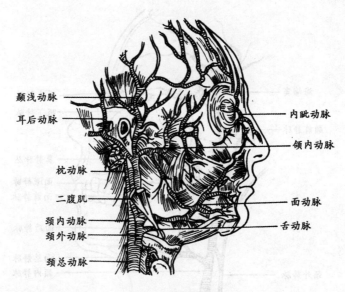

图 3-1-4　颌面部动脉

颞浅动脉
耳后动脉
枕动脉
二腹肌
颈内动脉
颈外动脉
颈总动脉

内眦动脉
颌内动脉
面动脉
舌动脉

发出分支，营养腮腺、颞颌关节、嚼肌等，继而绕过颧弓达颞部皮下。

（2）静脉　颌面部静脉较复杂且多变异，分支细小且相互吻合成网状。口腔颌面部静脉由浅、深静脉网构成。见图 3-1-5。

①浅静脉网：由面前静脉和面后静脉组成。面前静脉收纳颌外动脉分布区的静脉血，起于内眦静脉，向下在颌外动脉后方与其平行走行，沿途与眼静脉、眶下静脉和面深静脉相交通；面后静脉由颞浅静脉和颌内静脉汇合而成。面前、面后静脉在下颌角下方汇成面总静脉，在相当于舌骨水平处汇入颈内静脉。

②深静脉网：为翼静脉丛，位于翼腭窝。翼静脉丛收纳面侧深部的静脉血后，主要流入颌内静脉。翼静脉丛与面前、面后静脉相交通，与眼眶、颅腔海绵窦关系密切。

面部静脉走行于肌肉中，其腔内一般无瓣膜，当肌肉收缩时，可使其中的血液倒流进入海绵窦。面部尤其是两侧口角至鼻根的三角区内发生的感染，如处理不当，可蔓延至海绵窦，形成严重的海绵窦血栓性静脉炎。因此，常称此区域为"面部危险三角"。

6. 淋巴　面部淋巴极为丰富，构成口腔颌面部重要的防御系统。正常情况下淋巴结的硬度与软组织相似，不易触及，但在局部发生肿胀或炎症时，则肿大、变硬、可被触及，且急性炎症时按压淋巴结有明显的压痛。颌面部淋巴有环形和纵形两组淋巴结。

（1）环形淋巴结群　包括枕淋巴结、耳后淋巴结、耳前淋巴结、腮腺淋巴

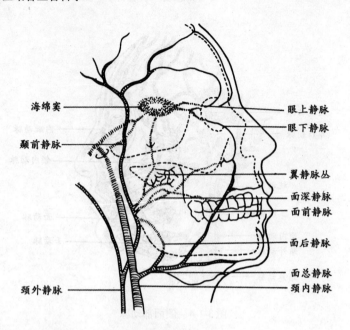

图 3-1-5 颌面部静脉

结、面淋巴结、颌下淋巴结、颏下淋巴结等。

（2）纵形淋巴结群　主要为颈内静脉淋巴结，沿颈内静脉前、后排列呈链状。以颈总动脉分叉为界，在分叉以上的是颈深上淋巴结群；在其下方的是颈深下淋巴结群。

7．神经　口腔颌面部主要的运动神经有面神经、舌下神经和三叉神经第 3 支（下颌神经）的前股纤维；感觉神经主要是三叉神经。

（1）运动神经

①面神经：自茎乳孔出颅后进入腮腺，穿行在腮腺之间，分支出腮腺后呈扇形分布于颌面，有颞支、颧支、颊支、下颌缘支及颈支 5 条分支。支配面部表情肌的活动。在颜面作切口时，应注意面神经各支的走行，以免损伤。

②舌下神经：分布至舌肌，支配舌的运动。

③三叉神经第 3 支（下颌神经）前股：分布并支配嚼肌、颞肌和翼内外肌。

2．感觉神经　主要为三叉神经。其第 1 支为眼神经，第 2 支为上颌神经，第 3 支为下颌神经。见图 3-1-6。

①上颌神经：分出上齿槽后神经、上齿槽中神经和上齿槽前神经，分布于上颌牙、牙槽骨及颊侧牙龈；分出腭前神经、鼻腭神经，分布于上颌牙腭侧牙龈及黏膜、骨膜。

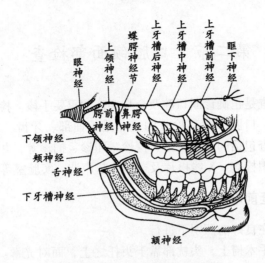

图 3-1-6 上颌神经和下颌神经

② 下颌神经：下颌神经前股较小，多系运动神经；后股较大，多系感觉神经，包括下牙槽神经、舌神经和颊神经。下牙槽神经在下颌管内相当于前磨牙区发出分支出颏孔称为颏神经，分布于第二前磨牙以前的牙龈、下唇、颊黏膜和皮肤。舌神经自下颌支主干分出后，在下牙槽神经前内侧下行，主要分布于舌前2/3、舌侧牙龈和口底黏膜。颊神经分布于下颌第二前磨牙、磨牙的颊侧牙龈及颊后部黏膜和皮肤。

8．涎腺 涎腺又称唾液腺，有腮腺、颌下腺和舌下腺 3 对大涎腺和数量众多的位于唇、颊、舌与腭黏膜下层内的小涎腺。涎腺分泌物流入口腔形成唾液，具有湿润黏膜、软化食物、初步消化、调节液体平衡与抑制细菌等作用。根据腺体结构和其分泌物的性质，涎腺可分为浆液腺、黏液腺和混合腺。腮腺属浆液腺，小涎腺属黏液腺，颌下腺和舌下腺属混合腺。

（1）腮腺 腮腺是涎腺中最大的一对，腺体呈不规则的楔形，有浅部和深部，其间有面神经及其分支穿过。腮腺导管在腺体前缘近上端发出，行至嚼肌前缘时呈直角向内穿过颊肌，开口于上颌第二磨牙相对的颊黏膜上。

（2）颌下腺 颌下腺位于颌下三角中，导管行径方向为从后下向前上，开口于舌系带两旁的舌下肉阜。

（3）舌下腺 舌下腺位于舌系带两侧的口底黏膜皱襞下，直接开口于口底，亦有少数导管汇入颌下腺导管。

第二节　口腔颌面部检查

口腔颌面部检查是正确诊断口腔及全身疾病的重要手段。检查时要遵循一定的顺序，以免遗漏。口腔颌面部检查的重点是颌面部、牙齿、牙周和口腔黏膜等。口腔颌面部检查包括问诊、视诊、探诊、叩诊、扪诊等，并且根据需要可配合辅助穿刺、活组织检查、X 线摄片及造影、超声波、实验室等现代检查技术。

一、口腔检查前准备

口腔检查必须在良好的照明下进行。

受检者坐靠在手术椅上，头枕部靠于头托之上，面对光源。检查上颌牙时，应使受检者上颌牙的殆平面与地面约成 45°角，其高度稍高于检查者的肘关节；检查受检者下颌牙时，使下颌牙的殆平面与地面平行，其高度与检查者的肘部相当。

检查者站或坐在受检者的右侧。

二、常用检查器械

1. **口镜**　借助口镜可牵拉口角，推压唇、颊、舌等软组织；利用其镜面的反光及映像作用，可增加局部照明和检查不能直视的部位；镜柄可用于叩诊牙齿。

2. **探针**　常用来检查牙面的沟、窝、点、隙、裂，有无龋洞及发现感觉过敏点；检查牙结石及瘘管的走行方向；有刻度的牙周探针还可探测牙周袋的深度。

3. **镊子**　用于夹取敷料、药物、异物等，擦拭患处或涂药；夹持牙齿检查牙齿的松动度；其柄也可作叩诊牙齿用。

三、检查方法

1. **问诊**　通过问诊主要了解患者的主诉、现病史、既往史和有关家族史，了解疾病的发生、发展过程。问诊时医生应态度和蔼。语言通俗易懂，尽量避免使用医学术语。

（1）**主诉**　患者最感痛苦、最迫切要求解决的问题。主诉包括主要症状、部位及患病的时间等。

（2）**现病史**　主要症状开始的时间、发病时的情况及演变过程、是否为初发、是否曾接受检查和治疗、结果如何、全身健康状况等。

（3）既往史　是否曾患过对全身健康有重要影响的疾病，其治疗效果如何，是否有易出血史、药物过敏史等。有些口腔疾病的发生与患者既往的生活习惯和健康状况密切相关。

（4）家族史　有些口腔疾病与遗传因素有关或具有家族性，所以对一些疾病的问诊可涉及其家庭成员的健康状况，询问是否有类似疾病发生等。

2．**视诊**　观察颌面部左右是否对称及有无肿胀、畸形或创伤，关节和肌肉功能有无障碍，皮肤有无窦道或瘘管以及颜色改变等；注意牙齿的数目、形态、质地、位置、排列和咬合关系等；牙龈的形态与颜色，点彩是否存在，是否有牙龈乳头肿胀、出血与增生，是否有牙周溢脓、牙龈窦道或牙松动等；口腔黏膜有无水肿、溃疡、瘢痕等，有无炎症、色素沉着，舌背表面舌乳头情况等。

3．**探诊**　口腔科常用探针来进行探诊。探诊时动作应轻柔，切忌粗鲁，以免损伤牙周、黏膜及其他口腔软组织。探诊可用来探查龋或缺损的部位、深浅、牙髓反应，已充填牙齿的密合程度，有无继发龋，龈沟及牙周袋的深度，龈下结石情况，瘘管的方向和深度等。

4．**叩诊**　口镜或镊子柄可对牙齿作叩诊用，以检查根尖周组织的反应。叩诊时，一般先叩邻牙或对𬌗牙作对照，然后再叩可疑患牙。有根尖周炎及牙周病变的患牙，有不同程度的叩击痛。

5．**检查牙齿的松动度**　多使用镊子操作。根据牙齿松动的程度，可分为3度。

Ⅰ°松动：牙齿颊（唇）舌向松动幅度 < 1.0mm。

Ⅱ°松动：牙齿颊（唇）舌向松动幅度 1.0 ~ 2.0mm，伴近远中方向活动。

Ⅲ°松动：牙齿颊（唇）舌向松动幅度 > 2.0mm，不仅近远中方向活动，而且可上下垂直活动。

6．**扪诊**　扪诊是用手指或器械直接触摸、检查病损的性质、大小、深度等。扪诊时应轻柔。如检查牙齿是否有尖锐的牙尖和边缘嵴；触压牙龈，观察龈缘是否有脓液溢出以了解牙周炎症情况；检查肿胀部位的范围、质地、表面温度，周界是否清楚，是否有压痛等；了解淋巴结大小、数目、硬度、有无粘连、压痛等。

7．**嗅诊**　嗅诊作为诊断的辅助手段，可对有些具有特殊气味的疾病病灶，如牙髓坏死、坏死性龈炎等进行诊断。

8．**牙髓活力测验**　牙髓活力测验是利用温度和电流刺激检查牙髓的反应。

（1）冷诊法　用冷水喷注或用小棉球蘸酒精、乙醚或氯乙烷，置于受检牙的颈部、窝洞底部，观察病人的疼痛反应。

（2）**热诊法** 用热水或烤热的牙胶（温度为 50 ℃～60 ℃），置于事先已拭干的受检牙牙面上，以观察病人的疼痛反应。

（3）**电流测验** 利用微弱电流通过牙体硬组织，传导至牙髓神经，引起兴奋，产生知觉，来判断牙髓的活力。一般要与邻近的正常牙或正常同名牙作反应对照。

9．局部麻醉检查 对于难以区别上下颌牙放射性疼痛时，可使用局部麻醉来区别疼痛发生的部位。

10．实验室检查 口腔常用的实验室检查包括血常规、血小板计数、测定出凝血时间、细菌涂片及培养、脱落细胞检查、组织病理学检查等。

11．常用 X 线检查

（1）**牙片（根尖片）** 可见到牙釉质、牙本质、牙髓腔、牙周膜及牙槽骨等结构。常用于牙体病、牙髓病、根尖周病、牙外伤和牙周病的检查及其治疗前后的对比观察。

（2）**华氏位（鼻额位）** 显示颌面骨与鼻窦全貌。常用于上颌炎症及肿瘤、骨折的检查，观察鼻窦、眼眶、颧骨和颧弓、上颌骨等病损情况。

（3）**下颌骨侧位片** 显示下颌体磨牙区与下颌升支，常用于检查下颌骨的各种病变。

（4）**薛氏位片** 显示颞下颌关节侧斜位影像，用于检查颞下颌关节病变情况。

（5）**曲面断层摄影** 可显示上、下颌骨及牙列的全景影像。对牙体和颌骨囊肿、肿瘤、外伤、炎症及发育异常等方面的 X 线诊断有价值。

（6）**X 线头影测量片** 在头颅定位仪严格定位下拍摄的头颅正位或侧位片，可清楚地显示颅骨、上下颌骨的正、侧面影像。通过分析 X 线头影测量片，有助于正畸科对牙、颅面畸形患者作出正确的诊断和矫治设计。

12．造影检查 造影检查是在缺乏自然对比的组织和器官内，注入高密度或低密度的造影剂，以造成人工对比而协助诊断的方法。口腔造影检查包括：

（1）**涎腺造影检查** 检查涎腺的慢性炎症、涎瘘、导管阴性结石和涎腺肿瘤等；检查时常用的造影剂为 60％的泛影葡胺或 40％的碘化油。造影后常拍摄腮腺造影侧位、后前位与颌下腺造影侧位等照片。

（2）**颞下颌关节造影检查** 检查平片发现关节骨质破坏或关节间隙有明显异常而需进一步明确病变类型者；常用的造影剂为 30％泛影葡胺；造影后常拍摄薛氏位片与关节侧位体层片。

（3）**颌面部血管瘤瘤腔造影检查** 适用于海绵状血管瘤，常用造影剂为 60％泛影葡胺。

13. CT 检查 即电子计算机体层摄影，是经过计算机处理利用检测器接收X线穿透人体后的不同强度信号而得到的数据和模拟信号，而后经电子系统变换后输至荧光屏显示出图像。CT 具有分辨率高、定位准确、图像清晰、避免重叠等优点，能对上颌窦、颅底、涎腺以及口腔颌面部深在间隙病变的诊断提供较客观的依据。

第三节 中医口腔科学概论

一、口腔与脏腑经络的关系

口腔为五官之一，为胃系之所属，是人体的重要组成部分，具有进水谷、辨五味、泌津液、磨谷物、助消化及出语音等功能。

1. 口腔与脏腑的关系 口腔与五脏六腑中脾、心、肾、肝、胃、大肠等关系密切。

（1）口腔与脾

① 生理：口为脾之窍，脾主运化，脾的功能正常，精气上输于口腔，舌下金津、玉液两穴得以泌津液，助脾胃消化水谷，润泽唇舌，口知五味。

② 病理：临床上口腔不同病症可候脾的病变。脾气虚弱、水谷之精气无以上濡，则唇、龈淡白而无光泽；脾气虚弱，无力统摄血液，则齿衄、舌衄；脾经风热血燥，可致唇、颊疾病。

（2）口腔与心

① 生理：心开窍于舌，心经的别络上行与舌体相连，因而心的气血与舌相通，以保持舌的生理功能；心气通于舌，舌知五味，转动自如，有赖心气调和；面颊部的色泽变化是心和血脉活动的反映，心主血脉，其华在面颊，面颊血脉丰富，有赖心功能的正常。

② 病理：心血不足，则面颊淡白，舌质淡白；心火亢盛，上炎于口，则舌质红绛或舌尖赤；火灼黏膜，则口舌糜烂生疮；心血瘀阻，则舌质紫暗或有瘀斑；痰阻心窍，则舌体强直，语言不利。

（3）口腔与肾

① 生理：肾脏精气充沛，口腔生理功能健旺；肾主骨，齿属骨，乃肾之标，肾气充沛，则牙齿发育正常而坚牢。

② 病理：精气亏损，虚火上炎，可灼烁龈肉及口腔黏膜，表现出牙龈和口腔黏膜溃烂生疮；劫灼津液，则致口舌干燥等症；肾虚骨弱，则齿迟或齿不生；

齿失濡养，则齿槁。

(4) 口腔与肝

① 生理：肝藏血，口腔各部的生理功能有赖肝血的濡润；肝主疏泄，口腔各部的功能活动全靠肝气调畅，升降有序；肝主筋，主司口腔各部的运动。

② 病理：肝气郁结，致气血痰浊结聚而成口腔肿块；肝主筋，功能失司，则牙关紧闭，舌卷挛缩；肝血不足，或肝病及肾，肾阴亦亏，致肝肾同损，口腔无以濡润，则唇、口黏膜淡白；虚火上炎，则牙齿浮动、隐痛，唇、口黏膜红赤。

(5) 口腔与胃

① 生理：口腔为胃系之所属。胃经食道、咽直通于口；口迎粮，舌辨味，胃纳食，脾运化，诸器官互相协作，共同完成纳饮食、化水谷、输精微的生理功能。

② 病理：胃的经脉连舌本而终于唇口，胃发生病变时可引起多种口腔病症。胃经风火，湿热上蒸，可导致牙痛、龋齿、口舌糜烂生疮、唇肿裂及唇风等多种口腔疾病；舌苔乃胃气所生，牙床归属于胃，如胃的功能失常，亦可从舌苔、牙床反映出来。

(6) 口腔与大肠

① 生理：齿属肾，而生于牙床；上下牙床属阳明大肠与胃。

② 病理：大肠病变可引起口腔的病症，如大肠湿热上蒸，则牙痛、齿龈红肿溃烂等。膀胱、小肠的病变也可反映于口腔，如膀胱移热于小肠，小肠火热，上为口糜。

2. 口腔与经络的关系　正常生理情况下，经络有运行气血、感应传导的作用。脏腑病变可通过经络反映于口腔、体表，经脉受损可波及口腔各组织；口腔、体表的病变通过经络影响到所属脏腑，并且脏腑之间通过经络联系相互影响。

直接循行于口腔的经脉有：

(1) 手阳明大肠经

① 循行：起于食指桡侧商阳穴，沿上肢外侧前缘，从缺盆上颈，循行于两颊，入下齿，还出挟口，左右交叉于人中，至对侧鼻旁。

② 本经口腔病症：牙痛、颌肿、口㖞、面部肿胀、口干。

③ 常用穴位：二间、三间、合谷、阳溪、曲池、迎香等。

(2) 足阳明胃经

① 循行：起于目眶下承泣穴，下循鼻外，入上齿，还出挟口环唇，从颏部下行，出大迎，循颊车进入锁骨，一支经胸膈属胃络脾，另一支经乳头沿腹部下行，两支会于腹股沟，沿下肢外侧下行，止于第二足趾外侧端厉兑穴。

② 本经口腔病症：口角㖞斜，流涎，口唇生疮，齿龈肿痛。

③ 常用穴位：四白、地仓、颊车、下关、足三里、内庭等。

（3）足太阴脾经

① 循行：起于足大趾内侧隐白穴，循趾内侧上内踝，循胫骨后，交出肝经之前，上膝股内前方入腹部，属脾络胃上膈，挟食道两旁，连舌本散舌下，贯舌中。

② 本经口腔病症：舌痛，舌根强硬。

③ 常用穴位：三阴交、商丘、血海等。

（4）足厥阴肝经

① 循行：起于足大趾毫毛处的大敦穴，循小腿内侧上行，环绕阴器，挟胃，属肝络胆，上贯膈，布胁肋，循喉咙，上连目系，其分支从目系分出下行颊里，环唇内。

② 本经口腔病症：口咽干痛，口腔黏膜干燥，患脱屑性疾患。

③ 常用穴位：行间、太冲等。

（5）足少阴肾经

① 循行：起于足小趾之下，走足心，沿腿屈侧入腹，贯脊属肾络膀胱，上贯肝膈，入肺中，循喉咙，挟于舌根两侧。

② 本经口腔病症：口中热，口舌干痛，齿枯齿豁。

③ 常用穴位：太溪、照海等。

（6）手少阴心经

① 循行：起于心中，通过横膈联络小肠，其支脉从心系上挟咽喉连于目系，系舌本。

② 本经口腔病症：咽干，口渴，舌强不语。

③ 常用穴位：通里、神门、少府等。

（7）手太阳小肠经

① 循行：起于小指外侧少泽穴，沿上臂外侧后缘入肩，其支脉沿颈步入颊，至目外眦，转入耳中，其分支沿鼻外侧至目内眦，斜络于颧部。

② 本经口腔病症：牙病，颌面肿胀。

③ 常用穴位：颧髎穴。

（8）手少阳三焦经

① 循行：起于无名指末端关冲穴，沿上臂外侧上达肩部，入缺盆，其支脉循颈系耳后，上行额角，再屈而下行，至面颊部，达眶下部，另有分支，由颊入系舌本。

② 本经口腔病症：颊、舌部肿痛，齿痛，牙关紧闭。

③ 常用穴位：翳风、耳门、角孙等。

（9）督脉

① 循行：经后颈越过头顶部，沿颜面正中下行，止于上齿龈正中。

② 本经口腔病症：咽干、口喎，齿龈肿痛。

③ 常用穴位：水沟、兑端、龈交等。

（10）任脉

① 循行：经前正中线过胸，沿颈部至下唇中央，环绕口唇，经面部至眶下。

② 本经口腔病症：口喎失语，牙病流涎。

③ 常用穴位：廉泉、承浆等。

二、口腔病的病因病机

口腔为脾胃之外窍，手足三阳经脉循经面颊，齿、龈与肾及手足阳明经关系密切，一旦这些脏腑、经络失调，则影响其生理功能而发生疾病。口腔居人体头面部位，易遭外邪入侵或外力打击。因此，作为口腔病病因的这些外在因素和内在脏腑、经络的病理变化，决定了口腔病的证候类型。

1. 外因

（1）外邪侵袭　六淫中的风、寒、暑、湿、燥、火均为外邪，侵袭机体，口腔居人体头面部位，易被影响，引起牙周炎、冠周炎、根尖周炎、腮腺炎及颌面部疔痈等多种病症。

（2）外伤　跌仆、刀刃伤：直接损伤口腔颌面部皮肉、血脉、筋骨以及牙齿，造成破皮、决脉、伤筋、断骨、牙折及牙脱位等损害，也可因撞击、挤压而致血溢肌肤、经络阻滞而成瘀肿；烧伤：高温（如烫水、热油、蒸气、火焰）或化学物质（如强酸、强碱）损伤；雷击和电灼伤：伤及颌面，轻者烂皮损肉或肌肤不仁，重者则伤津耗液，甚至热毒内陷，造成脏腑组织损害而死亡；虫蜇伤：虫蜇伤是指蜂、蝎及其他各种毒虫蜇伤，伤后轻者局部红肿疼痛、奇痒，严重时可引起寒战、高热等全身中毒症状。

2. 内因

（1）脾胃湿热　胃主受纳，腐熟水谷；脾主运化，输布精微。脾胃互为表里，其病相互影响。若脾失健运，湿热上蒸口腔，则生牙痛、牙龈红肿、唇肿燥裂流水；湿热灼腐黏膜，则黏膜红肿溃烂，甚或化脓成痈；如火热与痰湿互结凝聚于舌下，可成痰包；湿热困结于口齿，牙体被蚀，而致龋齿。

（2）心火上炎　心主舌，心气通于舌，故心的病变易引起舌与口腔黏膜病症。心火上炎口腔多为内伤七情、病后耗损等所致，如舌体肿胀强硬、言语不利、口舌溃烂、疼痛、出血等。

（3）肾阴亏损　肾主骨，齿乃骨之余，肾阴不足，则齿脆不坚，疏豁松动。肾藏精，主液，主唾。肾精亏损，阴津无以上承，则口舌干燥；水不济火，虚火上炎，黏膜被灼，则口舌生疮。

（4）肝郁化火　肝主疏泄，司口腔各部功能活动。若情志不舒，气机不畅，则关节不利；化火上攻，则头痛、面痛、口舌生疮、龈颊肿胀。

（5）气滞血瘀　气血是人体生命活动的物质基础。气为血帅，血随气行，气血相互依存。若气机失调，气滞必致血瘀，气血瘀滞日久，积结成块，可化生成口腔肿瘤。

三、口腔科常见症状辨证

1. 辨口臭　龋齿、牙周炎、口腔炎等口腔疾病以及邻近器官或全身性疾病，临床上均可伴有口臭，并且不同疾患所致口臭也不尽相同。如口腔肿瘤破溃或走马牙疳症者，气味腐臭，其症结多为气血虚弱，邪毒凝聚，伤络败肉；口腔内化脓性疾病，为肺胃火热的见证，气味腥臭。

2. 辨疼痛

（1）从疼痛时间看　朝轻暮重，属阴虚；朝重暮轻，属阳虚；牙髓病变，疼痛夜间剧烈；颌面部疔痈、根尖炎症，疼痛持续；张口疼痛，多为冠周炎或颞下颌关节病。

（2）从疼痛性质看　得凉时减，疼痛为实热证；受热痛减，为虚寒证；触痛明显，为实热证；触痛无增，为虚寒证；刺痛，多为气滞血瘀或寒凝经脉；跳痛，多属化脓阶段；咬物时疼痛者，病变位于牙根部位；灼痛，病变一般浅表；钝痛，病变多在深部。

（3）从疼痛程度分析　疼痛剧烈多属实热证；疼痛轻微或隐隐作痛，多属虚火证。

3. 辨红肿

（1）从红肿颜色看　红肿色鲜红，属实热证；红肿色淡红，属虚火证；只肿不红，属寒湿证。

（2）从红肿发病部位看　部位浅表者，赤色为多；而病变在颌面筋骨者，颜色多正常。部位浅表者，发病快，易脓、易溃、易敛；病在颌面筋骨者，难脓、难溃、难敛。

（3）从红肿外形看　患处红肿高突，呈局部性，多为实热证；红肿平坦，呈弥漫性，边界不清，多为虚寒证。

4. 辨溃烂

（1）从溃烂数目及溃点大小看　数目较多或溃点大者，属实热证；数较少或溃点小者，属虚寒证；溃点多而分散者，是湿浊上泛的表现。

（2）从溃烂色泽看　口腔溃烂呈黄浊色，周围黏膜色红，多为实热证；溃烂灰白或污浊，周围黏膜暗红，多为虚火证；糜烂面覆有白色斑点，状如凝乳，是鹅口疮的表现；糜烂并有线纹状、网状、环状白色病损者，为口腔扁平苔藓。

5. 辨结节　结节为凸起于黏膜表面、有实质内容的组织增生。结节可见于口腔结核、恶性肉芽肿等病症。结节伴有疼痛、红肿、发热，为血瘀气滞，毒热蕴结。红肿疼痛不明显，色淡，质坚硬，病程长，多为虚寒证。

6. 辨脓血　脓多稠黄有臭味，属实热证；脓稀或污秽者，是正虚不能胜邪的表现。出血量多，色鲜，属实热证；出血量少，色淡，属虚寒证。

7. 辨斑纹　斑纹常见于多形性红斑、慢性盘状红斑狼疮、白斑及黏膜下纤维变性等口腔病变。斑纹色鲜红，伴轻微疼痛，为热毒炽盛证；斑纹色白，高出黏膜面，为痰浊蕴结口腔；斑纹暗灰色，扪及条索状，质地坚韧，为瘀血阻络所致。

8. 辨皲裂　皲裂为黏膜或皮肤发生的线状裂口，其破坏深度为上皮层或黏膜下层。皲裂多由血虚、气虚、血瘀、血热等因素造成，见于慢性唇炎、维生素 B_2 缺乏、口腔念球菌病等。

四、口腔科治疗概要

1. 内治法

（1）疏风清热　宜行疏风清热治疗者，临床表现为发热恶寒、脉浮数之风热表证；用于感受风热而致的口腔疾病，如牙周炎、冠周炎及颌面部疖痈等病症的初期阶段。常用方如薄荷连翘方、银翘散。药物有牛蒡子、桑叶、菊花、连翘、金银花等。

（2）清热解毒　宜行清热解毒治疗者，临床表现为红、肿、痛、发热、口渴、尿黄、便结、舌质红、苔黄、脉洪数等；用于热毒壅盛，蒸灼口舌，或颌面部疖痈之中期阶段。常用方如黄连解毒汤、普济消毒饮。药物有金银花、紫花地丁、蒲公英、黄连、黄芩、栀子等。

（3）清利湿热　宜行清热利湿治疗者，临床表现为口腔黏膜红肿或糜烂、唇部疼痒或破裂流水、口臭、小便黄赤、苔黄腻、脉濡数等；用于脾不化湿、湿热上熏所致的口腔疾病，如口疮、鹅口疮、扁平苔藓等病症。常用方如加味导赤散。药物有黄芩、黄连、金银花、木通等。

（4）清心凉血　宜行清心凉血降火治疗者，临床表现为口舌溃烂、心中烦热、面色红、舌质红、苔黄等；用于心火上炎、熏灼口舌所致的口腔疾病。常用方如泻心汤、凉膈散。药物有黄连、栀子、生地、丹皮、大黄、淡竹叶等。

（5）清化痰浊　祛痰化浊，用于痰浊停聚而致的口腔疾病，如舌下腺囊肿、某些舌肿胀等。常用方如加味二陈汤。药物有瓜蒌、贝母、竹茹、半夏、陈皮等。

（6）行气活血　运用行气通络、活血化瘀之品，以祛瘀通络，消肿散结；用于气血凝滞、经脉阻塞而致的口腔病症，如肿瘤、颌面外伤、口腔手术后等。常用方如桃红四物汤。药物有桃仁、红花、当归、赤芍、丹皮、泽兰、苏木等。

（7）滋阴降火　滋阴补肾，清降虚火，用于肾阴不足、虚火上炎而致的口腔疾病，如慢性牙周炎、复发性口疮、裂纹舌及齿迟、齿不生等病症。常用方如知柏地黄汤。药物有知母、黄柏、熟地、女贞子、山萸肉、龟板等。

2. 外治法

（1）含漱　临床常用1%的双氧水，或用金银花、马勃、升麻各适量煎水漱涤口腔，以清洁患部和清热解毒。

（2）吹药　使用冰硼散、锡类散等药粉吹布于患部，以达清热解毒、消肿止痛、祛腐生肌的目的。

（3）敷药　颌面部肿胀者，将如意金黄散敷贴患部。虚火口疮者，可用药膜敷贴患处或用吴茱萸捣烂外敷双足涌泉穴。

（4）牙周洁治术　牙周洁治术是各种牙周病的基础治疗，也是正常口腔卫生护理和美容的方法。

（5）切开排脓　用于颌面部疖痈脓成时或牙周与齿槽脓肿患者。脓肿切开时，一要选择好脓熟时机；二要注意切口位置和方向；三要掌握好切口的深浅和大小；四要注意对于口唇周围之疖痈，切开后切忌用力挤压。

（6）补牙　本法适用于龋齿、牙髓病及根尖周病等。本法临床应用广泛，是治疗牙体组织病的一种行之有效的方法。常用方法有充填术、盖髓术、活髓切断术、拔髓术、干髓术、根管治疗术及牙髓塑化治疗等。

（7）拔牙　对不能再保留的患牙，如残根、残冠、异位牙、阻生牙以及牙周病所致牙齿极度松动者，应将其拔除。

（8）手术　适用于外伤、肿瘤、畸形等病症。

3. 针灸疗法

（1）针灸　多用于牙痛和口疮之类的疾病。一般取手、足阳明经的穴位，如合谷、曲池、足三里、地仓、颊车等。实证者用泻法；虚证者宜用补法或平补平泻手法。

（2）穴位注射　常用于治疗一些慢性口腔疾病，如复发性口疮，于颊车、足三里、合谷、曲池等穴，注入当归注射液或维生素 B_1 0.5ml，隔日1次，每次选2个穴位。

第二章

牙体组织疾病

第一节　龋　病

龋病，是在以细菌为主的多种因素的共同作用下，牙齿硬组织出现无机物脱矿、有机物破坏的一种慢性进行性缺损性病变。龋病是一种口腔常见病和多发病。患龋病的牙齿称为龋齿，其不仅破坏咀嚼器官的完整性，妨碍咀嚼，影响美观，还可继续向深部发展引起牙髓炎、根尖周炎、颌骨及颌周组织炎症，甚至可成为病灶，影响全身健康。见图 3-2-1。

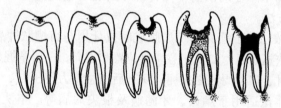

图 3-2-1　龋病的发展过程

中医对龋病早有认识，关于龋病的记载，可追溯到公元前 14 世纪的河南安阳殷墟甲骨文；《金匮要略》首次提出了用砷剂治疗龋齿；唐代《新修本草》载有银膏补牙法。

【病因病理】

一、西医病因病理

目前认为，龋病是由细菌、食物、宿主和时间四联因素共同影响形成的。

1. **细菌**　细菌是龋病发生不可或缺的因素。口腔内细菌种类非常多，致龋菌是其中能导致龋病发生的细菌。龋病的主要致病菌有变形链球菌、乳酸杆菌及放线菌等产酸菌。致龋菌产生致龋作用的形式是牙菌斑。牙菌斑是一种稠密、不定形、非钙化的细菌团块。细菌在牙菌斑中进行复杂的物质代谢活动，产酸使局部环境的 pH 值下降，并且牙菌斑内致密的基质结构可影响牙菌斑的渗透性，使酸不易扩散出牙菌斑，同时又阻止唾液对牙菌斑的稀释中和作用，牙面在这样的酸性环境下，逐渐受酸的溶解脱钙而被破坏，逐渐形成缺损。

2. **宿主因素** 宿主因素中与龋病关系密切的有牙齿的形态与结构、唾液及全身状况等。

牙齿的窝沟、点隙以及邻面、牙颈部等处，易于积存食物并使菌斑聚集，是龋的易发处；牙齿排列拥挤、重叠错位、义齿接触不良等，也为龋病发生创造了有利条件；牙齿结构上有缺陷，如发育不全或钙化不良，则抗龋力下降，亦易患龋。唾液是牙齿的外环境，唾液质与量的变化、缓冲力的大小、抗菌因子含量的多少等，在龋病发病方面能起到重要作用。如唾液的流量多、流速快，则清洁牙面、稀释口腔内酸的能力就强；唾液的溶菌酶、乳过氧化物酶系及免疫球蛋白等抗菌物质有对抗致龋菌的作用；唾液中的无机盐通过离子交换途径可使釉质中某些脱矿区域再矿化。

机体的全身状况与龋病发病有一定关系，包括遗传、营养、矿物质、内分泌等因素。

3. **食物** 食物与龋病的关系十分密切，其中以易发酵、富有黏性或精制的碳水化合物，尤其是蔗糖，为主要致龋食物，这些食物富有黏性，易附着于牙面，特别是牙齿的邻面、牙颈部、点隙、窝沟等容易通过自洁作用被冲刷的部位，在细菌的作用下发酵产酸，有利于龋病的发生；粗糙的或纤维性食物，如蔬菜、肉类、水果等，咀嚼时因有摩擦与清洗作用，有助于牙齿的清洁。

4. **时间** 龋病发病的每一过程都需要一定时间才能完成，从牙面获得性膜形成开始到菌斑形成，从细菌代谢、碳水化合物产酸到釉质脱矿等过程均需要一定时间。

二、中医病因病机

牙齿为手足阳明之脉所循行，为肾所主。龋病发病与胃肠积热、生"虫"蛀蚀、肾精亏损、牙齿不固有着密切的关系。

【临床表现】

龋病好发于磨牙，特别是下颌第一、第二磨牙。好发部位为后牙的𬌗面和其他牙面上的窝沟、点隙，其次为牙的邻接面及牙颈部。

龋病的临床特征为色、形、质的变化。色的改变表现为牙齿表面初呈白垩色，然后由于食物中色素的沉着而呈黄褐色、棕褐色以至黑褐色；形的改变是由于牙体硬组织的崩溃、缺损，在牙齿上形成龋洞；质的改变表现为牙釉质、牙本质失去原有的硬度，变的疏松软化。

1. 症状与体征 临床上，根据龋坏程度一般将龋病分为浅龋、中龋和深龋。

（1）浅龋（牙釉质龋或牙骨质龋） 病变局限于牙釉质或牙骨质，患者临床无任何自觉症状。

（2）中龋（牙本质浅龋） 龋蚀已由牙釉质或牙骨质发展到牙本质浅层，可见龋洞形成；患牙对冷热甜酸等刺激可出现激发痛，刺激去除后，症状即消失；一般无自觉症状。

（3）深龋（牙本质深龋） 病变已发展到牙本质深层，可见或探得较深的龋洞，接近牙髓腔；温度、化学刺激以及食物嵌入洞内均可引起明显疼痛，但无自发性疼痛。

2. 实验室及其他检查

（1）温度刺激试验 当龋洞深达牙本质时，患者即可能述说对冷热酸甜刺激发生敏感甚至难忍的酸痛，可试用冷热等刺激进行检查。冷试法用冷水、冰条、酒精等；热试法可用烤软的牙胶、热水等。

（2）X 线检查 对不易用探针查出的邻面龋、继发龋或隐匿龋，可用 X 线摄片进行检查。龋病在 X 线牙片上显示透射影像。

【诊断与辨证】

1. 诊断要点

（1）浅龋 龋损仅限于釉质和牙骨质，在点隙、窝沟或邻面呈墨浸样或白垩色，探查时可卡住探针尖或略感粗糙；临床一般无自觉症状。

（2）中龋 龋蚀侵及牙本质浅层，可有温度或化学性激发痛，刺激去除后疼痛随之消失；无自发性痛。

（3）深龋 龋蚀侵及牙本质深层，有明显温度、化学性刺激痛及食物嵌塞洞内激发痛，无自发痛史；探查洞底大多较敏感。

2. 鉴别诊断

（1）氟斑牙 氟斑牙是饮水中含氟量过高所致的地域性的牙齿病变；临床特征为同时期发育萌出的牙齿的牙冠表面出现对称性白垩或黄褐色斑块；牙面坚硬无软化，重症者可有釉质的凹陷缺损，甚至有骨骼系统的病变。

（2）釉质发育不全 釉质发育不全是受不利因素（如发烧、营养不良等）影响。牙胚发育期间，成釉细胞功能发生障碍而造成的牙齿结构异常；轻者釉质表面有白垩斑或深度不等、大小不一、部位不定的褐色或黑褐色坚硬的凹陷区，重者有大块釉质全层缺损、牙本质外露；凹陷和缺损处光滑且质地坚硬。

（3）楔状缺损　发生于牙体唇颊侧牙颈部 1/3 的楔形缺损；此处釉牙本质界结构较为薄弱，长期横刷牙造成缺损；好发于牙弓转弯处的尖牙、前磨牙；缺损处光滑无软化。

（4）四环素牙　婴幼儿时期，牙齿发育阶段服用四环素族药物，四环素就可能在牙本质沉积而使牙齿变黄，以后变成暗棕或灰色；变色的深浅与给药的早晚、服药时间长短有关。

【治疗】

一、西医治疗

1. **充填术**　充填治疗是采用手术切割，去除龋坏组织，将洞制备成具备固位和抗力的形状，用人工材料填充洞形，以恢复牙齿的形态和功能的治疗方法。用于窝洞最终修复的永久充填材料中前牙多用玻璃离子、复合树脂，后牙使用银汞合金。中龋及深龋，为避免充填材料对牙髓的刺激，尚需使用氧化锌丁香油粘固粉、磷酸锌粘固粉进行洞内垫底。

2. **磨除法**　适用于大面积乳牙浅龋。此法是在去除软化龋坏组织的基础上，严密隔离唾液并擦干牙面，用 10% ~ 30% 的硝酸银涂擦，再用碘酊或丁香油涂擦还原，使银沉积于牙冠表面，达到停止龋蚀进展的目的。

二、中医治疗

1. **含漱法**　可用金银花、细辛、白芷、露蜂房煎水含漱，每日 3 ~ 4 次，以辛散辟邪，杀虫止痛。

2. **咬法**　用胡椒、荜茇各等量，研极细末，用棉裹于痛处咬之，每日 3 ~ 4 次，以辛散止痛。

3. **针刺疗法**　实火者：上牙痛取下关、内庭；下牙痛取颊车、合谷；针用泻法或平补平泻法，每日针刺 1 ~ 2 次，每次留针 10 ~ 15 分钟。虚火者：以上方法加补太溪，泻行间。

【预防与调护】

注意饮食和营养，多食纤维性食物，如蔬菜、水果、肉类，少吃甜食，如饼干、糖类。补给孕妇及儿童足够的营养，如矿物盐类、维生素、蛋白质等。开展口腔卫生宣教，定期检查，早期治疗。倡导早晚刷牙、饭后漱口。开展对龋病的群防群治。应用氟化物，可在口腔医生的指导下使用含氟牙膏、口服氟化物药片、牙面涂氟等。窝沟封闭防龋：对有龋易感倾向儿童的年轻恒磨牙，可对其深窄的窝沟早期用窝沟封闭剂予以封闭，隔绝外来致龋因素，预防龋病的发生。

第二节　牙髓炎

　　牙髓炎是牙髓组织发生的炎症，是牙髓组织以血管扩张、充血为主要病理变化，对细菌感染或其他物理、化学刺激而产生的一种特殊防御性炎症，是深龋的常见并发症。

　　本病属中医"牙痛"范畴。

【病因病理】

一、西医病因病理

　　1. 感染　当龋病发展至牙本质深层，细菌及其代谢产物可通过牙本质小管或穿髓孔进入并感染牙髓；牙冠外伤形成细小的裂隙或冠部折断暴露牙髓，细菌均可经之进入牙髓腔，造成牙髓组织的炎症；牙周组织炎症时，深牙周袋内的细菌可侵入根尖孔，造成逆行性牙髓炎。

　　2. 物理、化学刺激　龋病治疗时强力的消毒药物（如酚、酒精、硝酸银等）可刺激牙髓，温度（如高温下切割牙体组织，温度超过牙髓组织所能耐受的限度，可使牙髓组织充血发炎）、电流、机械压力等都会造成对牙髓的刺激。

　　牙髓组织被坚硬的牙本质包裹在髓腔中，牙髓发生炎症病变时，牙髓组织充血肿胀，加之炎症渗出物无处引流，髓腔压力逐渐增大，不仅易致牙髓组织坏死，而且压迫牙髓神经引起疼痛。

二、中医病因病机

　　牙髓病的原因主要是风寒热邪外袭或阳明火毒上攻所致。

【临床表现】

　　牙髓炎可分为可复性牙髓炎与不可复性牙髓炎，组织病理学分类中的牙髓充血属于可复性牙髓炎；临床上急、慢性牙髓炎均属于不可复性牙髓炎，治疗上需去除牙髓以消除病变。

1. **症状与体征**

（1）急性牙髓炎 发病急，剧烈牙痛为其主要症状。其疼痛的特点是自发性阵发性疼痛；疼痛常在夜间发生或加剧；温度刺激可加剧疼痛（一般早期对冷刺激更为敏感，晚期对热刺激敏感）；疼痛不能定位（牙髓中的神经来自三叉神经，只有游离的神经末梢，没有特殊的神经感受器，所以不管刺激是温度的、化学的、机械的，反应都是疼痛，且向同侧三叉神经分布区域放射，病人常不能指出患牙的位置）。临床检查时常见患牙有深龋洞，探痛明显。

（2）慢性牙髓炎 慢性牙髓炎多由龋病逐渐发展而来，也可以由急性牙髓炎或其他类型的牙髓损伤转变而来。临床上一般没有明显的疼痛，或只有间歇性钝痛，但有较长期的温度刺激痛史，患牙可有轻度咬合痛或叩痛。临床上根据患牙牙髓开放与否常分为闭锁性与开放性两类，开放性牙髓炎又有溃疡性和增生性两种。检查时可见深龋或已穿髓，探及穿髓孔有剧烈疼痛，穿髓孔处的牙髓表面可形成溃疡或向髓洞内增生。

2. **并发症** 牙髓的感染不治疗，感染可经根尖孔扩散到尖周组织，引起根尖周炎。

3. **实验室及其他检查** 为准确判断不同类型的牙髓病变，应充分利用各种检测手段，包括视诊、探诊、叩诊、牙髓活力测试、X线检查等。必要时可用局部麻醉法来确定痛区。

【诊断与辨证】

1. **诊断要点** 主要根据病史、病因、临床症状及患牙对外界刺激的反应加以分析、判断而确定之。

（1）急性牙髓炎 自发性剧烈疼痛，夜间加重，不能定位，温度刺激加重疼痛；探痛明显。

（2）慢性牙髓炎 自发性钝痛，长期激发痛，叩诊不适；患牙有深龋洞或牙体慢性损伤。

2. **鉴别诊断**

（1）深龋 深龋无自发性疼痛。

（2）三叉神经痛 有难以忍受的阵发性、放射性剧痛，如针刺、刀割、撕裂、电击，常局限于颜面一侧，轻触面部某区扳机点可诱发疼痛，温度改变不影响疼痛，夜间入睡后疼痛多无发作。

（3）上颌窦炎 急性上颌窦炎患侧面部有持续性胀痛，重者可有头颈部放射性痛或半侧头痛。午后或久坐后加重，并多有感冒史，上颌窦前壁有压痛，疼痛与温度刺激无关。

3. 辨证要点

（1）风火型　牙齿疼痛，遇风发作，牙龈红肿，患处得冷则痛减，受热则痛增；舌红，苔薄黄，脉浮数。

（2）风寒型　牙齿疼痛，遇寒发作，牙龈淡红不肿，患处得热则痛减，受热则痛增；舌苔薄白，脉浮紧。

（3）胃火型　牙齿疼痛难忍，夜不能寐，牙龈红肿较甚；头痛，口渴欲饮，口臭，大便秘结；舌红，苔黄厚，脉洪数。

【治疗】

牙髓炎的治疗包括应急治疗和专科治疗。应急治疗主要是缓解疼痛，主要方法是开髓减压。专科治疗主要是进行牙髓的手术处理及恢复牙齿的形态完整。

一、西医治疗

1. 开髓减压　从龋洞距牙髓最近处，用牙钻钻开髓腔，尽可能敞开，使引流充分，髓内压力降低，多可立即止痛。

2. 药物止痛　将蘸有丁香油酚、樟脑酚或牙痛水的小棉球置于龋洞内，可暂时缓解疼痛。此外可口服止痛片、牙痛安等。

3. 局部麻醉止痛　缺乏开髓设备可选用2%普鲁卡因或利多卡因，在支配患牙牙髓的神经走行部位注射，以阻断疼痛的传导，达到暂时缓解疼痛的目的。

4. 专科治疗　牙髓炎的专科治疗包括切髓、干髓、根管治疗等，是为了在处理牙髓炎症的基础上保留患牙。

二、中医治疗

1. 外治法　将中药细辛、荜茇、花椒各等份研末，外敷患牙以止痛。

2. 针刺治疗　上牙痛取合谷、内关，前牙加迎香等穴；下牙痛取合谷、颊车，前牙加承浆。

【预防与调护】

及早治疗龋病，治疗过程中按时复诊。

第三节　根尖周炎

根尖周围组织指根尖牙骨质及其周围的牙周膜和牙槽骨。根尖周围炎是指局限于牙齿根尖周围组织的炎症，多由牙髓病的感染通过根管扩散发展而来。病变主要表现为根尖周急、慢性炎症。

本病属中医"牙痈"范畴。

【病因病理】

一、西医病因病理

1. 感染　感染牙髓中的细菌、炎症渗出物与坏死组织通过根尖孔进入根尖周组织是主要病源，感染以链球菌、金黄色葡萄球菌、厌氧菌最为常见。

2. 创伤　牙齿受到过大垂直向咬力或外力，如碰伤、跌伤、敲击等，可伤及根尖周组织。根管治疗中，操作不当，器械通过根尖孔，或根管充填时的超填，均可引起创伤性根尖周炎。

3. 化学刺激　在牙髓病治疗过程中，所用药物或充填材料刺激性过强或使用不当，如用砷剂作牙髓失活时用量过大或封药时间过长、用酚醛树脂充填根管溢出根尖孔外等，均可刺激根尖周组织，引起化学性根尖周炎。

二、中医病因病机

本病系阳明胃经火毒上攻齿龈所致，即阳明素有积热，复感外邪，蕴热循经而上蒸于齿龈，气滞血壅，日久化腐成痈。

【临床表现】

1. 症状与体征

（1）急性根尖周炎　原发性者较少，多为慢性根尖周炎急性发作。按炎症发展过程，可分为浆液期和化脓期两个阶段。急性根尖周炎主要表现为牙齿自发性阵发性或持续性疼痛；由于根尖部牙周膜充血、渗出、水肿，患牙有明显的浮起感；咬合时患牙与对咬有过早接触，叩击与咬合压力均可引起疼痛，患者不敢咬合与咀嚼；当根尖部化脓时，患牙则有持续性跳痛，叩击痛更为明显，出现全身不适，体温增高，局部淋巴结肿大，并有轻度压痛。脓性渗出侵蚀破坏周围组织甚至穿破骨板形成骨膜下或黏膜下脓肿，使局部组织肿胀，龈颊沟变浅，或穿破黏膜引流，称为急性根尖脓肿或牙槽脓肿。见图3-2-2。

（2）慢性根尖周炎　可由急性根尖周炎未彻底治疗转化而来，或继发于牙髓坏死、坏疽。患者一般无明显自觉症状，有时在咀嚼时有不适或轻度疼痛，但患牙区有反复疼痛、肿胀史。慢性根尖周炎根据病变性质不同，所表现的形式可分为以下3种。

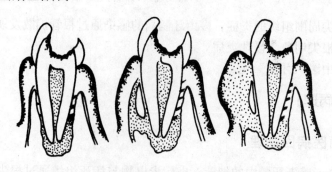

图 3-2-2　急性根尖周炎的 3 个发展阶段

① 根尖肉芽肿：为局限于根尖部的一团炎性肉芽组织，患者一般无自觉症状，有时感咀嚼不适，咬合无力，偶在叩诊时有不适感，牙冠变色，X 线片显示根尖周有圆形或椭圆形边界清晰的透影区。

② 慢性根尖脓肿：肉芽肿中央的细胞坏死、液化，形成脓肿。一般无自觉症状，患牙可有轻叩痛。如有瘘管，挤压瘘管周围可能有脓液溢出。无瘘道型根尖周脓肿易引起急性根尖脓肿发作，X 线片显示根尖周有弥散透影区，边缘不整齐。

③ 根尖囊肿：由根尖肉芽肿或脓肿发展而来，根尖囊肿生长缓慢，多数无自觉症状，患牙叩诊有不适感；X 线片显示根尖周有圆形或椭圆形透射区，周围有连续致密的阻射白线；若囊肿持续增大，触之有乒乓球样感，则会引起周围骨质吸收或颌面部畸形。

2. 实验室及其他检查

（1）牙髓活力测试　患牙对温度试验或牙髓活力电测试验一般无反应。

（2）X 线检查　可了解正常根尖周组织、根尖周间隙增宽、根尖肉芽肿、根尖周脓肿、根尖囊肿以及骨质破坏等多种改变情况。

（3）血常规检查　急性根尖周炎患者可见白细胞计数增高。

【诊断与辨证】

1. 诊断要点

（1）急性根尖周炎　多数有明确的病因，如深龋穿髓、牙髓坏死、牙体创伤或牙髓牙周综合征等；患牙有肿胀史，有浮突伸长感，咬合痛，持续性自发痛，后期呈跳痛，能明确指出患牙部位，疼痛与温度刺激无关；牙齿叩痛明显，牙髓无活力，患牙根尖部水肿，前庭沟变浅或形成脓肿，甚者面部肿胀，局部淋巴结肿大，全身乏力，头痛，发热；X 线检查显示根尖周间隙增宽或骨质破坏，有稀疏区者多为慢性根尖周炎急性发作。

（2）慢性根尖周炎　多有持续性自发痛史、肿胀史及咬合不适等；牙齿变色为暗灰色或灰色，根尖周瘘道或皮肤瘘道形成；牙髓活力电测验无反应；X 线检查显示根尖骨质破坏有透射区。

2. 鉴别诊断

（1）急性牙髓炎　急性牙髓炎呈自发性、阵发性剧痛，夜间疼痛，冷热刺激使疼痛加剧，疼痛无定位；叩诊检查无疼痛反应。

（2）成釉细胞瘤　患牙牙髓活力正常，成釉细胞瘤与感染无关，常为多囊性。

3. 辨证要点

（1）急性期　患牙有浮突伸长感，患牙疼痛，尤以咀嚼时为甚，痛连腮颊；龈肉红肿、坚硬，颌下淋巴结肿痛；全身可有恶寒，发热，头痛，口苦；舌红，苔黄厚，脉洪数。

（2）慢性期　脓肿溃破，龈瘘形成，且瘘口久治不愈，时常溢脓；全身乏力；舌红，少苔，脉细数。

【治疗】

根尖周炎的急性期治疗以去除病因、建立引流、消炎和止痛为主。全身可选用抗生素、磺胺类药物或清热解毒的中药，促进炎症消散；局部开放牙髓腔使根尖周围的炎症渗出通过根管引流，待急性炎症消退后，根据病情再行口腔专科治疗。

一、西医治疗

1. 开髓引流　揭除髓顶，拔净牙髓，扩锉根管使之通畅，利于引流。

2. 切开排脓　在急性根尖脓肿的骨膜下脓肿和黏膜下脓肿阶段，局部麻醉下切开排脓。

3. 消炎止痛　急性期全身应用抗生素，促使炎症消退，并给予止痛药物，减轻疼痛。

4. 专科根治术　包括根管充填术、牙髓塑化治疗、根尖周刮治术及根尖切除术等。根尖囊肿过大者，可实施囊肿摘除术。

5. 拔牙　对于病变严重破坏牙槽骨或牙冠严重破坏而难以修复者，牙齿松动无保留价值的患牙则应拔除。

二、中医治疗

1. 分型治疗

（1）急性期

治法　清胃泻火，解毒消肿。

方药 清胃汤合五味消毒饮。肿连腮颊者，加夏枯草、马勃、板蓝根；大便秘结者，加生大黄、玄明粉。

（2）慢性期

治法 补益气血，托毒排脓。

方药 托里消毒散。

2. 中药外治 初起局部红肿焮痛者，搽冰硼散或将六神丸置于痛处，助其清热解毒，消肿止痛。面颊或腮颊肿胀者，外敷如意金黄散。

3. 针刺疗法 选合谷、颊车、下关等穴针刺，用泻法，留针 10~15 分钟，以疏通经络，泄热止痛。

【预防与调护】

注意口腔清洁卫生，养成早晚刷牙、饭后漱口的良好习惯。定期进行口腔检查，发现龋齿及早治疗。保护患牙，防止外力咬合撞伤。

第三章

牙周组织疾病

第一节　牙龈炎

牙龈炎是指局限于牙龈组织，未侵犯深部牙周组织的炎症，以儿童和青少年较为普遍，是世界范围内广泛存在的疾病，几乎每个成年人在其一生的某个时期均可发生程度不等的牙龈炎症。治疗及时，多能痊愈，否则可发展为牙周炎。

本病属中医"齿衄"范畴。

【病因病理】

一、西医病因病理

本病多由口腔卫生不洁、牙菌斑与牙石、食物嵌塞、不良修复体等局部因素引起；某些全身因素，如内分泌功能紊乱、维生素 C 缺乏、营养障碍与系统性疾病、慢性血液病等也可引起或加重牙龈炎；口呼吸常是前牙增生性牙龈炎的重要因素。

二、中医病因病机

胃腑积热，循经上攻；或肾阴不足，虚火上炎；或脾气虚弱，统摄无权，均可致本病。

【临床表现】

1. **症状**　牙龈炎一般无明显自觉症状，偶感觉牙龈痒胀不适；局部咀嚼食物、吸吮和刷牙时可发生出血。

2. **体征**　检查时可见龈缘充血、肿胀、紫红色或深红色，尤以龈乳头处明显，表面平滑发亮；龈沟探查时易出血；附近有菌斑，牙石沉积，卫生不洁。

（1）妊娠性龈炎　见于妇女妊娠期，龈炎严重，表现龈乳头肿胀呈球状，常有蒂，分娩后如无牙菌斑、牙石等局部刺激因素，可自行减轻或消退。

（2）增生性龈炎　长期服用苯妥英钠治疗癫痫的患者，牙龈纤维组织明显增生，龈缘或龈乳头增生肿大如小球状，覆盖牙面，颜色浅红，质地坚硬；一般不出血，无痛；如继发感染，则牙龈发红，易出血。

【诊断与辨证】

1. 诊断要点　一般无自觉症状，刷牙时出血，探诊出血；炎症局限于牙龈缘和牙龈乳头，临床检查未探得牙周袋，X线检查未见牙槽骨吸收；局部有刺激因素存在，如牙石、菌斑、不良修复体等；牙龈颜色呈红色或暗红色，充血，水肿，正常点彩消失，龈沟有炎性渗出液。

2. 鉴别诊断

（1）牙周炎　除牙龈炎症外，还可见牙周袋形成、牙齿松动、牙龈萎缩、牙槽骨吸收等。

（2）坏死性牙龈炎　为牙龈组织感染性坏死，疼痛剧烈，易出血，腐败性口臭明显；好发于青壮年男性；起病急，病程短；涂片检查可查及梭形杆菌及螺旋体。

（3）牙龈增生　指某些由于局部刺激以外的因素引起的牙龈非炎症性增生；常见药物性牙龈增生及遗传性牙龈纤维瘤病等；其表现为全口牙龈广泛增生，盖住部分牙面，甚至波及整个牙面及牙合面；牙龈呈结节状或桑椹状，不易出血，质地坚韧，无疼痛。

3. 辨证分型

（1）胃火上炎型　患处龈肉红肿疼痛，出血鲜红量多，口臭，烦渴多饮，或喜冷饮，多食易饥，大便秘结；舌质红，苔黄腻，脉洪数。

（2）虚火上炎型　牙龈渗血绵绵，量少色淡，牙龈微红微肿，牙龈萎缩，牙齿松动；全身或见腰膝酸软，手足心热；舌红，苔少，脉细数。

（3）脾气虚弱型　牙龈渗血，量少而缠绵不止，牙龈淡红不肿；口唇色淡，面色萎黄，头昏眼花，少气懒言；舌淡而嫩，脉细弱。

【治疗】

一、西医治疗

去除局部刺激因素，辅以适当的中西医结合药物治疗，必要时给予牙龈手术治疗。开展口腔卫生宣教，督导患者保持良好的口腔卫生，定期复查复治。

1. **牙周洁治** 清除牙石和菌斑，用3%过氧化氢液冲洗，并涂布碘甘油。

2. **西药治疗** 炎症较重时，可口服甲硝唑、替硝唑、抗生素等抗菌消炎药。

3. **牙龈手术** 牙龈增生显著，龈袋达4~6cm可行牙龈切除术。

4. **全身治疗** 全身性疾病引起的牙龈炎，应以全身疾病治疗为主，配合局部治疗。

二、中医治疗

1. 分型治疗

（1）胃火上炎型

治法 清胃泻火止衄。

方药 清胃散加减。上齿龈出血者，加石膏；下齿龈出血者，加大黄；龈肿甚者，加茜草根、赤芍、牛膝；出血量多者，加侧柏叶、生荷叶、生艾叶、仙鹤草。

（2）虚火上炎型

治法 滋阴降火止衄。

方药 知柏地黄汤加减。牙龈渗血不止者，熟地改为生地，加牛膝、藕节；手足心热者，加龟板、生龙骨、煅牡蛎。

（3）脾气虚弱型

治法 补脾摄血止衄。

方药 补中益气汤加减。渗血缠绵不止者，加田三七、阿胶、侧柏叶、地榆炭、牡丹皮、栀子炭。

2. 外治法

（1）局部吹药 可选冰硼散、小蓟散或云南白药吹患处，以消肿止衄，每日3~4次。

（2）局部擦药 选用炒蒲黄、地榆炭、血余炭、白及粉等，研极细末，外擦患处，以收敛止血，每日3~4次。

【预防与调护】

采用正确的刷牙方法，避免方式不当损伤牙龈。定期进行牙周洁治。注重牙龈保健，坚持叩齿，按摩牙龈。

第二节 牙周炎

牙周炎为发生在牙龈、牙周膜、牙槽骨及牙骨质部位的一种慢性、进行性、破坏性病损，一般由牙龈炎进一步发展而来。其主要特征为牙周袋形成、牙槽骨吸收与牙齿逐渐松动，它是导致老年人牙齿丧失的主要原因。

中医称本病为"牙宣"。

【病因病理】

一、西医病因病理

1. 病因

（1）局部因素　口腔卫生不良、牙菌斑黏附与牙石堆积、创伤性殆、食物嵌塞、不良修复体、牙位异常及错殆畸形、口呼吸、不良习惯、吸烟等加重菌斑滞留等致病因素，均可使牙龈龈沟内上皮破坏，形成牙周袋和牙槽骨吸收。

（2）全身因素　全身因素可影响牙周组织对局部刺激的反应。内分泌失调、植物神经紊乱、遗传、营养、血液病等全身因素，对牙周炎的发展有促进作用。

2. 病理　牙周炎的病理变化包括牙周袋的形成与牙槽骨的吸收。其临床表现为牙周溢脓与牙齿松动，形成互为因果的恶性循环，最终导致牙周组织的完全破坏，牙齿脱落，咀嚼功能丧失。

二、中医病因病机

上下牙床为手足阳明经所属，齿为骨之余，乃肾之标，齿及齿龈均需气血的濡养，故本病主要由胃火上蒸、肾阴亏损、气血不足等原因引起。

【临床表现】

1. 症状与体征

（1）牙龈肿胀充血　牙龈水肿、暗红色；毛细血管的脆性增加，刷牙、咀嚼、吸吮、咬硬物时易出血。

（2）牙周袋形成　由于炎症的刺激，牙周膜的纤维破坏，牙槽骨吸收，牙龈上皮附着加深，龈与牙根分离，使正常的龈沟破坏加深到 3.0mm 以上，形成病理性牙周袋。见图 3-3-1。

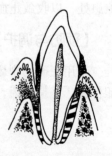

图 3-3-1　牙周炎

（3）牙周溢脓　牙周袋内组织由于细菌感染产生分泌物而经常溢脓、口臭；如果遇到分泌物排出不畅，牙周袋区域可形成牙周脓肿，出现红肿疼痛，并表现不同程度的全身反应，如畏寒、发热等。

（4）牙齿松动　随着牙周组织的破坏，牙周组织对牙根的支持力量大为减弱，原来正常的𬌗力也变成了创伤性𬌗力，牙槽骨不同程度地吸收，牙齿出现松动甚至移位，此时患者自觉咬物无力、钝痛。

2. X线检查　X线片显示牙槽骨吸收，牙周间隙增宽，牙槽骨硬板吸收消失或模糊不清。成人牙周炎特征是水平型吸收，伴咬合创伤者可显示垂直型骨吸收。

【诊断与辨证】

1. 诊断要点　牙龈炎症、牙周袋形成、牙齿松动及牙槽骨吸收；X线检查可显示牙槽骨吸收的程度及类型。

2. 鉴别诊断　牙龈炎没有牙周袋，亦无牙槽骨破坏及牙齿松动。

3. 辨证分型

（1）胃火上蒸型　齿龈红肿疼痛，溢血溢脓，牙齿松动；全身兼见口干喜饮，胃中嘈杂易饥，大便干结；舌红，苔黄厚，脉洪数。

（2）肾阴亏损型　牙齿疏豁松动，咀嚼无力，冷热酸痛，齿龈萎缩，齿根外露，牙龈微红微肿；全身兼见腰膝酸软，头晕目眩，耳鸣；舌微红，脉细数。

（3）气血不足型　牙龈萎缩，色淡白，牙根宣露，牙齿松动，咀嚼无力，牙龈经常渗血，刷牙时易出血；面色㿠白无华，头昏眼花，全身乏力；舌淡，苔薄白，脉沉细。

【治疗】

牙周病治疗的目的在于消除病变，恢复牙周组织的生理形态和功能。临床上应针对病情制订系统的治疗计划，有计划地按步骤进行治疗。第一阶段为基础治疗，目的在于去除局部刺激因素，消除或控制炎症；第二阶段主要包括牙周手术及牙周固定；第三阶段为永久修复和巩固治疗；第四阶段为维护治疗阶段。中医药对牙周病有较好的巩固治疗作用，具有广阔前景，临床可灵活辨证施治。

一、西医治疗

1. 去除局部刺激因素　清除软垢、菌斑、牙石。治疗措施包括龈上洁治、龈下刮治、咬合调整、消除咬𬌗创伤与食物嵌塞、去除不良修复体等。

2. 清理牙周袋　用3%双氧水、洗必泰溶液冲洗牙周袋，并在牙周袋内涂布碘甘油、复方碘液、碘酚等消炎收敛药物；在洁治根面附着物的同时，搔刮牙周袋内壁的炎症性肉芽组织。

3. 药物含漱　使用0.1%洗必泰液或3%过氧化氢液、口泰含漱。

4. 西药治疗　全身可应用抑制厌氧菌的药物，如甲硝唑或替硝唑、螺旋霉素；如并发牙周脓肿，可考虑使用青霉素。

5. 手术治疗　对松动牙可用固定或活动的牙周夹板、不锈钢丝结扎行松动牙固定；对有明显的牙周袋、松动明显、牙槽骨吸收达根长2/3以上的牙齿可予以拔除。针对牙周组织的其他手术还包括牙龈成形术、翻瓣植骨术、骨成形术等。

二、中医治疗

1. 分型治疗

（1）胃火上蒸型

治法　清热泻火，消肿止痛。

方药　清胃汤加减。牙龈红肿甚者，加蒲公英、牛蒡子、金银花；渗血溢脓多者，加马勃、旱莲草、山栀炭、茜草炭。

（2）肾阴亏损型

治法　滋阴补肾，益髓坚齿。

方药　六味地黄汤加减。益髓坚齿，加骨碎补、龟板、枸杞、杜仲；若兼见龈肿、溢脓、口内臭秽、便秘等胃热症状者，可选玉女煎治之。

（3）气血不足型

治法　调补气血，养龈健齿。

方药　八珍汤加减。牙龈渗血不止者，熟地改为生地，加阿胶、血余炭、藕节炭；牙齿松动者，加黄精、何首乌、补骨脂、狗脊。

2. 针刺疗法　取合谷、内庭、颊车、下关等穴。实热者，配二间、曲池、足三里，针用泻法或平补平泻法。虚证者，配太溪、阴谷、行间，针用补法，并配合艾灸。每次选2~3个穴位，每日针刺1次，5~7次为1个疗程。

【预防与调护】

保持口腔卫生，坚持早晚刷牙、饭后漱口。正确方法刷牙。坚持叩齿，按摩牙龈，促进牙龈血液循环。纠正口呼吸、单侧咀嚼、吐舌咬指、吸烟等不良习惯。

第四章

口腔黏膜病

口腔黏膜病是指发生在口腔黏膜或软组织上的多种疾病的总称。口腔黏膜病有的是口腔黏膜本身的固有疾病；有的是某些全身系统疾病在口腔局部的表征。由于口腔黏膜和皮肤的组织结构与防护功能基本相似，且两者在胚胎发育过程中都起源于外胚叶，因此，涉及该胚叶的一些疾病的病损，既可发生于口腔，又可发生于皮肤，或者两者同时发病。

第一节　复发性口疮

复发性口疮，又称复发性阿弗它溃疡、复发性口疮，是口腔黏膜病中最常见的溃疡性损害。其临床特点具有明显的自限性，易反复发作。

中医对本病病名的称谓有"口疮"、"口破"和"口疡"。

【病因病理】

一、西医病因病理

复发性口疮的病因复杂，目前尚不清楚，临床病例个体差异性明显，可能的发病因素包括免疫学异常、遗传、病毒感染、胃肠功能紊乱、心理障碍、营养缺乏（铁、锌、铜、维生素 B_{12}、叶酸等的缺乏）、内分泌紊乱等。

二、中医病因病机

中医对口疮病因病机的认识，贯穿各脏腑、阴阳、气血、寒热、虚实各个方面。

1. 实证

（1）心火上炎　心火亢盛，心经受热或思虑过度，情志之火内郁，邪毒内蕴，或心火移于小肠，循经上攻于口，均可致口舌溃烂生疮。

（2）**胃肠积热**　平素饮食不节，过食膏粱厚味、辛辣炙煿之品，以致运化失司，胃肠蕴热，热盛化火，循经上攻，熏蒸于口，而致口舌生疮。

（3）**肝郁化火**　内伤七情，情志不舒，肝失疏达，致冲任经脉不调；经行之时，经气郁遏更甚，肝火旺盛，上灼口舌而致口疮。

2. 虚证

（1）**阴虚火旺**　由于素体阴虚，或久病伤阴，或因思虑过度，睡眠不足，心肾不足，耗伤阴血，阴虚火旺，虚火上炎，从而导致口疮。

（2）**脾虚湿困**　湿邪困脾，脾失健运，或脾气虚损，而水湿不运，导致脾阳不升，浊阴不降，化生湿热，上熏口腔，导致黏膜溃疡。

（3）**脾肾阳虚**　先天禀赋不足，或久用寒凉，伤及脾肾，脾肾阳虚，阴寒内盛，寒湿上渍口舌，寒凝血瘀，肌膜失却濡养，口疮经久不愈。

【临床表现】

1. 症状与体征　复发性口疮可发生在口腔内的任何部位，尤好发于角化较差的区域，如唇颊黏膜、舌、口底及前庭沟等。溃疡特点是反复出现圆形或椭圆形溃疡，边缘整齐，溃疡表面覆盖淡黄色假膜，周围绕以红晕，单发或多发，有烧灼疼痛感。本病临床主要分3型：

（1）**轻型口疮**　此型最常见。开始为小红点，灼热不适，迅速发展成小溃疡，局部疼痛。溃疡直径为2～4mm。1周后溃疡痊愈，愈后不留瘢痕。每次发作的溃疡数目一般是1～5个。

（2）**疱疹样口疮**　其特点是溃疡小，数目多，散在分布于黏膜的任何部位，以舌腹、口底多见；充血、渗出明显，疼痛剧烈；伴有淋巴结肿大、头痛、发热等全身症状。

（3）**重型口疮**　又称复发坏死性黏膜腺周围炎，溃疡较大而深在，直径10mm，深及黏膜下层甚至肌层，溃疡周围组织红肿且微显突起，基底不平可呈小结节状。愈后留有瘢痕或组织缺损，溃疡数目多为1个，多位于口底的后部、颊、咽旁、硬腭或软腭交界处。溃疡持续时间较长，有月余或数月。

2. 实验室及其他检查　一般实验室检查无明显异常，必要时可行免疫功能检查、血液流变学测定、微量元素及内分泌测定；组织病理学检查表现为非特异性炎症，上皮局限性坏死与水肿变性，表面被覆纤维素样渗出，结缔组织内有大量淋巴细胞、浆细胞等炎症细胞浸润，毛细血管扩张，内皮细胞肿胀。

【诊断与辨证】

1. 诊断要点　口腔黏膜上周界有清楚的孤立圆形、椭圆形溃疡；病损表面有淡黄色假膜；病情有明显的反复性及自限性。

2. 鉴别诊断

（1）白塞病 口、眼、生殖器部位均有溃疡出现；口疮多为轻型且反复发生；眼、生殖器等部位的病损特点是同时或相继出现，以虹膜睫状体炎、外阴溃疡多见；如用针刺或生理盐水 0.1ml 注射于前臂皮内，可出现非特异性炎症反应。

（2）疱疹性口炎 多发生在儿童；口腔黏膜广泛充血，溃疡小且数目多，成簇聚集。

（3）创伤性溃疡 多发生在颊、舌缘及唇内侧黏膜上；与溃疡对应部位可检查到有机械性刺激因素；溃疡部位固定；无反复发作史。

（4）癌性溃疡 溃疡周围组织及基底部有浸润块及硬结，边缘隆起；病理活检可以明确诊断。

（5）结核性溃疡 患者有呼吸系统活动性结核病灶，深在潜行性溃疡，表面呈肉芽颗粒状。

3. 辨证分型

（1）实证口疮 多见于年轻或体质较好的患者，溃疡表面呈黄色，周围充血发红明显，灼热疼痛。

① 心火上炎型：溃疡多位于舌尖、舌前部或舌侧缘，数目较多，面积较小，局部红肿疼痛明显；伴口干口渴，心中烦热，小便黄赤；舌尖红，苔薄黄，脉略数。

② 胃肠积热型：溃疡多位于唇、颊、口底部位，溃疡形状不规则，基底色深黄，周围充血范围较大；伴口干口臭，大便秘结，小便黄赤；舌红绛，苔黄腻，脉滑数。

③ 肝郁化火型：溃疡数目大小不一，周围黏膜充血发红，常随情绪改变或月经周期而发作或加重；可伴有胸胁胀闷，心烦易怒，口苦咽干，失眠不寐；舌尖红或略红，舌苔薄黄，脉弦数。

（2）虚证口疮 多见于老龄或体弱患者，溃疡表面呈灰黄色，周围红晕不明显，疼痛隐隐，病程较长，缠绵不愈。

① 阴虚火旺型：溃疡数目少，分散，边缘清楚，基底平坦，呈灰黄色，周围绕以狭窄红晕，有轻度灼痛；常伴有头晕目眩，五心烦热，口干咽燥，唇赤颧红；舌红，脉细数。

② 脾虚湿困型：溃疡数目少，面积较大，基底深凹，呈灰黄或灰白色，边缘水肿，红晕不明显；常伴头身困重，口黏不渴，食欲不振，胃脘胀满，时有便溏；舌质淡，有齿痕，苔白滑腻，脉沉缓。

③ 脾肾阳虚型：溃点量少分散，表面紫暗，四周苍白，疼痛轻微，或仅在进食时疼痛，遇劳即发；可伴有面色㿠白，形寒肢冷，下利清谷，少腹冷痛，小便多；舌质淡，苔白，脉沉弱无力。

【治疗】

复发性口疮病因未明，学说众多，临床控制口疮复发存在困难。中医药治疗在改善患者全身脏腑气血功能状态和减轻局部症状方面有较好的疗效。对于长期不愈的溃疡或复发频繁、病情较重者，可考虑肾上腺皮质激素、免疫增强剂或免疫抑制剂和中药辨证施治并行。

一、西医治疗

1. 局部治疗 局部治疗的主要作用是消炎、止痛并促进愈合，方法包括药膜、含漱液、腐蚀剂、物理疗法、局部封闭等。疼痛明显或进食前，可局部擦干后涂用 0.5% 达克罗宁液或含漱 2% 利多卡因液。可将金霉素药膜、洗必泰药膜等可贴于患处。为促进愈合，可在表面麻醉下，用 50% ～100% 三氯醋酸或 10% 硝酸银涂于溃疡面上烧灼溃疡。口内紫外线灯、激光照射等物理疗法，可以止痛并促进溃疡愈合。对于深大溃疡、持久不愈者，可将 2.5% 醋酸强的松龙混悬液，加入 1% 普鲁卡因中以浸润方式注射于溃疡下方，进行皮质激素局部封闭。

2. 全身治疗 对顽固性溃疡可试用肾上腺皮质激素、免疫增强剂或免疫抑制剂治疗。肾上腺皮质激素：强的松，每次 5mg，每日 4 次；地塞米松，每次 0.75mg，每日 4 次。免疫增强剂：转移因子，可在上臂内侧或大腿内侧皮下注射，每次 1mg，每周 1～2 次；胸腺素，肌注或皮下注射，每次 0.5mg，隔日 1 次。免疫抑制剂：雷公藤，每次 1～3 片，每日 2 次。

二、中医治疗

1. 分型治疗

（1）心火上炎型

治法 清心导赤，解毒理疮。

方药 泻心导赤散加减。火毒甚者加金银花、连翘、青黛、紫花地丁等；心热口渴者，加栀子、麦冬、玄参；尿赤者，加白茅根、竹叶、大蓟、小蓟等。

（2）胃肠积热型

治法 清热泻火，凉血解毒。

方药 清胃散合凉膈散。临床应用时常在原方基础上去芒硝，加赤芍、丹参、天花粉等。

（3）肝郁化火型

治法　疏肝理气，泻火解毒。

方药　丹栀逍遥散加减。口苦咽干重者，加龙胆草；尿赤热者，加泽泻、车前草；大便燥结者，加瓜蒌仁、大黄。

（4）阴虚火旺型

治法　滋补心肾，降火敛疮。

方药　知柏地黄汤加减。口干渴明显者，加沙参、麦冬、天花粉；阴虚肝旺者，加夏枯草、决明子、龙胆草、生龙骨、生牡蛎；出现失眠多梦等心肾不交之证，可加黄连、肉桂，以引火归原。

（5）脾虚湿困型

治法　健脾祛湿。

方药　参苓白术散合平胃散。若口疮疼痛，覆盖黄色假膜，可加黄连、车前草；若口疮深在，经久不愈，可加生黄芪、丹参等。

（6）脾肾阳虚型

治法　温补脾肾，引火归原。

方药　桂附八味丸加减。溃疡边缘充血者，去附片，加黄柏；口干者，去附子、熟地，加生地、麦冬。

2．外治法

（1）外用散剂　使用时撒敷或吹敷患处。药物包括有生肌祛腐解毒功能，适用于各型口疮的锡类散；有清热止痛功能，适用于实火口疮的冰硼散、珠黄散；有消肿止痛功能，适用于实火口疮的西瓜霜；有清热消肿解毒功能，适用于疮口深大、溃疡经久不愈口疮的珍珠散。

（2）含漱药液

① 清热消肿，止痛祛浊，可用金银花、竹叶、白芷、薄荷等量，煎煮过滤，含漱口腔。

② 清热燥湿，解毒祛风，可用黄柏、菊花、决明子、桑叶等量，煎煮过滤，含漱口腔。

③ 清热止痛，可用野蔷薇根或茎、生甘草煎煮，频频含漱。

3．针灸疗法

（1）体针　选用廉泉、足三里、合谷、曲池、颊车、内关。上唇溃疡加人中，下唇溃疡加承浆，颊部溃疡加地仓，舌体溃疡选廉泉。针刺单侧或双侧，针法采用平补平泻或强刺激，不留针。5～10次为1个疗程。穴位交替选用。

（2）耳针　常用穴位有口、舌、神门、胃、皮质下、内分泌、肾上腺、脾、心等。每次可选3～4个穴位，用王不留行籽贴敷压于穴位，每日稍加压力按摩

3 次，每次 10 分钟，隔日治疗 1 次，双耳交替治疗。

（3）穴位封闭　采用维生素 B_1 或维生素 B_{12}、当归注射液等行穴位封闭。穴取足三里、牵正、曲池、颊车。每次 1～2 个穴位，每次每穴 0.5ml，隔日 1 次。

【预防与调护】

保持口腔卫生。保持心情舒畅，避免过度劳累。加强体育锻炼，提高机体对疾病的抵御能力。避免过食肥甘厚腻、辛辣等刺激之品，以免伤及脾胃。

第二节　疱疹性口炎

疱疹性口炎又称单纯性疱疹，是由感染单纯疱疹病毒所引起的口腔发疱性病变。临床上有原发性疱疹性口炎和复发性疱疹性口炎两种。原发性疱疹性口炎多发于儿童，以口腔黏膜出现充血、水疱、浅表溃疡为特征。复发性疱疹性口炎，多见于成人，以口唇及口周出现成簇小水疱，进而溃破、渗出、结痂为特征。

中医将本病归属"口疮"范畴，历代医家对本病的命名包括有"口疮"、"口舌生疮"、"热疮"、"热毒口疮"等。

【病因病理】

一、西医病因病理

本病病原体为单纯疱疹病毒，原发性疱疹性口炎由 I 型病毒引起。

二、中医病因病机

1. **六淫外袭**　外感风寒入里化热，或风热邪毒外袭，热毒内蕴，上攻于口，熏灼口腔肌膜，溃破成疮，而致本病。

2. **心脾积热**　素体心脾蕴热，复感外邪，外邪引动内热，循经上攻，熏灼口舌而成本病。

3. **脾胃蕴热**　饮食不节，嗜食辛辣，脾胃蕴热，循经上蒸，兼以脾虚失运，湿热内停，蕴热挟湿上泛，郁于肌表，致肌膜起疱，反复不已。

4. **阴虚火旺**　素体阴虚，或温热病后气阴两伤，阴津不足，虚火上炎口腔所致。

【临床表现】

1. 症状与体征

（1）原发性疱疹性口炎　本病多发于儿童，潜伏期为 4~7 日。全身表现有发热、流涎、拒食等。局部口腔黏膜广泛充血水肿，出现成簇小水疱，疱壁较薄，不久溃破，形成浅表溃疡，甚者融合成大面积糜烂，附着龈和边缘龈有明显的急性炎症损害，整个病程约 7~10 日。

（2）复发性疱疹性口炎　本病多见于成年人。感染的部位在口唇或接近口唇处，为原先发作过的位置或邻近原先发作过的位置。局部感觉灼热疼痛，肿胀发痒，继之红斑发疱，水疱逐渐高起扩大，相互融合，疱破后糜烂或干涸结痂。病程大约 10 日，愈合后不留瘢痕，但可有色素沉着。复发的诱因较多，包括阳光、局部机械损伤、感冒发热、情绪因素等。

2. 实验室及其他检查
补体结合试验：初发时补体结合抗体升高。病理涂片：取疱疹的基底物直接涂片，可发现有病毒损害的上皮细胞，如气球样变性、水肿的细胞以及多核巨细胞、核内包涵体等。

【诊断与辨证】

1. 诊断要点
原发性感染多见于婴幼儿；急性发作；全身反应重；口腔黏膜出现成簇的小水疱，溃破后形成浅溃疡，口周有皮肤水疱，溃破后结痂。复发性感染成人多见；全身反应轻；局部损害以唇红及唇周皮肤出现水疱、疱破裂糜烂或干涸结痂为主。

2. 鉴别诊断

（1）球菌感染性口炎　无季节性，小儿、成人均可发病；可发生于口腔任何部位；起病较急，病变处充血、潮红、糜烂，界限清楚，甚或融合成片；上覆假膜光滑致密，呈灰白色或黄褐色，不易拭去；假膜涂片培养可找到致病性球菌。

（2）口炎型口疮　儿童少见；损害为散在分布的单个小溃疡，数量较多，但不丛集成簇；不造成龈炎，无皮肤损害。

（3）带状疱疹　此为由水痘带状疱疹病毒引起的颜面皮肤和口腔黏膜病损；疼痛剧烈，甚至损害愈合后在一段时期内仍有疼痛；水疱较大，疱疹聚集成簇，沿三叉神经的分支排列呈带状，但不超过中线。本病任何年龄都可发生，愈合后不再复发。

3. 辨证分型

（1）风热犯表型或风寒入里化热型　口腔黏膜成簇，散在小水疱；伴恶寒发热，口渴心烦，小儿夜间啼哭不休，拒食，烦躁不安；舌质淡或红，舌苔薄白或薄黄，脉浮数有力。

（2）心脾积热型　口腔黏膜及牙龈红肿，水疱破溃后形成糜烂面，可相互融合成片；伴发热面赤，口渴，心烦不安，大便秘结，小便黄赤；舌质红，舌苔黄，脉洪数。

（3）脾胃湿热型　口唇、唇周反复发生成簇小水疱，疱破糜烂或渗出黄水，疼痛剧烈；渴不欲饮，脘腹痞满，纳呆；舌质红，苔黄腻，脉濡数。

（4）阴虚火旺型　病程缠绵，反复发作，口唇起疱，病损范围小，不甚疼痛，但久不愈合；可伴有咽干口燥，五心烦热，精神困倦；舌质淡，苔少，脉细数。

【治疗】

急性疱疹性龈口炎的不同阶段，可采用相应的辨证施治，以减轻局部和全身症状，缩短病程。复发性唇疱疹的治疗，最有效的是局部使用抗病毒药物。

一、西医治疗

急性疱疹性口炎是一种全身性疾病，需卧床休息，供给足够的营养。

1. 抗病毒药物　无环鸟苷，每次 200mg，每日 4 次，共 5 日；三氮唑核苷（病毒唑），每次 200mg，每日 3 次。

2. 免疫增强剂　聚肌胞，肌注，每次 2mg，每 3 日 1 次，共 5 次；胸腺肽，肌注，每次 5mg，间日 1 次；左旋咪唑，每次 50mg，每日 3 次，每周服用 2 日，停 5 日。

3. 局部治疗　5% 碘甙（疱疹净）或 5% 无环鸟苷膏，局部涂抹，每日 4～6 次；唇疱疹继发感染时，用温生理盐水湿敷患处，每日 2 次；新霉素或杆菌肽软膏，涂擦局部，每日 2 次。

二、中医治疗

1. 分型治疗

（1）风热在表型或风寒入里化热型

治法　疏风清热，泻火解毒。

方药　银翘散加减。口渴心烦者，加生地黄、栀子、麦冬；便秘者，加大黄。

（2）心脾积热型

治法　清心泻脾，凉血解毒。

方药　凉膈散加减。口渴烦躁者，加生石膏；小便短赤者，加生地；溃烂不收口者，加人中白、五倍子。

（3）脾胃湿热型

治法　清利中焦，化湿泄热。

方药　清胃汤加减。若局部糜烂，渗出较多，加薏苡仁、蒲公英、五倍子；若脘腹痞满，纳呆，加厚朴。

（4）阴虚火旺型

治法　滋阴降火，凉血解毒。

方药　知柏地黄汤加减。病损久不愈合者，加生黄芪、人中白。

2．外治法

（1）含漱　板蓝根30g，煎水含漱；金银花、竹叶、白芷、薄荷各适量，水煎，含漱。

（2）外敷　可选用冰硼散、锡类散、青黛散、青吹口散等吹敷患处，每日5~6次。

3．针灸治疗　取地仓、颊车、承浆、合谷等穴，每次取1~2个穴位，平补平泻，每日1次。

【预防与调护】

增强体质，预防感冒。不宜过食膏粱厚味及辛辣之品。

第三节　口腔念珠菌病

口腔念珠菌病是口腔黏膜感染真菌——念珠菌属所引起的疾病。
中医"口糜"、"鹅口疮"、"雪口"与本病类似。

【病因病理】

一、西医病因病理

口腔念珠菌病的病原菌主要是白色念珠菌，以芽生孢子型存在。念珠菌是一种条件致病菌，在口腔中存在可以表现为无临床症状的健康带菌者；由于抗生素和免疫抑制剂在临床上的广泛应用，导致菌群失调和免疫力降低，而使内脏、皮肤、黏膜被真菌感染，发生在口腔即为有临床体征的口腔念珠菌病。

口腔念珠菌病发病的常见诱因有患者的防御功能降低（年老体弱、大手术之后、长期患病特别是患恶性疾病）；皮质类固醇激素的滥用；大量应用抗生素

（破坏体内生态平衡致菌群失调，促进念珠菌的繁殖及毒性增强，引起感染）；原发性或继发性免疫缺陷；新生儿在出生半年内，血清白色念珠菌抑制因子含量比母体低，易感染念珠菌而致病。

二、中医病因病机

中医认为本病的发生是在患者体质的基础上，加上婴儿口腔不洁或乳母乳头不干净，婴儿吮乳后染毒而发。

（1）心脾积热　乳母孕期嗜食辛辣炙煿之品，郁久化热，影响胎儿，出生后护理不当，复感外邪，发为本病。

（2）脾虚湿热　患儿素体脾虚，或久病久泻，脾胃受损，或过食苦寒药物，损伤脾胃，致使脾运失职，水湿上泛，浸渍口舌，变生白腐而致本病。

（3）阴虚火旺　婴儿先天禀赋不足，或久病久泻，损伤肾阴，致使阴虚火旺，虚火上炎，熏蒸口舌，而致本病。

【临床表现】

1. 症状与体征

（1）急性假膜型　本型又称新生儿鹅口疮或雪口病，以新生婴儿最多见，多在生后2～8日内发生。其好发部位为颊、舌、软腭及唇。

① 症状：患儿烦躁不安，啼哭，哺乳困难，有时有轻度发热，全身反应较轻。

② 体征：损害区首先有黏膜充血、水肿、口内有灼热干燥、刺痛等感觉；随后出现散在的色白如雪的柔软小斑点，状如凝乳略高出黏膜，不久即相互融合为白色或蓝白色丝绒状斑片；斑片稍用力可擦掉，暴露红色的黏膜糜烂面及轻度出血。

（2）急性萎缩型　本型多见于成年人，又称为抗生素口炎，大多数患者是由于在患有白血病、营养不良、内分泌紊乱、肿瘤化疗、消耗性疾病的基础上，长期应用广谱抗生素而致。

① 症状：患者常有味觉异常或味觉丧失，口腔干燥，黏膜灼痛。

② 体征：主要表现为口腔黏膜上出现外形弥散的红斑，以舌背黏膜多见，严重时舌背黏膜呈光滑鲜红状，舌乳头萎缩消失，而损害周围丝状乳头增生，病损区黏膜可出现糜烂，在后牙前庭沟等不易受摩擦的部位也可伴有鹅口疮样损害。

（3）慢性萎缩型　本型又称托牙性口炎，患者多为习惯于日夜配戴义齿的老年人，女性多于男性。

① 症状：患者自觉有灼痛、不适感。

② 体征：临床表现为与义齿基托承托区接触的黏膜广泛发红，形成界限弥散的鲜红色红斑。病变区与正常区之间标志清晰。

（4）慢性增生型　本型又称念珠菌性白斑，可见于颊黏膜、舌背及腭部。颊黏膜病损常对称地位于口角内侧三角区，呈结节状或颗粒状增生；或为固着紧密的白色角质斑块，类似一般黏膜白斑。腭部病损可由托牙性口炎发展而来，黏膜呈乳头状增生。舌背病损可表现为丝状乳头增殖，色灰黑，称为毛舌。

2. 实验室及其他检查

（1）直接镜检　将轻刮损害表层所得的刮取物置于载玻片上，滴 10% 氢氧化钾数滴，覆盖玻片，在微火焰上加热以溶解角质，高倍镜下直接观察菌丝和孢子。

（2）唾液培养　收集非刺激性混合唾液 1ml，接种于沙氏琼脂培养基平皿上，常规培养，记录每毫升唾液形成的念珠菌菌落数。

（3）病理学检查　临床可疑为念珠菌性白斑患者可做此项检查。检查可见菌丝及黏膜上皮角化不全，棘层增厚，上皮增生，微脓肿形成，固有层乳头的炎细胞浸润。PAS 染色可见数量较多的红色菌丝侵入不全角化层。

【诊断与辨证】

1. 诊断要点　诊断口腔念珠菌病的依据：临床表现；病损区涂片镜检及唾液念珠菌培养结果；慢性增生型白色念珠菌病可借助病理学检查作出诊断。

2. 鉴别诊断

（1）球菌性口炎（膜性口炎）　其致病菌为金黄色葡萄球菌、溶血性链球菌、肺炎双球菌等球菌；可发生于口腔黏膜的任何部位；患区充血水肿明显，大量纤维蛋白原从血管内渗出，凝结成灰白色或灰黄色假膜，表面光滑致密，略高出于黏膜面；区域淋巴结肿大；可伴有全身反应；涂片检查或细菌培养可确定主要的病原菌。

（2）白喉　白喉为灰白色假膜覆盖于扁桃体，界限清楚，不易擦掉，强行剥离则创面出血；局部无明显炎症反应，全身中毒症状明显；局部淋巴结肿大；涂片可查出白喉杆菌。

（3）白斑及扁平苔藓　发生在唇、颊、舌前部的念珠菌应与白斑及扁平苔藓相鉴别。扁平苔藓病损呈白色网纹状，病程较长，可与糜烂交替出现；发生在唇、颊的念珠菌性白斑与黏膜白斑在临床表现上难以区分，主要依据活体组织检查及 PAS 染色鉴别。

3. 辨证分型

（1）心脾积热型　口腔黏膜充血发红，最初在其上面出现散在白色斑点，以后融合成片，呈白色绒状斑膜，迅速满布；并见面赤唇红，口臭流涎，烦躁不安，便秘尿赤；舌尖红赤，苔黄或腻，指纹紫滞。

（2）脾虚湿盛型　口腔黏膜充血不甚，上布白屑，范围广泛，且较湿润；面色萎黄无华，形体消瘦，倦怠无力，纳呆食少，大便溏薄；舌体肥胖，舌质淡白，苔白腻，脉沉缓无力，指纹淡红。

（3）阴虚火旺型　口腔黏膜暗红无光，或见白屑散在而稍干；伴有形体消瘦，潮热盗汗，两颧发红，倦怠乏力，口干；舌质光红，苔少，脉沉细数无力，指纹淡紫。

【治疗】

口腔念珠菌病以局部治疗为主，严重病例及慢性念珠菌感染常需辅以全身治疗，若患者黏膜明显充血水肿，萎缩发红，全身症状明显，可采用辨证施治与抗真菌药物配合治疗。

一、西医治疗

1. 局部药物治疗　念珠菌酸性溶液生长，碱性溶液受抑制，可选用 2% ~ 4% 碳酸氢钠（小苏打）溶液含漱或清洗局部。

2. 抗真菌药物治疗

（1）制霉菌素　局部用 5 万 ~ 10 万 U/ml 的水混悬液涂布，每 2 ~ 3 小时 1 次，涂布后可咽下。儿童口服 10 万 U/次，每日 3 次；成人口服 50 万 ~ 100 万 U/次，每日 3 次。疗程 7 ~ 10 日。

（2）咪康唑　局部使用的硝酸咪康唑（国内商品名达克宁）。散剂可用于口腔黏膜，霜剂适用于舌炎及口角炎。疗程一般为 10 日。

（3）克霉唑　成人每日口服 3 次，每次 0.5g，日剂量不超过 3g。本药不良反应主要为肠道反应，长期应用可影响肝功能，引起白细胞减少，故目前多局部使用。

（4）酮康唑　此为抗白色念珠菌新药。剂量为每日 1 次口服，每日 200mg，2 ~ 4 周为 1 个疗程。

3. 综合治疗　对身体衰弱、有免疫缺损病或与之有关的全身疾病及慢性念珠菌感染的患者，常需辅以增强免疫力的综合治疗。

（1）转移因子　淋巴结周围皮下注射，每次 3U，每周 1 ~ 2 次。

（2）胸腺素　肌注，每次 2 ~ 10mg，每周 1 ~ 2 次。

（3）脂多糖　肌注，每次2ml，每日1次，20次为1个疗程。

（4）其他　补充铁剂、维生素A、多次少量输血等。

4. 手术治疗　慢性增殖型念珠菌病，经治疗3~4个月治疗疗效不显著者，应及早手术治疗。

二、中医治疗

1. 分型治疗

（1）心脾积热型

治法　清泻心脾积热。

方药　导赤散合清热泻脾散。便秘者，加大黄；烦躁不安者，加钩藤、蝉蜕。

（2）脾虚湿盛型

治法　健脾燥湿，芳香化浊。

方药　参苓白术散加减。口干者，加黄连、麦冬；若恶心，呕吐，加生姜、半夏；若四肢不温，脉沉微，加附子、干姜。

（3）阴虚火旺型

治法　滋阴清热降火。

方药　六味地黄汤加减。舌质光红无苔者，加沙参、麦冬、石斛等；脾气虚者，加党参、生黄芪。

2. 外治法

（1）含漱或清洗局部　黄连、金银花、甘草各适量，煎水含漱。

（2）外用散剂　冰硼散、锡类散、青吹口散、柳花散、养阴生肌散等，喷撒于患处，每日3次。

3. 针灸疗法　取穴：地仓、合谷，留针5分钟，每日或隔日1次。

【预防与调护】

哺乳期婴儿、久病患儿应注意保持口腔清洁卫生。哺乳前洗净乳头，奶瓶经常消毒。注意义齿卫生，义齿性口炎患者在治疗的同时，需行义齿重衬。合理应用抗生素及免疫抑制剂。有系统病需长期应用抗生素及免疫抑制剂者，应经常用1%~4%小苏打水漱口，以免口腔念珠菌感染。

第四节　口腔白斑

白斑是指发生在口腔黏膜上不能被诊断为其他疾病的白色损害。口腔白斑为广泛公认的癌前病变。本病多发生在中、老年人，男性患者多于女性。

【病因病理】

一、西医病因病理

白斑的发病原因目前尚不明确，可能与理化因素（烟、酒、醋、辣烫物；残根、残冠、错位牙、不良修复体等口腔内机械性刺激）和全身因素（白色念珠菌感染、缺铁性贫血、维生素 B_{12} 和叶酸缺乏、梅毒以及射线口干症等）有关。

二、中医病因病机

1. 气滞血瘀　感受长期不良刺激或风热邪毒，阻滞经络气血运行，气血不和，蕴积不散，气滞血瘀，导致白斑。

2. 湿聚痰凝　饮食不节，损伤脾气，脾失健运，水湿内停，湿聚成痰，痰浊上聚，侵渍肌膜，发生白斑。

3. 阴虚内热　思虑过度，劳伤心脾，阴液暗耗，虚火上炎，或肝肾阴亏，相火偏亢，循经上炎，灼伤肌膜，而致白斑。

【临床表现】

1. 症状与体征

口腔白斑有以下 4 型：

（1）斑块型　口腔黏膜上出现轻度隆起或高低不平、白色或灰白色的均质型的较硬斑块，质地致密。

（2）颗粒型　呈白色粟粒状或针头状颗粒，病损区常红白相间，红色区域为萎缩红斑，可有疼痛。口角区黏膜多见。本型白斑多数可发现白色念珠菌感染。

（3）皱褶型　损害呈白色皱纸状，粗糙感明显，柔软，无硬结，初起无明显自觉症状。本型白斑多见于口底及舌腹部。

（4）疣状型　损害呈白色隆起，表面高低不平，触诊无硬结，易发生皲裂与溃疡。白斑多见于牙龈。

2. **组织病理检查** 白斑镜下呈典型的上皮异常增生，核深染，有丝分裂增加，极性消失，核浆比改变，异常角化。

【诊断与辨证】

1. **诊断要点** 口腔黏膜上的白色斑点、斑块稍高出黏膜，质地紧密，在临床及病理上均不能被诊断为其他疾病。

2. **鉴别诊断**

（1）白色角化病 此病多发生于两颊拾间线区；唇红部、硬腭及牙龈部白色损害界限清楚，基底柔软；多有刺激因素存在；去除有关致病因素后，损害可在1~2周内消失。

（2）口腔扁平苔藓 此病以丘疹性白色损害为基础的损害，可形成范围、形状各不相同的花纹、斑块，可与充血糜烂病损重叠出现；病理检查可资鉴别。

3. **辨证分型**

（1）气滞血瘀型 白斑粗糙较硬，病损局限；烦躁不安；舌质暗红或偏紫，有瘀斑，舌下静脉瘀血紫暗，脉涩。

（2）湿聚痰凝型 白斑厚而突起，多伴有糜烂；并见胸脘痞闷，纳差食少，大便溏薄；舌质淡红，苔腻，脉滑。

（3）阴虚火旺型 白斑或黏膜红白相间，干燥，皲裂；伴有形体消瘦，口干舌燥，失眠多梦，腰膝酸软，五心烦热；舌质红，苔少，脉细数。

【治疗】

口腔白斑治疗应在去除刺激因素的基础上，先行药物治疗；病理证实确有重度异常增生或癌变时行外科手术。中药具有调节免疫、改善微循环、防癌抑癌的作用，可作为各种治疗的常规或辅助药物。

一、西医治疗

1. 戒除烟、酒、烫辣食物刺激，去除残根、残冠、不良修复体，保持心情舒畅。

2. 口服维生素 A，每日 5 万 U，或口服维甲酸，每日 35~50mg，疗程约 1~2 个月。

3. 口服维生素 E，每次 50~100mg，每日 3 次。

4. 0.2% 维甲酸溶液涂布患处。

5. 确诊为白色念珠菌引起的白斑，可服制霉菌素，每次 50 万 U，每日

3次。

6. 若疾病经久不愈，治疗后不消退，或白斑区发现皲裂、溃疡或基底变硬、表面增厚显著时，或已证明具有癌前改变的损害，应及早予以手术切除。

二、中医治疗

1. 分型治疗

（1）气滞血瘀型

治法　理气活血，化瘀消斑。

方药　柴胡疏肝散合桃红四物汤。白斑硬厚者，可加制乳香、制没药、丹参等；局部胀痛者，加路路通、全虫等；表面溃烂者，可加山慈菇、七叶一枝花、白花蛇舌草等。

（2）湿聚痰凝型

治法　健脾化湿，祛痰化斑。

方药　二陈汤加减。若伴糜烂，加佩兰、藿香、厚朴、海桐皮等；病情进一步发展，有癌变征兆者，加七叶一枝花、白花蛇舌草、半边莲。

（3）阴虚火旺型

治法　滋阴养血，清热解毒。

方药　知柏地黄汤。若阴虚较甚，口干舌燥，加北沙参、麦冬、天花粉、石斛、火麻仁、何首乌等。

2. 外治法

（1）冰硼散用蜂蜜调，涂抹于患处。

（2）若有糜烂、渗出，可用柏石散、青吹口散吹之。

【预防与调护】

保持心情愉快。戒烟戒酒，忌食辛辣刺激之品。去除一切刺激因素，如残根、残冠、不良修复体等，禁止滥用腐蚀剂。

第五节　口腔扁平苔藓

口腔扁平苔藓是口腔黏膜的慢性非感染性炎症。该病好发年龄为13～80岁，有一定程度的恶变率。

中医古籍中的"口破"、"口藓"、"口蕈"等与本病相似。

【病因病理】

一、西医病因病理

本病病因目前尚未明确，可能与下列一些因素有关：免疫学因素（近来普遍认为口腔扁平苔藓是一种由 T 淋巴细胞介导的机体免疫应答状态）、神经精神因素（紧张和焦虑）、内分泌功能紊乱（性激素、糖代谢紊乱）、细菌与病毒等。

二、中医病因病机

1. 湿热上蒸　风热湿毒之邪侵袭口腔，或脾失健运，湿热内生上蒸于口，湿热邪毒蓄积于局部，引起糜烂、充血病变。

2. 肝郁气滞　情志不畅，气机失和，气滞血瘀，局部血流受阻而形成黏膜斑纹和疼痛症状。

3. 阴虚内燥　肝肾阴虚，或血虚内燥，内热由此而发，上炎于口，黏膜失却濡养，发生粗糙、萎缩或增厚。

【临床表现】

1. 症状与体征

（1）症状　病人有异物感、烧灼感或自发性疼痛。病情迁延反复，长期不愈。

（2）体征　病变可累及口腔黏膜的任何部位，以颊部、舌部、下唇、附着龈、移行部黏膜最多。典型表现为珠光白色条纹交织、延伸，形成条索状、网状、树枝状、环状及斑块状等多种形态损害。主要特征为珠光白色条纹，其形状、范围、轻重程度各不相同，在此基础上可转变为糜烂、充血和萎缩样损害，并可相互重叠。白色病损区间的黏膜色泽可正常或充血。发生于颊部的病损，往往具有左右对称性，黏膜柔软，弹性正常。

损害除单独发生于口腔外，皮肤与黏膜也可先后或同时罹患。皮肤损害的特点为扁平而有光泽的多角形丘疹，如绿豆大小，浅紫色，融合后状如芥藓。损害区粗糙，以石蜡油涂在丘疹表面在放大镜下观察可看见细白纹。

口腔扁平苔藓临床分为斑纹型（单纯型）、糜烂型（混合型）和萎缩型。

① 斑纹型：多见于颊、唇、附着龈及移行部黏膜，表现为白色花纹及丘疹性白色损害，损害区黏膜的柔性与弹性基本正常；病人自觉黏膜表面粗糙。

② 糜烂型：多见于颊黏膜、舌背、舌腹；白色斑纹上呈现充血剥脱糜烂面，形状不规则，糜烂面有时有极薄的淡黄色假膜；软腭部尚可见到上皮菲薄的水

疱，或水疱破裂后形成的糜烂病损。

③萎缩型：常见于舌背部，表现为圆形、椭圆形的乳头萎缩斑片，呈稀疏云雾状白色损害，表面平伏；硬腭的萎缩斑呈不规则星状形、略红色的斑片，周围常有乳白角化斑点。

2. 实验室及其他检查

（1）病理检查　为上皮角化过度与角化不全；基底细胞坏死液化变性；基底膜下有大量淋巴细胞浸润。

（2）血液流变学测定　全血比黏度、红细胞电泳时间、细胞聚集指数、血小板黏附率、全血还原比黏度、血小板聚集率、血浆纤维结合蛋白率、纤维蛋白原等指数均增高。

【诊断与辨证】

1. 诊断要点　口腔颊、舌、唇、龈等黏膜上的白色斑纹，形成条索状、网状、树枝状及环状等；中间或夹有糜烂及充血；反复发作，病程迁延不愈。

2. 鉴别诊断

（1）皮脂腺异位　此病多发于颊黏膜与唇红部，呈淡黄色，颗粒状，分布密集或散在，表面光滑，质地柔软。

（2）白斑　单独发生舌背部扁平苔藓时难与白斑鉴别。舌背扁平苔藓局部为灰白而透蓝色，舌乳头萎缩微凹，质地较软，平滑润泽；而白斑多为白色斑块，有裂隙，界限清楚，触之较粗糙，病程进展缓慢，无自觉症状。

（3）口腔红斑　口腔红斑是一种红色口腔黏膜癌前损害，临床表现特征为持续鲜红色斑，边缘清楚，触诊柔软，类似"天鹅绒"样，无明显疼痛或不适。

（4）盘状红斑狼疮　此病多发于唇红缘与皮肤黏膜交界处，病损中央有萎缩红斑，周围有白色放射状条纹。

3. 辨证分型

（1）湿热内阻型　两颊、舌、唇部白纹，间有形状不规则的糜烂，并有黄色渗出物覆盖，局部疼痛明显；伴有口干或口苦，便结溲赤；舌红，苔薄黄或腻，脉滑数。

（2）肝郁血瘀型　口腔颊、舌、唇、龈等出现白色斑纹，中间夹有充血红斑，轻度疼痛不适，进食时局部敏感；往往伴有性情急躁或抑郁，胸胁胀满，喜太息，月经不调；舌紫暗，有瘀点，脉弦涩。

（3）阴虚内燥型　两颊或舌、牙龈等部位有粗糙白纹，黏膜萎缩发红，自觉局部粗涩不适；全身伴有口干咽燥，头晕耳鸣，大便秘结；舌光无苔，脉细。

【治疗】

以肾上腺皮质类固醇及磷酸氯喹为主的西医治疗方法，对改善黏膜充血糜烂有一定效果，但对过度角化无作用，且长期服用会带来副作用。在消除精神紧张、治疗慢性病灶的基础上，使用具有安全、持久、稳定特点的中医药治疗本病，可改善糜烂充血，消除白纹，改善患者全身症状。

一、西医治疗

1. 日常调护 消除患者顾虑，鼓励患者戒烟酒，去除口腔内刺激因素，保持口腔卫生。

2. 药物治疗 糜烂病损长期不愈者，可考虑应用肾上腺皮质类固醇及免疫抑制剂；如有细胞免疫功能低下者，以免疫增强剂治疗；还可根据病情选用抗幽门螺旋杆菌的药物。

（1）肾上腺皮质类固醇 如强的松，每次 15mg，每日 3 次，共服 1~2 周。

（2）免疫抑制剂 磷酸氯喹，每次 0.25g，每日 2 次，1 个月为 1 个疗程，必要时检查白细胞数；雷公藤，每日 2 次，每次 3~4 片。

（3）免疫增强剂 转移因子，皮下注射，每次 1mg，每周 1~2 次，10 次为 1 个疗程。

（4）抗幽门螺旋杆菌 三钾二枸橼酸铋剂，每次 110mg，每日 4 次，2 个月为 1 个疗程；配合服用甲硝唑，每次 200mg，每日 3 次；羟氨苄青霉素，每次 250mg，每日 3 次。

二、中医治疗

1. 分型治疗

（1）湿热内阻型

治法 清热解毒祛湿。

方药 平胃散合二妙丸。可加薏苡仁、土茯苓、夏枯草；便秘者，加瓜蒌仁；咽干甚者，加北沙参。

（2）肝郁血瘀型

治法 疏肝理气，活血化瘀。

方药 柴胡疏肝散加减。可加丹参、藏红花、郁金；充血红斑明显者，加丹皮、生地。

（3）阴虚内燥型

治法 滋阴清热，养血润燥。

方药　知柏地黄汤加减。临床应用时常去泽泻，加麦冬、当归、白芍、丹参、生芪等。

2. 外治法

（1）中药含漱　金银花、黄芩、白鲜皮等量煎水含漱。

（2）中药外敷　养阴生肌散、锡类散等涂敷糜烂面。

3. 针灸疗法

（1）体针　取双侧侠溪、中渚，留针 15 分钟，每日 1 次，2 周为 1 个疗程。

（2）耳针　取耳穴神门、交感、皮质下及压痛点，每次留针 20 ~ 30 分钟，隔日 1 次，10 次为 1 个疗程。

【预防与调护】

保持精神愉快。戒烟酒。避免辛辣刺激性食物。保持口腔卫生，消除口腔内不良修复体，去除牙石。生活有规律，适当进行体育锻炼。

第六节　白塞病

白塞病，又名口、眼、生殖器三联症或白塞综合征。本病以口腔、眼、生殖器反复发生溃疡及皮肤损害为基本临床特征，还可波及关节、神经、心血管、消化、呼吸等系统。

白塞病相当于中医的"狐惑病"。

【病因病理】

一、西医病因病理

目前对该病的病因认识尚未明确，可能与下列因素有关：免疫学因素、纤维蛋白溶解系统缺陷、风湿病、细菌、病毒、结核、内分泌、遗传及有机氯、铜、锌等微量元素。

二、中医病因病机

中医认为本病多因忧思郁怒，过度劳累，导致肝、脾、肾三阴亏损，虚热内生，或因禀赋不足，久病伤阳，脾肾阳虚，阴寒内生，风湿毒之邪交织，上蕴、下注、入络，阻于黏膜、肌膜、关节，以致经络阻隔，气血凝滞而成。

1. 肝肾阴虚　先天禀赋不足，肝肾阴虚，或忧思过度，久病失调，致肝肾皆虚，变生内热，热邪充斥上下而成本病。

2. **湿热内蕴** 感受湿热毒气，或过食肥甘厚味，酿湿生热，或热病之后，余毒未尽，湿热相合，内蕴脾胃，湿毒循经上攻于口眼、下注于阴而发病。

3. **肝经湿热** 情志过激，肝失疏泄，气郁化火，加之脾失健运，湿邪内生，郁而化热，湿热之邪熏蒸肝胆，循经上乘下犯而致。

4. **脾肾阳虚** 久病耗气伤阳，或汗吐下太过，或过服寒凉，以致脾阳受损，运化失职，久及肾阳；或肾阳先虚，脾失温煦，脾阳受损，脾肾阳衰，阴寒内盛，流注经络，气血凝滞，久发疮疡，而致本病。

【临床表现】

白塞病好发于青壮年，以男性多见，且男性患者发生神经或血管病变等重症机会较多。白塞病的早期往往是口疮的反复出现，以后逐渐发生生殖器溃疡、结节性红斑、虹膜睫状体炎、关节炎、消化道溃疡等。

1. **症状与体征**

（1）口腔 各型复发性口疮均能出现，但主要是轻型口疮。口疮是该病常见的首先出现的体征。溃疡呈圆形或椭圆形，直径约 2～5mm，边缘清楚，周围有一淡红色晕，中心微凹下，其上有灰黄色假膜覆盖。溃疡 7～14 天自然消退，但数日或更长时间又复发。患者感到疼痛，溃疡好发于唇、颊、咽、软腭等处，任何部位均可累及。

（2）眼 约有 80% 的患者有眼疾，男性发生率高且较严重。开始往往是单眼、眼球前段病变，以后发展为双眼、眼球后段病变。前段病变主要是虹膜睫状体炎、前房积脓和角膜炎。后段病变主要为脉络膜炎、视神经乳头炎、视神经萎缩和玻璃体出血、眼球震颤和外眼肌麻痹等。

（3）皮肤 最常见、典型的表现是结节性红斑，多在四肢发生，尤其以下肢多见，红斑直径可达 1～2cm，有触痛，可分批出现，1 周后痊愈，无瘢痕，但留有色素沉着。也可出现非特异性皮肤刺激反应，或称针刺反应，即患者接受肌注或皮下注射后，该处可见小红点，呈炎症反应或小脓点；静脉注射后可出现血栓性静脉炎。用无菌生理盐水做皮内注射，24～48 小时可发生红斑、丘疹、结节、水疱或脓疱。

（4）生殖器 溃疡形态与口腔溃疡相似，女性多于男性。女性发生于外生殖器，有时也会发生在肛门、会阴处；男性好发于阴囊、龟头或有睾丸炎。阴部溃疡特点是数目少，疼痛重，严重者愈后可留下瘢痕。

（5）其他 常见的有不对称的大关节肿痛等。

2. 实验室及其他检查

（1）血液检查　血沉有不同程度的增快；血清球蛋白升高；免疫球蛋白异常；淋巴细胞转化率异常；免疫荧光抗体阳性；血液流变学测定除红细胞压积降低外，其余均明显增高。

（2）舌尖微循环形态学观察　舌背菌状乳头数目显著减少，微血管丛总数比正常人减少，毛细血管径变细，袢数稀疏，血流缓慢。

（3）病理检查　其病理表现为非特异性炎症组织坏死或肉芽肿、脓肿形成。

【诊断与辨证】

1. 诊断要点　白塞病患者口腔内有口疮出现，同时或相继、全部或部分出现眼、生殖器部位、皮肤等病损；如用针刺或生理盐水 0.1ml 注射于前臂皮内，可出现非特异性炎症反应。口腔溃疡、阴部溃疡、眼部炎症、皮肤损害 4 项中出现 3 项者，即可诊断为不完全型白塞病；若出现 4 项者，诊断为完全型白塞病。

2. 鉴别诊断

（1）复发性口疮　复发性口疮患者仅见口腔病损。

（2）疱疹性口炎　该病也常反复出现口腔溃疡，但溃疡数目多而小，其基部充血，一般成簇聚集；而白塞病的溃疡虽小，数目亦较多，但不成群出现，眼、外阴等亦有病损。

3. 辨证分型

（1）肝经湿热型　口腔溃疡数目较多，疡面黄白，周围充血红肿，灼痛，或阴部溃疡，疼痛剧烈，目赤肿痛，眼眵多，皮肤红斑结节；或有发热，烦躁不安，便短赤；舌质红，苔黄腻，脉弦数。

（2）脾胃湿热型　口颊、腭咽部散在溃疡，疡面黄浊，周围充血红肿，或阴部溃疡，有腐臭味，疼痛明显，目赤，眼眵多，有皮肤结节或脓疱，口内流涎，口臭；苔黄厚腻，脉滑数。

（3）肝肾阴虚型　溃疡数目少而散在，形小如粟，表面灰黄，周围有红晕，灼痛，或阴部溃疡，久不愈合，病损彼起此伏，缠绵不断，或见皮肤红斑结节，或目赤昏花涩痛；并伴有头晕耳鸣，失眠多梦，口舌干燥，五心烦热，便干尿黄；舌红少津，苔黄，脉细数。

（4）脾肾阳虚型　口腔溃疡稀疏量少，疡面灰白，周围及基底黏膜水肿，疼痛轻微，久治不愈，或见外阴溃疡，流水清稀，久不敛口；伴有形寒肢冷，倦怠食少，腹胀便溏，关节肿痛；舌质淡胖或有齿痕，苔白滑，脉沉细无力。

【治疗】

白塞病的治疗应在对症治疗的基础上，调整免疫功能及全身脏腑气血功能，改善微循环，以延长疾病间歇期，缩短发病时间，直至病愈。

一、西医治疗

1. **预防调护**　保持心情舒畅，保持口腔清洁。
2. **坐浴**　外阴部溃疡，可用0.02%高锰酸钾溶液坐浴。
3. **药物治疗**　根据患者不同的伴随症状、病情的严重程度、实验室检查结果，选择性应用免疫调节剂、免疫增强剂、纤溶促进剂等。

（1）皮质激素　此乃治疗该病的主要手段，尤其是累及眼、皮肤、神经的病变及血栓性静脉炎。急性发作时可服强的松，每日60mg，轻型患者每日20~30mg。

（2）非甾体抗炎剂　有消炎痛、阿斯匹林等。消炎痛消炎作用强，对炎症性疼痛效果显著，也具有抗血小板聚集作用，可防止血栓形成，并能减轻免疫反应。消失痛，每次25mg，每日2~3次。阿斯匹林，每次0.3g，每日3次。

（3）反应停　原为中枢镇静剂，每日100~200mg，分3~4次口服。此药有致畸性，孕妇禁用。

（4）转移因子　每次2~4ml，皮下注射（淋巴回流丰富处），每周1~2次。

（5）丙种球蛋白　每次3ml，肌注，每周1次，5次为1个疗程。

二、中医治疗

1. **分型治疗**

（1）肝经湿热型

治法　清肝泻火，利湿化浊。

方药　龙胆泻肝汤加减。火热较盛者，加金银花、蒲公英、玄参、板蓝根、人中白等；目赤肿痛者，加菊花、青葙子、决明子、旱莲草等；皮肤红斑结节者，加桃仁、丹参、红花、夏枯草等；外阴痒痛者，加茵陈、蛇床子、苦参、白鲜皮等。

（2）脾胃湿热型

治法　清热泻火，利湿化浊。

方药　清胃汤合五味消毒饮。湿邪较重者，加薏苡仁、茯苓、佩兰等；外阴溃疡腐臭者，加黄柏、败酱草、苍术等。

（3）肝肾阴虚型

治法　滋补肝肾，清热养阴。

方药　知柏地黄汤加减。溃疡久不愈合者，加黄芪、党参、天花粉等；口干、心烦、失眠者，加炒栀子、百合、酸枣仁、夜交藤等；目赤涩痛者，加菊花、密蒙花。

（4）脾肾阳虚型

治法　温补脾肾，祛湿化瘀。

方药　白塞方。

2. 外治法

（1）含漱　同口腔溃疡。

（2）外敷　将养阴生肌散、珍珠散、锡类散涂布于口腔溃疡面；青黛散、青黛膏敷于阴部溃疡。

3. 针灸治疗

（1）体针　选取合谷、百会、肺俞、膀胱俞、肾俞、少冲、风池。每次留针5分钟，12次为1个疗程。

（2）灸法　取百会、足三里、神阙等穴位灸之。

【预防与调护】

病人应保持心情舒畅。增强体质，预防感冒。生活有规律，饮食宜清淡，戒烟酒。保持口腔卫生。加强营养。做好病人解释工作，使病人树立信心，坚持治疗，争取早日康复。

第七节　慢性唇炎

慢性唇炎是指主要发生在唇部的慢性炎症性疾病。

本病属中医的"唇风"范畴。

【病因病理】

一、西医病因病理

慢性唇炎发病可能与下列因素有关：长期的外部刺激（如气候干燥、高温作业、烟酒及化妆品刺激），反复持久的日光曝晒，不良习惯（如舔唇、咬唇、唇外伤、感染处理不当等），迟发性变态反应与感染性病灶（如慢性根尖周炎、鼻咽部炎症等）。

二、中医病因病机

1. 风热上攻　过食辛辣厚味，化热生燥，蕴结脾胃，复感风热，外热引动胃火，循经上攻，熏灼口唇，气血壅滞，发生本病。

2. 脾胃湿热　饮食不节，脾失健运，湿浊内生，湿郁生热，湿热相搏，上犯于唇，而致本病。

3. 脾虚血燥　脾虚失运，精血不生，脾虚血燥，唇失濡养，形成本病。

4. 气滞痰凝血瘀　情志所伤，气机失调，血行不畅，痰凝内结，气血痰郁结于唇，致使唇病发生。

【临床表现】

1. 症状与体征　慢性唇炎临床特征是唇部长期而持续的肿胀、糜烂、渗出以及干燥、脱屑，患者自觉灼热、疼痛或有程度不同的痒感。本病在青少年中较多见，男女均可发病。

（1）湿疹糜烂型唇炎　下唇多见，常复发；唇红部糜烂、渗出，形成黄色薄痂，或出血后凝结为血痂；痂皮脱落后形成出血性创面，继之又结痂，反复发生，使唇红部肿胀或慢性轻度增生，有明显疼痛及干裂感，颌下淋巴结肿大。

光化性唇炎：对日光敏感，发病有季节性；唇红部以糜烂为主，但不超出唇红缘。

（2）干燥脱屑型唇炎　自觉干燥，干裂，局部刺痛或灼痛，病情发展较慢，持续数月至数年，经久不愈；常累及上下唇红部，可见轻度脱屑、脱皮或细鳞屑，并可出现细小或深的纵裂沟，唇动作时有出血。

（3）腺性唇炎　患者局部有肿胀、麻木感；唇部呈弥漫性肥厚、肿大，唇内侧可见表面有散在、数量不等的紫色斑点，其中心部小孔为唇腺导管口，按压唇部有稀薄或脓性黏液从导管口渗出；导管口微红，用手指触摸感觉粗糙、微硬，为散在粟粒状或小结节状；唇红部黏膜颜色正常。

（4）肉芽肿性唇炎　病人一般无疼痛，仅有轻度肿麻感；上、下唇均可发病，但上唇较多；起病及病程缓慢，病初即固定于唇部某一区，轻度肿胀，肿胀边界不清楚；唇红部黏膜色泽正常，波及皮肤呈潮红至暗红，随病情发展，可波及蔓延至全唇及邻近皮肤，有明显硬肿，整个唇部皮肤或下颌皮肤显著潮红，压之不褪色，无凹陷性水肿。

2. 病理检查

（1）光化性唇炎　表现为上皮角化不全，有脓性渗出物或形成脓肿；上皮层有水肿变性，其内有少量中性或嗜酸性粒细胞浸润；固有层和黏膜下层可见血管扩张充血，并见有大量密集的淋巴细胞。

（2）腺性唇炎 复层鳞状上皮细胞内轻度水肿；固有层有少量炎细胞浸润于腺管间的结缔组织中或腺泡间；有腺导管扩张，腺体分泌亢进，间质血管充血。

（3）肉芽肿性唇炎 上皮层变薄，表面有不全角化；固有层为非特异性炎症；黏膜下层可见肉芽肿形成，其中可见淋巴细胞、组织细胞、浆细胞，也可见有上皮样细胞和郎罕巨细胞。

【诊断与辨证】

1．诊断要点

（1）湿疹糜烂型唇炎 慢性病程；病损部糜烂及结痂，病程长；有反复发作史；光化性唇炎常因日光照射诱发或加重病损，多见于高原地区或户外工作者。

（2）干燥脱屑型唇炎 唇红部以干燥、脱屑为主，并有纵沟纹和沟裂，灰白色的鳞屑可布满整个唇部。

（3）腺性唇炎 唇肿大，唇黏膜内侧见有脓性分泌物，活检有助于该病的诊断。

（4）肉芽肿性唇炎 口唇与口周皮肤出现渐进性、持久性肿胀，并不出现炎症性症状，皮肤具有特征性暗红色。

2．鉴别诊断

（1）黏膜良性淋巴组织增生病 此病主要发生在下唇正中部；唇部损害与光化性唇炎相似，病人可以产生难以忍受的瘙痒；在用手揉搓后局部变硬，此后即可复原；病理检查可见大量淋巴细胞增生并形成淋巴滤泡。

（2）慢性盘状红斑狼疮 慢性盘状红斑狼疮典型病损为唇红部呈局限性盘状损害，损害表面呈红斑或糜烂、血痂，周围可见白色短条纹，呈放射状排列；病理检查上皮内可见角质栓塞，基底细胞液化变性，上皮下结缔组织内有淋巴细胞浸润，用过碘酸染色阳性。

（3）糜烂型扁平苔藓 该病唇部糜烂面往往范围小，其周围有各种白色花纹。

（4）血管性水肿 此为一种变态反应性疾病，好发于唇部；唇部肿胀，无指压性凹陷，淡红色，无压痛；突然起病，消散痊愈也快。

3．辨证分型

（1）风热上攻型 发病较快，唇部红肿且痒，色变深红；口干欲饮，口臭便秘；舌质红，苔黄，脉洪数有力。

（2）脾胃湿热型　口唇肿胀糜烂，流出黄水，或表面腐物覆盖；口干不欲饮，腹胀纳差，大便秘结，小便赤热；舌质红，苔黄腻，脉滑数。

（3）脾虚血燥型　唇肿干燥，皲裂脱屑，缠绵难愈，寒冷季节加重；头晕目眩，面白无华，纳差，口干；舌质淡，脉细无力。

（4）气滞痰凝血瘀型　病程较长，唇肿肥厚，唇色暗红，扪之有颗粒样结节，或唇部裂沟，渗液结痂；舌质暗紫或有瘀斑，脉涩。

【治疗】

中医辨证施治与西医辨病治疗是目前比较好的治疗手段。腺性唇炎及肉芽肿性唇炎后期或治疗无效者，宜施行手术治疗。

一、西医治疗

1. 预防调护　避免日光照射或寒风刺激，停用可疑食物及药物，减少唇部活动。

2. 皮质激素　干燥脱屑型可选用皮质激素软膏涂擦，其他各型可用强的松龙混悬液注射，亦可口服皮质激素如强的松。

2. 氯喹　口服氯喹，每日 0.25g，1 周后减量，主要用于日光性唇炎。

3. 放射治疗　同位素^{32}P贴敷，主要适合腺性唇炎、肉芽肿性唇炎。

4. 其他　湿疹糜烂型可选用氦-氖激光局部照射；药物离子导入适用于干燥型；对于腺性唇炎和肉芽肿性唇炎后期可选用手术切除，恢复其外形。

二、中医治疗

1. 分型治疗

（1）风热上攻型

治法　疏风散热，健脾利湿。

方药　疏风除湿汤加减。若唇部明显红肿，加金银花、连翘、赤芍等；若口臭便秘，加黄芩、生石膏。

（2）脾胃湿热型

治法　清胃泻火，健脾除湿。

方药　清脾除湿饮。

（3）脾虚血燥型

治法　健脾益气，养血润燥。

方药　四君子汤合四物消风饮。唇部干裂或白屑多者，加沙参、阿胶；兼有湿热者，加滑石、生薏苡仁；日久不愈者，加石斛、玉竹。

（4）气滞痰凝血瘀型

治法　理气豁痰，化瘀消肿。

方药　二陈汤合桃红四物汤。

2．外治法

（1）外敷　黄连膏、青吹口散油膏、紫归油等外敷。黄连膏用于唇红肿溃烂者；后两药用于唇干裂者。

（2）湿敷　鲜马齿苋、大青叶、鲜芙蓉叶、鲜三七叶搓汁外敷患处。

3．针灸治疗

（1）体针　地仓透颊车，留针30分钟。

（2）耳针　取耳穴口、唇、神门、肾上腺，每次选3～4个穴位，留针30分钟。

【预防与调护】

保持口腔卫生。纠正不良习惯，勿舔唇、咬唇或揭唇部皮屑等。少食肥甘醇酒厚味，多食新鲜蔬菜水果。避免烈日暴晒，风大季节口唇以唇膏润之。

第五章

口腔颌面部炎症

由于各种生物性因子在宿主体内繁殖侵袭，导致机体产生以防御为主的一系列全身及局部组织反应的感染疾患。口腔颌面部感染是因致病微生物入侵引起的口腔颌面部包括颌骨、颌周及软组织的炎症性疾病。

1. 特点 口腔颌面部位于消化道与呼吸道的起端。由于口腔的温度、湿度均适宜于微生物的滋生与繁殖，兼之口腔内潜伏有各种微生物，有食物残渣可作为微生物生长的营养，有利于微生物的滋生繁殖，当抵抗力下降时，易于引起感染。

口腔内有牙齿、牙周等特殊组织结构，龋病、牙髓病、牙周病的发病率较高，若病变继续发展，可通过根尖孔和牙周组织的感染向颌骨和颌周蜂窝组织扩散，即造成牙源性感染。面颈部具有丰富的淋巴结，口腔、颜面及上呼吸道感染，可顺相应淋巴引流途径扩散，发生区域性的淋巴结炎。特别是儿童，淋巴结发育尚未完善，感染易穿破淋巴结被膜，形成结外蜂窝织炎，此即所称的腺源性感染。此外，颜面皮肤的毛囊、汗腺与皮脂腺也是微生物寄居的场所，在局部遭受损伤、手术或全身抵抗力下降等因素影响下，均可导致感染的发生。

颜面及颌骨周围存在较多的充满疏松蜂窝结缔组织且彼此相互通连的潜在性筋膜间隙，感染形成后易在相互之间蔓延，加之颜面部的血液循环丰富、鼻唇部静脉又常无瓣膜，致使在鼻根向两侧口角区域内发生的感染易向颅内扩散而被称为面部危险三角区。

2. 感染途径及细菌 口腔颌面部炎症的感染途径以牙源性感染最为常见；经由淋巴结途径的腺源性感染多见于婴幼儿；其他感染途径，如损伤性、血源性及由于手术、穿刺、各种操作不规范的医源性感染较少见。

口腔颌面部感染多为化脓性炎症，常见的致病菌以金黄色葡萄球菌和溶血性链球菌为主，其次为大肠杆菌及绿脓杆菌等，也可见由产气杆菌及厌氧杆菌所致的腐败坏死性感染。

3. 治疗原则及切开引流 口腔颌面部炎症的治疗包括全身支持治疗、中药及抗生素治疗、脓肿形成后切开引流等。

脓肿切开引流的指征：①口腔颌面部急性化脓性炎症发生3～5天，经抗生素控制感染无效，全身中毒症状依然明显者；②局部皮肤表面紧张、发红、光亮，炎性肿胀明显，疼痛加重，并呈搏动性跳痛，触诊时有明显压痛点、波动感者；③深部脓肿穿刺有脓液抽出者；④儿童口底蜂窝织炎（包括腐败坏死性），如炎症已累及多间隙感染，出现呼吸困难及吞咽困难者，早期切开减压，可迅速缓解呼吸困难及防止炎症继续扩散。

脓肿切开引流的要求：切口位置应在脓腔重力低位；切口应隐蔽，切口长度取决于脓肿部位的深浅和脓腔的大小；一般应尽力选用口内切口；颜面脓肿应顺皮纹方向切开，勿损伤重要的解剖结构，如面神经血管和涎腺导管等；一般切开至黏膜下或皮下即可依照脓肿位置，血管钳直达脓腔后再钝性分离扩大创口；手术操作应准确轻柔；颜面危险三角区的脓肿切开后，严禁挤压，以防感染扩散；一般口内脓肿用碘仿纱条或橡皮片，口外可用盐水纱条或橡皮片、乳胶管引流；每日更换敷料1～2次。

第一节　智齿冠周炎

智齿为第三磨牙。智齿冠周炎是指第三磨牙萌出过程中，因为萌出不全或阻生，牙冠周围软组织发生的炎症。智齿冠周炎主要发生在18～25岁的智齿萌出期的青年人和伴有萌出不全的阻生智齿者。

中医称本病为"尽牙痈"、"合架风"、"牙鲛痛"等。

【病因病理】

一、西医病因病理

本病主要原因是人类进化过程中，随着食物种类的变化，咀嚼器官因咀嚼力发挥不足而退化，下颌骨体逐渐变短，造成第三磨牙萌出位置不足，导致其不同程度的阻生；其次，阻生智齿及萌出过程中，牙冠可部分或全部为龈瓣覆盖，龈瓣牙冠之间形成较深的盲袋，食物及细菌易嵌塞于盲袋内；冠部牙龈因咀嚼食物而易损伤，或当全身抵抗力下降、局部细菌毒力增强时可引起冠周炎的发作。

二、中医病因病机

平素过食辛辣、烟酒厚味、饮食不节，致胃肠蕴热，加之兼感风热之邪，外邪引动内火，风火相煽，循经搏聚于尽牙咬合处，气血壅滞，热灼肉腐则化脓成痈。

【临床表现】

临床上以下颌智齿冠周炎最常见，大多呈急性炎症。

1. 症状　初期患者自觉后牙区疼痛，当进食咀嚼、吞咽、开口活动时疼痛加重，病情继续发展，患者出现寒战、发热、食欲不振等全身反应；智齿冠周牙龈和软组织红肿疼痛明显，局部可呈自发性跳痛；当炎症侵及咀嚼肌时，可引起肌肉的反射性痉挛而出现不同程度的张口受限。

2. 体征　口腔检查可见智齿萌出不全，牙冠周围的软组织及牙龈发红，伴不同程度的肿胀；龈瓣边缘糜烂，有明显触痛；按压盲袋内可有脓液流出，伴有开口困难；患侧下颌角肿胀、压痛，颌下淋巴结肿大、压痛。

3. 实验室及其他检查　周围血中白细胞总数增高及核左移；X 线检查可见智齿阻生，并可查及其阻生的方向、位置和牙根的形态、牙周情况。

【诊断与辨证】

1. 诊断要点　发病年龄为 18 ~ 25 岁，智齿阻生，发热，智齿周围牙龈及软组织红肿疼痛；检查见智齿萌出不全，牙冠周围的软组织及牙龈发红；X 线检查可见智齿阻生的类型。

2. 辨证分型

（1）风热犯表型　多见于病发初期，一般局部症状较轻，常因感冒或疲劳后诱发；有轻微头痛，咽痛，口干欲饮；舌质微红，舌苔薄白，脉浮数。

（2）胃肠实热型　牙龈尽处红肿，盲袋溢脓，疼痛剧烈，肿胀累及腮颊，张口受限，颌下淋巴结肿大；全身伴恶寒发热，口干，渴喜冷饮，小便短赤，大便干结；舌红，苔黄，脉洪数。

【治疗】

急性期消炎，镇痛，切开引流，增强全身抵抗力。急性炎症得到控制后，应早期处理病灶牙或覆盖的牙龈组织，以防感染再发。

一、西医治疗

1. 保持口腔卫生　用盐水、洗必泰、口泰等漱口。嘱病人注意休息，进食半流质食物。

2. 局部冲洗　为清除龈袋内食物碎屑、坏死组织、脓液，可用 1% ~ 3% 过氧化氢、0.1% 洗必泰、1 : 5000 高锰酸钾液、生理盐水等反复冲洗龈袋，至溢出液清亮为止，而后局部以探针蘸 2% 碘酒、碘甘油或少量碘酚液滴入龈袋内。每日1~2次。

3. 全身治疗 应用足量有效抗生素，首选青霉素、甲硝唑；同时给予全身支持疗法。

4. 切开引流 如局部形成脓肿，应及时切开，并放置引流条。

5. 冠周龈瓣切除 有足够萌出位置且牙位正常的智齿，急性炎症消退后，可在局部麻醉下切除智齿冠面龈瓣，消除盲袋，以防复发。

6. 阻生智齿拔除 无正常萌出希望或因对拾牙无使用价值，且反复急性发作的阻生智齿，均应尽早予以拔除。

二、中医治疗

1. 分型治疗

（1）风热犯表型

治法　疏风清热，消肿止痛。

方药　银翘散加减。若盲袋溢脓，加天花粉、皂角刺；便干加大黄。

（2）胃肠实热型

治法　清胃泻火，凉血止痛，消肿排脓。

方药　仙方活命饮合清胃散加减。若大便秘结，加大黄、芒硝；肿甚不减，加蒲公英、紫花地丁、夏枯草、山栀；吞咽困难者加板蓝根；肿连腮颊加丝瓜络。

2. 外治法

（1）外敷　如意金黄散外敷面部肿胀处，以凉血、解毒、清热、消肿。

（2）局部吹药　局部吹入冰硼散或研末的六神丸，可消肿止痛。

【预防与调护】

注意口腔卫生，饭后、睡前以淡盐水漱口。避免辛辣刺激食物，适当进流质或柔软食物。错位、无作用的智齿应早期拔除。

第二节　口腔颌面部间隙感染

颌面部间隙感染是颜面、口腔颌周组织、口咽部软组织化脓性炎症的总称。口腔、颜面部组织层次之间有潜在的分布着疏松结缔组织的筋膜间隙存在，各间隙之间互相通连。一旦因牙源性或腺源性感染导致其发生感染，就容易在间隙相互之间扩散蔓延，甚至可沿神经、血管扩散，引起海绵窦血栓性静脉炎、脑脓肿、败血症等严重并发症。

中医称本病为"发"、"疽"、"痈"。

【病因病理】

一、西医病因病理

成人常见的牙源性感染（如化脓性根尖周炎、牙周脓肿、冠周炎、颌骨骨髓炎等），婴幼儿好发的腺源性感染以及较少见的损伤性、血源性、医源性感染，病变治疗不彻底，均可继发口腔颌面部间隙感染。致病菌以金黄色葡萄球菌、溶血性链球菌最常见，也可见由产气杆菌及厌氧杆菌所致的腐败坏死性感染。感染性质初期为蜂窝织炎，后期可形成脓肿。

二、中医病因病机

1. 外感六淫之邪　外感六淫之邪，蓄积热毒于局部，以致营卫不和，气血凝滞而致本病。

2. 进食膏粱厚味或七情内伤　进食膏粱厚味或七情内伤，使脏腑蕴热，循经上逆，凝聚于局部，气血失和，血败肉腐而致本病。

3. 感染毒邪　因牙蛟痈、牙痈、骨槽风、口咽部糜烂等感染而继发。

【临床表现】

1. 症状与体征

（1）化脓性炎症的急性期

① 症状：全身症状包括发热、头痛、全身不适、乏力、食欲减退、尿量减少、舌质红、苔黄、脉数等；局部表现为红、肿、热、痛和功能障碍以及区域淋巴结肿痛等典型症状。炎症累及咀嚼肌可导致不同程度的张口受限。病变位于口底、咽旁时可有进食、吞咽、语言障碍，甚至呼吸困难。

② 体征：炎症局部可见红、肿、热、痛，化脓后可触及波动感或穿刺抽吸有脓液；腐败坏死性蜂窝织炎的局部皮肤呈弥漫性水肿，紫红或灰白，无弹性，有明显凹陷性水肿，由于有气体存在于组织间隙可触及捻发音。

（2）感染的慢性期

① 症状：轻微。

② 体征：由于正常组织破坏后被增生的纤维组织所代替，局部形成较硬的炎性浸润块；出现不同程度的功能障碍；有的脓肿形成未及时治疗而自行溃破，则形成长期排脓的瘘口。

2．实验室及其他检查

（1）血常规检查　急性期白细胞总数升高。

（2）细菌学检查　脓液涂片或培养可查见致病菌。

（3）超声波检查　可查见脓腔液面的存在。

（4）波动试验和穿刺检查　波动试验用于检查浅部脓肿，穿刺检查协助诊断深部脓肿。

【诊断与辨证】

1．诊断要点　急性病程，寒战，高热；局部红、肿、热、痛、功能障碍；浅部脓肿形成可触及波动感，疑有深部脓肿可穿刺抽脓以确诊；外周血白细胞总数增高，核左移。

2．辨证分型

（1）风热外袭型　全身可见发热，微恶寒；局部红、肿、热、痛；舌红，苔薄白或薄黄，脉浮数。

（2）脾胃积热型　全身伴壮热，便结溲赤；局部红、肿、热、痛剧烈，呈凹陷性水肿，有波动感，张口受限；舌苔黄腻，脉洪数。

【治疗】

全身应用足量有效的抗生素，配合清热解毒类中药以控制感染；一旦脓肿形成应及时行切开引流术。

一、西医治疗

1．治疗措施

（1）预防调护　嘱患者注意休息；饮食宜清淡易消化；保持口腔卫生，用口泰或淡盐水漱口；禁止挤压患处。

（2）抗炎治疗　根据细菌培养的结果选用抗生素；或根据感染来源、临床表现、脓肿性状和脓液涂片检查等估计病原菌的种类，以选用适当抗菌药物；或选用广谱抗生素。

（3）支持疗法　及时补充水、电解质及维生素。

（4）积极治疗各种并发症　对发热、疼痛、肿胀、张口困难及中毒性休克等均应采取相应治疗措施。

（5）含漱　常用口泰、1%～3%双氧水、生理盐水等含漱或冲洗。

（6）物理疗法　可选用超短波、激光、红外线、紫外线等局部治疗。

（7）脓肿切开引流术　脓肿形成；脓肿已自溃而引流不畅，且局部炎症明显；病情发展迅速的腐败坏死性蜂窝织炎，为达到阻止炎症继续扩散的目的，都应进行切开引流或扩大引流术。

（8）病源的处理 在急性炎症控制后，应及时清除病源和病灶，如拔除病源牙或残根、去除涎腺导管结石、刮除死骨等，以免感染反复发作。

2. 各间隙引流切口位置

（1）眶下间隙 切口在口内，沿上颌尖牙和前磨牙的前庭沟作横切口。

（2）颊间隙 口内切口，平行于下牙槽嵴口腔前庭脓肿较低处作水平切口；口外切口，在颊部脓肿下方作顺皮纹横切口。

（3）嚼肌间隙 切口在口外下颌角下方2cm处作平行于下颌角的弧形切口。见图3-5-1。

（4）翼颌间隙 口内切口沿翼下颌皱襞外侧纵行切开；口外切口同嚼肌间隙感染。

（5）颞下间隙 口内切口，在上颌结节与下颌支之间纵行切开。

（6）颞间隙 切口在颞部，颞浅脓肿可沿发际切开；颞深脓肿可沿颞肌纤维作直线切口或在颞肌附着处作弧形切口。

（7）咽旁间隙 口内切口，在翼下颌皱襞的内侧、咽旁红肿压痛明显处纵行切开；口外切口在下颌角作弧形切口。

（8）颌下间隙 口外切口，在距下颌骨下缘2cm处作平行于下颌骨下缘的切口。

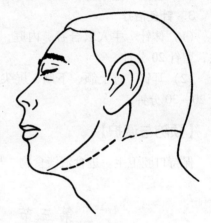

图3-5-1 嚼肌间隙、颌下间隙切开引流的切口位置

（9）舌下间隙 口内切口，在近下颌骨体内侧，平行于牙槽嵴切开。

（10）颏下间隙 口外切口，在颏下部，平行于下颌骨下缘，于波动最明显处切开。

（11）口底蜂窝织炎 口外切口，在颏下到舌骨作纵形切口，再向两侧下颌角方向作横切口，形成广泛的倒"T"形切口。

二、中医治疗

1. 分型治疗

（1）风热外袭型

治法 疏风清热，解毒消肿。

方药 五味消毒饮合银翘散。若肿硬者，加夏枯草、防风；便秘者，加大黄、栀子；口干渴者，加玄参、天花粉、生石膏、知母。

（2）脾胃积热型

治法 清脾泄热，解毒排脓。

方药 凉膈散合仙方活命饮。若高热不退，加生石膏；若病久疮口不敛，流脓清稀，加黄芪、党参、白术。

2. 外治法

（1）外敷 初起红肿热痛者，可用如意金黄散外敷，每日2次；脓肿切开引流或溃后可用八二丹药线引流，外盖红油膏，久不收口可用生肌散。

（2）含漱 金银花、黄芩、薄荷、细辛等量煎水含漱。

3. 针灸治疗

（1）体针 主穴取合谷、内庭，配穴取足三里、颊车、外关、曲池，行泻法，留针20分钟。

（2）耳针 选上颌、下颌、屏尖、神门、胃、肾上腺等耳穴，强刺激，留针20~30分钟。

【预防与调护】

保持口腔卫生。进食清淡食物。早期治疗病源牙，避免挤压颌面部肿痛处。

第三节 颌骨骨髓炎

颌骨骨髓炎是指各种致病因素入侵颌骨，引起的颌骨骨膜、骨密质、骨髓以及骨髓腔内的血管、神经等整个骨组织的炎症。细菌感染者包括化脓性颌骨骨髓炎与特异性颌骨骨髓炎（结核、梅毒等）；物理性因素引起者称放射性颌骨骨髓炎；化学性因素引起者如磷中毒引起的颌骨骨坏死。临床多见化脓性颌骨骨髓炎。

颌骨骨髓炎俗称"穿腮风"、"牙槽风"等，属中医"骨槽风"范畴。

【病因病理】

一、西医病因病理

病原菌主要为金黄色葡萄球菌，其次是溶血性链球菌，临床上多是混合性感染。感染途径有牙源性感染、损伤性感染、血行性感染等，牙源性感染临床上最为多见。

二、中医病因病机

1. 饮食不节　过食肥甘炙煿之品，脾胃蕴热，又外感风热之邪，火毒搏结，循经上灼，腐蚀肌骨，则成此病。

2. 体弱肾虚　体弱肾虚，外感风寒，邪气直中筋骨，侵蚀牙槽而发病。

3. 口腔不洁　残浊余秽，龋蚀牙体，或牙皎痛失治，拔牙创伤处理不当，致邪毒乘虚入里，流注筋骨，结聚骨槽，热盛肉腐成脓而致本病。

【临床表现】

化脓性骨髓炎多继发于急性化脓性根尖周炎及根尖脓肿，临床上根据感染的原因及病变特点，有中央性颌骨骨髓炎及边缘性颌骨骨髓炎两种类型。其多发生在下颌骨，原因为下颌骨骨板厚、致密，单一血管供应，侧支循环少，炎症发生时不易穿破引流，血管栓塞后可造成大块骨组织营养障碍及死骨形成。

1. 症状与体征

（1）中央性颌骨骨髓炎急性期　患者常有牙病史，近期有全身寒战，发热，体温可达 39 °C ~ 40 °C 左右，白细胞计数有时高达 20×10^9/L 以上。局部疼痛剧烈，疼痛可向同侧颌骨或三叉神经分布区放射，患部红肿压痛，受累区除病源牙外，还有相邻多个牙松动、牙龈沟溢脓，炎症继续发展，破坏骨板，溶解骨膜后，脓液由口腔黏膜或面部皮肤溃破。若骨髓腔内的感染沿下牙槽神经管不断扩散，下牙槽神经受到损害时，可出现下唇麻木症状；病变波及下颌支、髁状突及喙突时，翼内肌、咬肌等受到炎症激惹而出现不同程度的张口受限。

（2）中央性颌骨骨髓炎慢性期　本期常因在急性期阶段治疗不及时、方法不正确、治疗不彻底，颌骨骨髓炎在发病 2 周后由急性期转为慢性期。病人体温正常或仍有低热，疼痛减轻或消失，主要临床特点为口腔内及颌面部皮肤形成多数瘘孔，大量炎性肉芽组织增生，触之易出血，长期排脓，有时从瘘孔排出死骨片。大块死骨形成或多数死骨形成时可发生病理性骨折，造成咬合错乱与面部畸形，病情迁延不愈，造成机体慢性消耗与中毒、消瘦、贫血等。

（3）边缘性颌骨骨髓炎　常在间隙感染的基础上发生，边缘性颌骨骨髓炎系指继发于骨膜炎或骨膜下脓肿的骨密质外板的炎性病变。本病好发于下颌骨。感染来源多为牙源性，其中以下颌智齿冠周炎为最多。感染的途径是炎症首先累及咬肌间隙或翼颌间隙，然后侵犯下颌骨骨膜形成骨膜下脓肿，继而再损害骨密质。边缘性骨髓炎的急性期，临床特点与颌周间隙、翼下颌间隙感染的表现相仿；慢性期的临床表现主要是腮腺咬肌区弥漫性肿胀，局部组织坚硬，轻微压痛，无波动感，病程延续较长而不缓解，或缓解后再反复发作，全身症状一般不严重。

2. X 线检查　颌骨骨髓炎通常发病 2 周以上 X 线才具诊断意义。

【诊断与辨证】

1. 诊断要点

（1）**急性期**　起病急骤，伴有牙痛史及颌面蜂窝织炎；全身反应明显；病源牙及相邻的多个牙出现叩痛、松动，甚至牙槽溢脓，患侧下唇麻木。

（2）**慢性期**　瘘管形成和流脓；死骨形成后，可从瘘孔排出小死骨片，探诊可触及骨面粗糙；X 线检查具有相应表现。

2. 鉴别诊断

（1）**根尖周脓肿**　急性根尖周脓肿主要表现为单个牙肿痛，相邻牙一般无松动或仅有轻微松动。

（2）**颌面蜂窝织炎**　临床有颌面肿胀、高热、寒战等症状，但颌骨无瘘管，X 线检查示颌骨骨质无改变。

（3）**中央型颌骨癌**　可通过临床表现、X 线检查相鉴别，病理检查可确诊。

3. 辨证分型

（1）**热毒炽盛型**　起病急，初起牙龈和腮颊红肿，患侧多个牙齿松动疼痛，不敢咬合，龈沟溢脓，继之面部漫肿，牙齿松动脱落，腮颊、颌下溃破流脓，腐骨排出，溃口难愈；全身伴恶寒发热，头痛厌食；舌红绛，苔黄厚，脉滑数。

（2）**肾虚寒凝型**　起病缓慢，耳前腮颊隐隐作痛，继之漫肿坚硬，形成小核，牙关拘急，难于进食，溃口经久不愈，漫肿不退，脓液清稀；形寒肢冷，头昏头重；舌淡，苔白，脉沉缓或细弱。

【治疗】

急性期全身抗炎治疗，同时适时引流排脓；慢性期则以死骨摘除和病灶清除为要点；配合中医治疗，促进瘘孔愈合和死骨分离，使新骨生长。

一、西医治疗

全身采用支持疗法及对症治疗，嘱病人注意休息，身体抵抗力低时可输血。

1. 急性颌骨骨髓炎

（1）**药物治疗**　在急性期，应根据临床反应、细菌培养及药物敏感试验的结果，给予足量、有效的抗生素，以控制炎症的发展。

（2）**外科治疗**　目的是引流排脓及去除病灶。早期可考虑及时摘除病源牙，使脓液从拔牙窝内流出，并可达到减轻剧烈疼痛的目的。如脓肿已形成，则应及时切开引流。

2. 慢性颌骨骨髓炎 颌骨骨髓炎进入慢性期有死骨形成时，需用手术除去已形成的死骨和病灶。

二、中医治疗

1. 分型治疗

（1）热毒炽盛型

治法　清热解毒排脓。

方药　清阳散火汤。若便秘，加大黄、玄明粉。

（2）肾虚寒凝型

治法　温阳散寒，托毒排脓。

方药　阳和汤合二陈汤。若气虚，加黄芪；若血虚，加当归、白芍。

2. 外治法

（1）初起用冰硼散吹敷患处，每日5～6次，

（2）腮颊红肿者外敷如意金黄散；色白漫肿不热者，用阳和解凝膏或冲和膏敷贴患处。

（3）溃后疮口坚硬、肉黯紫黑可用七三丹药线引流。

（4）内有死骨，可内吹推车散，使死骨排出，去除死骨后，以养阴生肌散收口。

【预防与调护】

及时拔除有症状的阻生智齿。治疗根尖周炎、牙周炎等病灶牙。加强口腔卫生，保持口腔清洁。饮食清淡，少食膏粱厚味之物。

第四节　面颈部淋巴结炎

面颈部淋巴结炎主要表现为颌下、颏下及颈深上群淋巴结炎。根据感染来源有化脓性淋巴结炎（由化脓性细菌如葡萄球菌及链球菌等引起）和结核性淋巴结炎（由结核杆菌引起）。

中医称颈部急性化脓性淋巴结炎为"颈痈"，称慢性淋巴结炎为"臖核"，称颈部结核性淋巴结炎为"瘰疬"。

【病因病理】

一、西医病因病理

成人面颈部淋巴结炎多继发于牙源性及口腔感染，来源于颜面皮肤损伤、疖痈的少。小儿面颈部淋巴结炎大多由上呼吸道感染及扁桃体炎引起。

二、中医病因病机

1. 外感风热 外感风热，挟痰蕴结于少阳、阳明之络所致；或因肝胃火毒上攻，挟痰上攻，气血凝滞而成。

2. 肝郁痰凝 情志不畅，肝气郁结，横逆伤脾，脾失健运，生湿生痰，痰热内生，结于颈项而成。

【临床表现】

1. 症状与体征

（1）化脓性淋巴结炎 临床上一般分为急性和慢性两类。

① 急性化脓性淋巴结炎：浆液性炎症阶段的特征是局部淋巴结肿大变硬，自觉疼痛或压痛；此时淋巴结内的病变为充血、水肿，因此淋巴结尚可移动，边界清楚，与周围组织无粘连；全身反应甚微或有低热。感染发展到化脓性阶段后，局部疼痛加重，淋巴结化脓溶解、破溃，侵及周围软组织出现炎性浸润块；皮肤充血、肿、硬，此时淋巴结与周围组织粘连，不能移动；脓肿形成时，皮肤表面有明显压痛点，表面皮肤软化，有凹陷性水肿；白细胞总数急剧升至 $20 \times 10^9/L$ 以上，如不及时治疗，可并发静脉炎、败血症，甚至出现中毒性休克。

② 慢性淋巴结炎：多发生在患者抵抗力强而细菌毒力较弱的情况下。病变表现为慢性增殖性炎症。临床特征是淋巴结内结缔组织增生形成的触痛硬结；全身无明显症状，如此可持续较长时间。一旦机体抵抗力下降，可以突然转变为急性发作。

（2）结核性淋巴结炎 常见于儿童及青年，轻者仅有淋巴结肿大。重者可因体质虚弱、营养不良或贫血而并发低热、盗汗、疲倦等症状，或同时有肺、肾、肠、骨等器官的结核病变或病史。局部临床表现可在颌下、颏下或颈侧发现单个或多个成串的淋巴结，缓慢肿大，较硬，但无痛，与周围组织也无粘连，病变继续发展，淋巴结中心有干酪样坏死，组织溶解变软，逐渐液化而破溃；炎症波及周围组织时，淋巴结可彼此粘连成团或与皮肤粘连；皮肤表面无红、热及明显压痛，扪及有波动感，此种液化现象称为冷脓肿，脓肿破溃后可形成经久不愈的窦或瘘。

2. 实验室及其他检查

（1）血常规检查　急性化脓性淋巴结炎时白细胞总数急剧升高。

（2）结核菌素皮试　结核性淋巴结炎时结核菌素皮内试验呈阳性。

（3）胸片　对结核性淋巴结炎的诊断有辅助作用。

【诊断与辨证】

1. 诊断要点

（1）化脓性淋巴结炎　好发于儿童，多有前驱的上呼吸道感染病史或牙病史等；肿胀发作突然，初起肿胀，疼痛，可活动；进一步发展可出现炎性浸润块，化脓后可触及波动感或穿刺有脓，转为慢性后表现为微痛硬结。

（2）结核性淋巴结炎　多发生于儿童及青少年；局部淋巴结缓慢肿大，数目一至多个，成串珠状；淋巴结中心坏死液化后形成冷脓肿；伴低热、盗汗或疲倦等症状；结核菌素（OT）试验阳性。

2. 鉴别诊断

（1）化脓性淋巴结炎与结核性淋巴结炎冷脓肿相鉴别　可借抽出的脓液进行鉴别诊断：冷脓肿的脓液稀薄污浊，暗灰色似米汤，夹杂有干酪样坏死物。

（2）化脓性颌下淋巴结炎与化脓性颌下腺炎相鉴别　后者可因损伤、导管异物或结石阻塞而继发感染；双手触诊检查时，颌下腺较颌下淋巴结的位置深而固定，导管口乳头有红肿炎症，并可挤出脓液。

（3）结核性淋巴结炎与恶性淋巴瘤、涎腺混合瘤及颈部转移癌相鉴别　细针穿刺或手术摘除淋巴结，病理检查可明确诊断。

3. 辨证分型

（1）化脓性淋巴结炎

① 风热痰毒型：颈侧或颌下等处淋巴结肿痛，灼热，初起活动，逐渐漫肿坚实；伴恶寒发热，头痛，咳嗽；舌质淡红，苔黄，脉浮数。

② 热毒蕴结型：患处红、肿、热、痛，肿势漫延，疼痛加剧如鸡啄；伴高热口渴，小便黄赤，大便秘结；舌红，苔黄腻，脉弦数。

③ 正虚毒恋型：淋巴结肿胀微痛，或疮口久不收敛，流脓稀薄，疮面色暗；面色㿠白，神疲乏力；舌淡，脉弱。

（2）结核性淋巴结炎

① 初期（肝郁脾虚，气结痰凝型）：可见单个或数个硬结，按之坚实，推之可动，不热不痛，皮色不变；舌苔白，脉弦。

② 中期（痰郁化热，腐肉成脓型）：硬结逐渐增大，并与周围组织粘连，推

之不移，或液化成脓，皮色暗红；全身伴有低热，盗汗；舌红，脉数。

③后期（痰热伤阴，气血不足型）：局部破溃，脓水清稀，久则成瘘，经久不愈；低热盗汗，乏力纳差；舌质红，脉细数。

【治疗】

急性化脓性淋巴结炎全身给予抗生素或清热解毒、消肿散结的中药，局部理疗、中药外敷、切开排脓。慢性淋巴结炎主要应去除口内及咽部的感染病灶，局部外敷、理疗。结核性淋巴结炎给予全身抗结核治疗，结合中药改善患者全身营养状况，增强患者体质。

一、西医治疗

全身支持疗法，补充必需的维生素及液体，加强营养。

1. 化脓性淋巴结炎 选用足量有效的抗生素或联合用药，必要时做细菌培养及药敏试验；炎症初期行湿热敷、超短波等物理疗法；脓肿形成及时切开引流；积极治疗原发病灶；淋巴结肿大明显或需进行鉴别诊断时，可采用手术摘除。

2. 结核性淋巴结炎 使用异烟肼、利福平等抗结核药物；局限、可移动的结核性淋巴结，经药物治疗效果不明显者，应及早手术摘除；诊断尚不肯定，为排除肿瘤，可摘除淋巴结送病理检查；已化脓的淋巴结核或小型浅在的冷脓肿，可试行穿刺抽脓，同时注入异烟肼。

二、中医治疗

1. 分型治疗

（1）化脓性淋巴结炎

① 风热痰毒型

治法 疏风清热，化痰破结。

方药 牛蒡解肌汤。若热甚，加黄芩、黄连、生石膏；若便秘，加瓜蒌仁、枳实。

② 热毒蕴结型

治法 清热解毒，养阴溃脓。

方药 五味消毒饮合增液汤。

③ 正虚毒恋型

治法 补益气血，扶正托毒。

方药 托里消毒散。若久不收口，重用黄芪，加煅牡蛎、五味子。

（2）结核性淋巴结炎

① 初期

治法　疏肝解郁，理气活血，化痰散结。

方药　贝母瓜蒌散合二陈汤。

② 中期

治法　托毒透脓。

方药　贝母瓜蒌散合透脓散。

③ 后期

治法　补气养血，托毒排脓，祛腐生肌。

方药　香贝养荣汤。若盗汗低热，可加银柴胡、地骨皮、鳖甲；若咳嗽，可加沙参、桑白皮。

2. 外治法

（1）急性者可用如意金黄膏外敷，或紫金锭调醋外敷，以消肿止痛。

（2）脓肿破溃成瘘或窦道者可用九一丹、红油膏纱条、八二丹药线引流，以达拔毒外出、祛腐生肌之效。

（3）脓尽可用生肌散、红油膏收敛疮口。

【预防与调护】

注意口腔清洁卫生。积极治疗原发病灶，以免继发感染或复发。注意休息，加强营养，增强身体抵抗力。

第五节　化脓性腮腺炎

唾液腺的炎症根据感染性质，有化脓性、病毒性和特异性感染 3 种。病毒感染主要指流行性腮腺炎；特异性感染，如结核，极少见；化脓性感染多见于腮腺和下颌下腺。化脓性腮腺炎临床上有急、慢性之分，以慢性化脓性腮腺炎为多见，多发于成年人，特别是体弱病人。

中医称化脓性腮腺炎为"发颐"，因其多为温热病后汗出不畅，余毒郁结所致，又名"汗毒"。

【病因病理】

一、西医病因病理

化脓性腮腺炎多并发于急性传染病、慢性消耗性疾病及腹部手术后。因机体抵抗力降低，涎腺分泌功能减退或停止，加之患者口腔卫生不佳，细菌逆行感染；或腮腺区创伤以及邻近组织急性炎症蔓延等，均可并发急性化脓性腮腺炎。慢性腮腺炎一般认为由急性化脓性腮腺炎转化而来，涎腺导管口狭窄、阻塞，使唾液分泌减少及淤滞是重要的致病因素。常见的病原菌为金黄色葡萄球菌。

二、中医病因病机

急性者主要由于外感风寒，郁久化热；或汗而未解，或解而未透，余邪化热，不能外泄，结于少阳、阳明之络，蕴于颐颌；或温热病后，余邪未消，热毒伤阴，津液亏耗，涎液减少，流出不畅或停止，邪毒乘虚侵入，蕴结腮颊；或脾胃素有积热，循经上攻，聚于腮部，结为颐肿。日久则热毒炽盛，蒸灼血肉，腐败成脓。若热毒内陷，内攻脏腑，肿胀延及咽喉，致痰涌气塞，汤水难下，甚则逆传心包，出现神志昏迷等，成为逆证。慢性者多由于急性期失治或误治，反复发作，邪伏于里，湿热上蒸；或口内不洁，湿热壅阻腮颊，而致腮部肿胀、疼痛反复发作。

【临床表现】

1. 症状与体征

（1）急性化脓性腮腺炎

①症状：常为单侧受累；患者全身中毒症状明显，有高热、头痛；初期腮腺区肿胀、疼痛，涎液分泌减少，随病情发展，疼痛加剧，可出现持续性跳痛。

②体征：局部皮红灼热，呈硬性浸润，肿胀以耳垂为中心，触痛明显；有轻度开口困难；导管口红肿，轻轻按压腺体可见脓液自腮腺导管口溢出；白细胞总数增加，中性粒细胞比例显著上升，核左移。

化脓后，如不及时穿刺或切开引流，脓液可穿破包膜，在口腔黏膜或外耳道等处穿溃；脓液排出后，疼痛缓解，热势下降，症状减轻。若脓出不畅，邪毒走散，可引起周围蜂窝织炎或脓肿，甚至脓毒血症。

（2）慢性化脓性腮腺炎　常为双侧性；一般无全身症状；患者腮颊反复肿胀、疼痛；肿胀发作与进食有关，并伴有轻微疼痛；或晨起腮颊部有胀感，自己稍加按摩后即有"咸味"液体自导管口溢出。

2．实验室及其他检查

（1）血常规检查　急性化脓性腮腺炎血常规检查可见白细胞总数增加，中性粒细胞比例显著上升，核左移。

（2）涎腺造影　慢性化脓性腮腺炎时，腺体和导管可有病理改变。腮腺导管系统粗细不匀，部分狭窄，部分扩张呈腊肠样改变，末梢分支导管扩张，腺泡破坏，脓腔形成，造影剂成团块状聚集。

【诊断与辨证】

1．诊断要点　急性化脓性腮腺炎表现为腮腺区肿胀、疼痛，导管口红肿，轻按腺体可见管口溢脓。慢性者有反复急性炎症发作病史。

2．鉴别诊断

（1）流行性腮腺炎　多发于儿童，常有传染病接触史；多双侧同时或先后发病；有腮腺肿痛及发热等表现；但腮腺导管口不红，唾液分泌清澈无脓；白细胞计数正常，分类淋巴细胞比例增多。

（2）腮腺区淋巴结炎　又称假性腮腺炎，青少年及儿童常见；病程发展缓慢、局限；多有腺内小结逐渐增大史；腮腺导管口不红肿，唾液分泌正常。

3．辨证分型

（1）急性化脓性腮腺炎

①初期：腮腺区稍肿胀、疼痛，逐渐加剧；全身见恶寒发热，头痛，口干；舌质红，苔薄黄，脉浮数。

②中期（成脓期）：腮腺区肿胀，疼痛剧烈，呈持续性跳痛，局部皮红灼热，触痛明显，呈硬性浸润，导管口红肿，挤压腮部有脓液自管口溢出；全身可伴高热烦渴，口臭，便结；舌质红绛，苔黄腻或糙，脉洪数。

③后期：脓肿破溃，出脓臭秽，随之肿痛缓解，身热下降，若脓出不畅，邪毒走窜，则高热不退，并可出现痰阻气道，呼吸吞咽不利；舌质红绛，苔黄糙，脉细数。

（2）慢性化脓性腮腺炎　腮腺区肿胀、疼痛反复发作，日久不愈；发作与进食有关；晨起轻压腮腺，有脓液自导管口溢出；口干且黏腻，口臭，纳差，脘腹胀满；舌淡红，苔腻，脉滑数。

【治疗】

急性期给予全身支持治疗，选用足量、有效抗生素，如青霉素、先锋霉素等，或从导管口取脓液做细菌培养及药敏试验，据此调整用药；脓成后需切开引流。成人慢性化脓性腮腺炎急性发作缓解后，如无结石病因，可行碘化油、抗生素导管内注入；治疗仍无效者，可考虑手术。清热解毒、活血消肿等中草药对本病的治疗具有确切可靠的效果，可随证选用。

一、西医治疗

保持口腔卫生，常用淡盐水、口泰及苏打溶液等漱口。酌情含服果味维生素C或进食酸性饮食，以增加唾液分泌。

1. 急性化脓性腮腺炎

（1）急性炎症期应及早应用广谱抗革兰氏阳性球菌抗生素；维持体液平衡、纠正机体脱水和电解质紊乱。

（2）脓肿成熟后切开引流

手术指征：局部皮肤呈暗紫红色，有明显的凹陷性水肿；局部跳痛并有局限性压痛点；穿刺抽出脓液；腮腺导管口有脓液排出；全身感染性中毒症状明显。

手术方法：局部麻醉下，从耳屏前沿耳垂向前下，距下颌支后缘及下颌角下缘1.5~2cm处作切口，切开皮肤、皮下组织及腮腺咬肌筋膜，即可引流脓液；如无脓液流出，可顺面神经走向行钝性分离，逐个将脓腔分开，放置橡皮片引流。

2. 慢性化脓性腮腺炎　成人慢性化脓性腮腺炎多采用综合治疗。儿童患者要多饮水，每天按摩腺体帮助排唾，保持口腔卫生；若有急性炎症表现则可用抗生素。

（1）药物治疗　导管内药物灌注抗生素（每次2ml，隔日1次）或2%碘化钾（每次4~6ml，每周1次）。

（2）手术治疗　导管结扎使腺体萎缩；保守治疗及导管结扎术失败而患者有手术愿望时，可行保留面神经的腮腺腺叶切除术。

二、中医治疗

1. 分型治疗

（1）早期

治法　疏风清热，解毒消肿。

方药　连翘败毒散。若肿痛明显者，加丹皮、夏枯草。

（2）中期（成脓期）

治法　清热解毒，活血消肿。

方药　仙方活命饮。若高热烦渴，加石膏、知母；咽痛者，加板蓝根、马勃；若便秘，加大黄、芒硝；若疼痛减轻，去乳香、没药；若脓已破溃，去穿山甲、皂角刺；若溃后久不敛口，加黄芪、党参。

（3）后期

治法 清营解毒，透脓生肌。

方药 清营汤。

（4）慢性发颐

治法 清胃泄热，祛湿消肿。

方药 黄芩滑石汤。若涎液黏稠，加薏苡仁、佩兰；若流脓不畅者，加赤芍、皂角刺；日久不愈，证见面色不华，少气懒言，加黄芪、党参，或用八珍汤加减。

2. 外治法

（1）中药含漱 金银花、黄芩、白芷等量煎汤含漱。

（2）中药外敷 早期可外敷如意金黄散、玉露膏或二味拔毒散。疼痛不明显者，可用冲和膏外敷。

3. 针刺疗法 可取大迎、翳风、下关、颊车、风池、大椎、合谷等穴，平补平泻，每日1次。

【预防与调护】

注意口腔卫生，多饮水，忌食辛辣、肥甘燥硬食品。急性期彻底治疗，以免转为慢性。

第六章

口腔颌面部损伤

口腔颌面部位于人体暴露部位，容易受到外来致伤因素的作用引起损伤，造成机体组织器官不同程度的反应和功能障碍。平时多因交通事故、工伤和生活中的意外引起，战时以火器伤为主。

第一节　口腔颌面部损伤的特点与急救

一、口腔颌面部损伤的特点

1. 口腔颌面部血运丰富　伤后出血多，易形成血肿，组织水肿反应快且重，可因水肿、血肿影响呼吸道通畅，甚至窒息；另一方面，也因血运丰富，组织抗感染能力、再生修复能力较强，伤口愈合快。因此，伤后 24～48 小时内或更长时间的创口，只要没有明显的化脓感染，在清创后仍可做初期缝合。

2. 腔窦多，易感染　颌面部腔（鼻腔、口腔）、窦（额窦、上颌窦等）多，腔窦内常存在一定数量的病原菌，伤后若创口与这些腔窦相通，易引起感染，故在清创时，应尽早关闭与这些腔窦相通的创口。

3. 严重者，可致窒息和颅脑损伤　颌面部损伤时，组织水肿、移位可造成咬合错乱、舌后坠、血块及外来异物等，这些均可能阻塞呼吸道而致窒息。颌面部损伤时，常伴有颅脑损伤。

4. 可致面瘫和麻木　颌面部有涎腺、面神经及三叉神经等分布，这些器官和神经的损伤可引起功能障碍，如腮腺受损，可并发涎瘘；面神经损伤，可出现面瘫；三叉神经损伤，可在其分布区域出现麻木。

5. 容易造成二次损伤　颌面损伤时常伴牙齿损伤，折断的牙齿碎块可向邻近组织内飞散，造成"二次弹片伤"，并可将牙齿上的牙结石和细菌带入深部组织，引起创口感染。

二、口腔颌面部损伤的急救

1. **窒息**　窒息是口腔颌面部严重损伤后的一种并发症，可严重危及患者的生命，依其发生原因有阻塞性窒息和吸入性窒息。窒息的前驱症状为烦躁不安，出冷汗，口唇发绀，鼻翼煽动；严重者在呼吸时出现"三凹征"（锁骨上窝、胸骨上窝及肋间隙明显凹陷），随之出现脉弱、脉数、血压下降及瞳孔散大等危象以至死亡。

（1）阻塞性窒息

① 异物阻塞　损伤后如有血凝块、游离组织块、呕吐物、脱落牙及其他异物等，均可堵塞咽喉部造成窒息，尤其是昏迷的患者更易发生。

② 组织移位　上颌骨横断骨折时，骨块向后下方移位，压迫舌根，堵塞咽腔；下颌骨骨折后舌后坠而堵塞呼吸道均可引起窒息。

③ 肿胀压迫　口底、舌根、咽腔周围组织水肿、血肿及颈部损伤后，可压迫呼吸道而引起窒息。

（2）吸入性窒息　主要见于意识障碍或昏迷伤员，吞咽及咳嗽反射消失，如果体位不当，将口内血液、分泌液、呕吐物或其他异物吸入气管、支气管或肺泡内而引起窒息。

窒息的急救关键在于及早发现、及时处理。患者一旦出现窒息症状，应立即将其头部放低并取头侧位，同时迅速判断窒息种类与原因，展开抢救；对因血块或分泌物堵塞咽喉部的伤员，应立即用手指掏出或用塑料管吸出堵塞物；对因舌后坠而引起的窒息，应迅速撬开牙列，将舌牵出解除窒息，并在舌体中线用粗丝线贯穿缝合固定于口腔外，持续牵拉舌体；如因上颌骨骨折下坠移位时，应在清理口腔内异物后就地取材，可用木棒、筷子等，通过两侧上颌磨牙，将下坠的上颌骨托起，并将两端悬吊在头部绷带上；对口咽部肿胀压迫呼吸道的伤员，可经口或鼻插入通气导管，以解除窒息；如排除阻塞性窒息因素，情况紧急，又无适当通气管时，应立即用15#以上的粗针头由环甲膜刺入气管，随后行气管切开术；如呼吸已停止，可行紧急环甲膜切开术进行抢救，然后再改行常规气管切开术；对吸入性窒息的伤员，应立即行气管切开术，通过气管导管充分吸出血液、分泌物及其他异物，恢复呼吸道通畅。

2. **出血**　颌面部血液供应丰富，损伤后出血多，伤及大动脉还可能危及生命。临床上应根据受伤的部位、出血的性质、出血量采取必要的措施。常用的止血方法有：

（1）指压止血　紧急情况下，可使用示指或拇指压迫出血部位供应动脉的近心端于附近骨骼上，以达到暂时止血的目的。如在下颌骨下缘、咬肌前缘处压迫颌外动脉，可止颜面软组织出血；在耳屏前压迫颞浅动脉，达到头顶及颞部、额部区域止血的目的；当头部、颌面部严重出血时，可直接压迫患侧下颌角下方、胸锁乳突肌前缘的颈总动脉于其后的第6颈椎横突上，以帮助止血，但此举有时可引起心动过缓、心律失常甚至心跳骤停，因而非紧急时一般不采用。

（2）包扎止血　适用于毛细血管、小静脉及小动脉的出血。可先在损伤部位覆盖消毒敷料，再用绷带加压包扎。注意包扎的压力要合适，注意防止骨折块移位和影响呼吸道通畅。

（3）填塞止血　适用于窄而深的伤口内的出血和窦腔内的出血。可用消毒纱布填塞后再用绷带加压包扎。

（4）结扎止血　适用于开放性伤口有血管破裂的活动性出血。可使用血管钳直接钳夹结扎血管断端。

（5）药物止血　适用于毛细血管渗血和小静脉或小动脉出血。局部应用止血粉、止血药棉或止血海绵等敷于纱布上后加压包扎。止血敏、6-氨基己酸、止血环酸等止血药物可作为辅助用药使用。

3. 包扎　正确完好的包扎是颌面部损伤急救的重要措施之一，有压迫止血、保护创面、暂时性固定、防止骨折片移位、减少污染和止痛等作用。常用的包扎法有十字绷带包扎法和四头带包扎法。

4. 运送　运送途中，应密切观察病人的病情变化，防止发生窒息和休克。运送昏迷患者时应注意保持呼吸道通畅，可采用俯卧位，以利于引流和防止舌后坠。一般伤员可采用头侧向位或侧卧位，避免血凝块及分泌物堆积在咽部。

5. 防治感染　口腔颌面部损伤的创口和外界相通，常因被细菌和尘土等污染而致感染，增加损伤的复杂性和严重性。因此，在有条件时应尽早进行清创缝合术；无清创条件时，应尽早包扎伤口，以隔绝感染源，伤后应及早使用抗生素。为预防破伤风，伤后应及时注射破伤风抗毒素。

第二节　口腔颌面部软组织损伤

一、临床分类

（一）闭合性损伤

闭合性损伤为体表组织皮肤、黏膜的完整性未受破坏，多为钝物打击或碰撞所致，包括擦伤和挫伤。

　　1. 擦伤　擦伤仅为表皮破损，多发生在面部突出部位，创面渗血，疼痛，并常附着泥沙或其他异物。处理原则主要是清洗创面，防止感染。

　　2. 挫伤　挫伤是皮下及深部组织遭受损伤而无开放创口。伤处轻者形成瘀斑，重者甚至发生血肿。临床表现为局部疼痛、肿胀、瘀斑、血肿及受伤组织器官的功能障碍。治疗原则主要是止血、镇痛、预防感染。早期可用冷敷和加压包扎止血；止血后1～2日可用热敷或理疗；血肿如有感染，抗生素控制感染，切开建立引流；活血化瘀、消肿止痛类中草药治疗挫伤血肿有确切的疗效，可内服或外敷。

（二）开放性损伤

　　开放性损伤是有皮肤或黏膜伤口与深层组织相通的损伤。根据致伤因素和伤口特点，可分为刺伤、切割伤、咬伤、撕裂或撕脱伤等，伤情和处理的难易程度差异很大。

　　1. 刺伤、切割伤　刺伤的创口小而深，多为盲管伤，刺入物可将砂土和细菌带入创口深处。切割伤的创缘整齐，伤及血管及面神经时可致出血和面瘫。刺、割伤的处理应早期行清创缝合术。

　　2. 咬伤、撕裂或撕脱伤　咬伤、撕脱伤伤情重，出血多，疼痛剧烈，创缘不整齐，常有骨面裸露。组织撕裂或撕脱应及时清创，复位缝合；如有血管撕脱，应即刻行血管吻合及组织再植术；撕脱后如组织不够，控制感染后尽早消灭创面，行皮肤移植。

二、口腔颌面部不同部位软组织损伤的处理

　　1. 舌体损伤　舌组织较脆，缝合时应采用较粗的丝线，进针点距创缘5mm以上；有缺损的舌组织缝合创口时为防止影响舌功能，应尽量保持舌的长度，如舌的侧面与邻近牙龈或舌的腹面与口底黏膜都有创面时，应分别缝合各部的创口；若不能封闭所有的创面时，应先缝合舌的创口，以免日后粘连影响舌功能。

　　2. 颊部损伤　无组织缺损或缺损较少者，按一般清创缝合术要求将黏膜、肌肉和皮肤分层对位缝合；皮肤缺损较多而口腔黏膜无缺损或缺损较少者，为减少感染机会，应严密缝合口腔黏膜，关闭穿通创口，皮肤缺损在无感染的情况下应立即行皮瓣转移或游离植皮，如遗留缺损，以后再行整复治疗；面颊部较大的全层洞穿性缺损，可将创缘的皮肤和口内的黏膜相对缝合，消灭创面，遗留的洞穿缺损，留待做二期手术整复，恢复患者面部形态和器官功能。

　　3. 腭部损伤　腭部损伤如无组织缺损，清创后应立即对位缝合，较小的损

伤也可不缝合；腭部损伤如有组织缺损而致口鼻相通，不能直接缝合时，应转移邻近黏－骨膜瓣以关闭穿通口。

4. 唇部损伤 唇部全层撕裂时，清创后缝合时要特别注意恢复口轮匝肌的完整性；唇部伤口缝合为恢复正常的解剖形态和美观，需注意准确对位缝合；缝合时要用小针细线，以免造成畸形和功能障碍。

三、清创缝合术

1. 彻底清洗伤口 无菌纱布保护创口，用肥皂水、生理盐水、0.1%新洁尔灭顺次彻底擦洗周围皮肤，再用1%～3%过氧化氢和生理盐水反复冲洗、擦拭伤口，尽可能清除伤口内细菌、泥沙、组织碎片或其他异物。

2. 清理伤口 用2%碘酊消毒皮肤、铺巾。术中尽量保留可存活的组织，对破碎的创缘略加修整，大部游离组织亦尽量保留，争取原位缝合。

3. 缝合 缝合时用小针细线，要求对位精确平整，对眼、耳、唇、眉处更要仔细对齐解剖标志，以免造成畸形和功能障碍。缝合要求针距3.0～4.0mm，与窗口边缘距2.0～3.0mm。

组织水肿严重、拉拢缝合张力过大的伤口可用减张缝合。对颊部大面积全层组织缺损，不应勉强拉拢缝合，可将皮肤与黏膜直接缝合，消灭创面，所遗留的缺损待后期进行整复治疗。舌体损伤时，应保持舌的长度，切忌将舌尖向后转折缝合，以免造成舌体缩短，产生语言障碍。总之，应根据各部位的解剖特点，注重体现尽量恢复病人面部形态和器官功能的原则。

第三节　口腔颌面部硬组织损伤

牙及牙槽骨损伤

由于碰撞、跌倒和其他的意外损伤所致，前牙部位牙和牙槽骨损伤较常见。牙损伤分为牙挫伤、牙折断、牙脱位3种，通常合并有牙槽骨的损伤。

【临床表现】

1. 症状与体征

（1）牙挫伤　牙挫伤为直接暴力引起的牙周膜或牙髓损伤。其临床表现为牙齿疼痛、松动、伸长感、叩击痛，对咬合压力和冷热刺激敏感等创伤性牙周炎症状。严重者可引起根尖孔处血管破裂致牙髓坏死，使牙齿逐渐变成灰褐色。

（2）牙脱位　牙脱位时可见牙在牙槽中的位置有明显改变或脱落，局部牙龈可有撕裂和红肿。脱位的牙常有松动、伸长、移位和疼痛，并妨碍咬合；向深部嵌者，牙冠外露变短。牙脱位根据损伤程度的不同有部分脱位和完全脱位。完全脱位者牙已脱离牙槽窝或仅有软组织相连。

（3）牙折断　可分为冠折、根折和冠根联合折。见图3-6-1。

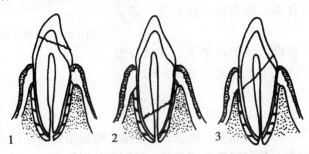

图 3-6-1　牙折类型

① 冠折：根据折断的部位，可露髓或不露髓。前者有明显的牙髓刺激症状；后者则无感觉异常或有不同程度的牙本质过敏反应。

② 根折：一般折线在牙颈部以下，表现为牙松动和触压痛。折线越接近牙颈部，松动度越大；若折线近根尖部，牙也可无明显松动，

③ 冠根联合折：表现为伤牙触痛、压痛及咬合痛。

（4）牙槽骨骨折　骨折片移位，引起咬合错乱；摇动损伤区某一牙时，可见邻近数牙及骨折片随之移动；牙槽骨骨折时常伴有唇和牙龈的肿胀和撕裂伤，也常伴有牙折和牙脱位。

2．**X 线检查**　X 线片可显示骨折的部位及牙错位的情况。

【治疗】

1．**牙挫伤**　轻度挫伤可不作特殊治疗，暂不用患牙咀嚼食物，适当调磨对殆牙以减少其与患牙的接触，可望恢复；如牙周膜损伤较重，牙明显松动者，可对患牙行单颌结扎固定，同时适当调磨对殆牙。

2．**牙脱位**　部分脱位者，复位牙齿，然后结扎固定3 周左右；但对半脱位的乳牙，若距相应恒牙萌出时间尚远时，可在局部麻醉下完全复位后固定；如牙已完全脱位，但离体时间不长，可对脱位牙行植入术。

3．**冠折**　轻微冠折磨圆钝折缘锐利处即可；冠折影响形态和功能且有明显的刺激症状者，应作冠修复；如冠折已穿髓，应尽早行根管治疗，然后行桩冠修

复，恢复外形美观。

4．根折　近牙颈部的根折，应尽早行根管治疗，然后行桩冠修复；根中部的牙折，应拔除伤牙；根尖 1/3 折断，牙松动，应及时结扎固定，并行根管治疗。

5．冠根联合折　冠根联合斜折牙一般需拔除。

6．牙槽骨骨折　局部麻醉下行牙槽骨复位，单颌或颌间牙弓夹板固定。见图 3-6-2。

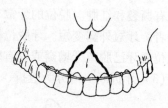

图 3-6-2　牙槽骨骨折与单颌固定

颌骨骨折

颌骨骨折可引起咬合错乱，出现张口受限，咀嚼功能障碍，一般伴有软组织损伤，损伤颅骨时可伴脑脊液耳或鼻漏，甚至颅脑损伤。

【临床表现】

1．上颌骨骨折

（1）**骨折分型**　因上颌骨存在解剖薄弱部位，临床上上颌骨骨折常见有 3 型。见图 3-6-3。

①Le Fort Ⅰ型骨折（上颌骨低位骨折或水平骨折）：骨折线从梨状孔下方、牙槽突上方向两侧水平延伸至上颌翼突缝。

②Le Fort Ⅱ型骨折（上颌骨中位骨折或锥形骨折）：骨折线自鼻额缝向两侧横过鼻梁、眶内侧壁、眶底、颧上颌缝，再沿上颌骨侧壁至翼突。此型有时可伴脑脊液耳或鼻漏。

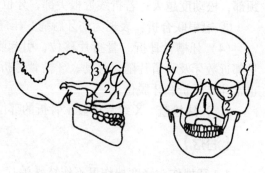

图 3-6-3　上颌骨骨折类型

③Le Fort Ⅲ型骨折（上颌骨高位骨折）：骨折线自鼻额缝向两侧横过鼻梁、眶部，经颧额缝向后达翼突，形成颅面分离，使面中部凹陷、变长。此型骨折多伴有颅脑损伤，出现耳、鼻出血或脑脊液漏。

（2）**症状**　有外伤史，疼痛，出血。

（3）**体征**　有损伤伤口，骨折块移位，咬合关系紊乱，严重者甚至有颅脑损伤，出现脑脊液鼻漏。

2. 下颌骨骨折　下颌骨骨折的好发部位依次为正中联合部、颏孔区、下颌角区及髁状突颈部等。见图3-6-4。

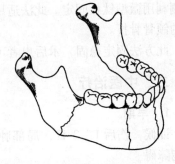

（1）症状　有外伤史，疼痛，出血，损伤下牙槽神经会出现麻木。

（2）体征　有损伤伤口，骨折段移位，咬合紊乱。

图3-6-4　下颌骨骨折的好发部位

【诊断】

详细询问病史，了解致伤因素，认真进行检查，结合临床症状，作出诊断并不困难。颌骨X线摄片有助于诊断。

【治疗】

一、西医治疗

尽早复位和固定，恢复原有的咬合关系，同时防止感染，镇痛，止血，消肿，合理营养，为骨创愈合创造良好条件；同时密切注意有无全身其他合并症的发生。

1. 复位　恢复伤员原有的咬合关系是颌骨骨折正确复位的标志。

根据骨折的不同情况，可选用手法复位、牵引复位和手术切开复位。新鲜的单纯性骨折可直接进行手法复位。复杂性骨折或超过2周的陈旧性骨折多需牵引复位。已有纤维性愈合的陈旧性骨折常使用手术切开复位。

2. 固定　固定是保证骨折块在复位后的正常位置愈合、防止再移位的必要条件。

颌骨骨折复位后的固定方法有单颌固定、颌间固定、内固定。

（1）单颌固定　利用结扎丝将牙弓夹板栓结在骨折线两端稳固的牙齿上，使骨折段密合以达到固定目的。此法适用于牙槽骨骨折、无明显错位或复位后稳定的单纯骨折。

一般下颌骨骨折应固定4周左右，上颌骨骨折应固定3周左右。

（2）颌间固定　利用患者健康的颌骨来牵引和固定折段的颌骨，使骨折段骨折创伤部位在正常咬合关系的位置上愈合。此法适用于单纯上颌骨骨折、下颌骨骨折及上下颌骨联合骨折。

颌间固定的时间一般为4~6周。

（3）内固定　切开复位或在开放性骨折清创后，直视折段的颌骨，在断端两侧利用微型钛板固定。此法适用于新鲜性骨折、陈旧性骨折、粉碎性骨折和无牙的颌骨骨折。

此方法固定稳固，术后患者可进食，是临床应用最广泛的固定方法之一。

二、中医治疗

1. 早期

证候 伤后 1~2 日，局部肿胀或皮下瘀血，疼痛明显，或有骨折段移位，功能障碍。

治法 凉血止血。

方药 十灰散。

2. 中期

证候 损伤 2 日以后，创口出血停止，局部仍有肿胀，患处疼痛，断骨尚未接稳。

治法 活血祛瘀。

方药 桃红四物汤。

3. 后期

证候 损伤数日，局部肿胀消退，疼痛消失，断骨初愈。

治法 补养气血，强筋壮骨。

方药 人参紫金丹。

【预防与调护】

加强安全教育，防止发生交通、工伤等意外事故。保持口腔卫生。固定期间进食流质或半流质饮食，拆除固定后改软食。伤后 2 个月内勿咀嚼过硬的食物。

第七章

口腔颌面部肿瘤

口腔颌面部肿瘤系头颈肿瘤的重要组成部分，严重威胁着人类健康。按照生长方式、生长速度和对人体的危害性，通常将其分为良性肿瘤和恶性肿瘤。囊肿和瘤样病变不是真性肿瘤，但常具有肿瘤的某些生物学特性和临床表现，故本章一并进行讨论。

口腔颌面部肿瘤中，良性者居多，而良性者又以牙源性及上皮源性多见。口腔颌面部恶性肿瘤则以上皮组织来源最多，尤其是鳞状上皮细胞癌。随着医学的发展及新技术、新手段的应用，口腔颌面部肿瘤的治愈率和生存率逐年提高。早发现、正确诊断、早期治疗是治疗的关键。良性肿瘤以手术切除为主，恶性肿瘤则采取以手术为主的综合序列治疗。手术时既要遵循肿瘤外科原则，做到根治性治疗，又要兼顾患者外观与功能的修复。

第一节　口腔颌面部囊肿

口腔颌面部囊肿按发病部位可将其分为软组织囊肿和颌骨囊肿两大类。软组织囊肿包括鳃裂囊肿、甲状舌管囊肿、黏液腺囊肿、舌下腺囊肿等（前两者已在第二篇中讨论）。颌骨囊肿根据组织来源又分为牙源性颌骨囊肿和非牙源性颌骨囊肿。

囊肿属于中医"痰包"范畴。

【病因病理】

一、西医病因病理

黏液腺囊肿、舌下腺囊肿是由于导管阻塞或腺体损伤、涎腺分泌潴留而成。颌骨囊肿中，牙源性囊肿与成牙组织或牙有关，发生于颌骨内，根据不同牙组织来源又可分为根端囊肿和滤泡囊肿。根端囊肿发生于慢性根端肉芽肿，由于炎性刺激使牙周膜内的上皮残余增生，其中央变性液化而形成囊肿。滤泡性囊肿是牙滤泡受到炎症或损伤演变而成。在牙胚尚未形成之前已发生囊肿者称为始基囊肿；在牙体组织形成后发生的囊肿则称为含牙囊肿。非牙源性囊肿多数是由胚胎发育过程中残存于面突接连处的上皮细胞发展而成，临床比较少见。

二、中医病因病机

饮食不节，恣食辛辣厚味，脾胃运化失职，水湿不化，凝聚成痰成饮，积结于局部致病。

【临床表现】

1. 症状与体征

（1）黏液腺囊肿　可发生于任何年龄，但多见于青少年。囊肿好发于下唇及舌尖腹侧和口底等处。囊肿位于黏膜下，呈半透明、浅蓝色小泡，直径约0.5~1cm，质地软，有弹性，易被咬破，流出蛋清样透明黏稠液体，囊肿消失，但不久又肿大。反复破损后可表现为厚的白色瘢痕状突起，囊肿透明度减低。

（2）舌下腺囊肿　多见于青少年。舌下腺囊肿临床上有3型：单纯型位于舌下口底一侧，囊肿呈浅紫蓝色，扪之柔软有波动感，损伤破裂时流出黏稠而略带黄色或蛋清样液体，囊肿大时可引起吞咽、语言困难；口外型，口底囊肿表现不明显，主要表现为颌下区肿物，触之柔软，与皮肤无粘连，不可压缩，低头时肿物稍增大；哑铃型为上述两种类型的混合。

（3）颌骨囊肿　多发生于青壮年，可发生于颌骨的任何部位。颌骨囊肿生长缓慢，呈无痛性进行性膨胀，可导致面部畸形，囊肿巨大时上颌骨骨壁薄如纸板，压之有乒乓球样感。上颌囊肿可突入上颌窦或鼻腔，使鼻唇沟消失。下颌囊肿发展大时可致病理性骨折。囊肿穿刺抽吸可见草黄色囊液，镜下可见胆固醇结晶。根端囊肿病人，可见有死髓牙或残根。X线片见圆形或椭圆形透光阴影，边缘整齐，周围呈现一条白色骨质反应线；如有含牙囊肿，可在囊腔边上有埋伏牙冠突入囊腔之中。

2. 实验室及其他检查

（1）穿刺检查　黏液腺囊肿内容物为蛋清样透明黏稠液体；颌骨囊肿内容物多为草黄色囊液，镜下可见胆固醇结晶。

（2）X线检查　在X线片上，颌骨囊肿显示为一清晰圆形或椭圆形透光影，边缘整齐，周围呈现一明显的白色骨质反应线。

（3）B超检查　探头置于肿块表面，显示无回声区。

（4）CT 检查　图像清晰，便于判断病损的部位、范围、破坏程度。

【诊断与辨证】

1. 诊断要点

（1）黏液腺囊肿的诊断依据　依据病史、临床表现及穿刺检查结果。

（2）舌下腺囊肿的诊断依据　依据病史、临床表现及穿刺检查结果。

（3）颌骨囊肿的诊断依据　依据病史、临床表现、穿刺及 X 线检查结果。

2. 辨证要点　颌面或颈部肿块，缓慢增大，穿刺有囊液；舌质淡，苔白稍腻，脉滑。

【治疗】

本病主要以手术治疗为主。

一、西医治疗

伴有感染者需先用抗生素控制炎症。黏液腺囊肿外科手术切除，舌下腺囊肿将舌下腺与囊肿一并摘除，以达根治的目的。颌骨囊肿外科手术摘除，切除后仔细彻底刮除囊壁，如有含牙或病源牙，应予拔除。

二、中医治疗

年老体弱或不愿接受手术者，可结合中药治疗。

治法　燥湿化痰。

方药　加味二陈汤。若为痰热，加金银花、蒲公英、栀子、夏枯草。

【预防与调护】

忌酒及油炸、辛辣刺激食物。早期治疗病源牙。

第二节　口腔颌面部良性肿瘤与瘤样病变

口腔颌面部常见的良性肿瘤及瘤样病变包括牙龈瘤、造釉细胞瘤、血管瘤、腮腺混合瘤等，一般生长缓慢，包膜完整，边界清楚，膨胀性生长，对人体危害较小；因有包膜，故与周围组织分界清楚，一般能移动，质地中等；一般无自觉症状，但如压迫神经、发生继发感染或恶变时，则发生疼痛；如果肿瘤生长在一些重要部位，如舌根、软腭等，若不及时治疗可发生呼吸、吞咽困难，甚至威胁人的生命。

口腔良性肿瘤中医称"瘤"、"唇血瘤"、"紫舌胀"、"唇肿"等。

【病因病理】

一、西医病因病理

肿瘤病因目前尚不清楚，现代医学认为其与外来因素（物理性、化学性、生物性、营养等因素）及内在因素（精神神经、内分泌、免疫、遗传等因素）有关。

二、中医病因病机

1. 肝气郁结 外因为六淫外邪侵入人体；内因为七情所伤，气机不畅，致使肝气郁结，凝于脉络导致本病。

2. 气滞血瘀 气机失调致气滞或气郁，气滞致血瘀，气血瘀滞日久，集结为块，血流阻滞凝结，血瘀多伴气滞，滞凝久之则成肿块。

3. 痰蕴凝结 内生之痰聚积化热，痰湿挟热循经流注，凝积而成包块。

【临床表现】

1. 症状与体征

（1）成釉细胞瘤 成釉细胞瘤为颌骨中心性上皮肿瘤，多数由成釉器和牙板的上皮发生而来，在牙源性肿瘤中较常见。

本病多发于青壮年，以下颌体及下颌角为常见。无痛性进行性颌骨膨大是其生长特点，可造成颌面部畸形。肿瘤侵犯牙槽骨或颌骨皮质时，可造成牙齿松动、移位或脱落，甚至病理性骨折。扪诊有"乒乓球样感"。肿瘤可穿破骨板侵入口内软组织，此时可见肿瘤表面有对殆牙压痕或溃疡，继发感染可出现疼痛、化脓等。当肿瘤压迫下牙槽神经时，患侧下唇及颊部可出现麻木不适。

（2）涎腺多形性腺瘤 涎腺多形性腺瘤又称混合瘤，在唾液腺肿瘤中最常见。其多发于腮腺，其次为颌下腺。一般认为，多形性腺瘤由肿瘤性上皮和黏液样或软骨样间质组成。

本病多发于成人，生长缓慢，常无自觉症状。肿瘤界限清楚，质地中等，呈结节状，可活动，但位于硬腭或颌后区者可固定，不活动。当肿瘤生长突然加速，并伴有疼痛、面神经麻痹等症状时，应考虑恶变。

（3）牙龈瘤 牙龈瘤系来源于牙周膜及颌骨牙槽突结缔组织的一种类肿瘤病变，多为机械刺激及慢性炎症刺激形成的反应性增生物，非真性肿瘤，但具有肿瘤的外形及生物学行为。此外，本病与内分泌亦有关。

根据病理组织结构的不同，牙龈瘤通常可分为肉芽肿型、纤维型及血管型3类。

本病常发生于中、青年女性。怀孕期间易发生牙龈瘤，分娩后缩小或停止生长。其好发部位为牙龈乳头。牙龈瘤呈圆形或椭圆形，有时呈分叶状，有的有蒂如息肉状，有的无蒂；易被咬伤发生溃疡，易继发感染；可破坏牙槽骨壁使骨吸收，牙可松动或移位。

（4）血管瘤　血管瘤多见于出生时或出生后不久。发生于口腔颌面部的血管瘤约占全身血管瘤的65%，其中大多数发生于颜面部皮肤、皮下组织及口腔黏膜。

①毛细血管瘤：主要发生于颜面部皮肤，由大量错杂交织的毛细血管构成。一般为鲜红或紫红色。毛细血管瘤有两种亚型：一类为葡萄酒斑状血管瘤，病变与皮肤表面齐平，周界清楚，外形不规则，大小不一，以手指压迫病变部位，表面颜色可褪去，去除压力后，即恢复原有大小及色泽；另一类称杨梅状血管瘤，病变突起于皮肤，表面高低不平，状似杨梅。

②海绵状血管瘤：好发于唇、颊、舌、口底、眼睑等部位，由迂回曲折扩张的静脉和衬有内皮细胞的血窦组成，窦腔如海绵状结构，其间充满静脉血。界限不清，质地柔软，可被压缩，表面呈蓝色；若位置较深，则表面皮肤、黏膜颜色正常。有时可扪及静脉石。体位移动试验阳性，穿刺可吸出可凝固的血液。

③蔓状血管瘤：又称为先天性动静脉瘘，由血管壁显著扩张的静脉与动脉吻合而成。其多见于成年人，好发于颞浅动脉所在的颞部或头皮下组织。有时皮下可见念珠状迂曲的血管。表面皮肤温度较正常皮肤高，扪诊有搏动感，听诊有吹风样杂音。

（5）淋巴管瘤　淋巴管瘤是淋巴管发育畸形所致的良性肿瘤，好发于舌、唇、颊及颈部。本病临床上有3种类型：毛细管型淋巴管瘤、海绵型淋巴管瘤、囊肿型淋巴管瘤。

①毛细管型：无色的柔软肿块，界限不清。

②海绵型：患处显著肥大畸形；肿块柔软，有较明确的边界，压之体积无改变；体位移动试验阴性。舌淋巴管瘤常形成巨舌。

③囊肿型：一般为多房性囊腔，彼此间隔，内有透明、淡黄色水样液体；表面皮肤色泽正常；扪诊柔软，有波动感；体位移动试验阴性。

2. 实验室及其他检查

（1）X线检查

①成釉细胞瘤肉眼观剖面可为实性或囊性，囊腔内含有黄褐色液体。X线

片显示大小不等的囊腔或蜂窝型影像，常有半月形切迹；邻近牙根端可见锯齿或截根状吸收，且常移位。

② 动脉造影和瘤腔造影：蔓状血管瘤及深层组织内海绵状血管瘤可借动脉造影和瘤腔造影确定其肿瘤部位、大小、范围及其吻合支情况。

（2）B超检查

① 成釉细胞瘤：超声检查显示病变呈实质性低回声肿块，内部回声杂乱不均匀，并散在大小不等、形态不规则的无回声区，呈多房囊肿改变，囊间为低中回声分隔带，粗细不一。

② 血管瘤：毛细血管型血管瘤超声显示病变区呈实质性低回声区，边界不整齐，内部回声尚均匀。海绵状血管瘤多是低回声区，边界清楚但不整齐，内部伴有大小不等、分布不均的较小的无回声区。蔓状血管瘤显示为低回声中有多数纵横交错的管状结构，粗细不一，管径 1～5mm，内为无回声区。

③ 淋巴管瘤：超声检查显示肿瘤呈圆形或椭圆形的低回声或无回声区，大小不一，无回声区边缘清楚整齐，内有间隔，呈多房结构。

（3）穿刺检查　血管瘤穿刺有血：海绵状血管瘤为暗红色静脉血；蔓状血管瘤为颜色鲜红的动脉血；囊型造釉细胞瘤为黄色、褐色或血性内容物，有臭味，镜检可见胆固醇结晶。

（4）体位移动试验　海绵状血管瘤体位移动试验阳性，即头低位时，肿瘤充血膨大；恢复正常位置时，肿大亦随之缩小，恢复原状。

（5）病理检查　较可靠，是结论性诊断方法。

【诊断与辨证】

1. 诊断要点

（1）成釉细胞瘤　有明确的病史、临床表现、X线特点。确诊仍需依靠病理检查。

（2）涎腺多形性腺瘤　有明确的病史、临床表现、X线特点。确诊仍需依靠病理检查。

（3）牙龈瘤　发生于牙龈乳头部，多呈圆形或椭圆形，生长缓慢。

（4）血管瘤　表浅血管瘤有明显的临床特征。位置较深的血管瘤应根据体位移动试验、穿刺及B超检查来确定。

（5）淋巴管瘤　淋巴管瘤的诊断依靠病史、临床表现、B超及穿刺检查。

2. 鉴别诊断

（1）造釉细胞瘤需与颌骨囊肿相鉴别　一般可根据临床表现、X线及穿刺检查相鉴别，有时需借助病理检查方能最后确诊。

（2）血管瘤　可通过临床表现、动脉造影、病理检查等区别。皮肤毛细血管型血管瘤与皮肤血管痣相鉴别；蔓状血管瘤与动脉瘤相鉴别；蔓状血管瘤与假性动脉瘤相鉴别。

（3）囊肿型淋巴管瘤应与血管瘤相鉴别　可通过穿刺检查、体位移动试验区别开来。

3．**辨证分型**

（1）痰浊凝滞型　无痛肿块，质地柔软，穿刺可抽得液状内容物，皮温正常；兼见口淡不和，胸脘满闷；舌淡，苔白腻，脉弦滑。

（2）湿热流注型　肿块质软或中等，扪之皮温稍高；舌质红，苔黄，脉数有力。

（3）气滞血瘀型　肿块质地中等或稍硬，轻压痛；兼见口渴，脘腹肋部疼痛，大便干结；舌红或舌边有瘀点，苔黄，脉弦或弦涩。

【治疗】

此类疾病以外科手术切除为主。

一、西医治疗

向病人作必要的解释，消除顾虑，保持愉快的心境，积极配合治疗。

1．**造釉细胞瘤**　手术切除。手术要求在肿瘤外0.5cm的正常组织内行颌骨切除术，否则易复发。对于范围较小的肿瘤，在保证0.5cm以上切缘时可行下颌骨方块切除术，以保存下颌骨的连续性；对较大的肿瘤应将病变的颌骨整块切除。下颌骨部分切除后，可立即植骨以重建下颌骨的完整性。

2．**涎腺多形性腺瘤**　采取保留面神经的腮腺浅叶及肿瘤切除术。

3．**牙龈瘤**　手术切除，同时拔除累及的牙齿，去除相应的牙周膜及部分牙槽骨，以免复发。对孕妇应加强观察，若分娩后仍未消退者，再行手术切除。

4．**血管瘤**　根据病变类型、位置、范围、大小及病人年龄诸因素而定。目前的治疗方法包括外科切除、硬化剂注射、激光治疗、放射、激素、低温、微波热凝以及血管栓塞等。婴幼儿血管瘤可随诊观察，如发展迅速可进行类固醇激素治疗或手术治疗。海绵状血管瘤可采用硬化剂局部注射治疗，常用药物为5%鱼肝油酸钠，1~2周注射1次，一般每次不超过5ml。如疗效不好可用手术切除或低温治疗。面部毛细血管瘤可试用Ar激光照射，对蔓状血管瘤则主要采用手术治疗。

5．**淋巴管瘤**　主要是手术切除，对范围较大的肿瘤可分期切除。

二、中医辨证治疗

1. 痰浊凝滞型

治法　化痰散结，清热润燥。

方药　益气清金汤。

2. 湿热流注型

治法　化痰清热，健脾祛湿。

方药　加味二陈汤。

3. 气滞血瘀型

治法　活血化瘀，疏肝解郁。

方药　血府逐瘀汤。

【预防与调护】

锻炼身体，戒除烟酒，提高机体抗病能力。及早发现，及时治疗。

第三节　口腔颌面部恶性肿瘤

口腔颌面部恶性肿瘤以癌最常见，肉瘤较少。在癌瘤中又以鳞状细胞癌（简称为鳞癌）为最常见，一般占80%以上，其次为腺源性上皮癌及未分化癌、恶性淋巴瘤、肉瘤、黑色素瘤等。口腔颌面部鳞状细胞癌多发于40~60岁的成人，男性多于女性，部位以舌、颊、牙龈等为常见，常向区域淋巴结转移，晚期可发生远处转移。恶性肿瘤大都生长较快，边界不清，浸润性生长，可以破坏邻近组织器官而发生功能障碍，常发生转移，对病人危害较大。口腔颌面部鳞癌早期可表现为黏膜白斑，表面粗糙；以后发展为乳头状或溃疡型，或两者混合出现，其中又以溃疡型为最多见；有时呈菜花状，边缘外翻。

中医称口腔颌面部恶性肿瘤为"岩"、"菌"等。

【病因病理】

一、西医病因病理

肿瘤的发生可能与下述因素有关：物理性因素（热、损伤、紫外线、放射性物质、长期慢性刺激等）、化学因素（煤焦油、烟、酒精等）、生物性因素（鼻咽癌、恶性淋巴瘤与EB病毒有关）、营养因素以及精神神经因素（精神过度紧张，心理平衡遭到破坏）、内分泌因素（内分泌功能紊乱）、机体免疫状态（免疫缺陷和长期使用全身免疫抑制剂）、遗传因素（癌症患者可有家族史）等。

按照病理分化程度，鳞癌一般可分为3级：I级分化较好，Ⅲ级分化最差；未分化癌的恶性程度最高。牙龈癌多为分化较高的鳞癌，其病因可能与口腔卫生不良、不良修复体的慢性刺激有关。

二、中医病因病机

1. **外邪内侵**　外感六淫，外邪内侵，客于经络，气滞血瘀，积久不去，形成肿瘤。

2. **情志郁结**　内伤七情，情志郁结，肝失条达，气机不畅，或积湿生痰，或气滞血瘀，积久不去，痰凝湿滞，瘀毒内结，发为肿瘤。

3. **饮食失节**　恣食肥甘厚味，饮酒过度及饮食过热、过快，损伤脾胃，运化失职，生湿生痰，痰浊积聚，久而成块，发生肿瘤。

4. **气血两虚**　年老肾亏，精气虚衰，脏腑虚亏，导致气血两虚，气滞血瘀发为肿瘤。

【临床表现】

1. **症状与体征**

（1）牙龈癌　男性多于女性，下颌多于上颌。好发于前磨牙及磨牙区。临床上可表现为溃疡型或外生型，但溃疡型多见，发展较慢，早期即侵犯牙槽骨及向颌骨浸润，致使牙齿疼痛、松动脱落和唇部麻木，后期向口底及颊黏膜侵犯。淋巴转移先至颌下、颏下，后至颈深上淋巴结群。

（2）舌癌　为最常见的口腔癌，按解剖学定义划分应分为舌体癌（舌前2/3）与舌根癌（舌后1/3）两类。其多数为鳞癌，特别是舌前2/3部位。

舌癌多发生于舌缘，其次为舌尖、舌背及舌根等处，常为溃疡型或浸润型，外生型多来自乳头状瘤恶变。患者主诉常为舌痛。病变生长较快，早期仅感轻度不适易被病人疏忽，可波及舌肌致舌运动受限，发生语音、进食及吞咽障碍。晚期舌癌可超越中线，侵及口底、颌骨及咽侧壁，使全舌固定。

舌癌常发生早期淋巴结转移，转移部位以颈深上淋巴结群最多，其次为颌下淋巴结、颈深中淋巴结群、颏下淋巴结及颈深下淋巴结群。累及中线或原发于舌背者可发生双侧淋巴结转移。晚期可发生肺部或其他部位的远处转移。

（3）颊黏膜癌　指原发于上下颊沟之间、翼颌韧带之前、包括唇内侧黏膜的癌肿，多来自口腔黏膜鳞状上皮。病损早期多呈溃疡型，早期可无明显症状及张口受限。一旦侵入颊肌则浸润生长加快，晚期可穿破颊肌和面部皮肤，引起张口受限。颊黏膜癌可发生区域淋巴结转移，常见转移部位为颌下及颈深上淋巴结。

（4）口底癌 指原发于口底黏膜的癌肿，以舌系带两侧最常见，绝大多数为鳞状细胞癌。早期多呈溃疡型，以后侵及深层组织，引起自发性疼痛、流涎、舌运动受限，出现语言及吞咽困难。晚期可侵犯口底诸肌群及多个解剖区域，导致舌完全固定于口内等相应症状。口底癌易发生颈淋巴结转移，转移部位以颏下、颌下及颈深上淋巴结多见。

2. 实验室及其他检查

（1）X 线检查 恶性肿瘤多具有病变区边界不清晰、密度不均匀、骨质不规则破坏、伴骨膜增生性反应等特点。X 线摄片可了解骨组织肿瘤的性质及其侵犯范围，常规胸部摄片可检查肺部有无转移。

（2）B 超检查 对口腔颌面部囊性肿瘤和软组织肿瘤能准确提示有无肿块存在及大小。

（3）细胞学检查 如脱落细胞涂片、穿刺涂片染色。

（4）CT 检查 便于判断病损的部位、范围、破坏程度、累及范围。CT 检查图像清晰，层面连续。

（5）磁共振成像 对软组织病变显示好，能充分显示病变的全貌及立体定位。

（6）组织学检查 为结论性诊断方法，包括穿刺活检、切取活检、切除活检、冰冻活检。

【诊断与辨证】

1. 诊断要点 颌面部恶性肿瘤生长快，为浸润性生长，边界不清，易发生转移；组织学结构表现为细胞分化差，细胞形态和结构呈异型性，有异常核分裂。

2. 辨证分型

（1）热毒蕴结型 瘤体增大较快，肿块灼热疼痛，坚硬凸起，或溃疡、糜烂、出血，味臭难闻；并见身热，口臭，便秘，尿赤；舌质红，苔黄腻，脉滑数。

（2）气滞血瘀型 肿块质地坚硬，疼痛部位固定，有持续性刺痛，拒按；面色暗晦，时有麻木；舌质紫暗或有瘀斑、瘀点，舌下静脉曲张，脉涩。

（3）痰浊凝结型 肿块迅速增大，质硬，瘤体结节状高低不平；头重且痛，胸闷纳差，泛恶欲吐；舌胖或有齿痕，舌苔白腻，脉弦滑。

（4）气血两虚型 肿瘤溃疡日久，或放疗、化疗之后；面色无华，消瘦乏力，头目眩晕，心慌气短，动则汗出；舌质淡，舌胖，有齿痕，脉沉细无力。

【治疗】

口腔颌面部恶性肿瘤一般主张手术为主的综合治疗，即手术同时辅助化疗、放疗。应在全面研究肿瘤的组织来源、生长部位、分化程度、发展速度、临床分期、患者机体状况等后，为患者选择适当的治疗方法。中药治疗以整体治疗为基础，辨证施治，按照"坚者削之，结者散之，留者攻之，损者益之"的原则，调节免疫功能，可提高治愈率和生存率，并提高患者对放疗、化疗的耐受力，适用于各期的辅助治疗。

一、西医治疗

治疗方法包括手术、化疗、放疗、免疫治疗、冷冻治疗、激光治疗等。

1. 牙龈癌　应连同牙槽骨整块切除，术后化疗。放射治疗一般用于未分化的牙龈癌。

2. 舌癌　早期高分化者可考虑放疗、单纯手术切除或冷冻治疗。晚期舌癌可根据不同条件采用放疗加手术，或化疗、手术加放疗的综合方案。术中同时行功能性或预防性颈淋巴清扫术。

3. 颊黏膜癌　给予手术切除或冷冻、激光治疗；一般应同时行选择性颈淋巴清扫术。

4. 口底癌　以手术治疗为主。早期浅表者也可采用放射治疗或低温治疗。口底癌的术式应根据病变侵犯范围及程度而定，累及舌和下颌骨，应行部分舌和下颌骨方块切除，累及口底肌肉时应行包括舌下腺及口底肌肉在内的全口底切除术。一般应同期行选择性颈淋巴清扫术，对侧有转移或位于中线的口底癌应行双侧颈淋巴清扫术。晚期患者可采用放射治疗或化学药物治疗等姑息治疗。

二、中医辨证治疗

1. 热毒蕴结型
治法　清热解毒，化瘀软坚。
方药　桃红四物汤合五味消毒饮。

2. 气滞血瘀型
治法　理气活血，化瘀软结。
方药　桃红四物汤。若气虚，加黄芪、党参。

3. 痰浊凝结型
治法　理气化痰，软坚散结。

方药　清气化痰丸合三子养亲汤。若痰瘀化热，加鱼腥草、金银花、蒲公英、石膏。

4. 气血两虚型

治法　益气养血，扶正固本。

方药　八珍汤。若呕恶，纳差，加陈皮、赭石、半夏、焦山楂、炒麦芽。

【预防与调护】

保持良好的精神状态。戒烟、酒及刺激性的饮食。消除残根、残冠、不良修复体等慢性不良刺激因素。定期口腔检查。有计划地开展对癌症的普查工作，早发现，早诊断，早治疗。

第八章

颞下颌关节疾病

颞下颌关节是颌面部唯一可以活动的、具有转动和滑动运动的左右联动关节，由位于颞骨下方的关节窝及其前部的关节结节、下颌升支后上方的髁状突、介于关节窝与髁状突之间的关节盘，以及包饶在关节周围的关节囊和关节韧带共同组成。颞下颌关节主要功能是参与咀嚼、语言、吞咽和表情等。

第一节　颞下颌关节紊乱病

颞下颌关节紊乱病是咀嚼肌群平衡失调，颞下颌关节各组成部分之间的功能、结构失常，甚至出现器质性破坏所产生的综合病症，是口腔颌面部常见的疾病之一。开始症状一般在单侧，致病因素不消除，可渐渐累及对侧。本病具有一定的自限性和反复性，一般不导致关节强直。

本病属中医"痹症"范畴。

【病因病理】

一、西医病因病理

颞下颌关节紊乱病的发病原因比较复杂。其主要因素是咬合关系紊乱、关节负荷过重、精神神经因素等，此外还有单侧咀嚼习惯、损伤因素、突然寒冷刺激、两侧下颌发育不对称、头颈部不良姿势等多因素共同影响。

二、中医病因病机

本病多因素体肝肾不足，阴虚日久，津亏血少，不能上奉头面以濡润筋脉关节，而致颞下颌关节开合不利，酸痛不适；或因卫气不固，腠理空虚，劳累之后汗出当风，风、寒（热）、湿之邪外袭，致气血运行不畅，关节筋脉闭阻，颞下颌关节开合不利，关节疼痛。

【临床表现】

1. 症状与体征 本病好发于青壮年，女性多于男性，以 20～30 岁患病率最高。根据疾病的发展，颞下颌关节紊乱病可分为功能紊乱、结构性紊乱与器质性病变 3 个阶段。其主要表现如下。

（1）疼痛 主要表现在开口或咀嚼运动时关节区或关节周围肌群疼痛。其痛多为钝痛，一般无自发痛。病程迁延的患者，常常有关节区发沉、酸胀以及面颊、颞区、枕区等慢性疼痛和感觉异常。

（2）弹响和杂音 颞下颌关节功能失常时，患者在做开闭口运动时髁突与关节盘相互撞击出现弹响，可出现在开口初、大张口或闭口时；当有髁突骨质吸收破坏使关节头不光滑、关节盘破裂穿孔等器质性改变时，可在开闭口运动中出现杂音，如破碎音或摩擦音。

（3）下颌运动异常 包括开口度异常、开口型异常、开闭口运动出现关节绞锁等。

翼外肌功能亢进，开颌运动时髁突可超越关节结节呈半脱位状态，使张口过大。关节盘后区损伤、嚼肌痉挛均可出现张口度过小，甚至牙关紧闭。

正常的开口型是开颌运动时，颏点的运动轨迹为向后下的弧线而无偏斜与摇摆。翼外肌痉挛影响同侧关节的滑动，则开口型向患侧偏斜。

有时开颌运动时还会出现嵌顿，需重新闭口或摆动一下后才能继续张口，这种现象称为绞锁，多表示关节盘脱位或破裂穿孔。

（4）其他症状 受关节长期紊乱的影响，全身及邻近组织器官可并发不适，如全身疲劳、头痛、各种耳症、眼症以及吞咽困难、语言困难等。

2. 实验室及其他检查

（1）X 线检查 关节薛氏位和髁突经咽侧位 X 线片，可见关节间隙改变和骨质改变，如硬化、骨破坏和增生、囊样变等。

（2）关节造影 上腔造影可见关节盘移位、穿孔、关节盘诸附着的改变以及软骨面的变化。

（3）关节内窥镜检查 可早期发现关节病变，如关节盘和滑膜充血、渗出、粘连以及未分化成熟的软骨样组织，形成的"关节鼠"。

【诊断与辨证】

1. 诊断要点

（1）咀嚼肌群功能紊乱

① 翼外肌功能亢进：关节区无疼痛，也无压痛；开口末可闻及关节弹响，

开口过大呈半脱位；弹响发生在一侧时，开口型在开口末偏向健侧；两侧均有弹响者，开口型不偏斜或偏向翼外肌功能收缩力较弱侧。

②翼外肌痉挛：局部表现为疼痛和张口受限，无自发痛；在开口和咀嚼食物时，患者自觉关节区或关节周围区呈钝痛，可定位；开口中度受限，患侧翼外肌相应面部有压痛，但无红肿；髁突滑动度减小或消失，无关节弹响，开口时下颌偏向患侧；严重者可出现急性殆紊乱；一旦肌痉挛解除，以上症状均可消失。

③咀嚼肌群痉挛：主要发于闭口肌群；严重开口受限，无明显开口痛和咀嚼痛，也无弹响及杂音，常有头痛症状；检查可触到相应的肌痉挛处发硬、有压痛。

④关节盘后区损伤：疼痛位于髁突后方，有明显压痛，但不红肿；在急性期，患者常不敢咬合及咬合时后牙不敢接触。

（2）关节结构紊乱

①可复性关节盘前移位：开口初期有弹响，开口型在弹响发生前偏向患侧，弹响发生后又回到中线；有的患者可有在开口初和闭口末期均有的往返性弹响；关节区常有压痛，常伴有翼外肌痉挛和关节盘后区损伤。

②不可复性关节盘前移位：有关节弹响及间断性关节绞锁病史；开口时弹响消失、受限，下颌偏向患侧，关节区疼痛。

③关节囊扩张伴关节盘附着松弛：多由翼外肌功能亢进发展所致；因开口度过大，均有半脱位，有的甚至成为复发性关节脱位；常伴关节后区损伤。

（3）关节器质性改变

①关节盘穿孔、破裂：咀嚼运动时，开闭、前伸及侧方运动的任何阶段均有破碎音；同时伴开口型歪曲、关节区疼痛及翼外肌痉挛和关节盘后区损伤。

②髁突骨质破坏：开口运动中有连续的摩擦音，或似捻发音，或似揉玻璃纸音；一般因关节功能代偿而无明显症状，但有的病例伴开口受限、开口痛、咀嚼痛等症状。

2．辨证分型

（1）风寒湿阻型　下颌关节酸楚，疼痛，开合不利，畏风寒，遇寒湿加重，得热痛减；湿盛者可有肿胀，并可伴四肢小关节肿痛；舌质淡胖，苔薄白或白腻，脉弦紧。

（2）风热湿阻型　下颌关节疼痛，痛不可触，开合不利，局部掀红灼热，得冷稍舒；全身症状多伴发热，口渴，心烦，喜冷恶热；舌质红，苔黄燥，脉滑数。

（3）肝肾阴虚型　下颌关节酸胀疼痛，开合不利；伴心悸，头晕，眼花，耳鸣，腰酸，失眠多梦；舌质淡红，苔薄少，脉细。

【治疗】

颞下颌关节紊乱病的类型很多，各种类型的治疗方法也不尽相同。目前，本病的主要治疗方法有药物治疗、局部封闭、调𬌗、肌功能训练、心理疗法及手术治疗等，临床上主要根据疾病的类型选择适当的治疗方法。

一、西医治疗

1. 咀嚼肌群功能紊乱

（1）翼外肌功能亢进　0.5%或1%普鲁卡因5ml，在下关穴处垂直进针约3.5~4cm行翼外肌封闭，每日1次，5~7次为1个疗程；并配合肌训练。

（2）翼外肌痉挛　用2%普鲁卡因2~3ml行翼外肌封闭疗法，每日1次，5次为1个疗程；并配合蜡疗、红外线等温热理疗。

（3）咀嚼肌群痉挛　行咀嚼肌理疗、封闭；并服用安定及肠溶阿斯匹林等镇静、肌松弛剂。

（4）关节盘后区损伤　髁突后区注射强的松龙混悬液0.5ml（加入1%普鲁卡因1ml），每5~7日1次，2~3次为1个疗程；并配合红外线、超短波、热敷，同时限制下颌运动。

2. 关节结构紊乱

（1）可复性关节盘前移位　对弹响发生在初期的患者，可戴用复位𬌗板进行治疗；关节盘移位明显而无法进行𬌗板治疗者，行关节盘复位术。

（2）不可复性关节盘前移位　采用口内法手法予以复位，然后按可复性关节盘前移位治疗；对手法不能复位者，行关节盘复位术。

（3）关节囊扩张伴关节盘附着松弛　对关节囊扩张伴关节盘附着松弛的患者，可试用50%葡萄糖注射液行关节囊内注射，每次2ml，每周1次；效果不佳者则采取手术治疗。

3. 关节器质性改变

（1）关节盘穿孔、破裂　首选保守治疗；效果不佳采取手术治疗，实施关节盘修复术，不能修复者可摘除关节盘。

（2）髁突骨质破坏　行保守的综合治疗；仍反复发作、影响功能者，采用髁突高位切除术。

二、中医治疗

1. 分型治疗

(1) 风寒湿阻型

治法 祛风散寒，除湿通络止痛。

方药 蠲痹汤加减。偏于湿者，加薏苡仁、苍术、防己；偏于寒者，加细辛、草乌；痛甚者，加乳香、没药。

(2) 风热湿阻型

治法 疏风清热，利湿通络。

方药 白虎加桂枝汤加减。热甚者，加金银花、连翘、黄柏；湿重者，加防己、威灵仙；风重者，加防己；痛甚者，加地龙、海桐皮、姜黄。

(3) 肝肾阴虚型

治法 滋补肝肾，养血舒筋。

方药 虎潜丸加减。偏肾阴虚者，加枸杞子、山萸肉；偏肾阳虚者，加右归丸；疼痛甚者，加桑枝、丝瓜络、海风藤。

2. 外治法

(1) 中药热敷 取当归、白芷、薄荷、乳香、没药、田三七、红花、香附、川乌（先煎）、细辛、丝瓜络等适量，分成2包，冷水中浸泡1~2分钟，然后加热蒸15分钟，趁热敷于关节区和肌肉处，每日1~2次，每次15分钟，热敷时可同时做开闭颌运动。本法具舒筋、活血、止痛功效。

(2) 中药熏洗 可选上方中药或酌情加透骨草、木瓜、桂枝、高良姜、艾叶、防风、鸡血藤等煎汤，行关节局部熏洗，然后再行热敷。

3. 针灸疗法

(1) 针刺疗法 主穴取下关、上关、听宫、颊车；配穴取合谷、曲池、外关、颧髎、风池、听会、阴陵泉、阿是穴。每次选主穴及配穴各2~3个，交替选用，得气后留针20分钟，隔日1次，10次为1个疗程。疼痛较甚者多采用深刺，行平补平泻法。

(2) 灸法 灸法多用于治疗寒湿痹痛或疼痛较重者。取穴同针刺疗法。采用艾条灸，每穴灸2~3分钟；采用隔姜灸，每次灸1~3壮。

【预防与调护】

加强锻炼，增强体质。避风寒。避免咬硬物，纠正单侧咀嚼、过大张口等不良习惯。积极矫正错𬌗畸形，及时修复缺失牙齿，以保持正常的咬合关系。

第二节　颞下颌关节脱位

下颌骨髁突滑出关节窝以外，超越了关节运动的生理限度而不能恢复原位者称颞下颌关节脱位。临床上，急性前脱位最为常见。颞下颌关节前脱位反复发作，则称为复发性脱位或习惯性脱位。急性关节前脱位或复发性脱位超过数周尚未复位者，称为陈旧性脱位。颞下颌关节后方脱位、上方脱位和侧方脱位在临床上较为少见。本病主要见于外力损伤，常伴有下颌骨骨折和颅脑损伤等症状。

中医称本病为"失欠颌车磋"、"落架风"、"脱颌"等。

【病因病理】

一、西医病因病理

西医认为造成颞下颌关节脱位的因素包括：① 外伤和暴力：关节区或下颌骨颏部受到突然的外力作用时，最容易出现颞下颌关节前脱位；以及在使用开口器、拔牙的过程中，滥用暴力等均可使关节脱位；② 颞下颌关节紊乱病：咀嚼肌紊乱或关节结构紊乱、患者在大开口运动（打哈欠、大笑）时，翼外肌继续收缩把髁突过度地向前拉过关节结节，同时闭颌肌群发生反射性挛缩，容易造成颞下颌关节向关节结节前上方脱位；③ 解剖因素：关节结节过高或关节结节前斜面过陡是前脱位的解剖因素。

二、中医病因病机

风寒侵袭阳明经脉，经络阻滞，以致关窍不利；或年老体虚，肝肾亏虚，筋脉失养，面部筋骨松弛；或外伤致面部筋脉断离，关节不利。久脱不治，即成为陈旧性脱位。

【临床表现】

颞下颌关节脱位后，咀嚼肌收缩使后牙先接触，前牙开𬌗、反𬌗，下颌前伸，两颊变平，不能闭口，语言不清，流涎，咀嚼和吞咽困难。检查时可触及耳屏前凹陷，颧弓下可触到脱位的髁突。X 线检查可见髁突脱位于关节结节的前上方。

1. 症状与体征

（1）急性脱位　多在外力损伤或大张口后发生。双侧者，双侧耳前均扪及凹陷，下颌向前伸；单侧者，下颌偏向健侧，言语不清，下颌呈半开殆，齿错不合，耳前扪及凹陷。

（2）复发性脱位 多见于老年人或久病体虚患者，脱位反复发作，常因大笑、打哈欠、进食等大开口时而诱发。

（3）陈旧性脱位 脱位2周以上未复位，上述症状长期存在，下唇因涎水长时间浸渍而潮红糜烂，关节区肌肉痉挛或见硬结。

2．X线检查 可清楚显示脱位情况；习惯性脱位者关节造影可见关节囊扩大，关节盘诸附着松脱。

【诊断与辨证】

1．诊断要点 患者常有外伤或大张口病史；患者呈开殆，不能闭口，言语不清，流涎，咀嚼及吞咽困难；检查见咬殆错乱，下颌前伸或偏歪，脸型变长，耳屏前方触及凹陷。

2．鉴别诊断 下颌骨髁突颈部骨折：有外伤史；单侧骨折时中线偏向患侧；双侧骨折时前牙呈开殆状态，患处有压痛，或有皮下血肿；X线检查可证实。

3．辨证分型

（1）寒邪伤络型 下颌单侧或双侧脱位，言语不清，下颌偏歪，局部扣痛。

（2）肝肾亏损型 下颌脱位反复发作；全身可兼见头晕眼花，腰膝酸软，或口燥咽干；舌红，少苔，脉细数。

（3）气滞血瘀型 下颌关节脱位日久未能回复，齿错不合，局部扣痛或有硬结。

【治疗】

颞下颌关节脱位的治疗以手法复位为主，复位后固定下颌2~3周；手法复位困难者，可配合局部封闭或在全身麻醉下给肌松剂，或者采取手术治疗。中医辨证治疗对本病可起到巩固疗效及防止复发的作用。

一、西医治疗

1．急性脱位 手法复位：令患者端坐于检查椅上，下颌牙殆面低于术者两肘关节水平；术者立于患者前方，两拇指缠纱布放于其双下后牙殆面上，其余手指握住下颌体部下缘，拇指向下压，其余手指将髁部缓慢上推，当髁突移到关节结节水平以下时，再轻轻将下颌向后上推动即可复位。下颌复位时，术者拇指应迅速滑向颊侧口腔前庭，以免被咬伤。复位后应限制下颌运动2~3周（颅颌绷带固定下颌），以防再度脱位。见图3-8-1。

2．复发性脱位 一般可注射硬化剂。若无效可采取手术治疗，如关节结节增高术、关节囊紧缩术等。

3．陈旧性脱位 因此型脱位有组织学改变，单纯手法复位比较困难，宜先在局部麻醉或全身麻醉下，配合肌松弛剂行手法复位，如无效果可行手术复位。

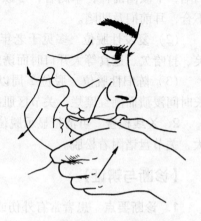

图3-8-1 颞下颌关节脱位复位术

二、中医治疗

1．分型治疗

（1）寒邪伤络型

治法 疏风散寒，通络止痛。

方药 蠲痹汤。

（2）肝肾亏损型

治法 滋补肝肾，强筋壮骨。

方药 六味地黄汤加减。偏于肾虚者，去茯苓，加菟丝子、杜仲、牛膝等。

（3）气滞血瘀型

治法 活血化瘀，消肿止痛。

方药 桃红四物汤加减。局部肿痛甚，加丹参、鸡血藤、乳香、没药等。

2．外治法 活血止痛散煎汤热敷。

3．针灸治疗

（1）体针 取下关、颊车、翳风、听会、合谷、列缺，每日1次，针后隔姜灸下关、合谷，此法治疗复发性脱位。

（2）灸法 隔姜灸颊车、三阴交、气海、下关、合谷等穴，可治疗复发性及陈旧性脱位。

【预防与调护】

有复发性脱位病史者，应避免过大及过长时间张口。发病后及时、正确治疗。年老体虚患者应注意避免咬硬物以及防止下颌关节过度运动。复位后1周内限制开口过大。进流质饮食或软食。

第三节　颞下颌关节强直

因器质性病变导致长期开口受限或完全不能开口者，称为颞下颌关节强直。临床上颞下颌关节强直可分为关节内强直、关节外强直以及两者同时存在的混合性强直。关节内强直又称真性关节强直，是由于一侧或两侧关节内发生病变，最后造成关节内的纤维性或骨性粘连者。关节外强直又称假性关节强直，是由于关节外上下颌间皮肤、黏膜或深层组织的病变引起的关节强直。

中医称本病为"口噤"。

【病因病理】

一、西医病因病理

关节内强直常见原因是关节损伤，发生于儿童时期的下颌骨外伤，尤其是颏部的对冲性损伤；其次是邻近器官的化脓性炎症扩散而来，其中以化脓性中耳炎最为常见。

关节外强直又称颌间挛缩，常见原因是口腔颌面部的损伤、严重烧伤以及手术时创面处理不当等，上下颌间组织形成疤痕挛缩导致。

二、中医病因病机

1. **热毒炽盛**　外感六淫邪毒，或过食肥甘炙煿，积热内生；或皮肤筋骨破损染毒，热毒瘀阻，积于颜面关节而成本病。

2. **风寒湿阻**　风寒湿邪外袭，乘虚入里，留于筋骨，经络阻滞，气血瘀结于关节，致局部疼痛，活动不利。

3. **气滞血瘀**　面部损伤，局部手术不当，或肿瘤放疗之后损及关节处筋骨肌肉，疤痕形成，牵引紧拉，活动不利而致本病。

【临床表现】

1. **症状与体征**

（1）张口困难　张口困难呈进行性，张口度一般小于1.0cm。病史较长，一般在几年以上。张口困难程度因强直的性质而不同，纤维性强直者可有一定的开口度，而骨性强直者则完全不能开口。

（2）髁突活动减弱或消失　外耳道触诊时，关节强直侧髁突没有动度或动度很小（纤维性强直），而健侧髁突则活动明显。瘢痕挛缩患者的患侧髁突尚可有轻微动度，尤其是侧方运动时活动更为明显。

（3）面下部发育障碍畸形及牙列紊乱　主要见于儿童期发生的真性关节强直患者，随年龄的增长而日益明显。其主要特点是：面容两侧不对称，颏部中线偏向患侧，患侧下颌体及下颌支短小，面部显得丰满，而健侧面部扁平、狭长；面下1/3变短，双侧强直者颏部后缩明显，形成特殊的"鸟嘴状"小颌畸形面容，且发病年龄越小，颜面部畸形越明显；下颌角前切迹明显凹陷，下颌角显著向下突出；牙弓狭窄，下颌磨牙舌向倾斜，下颌切牙向唇侧倾斜呈扇形分离；由于口咽腔缩小，上呼吸道狭窄，多数患者睡眠时均有明显的鼾声，甚至引起阻塞性睡眠呼吸暂停综合征。

（4）口腔颌面部瘢痕挛缩或组织缺损畸形　主要见于关节外强直的患者，表现为患侧龈颊沟变浅或消失以及范围不等的条索状瘢痕。由坏疽性口炎引起者常伴有软组织缺损及牙齿排列错乱。

2．X线检查

（1）真性关节强直的X线表现为关节的正常解剖形态消失，关节间隙模糊；或者关节间隙消失，髁突和关节窝融合成骨球状致密团块。

（2）假性关节强直的X线特点是髁突、关节窝和关节间隙清楚可见；部分患者可见上颌与下颌支之间的颌间间隙变窄及密度增高，甚至上下颌骨之间形成骨性粘连。

【诊断与辨证】

1．诊断要点　有损伤或感染等病史；临床表现为开口困难，颜面部畸形，髁突活动减弱或消失；X线检查结果有助于诊断。

2．辨证分型

（1）热毒炽盛型　常见于外伤或肿瘤放疗、口内溃烂之后，面热微肿，面容畸形，开口不利；全身身热头痛；舌质暗，舌苔黄，脉数。

（2）风寒湿阻型　关节区酸痛，开口不利，进食困难，遇风加重；全身恶寒发热；苔白或薄，脉紧。

（3）气滞血瘀型　常继发于外伤、手术或肿瘤放疗之后，面有瘢痕，质地较硬，开口不利，进食困难；全身可无症状；舌质紫暗，脉涩。

【治疗】

颞下颌关节强直一般不可逆，需外科手术治疗，必要时可辅以中药辨证施治。

一、西医治疗

关节内强直手术采用髁突切除术和颞下颌关节成形术。髁突切除术适用于纤维性强直的病人；颞下颌关节成形术适用于骨性强直患者。关节外强直手术主要是切断颌间挛缩的瘢痕，凿开颌间粘连的骨质和恢复开口度。

二、中医治疗

1．分型治疗

（1）热毒炽盛型

治法 清热解毒，活血止痛。

方药 仙方活命饮。

（2）风寒湿阻型

治法 祛风散寒，除湿通络。

方药 蠲痹汤加减。关节痛甚，加乳香、没药、川芎；寒甚，加麻黄、细辛；湿甚，加薏苡仁、苍术、防己等。

（3）气滞血瘀型

治法 活血化瘀，软坚通络。

方药 桃红四物汤加减。关节僵硬，加三棱、莪术等破血软坚。

2．外治法 治疗热毒引起的颞下颌关节强直，将仙人掌捣烂，加如意金黄散适量外敷。

3．针灸治疗

（1）体针 对早期纤维性强直，可取患侧下肢的丰隆、太冲、公孙及上肢的合谷，每次留针20分钟，隔日1次，并配合开口练习。

（2）耳针 取上颌、下颌、面颊、三焦、肝、胆等穴，用王不留行籽贴压，使患者有胀、热、痛等感觉。嘱每穴按压1~2分钟，每日3~5次，两耳交替使用。

【预防与调护】

对幼儿要加强照料，防止跌、撞而造成关节区损伤。及时彻底地治疗近关节区的感染性疾病，以防感染扩散入关节内。术后1周开始进行坚持半年以上的张口训练。

第九章

口腔疾病常用治疗技术

第一节 充填术

充填术是采用手术切割，去净龋坏组织，将洞制备成具备固位和抗力的形状，用人工材料填充洞形，以恢复牙齿的形态和功能的治疗方法，是龋齿治疗的主要方法。充填治疗操作包括窝洞预备和充填修复 2 个步骤。

【充填材料】

临床常用的充填材料包括银汞合金、水门汀、玻璃离子、光固化复合树脂等。

【洞型制备】

1. 洞型制备的基本原则

（1）彻底清除腐质 清除腐败龋坏的牙体组织（包括崩解层和细菌侵入层在内的感染坏死牙齿组织），消除细菌感染，终止龋蚀进程。

（2）保护牙髓 预备洞型时应注意保护牙髓，避免造成不可逆性牙髓损伤。

（3）制备固位形和抗力形 固位形为能够产生固位力，避免充填体在受到外力时向某一方向移动或转动的窝洞形态，临床常见的固位形有侧壁固位、倒凹固位、鸠尾固位等。抗力形为使充填体和牙齿组织获得抗力，以承受正常咀嚼力的窝洞形态，临床常见的抗力形是盒状洞形。只有制备良好的固位形和抗力形，才能保证充填效果。

2. 洞型制备的基本步骤

（1）去腐质 用挖匙除去洞内软腐质，然后用圆钻去除洞缘周围及洞底的腐质。

（2）制备洞形　按病变大小及固位形和抗力形的要求设计洞形；设计的窝洞应包括所有的病变部位，且颊（唇）、舌壁应达自洁区。

（3）窝洞的隔湿、消毒、干燥　使用棉卷隔湿法或吸唾器隔湿；用75%麝香草酚、75%酒精、樟脑酚消毒窝洞；用气枪或橡皮球吹干。

【充填】

1. 衬洞与垫底

（1）衬洞　于洞底上衬一层衬洞剂，隔绝化学、温度刺激，并刺激修复性牙本质形成。常用的衬洞剂是氢氧化钙糊剂。

（2）垫底　于洞底垫上一层垫底材料，借以承受充填压力，增强充填体抗力，隔绝外界温度、化学及电流刺激，以保护牙髓。常用的垫底材料有氧化锌丁香油粘固粉、磷酸锌粘固粉、聚羧酸锌粘固粉等。

2. 银汞合金充填

（1）适应证　后牙所有牙面的窝洞，前牙舌面、尖牙远中面及不要求美观的其他前牙洞型，套卡环基牙的洞型，全冠修复的内层修复体等。

（2）步骤　按比例调制银汞合金；用银汞合金充填器将银汞合金逐层压紧充填入洞内；充填完毕后，雕刻牙体外形，恢复其生理功能和牙体形态；嘱患者在充填后24小时内，勿用该牙咀嚼；24小时材料硬固后用磨光钻抛光。

3. 玻璃离子粘固粉充填

（1）适应证　修复牙颈部楔状缺损及乳牙、隐裂牙充填。

（2）步骤　除净窝洞腐质；尽可能制备固位洞形；隔湿，保持牙面干燥；将即刻调好的玻璃离子粘固粉填入窝洞；2分钟内修整外形，保持干燥5~7分钟；经橡皮杯抛光；最后表面涂凡士林，以防其吸水而增加溶解性。

4. 光固化复合树脂充填

（1）适应证　修复牙颈部楔状缺损，修复前牙切角缺损，𬌗面洞和邻𬌗洞的充填。

（2）步骤　除按常规要求制备洞形外，还需制备洞斜面，斜面面积相当于缺损面积；隔湿，干燥牙面；近髓处使用氢氧化钙糊剂衬洞；在洞斜面上涂布酸蚀剂，1分钟（死髓牙适当延长至1.5分钟）后，冲洗、干燥牙面；局部涂布粘结剂，吹薄，光照凝固；选择合适型号的树脂分步填入窝洞，逐层光照固化；最后修整外形，金刚砂抛光。

第二节　干髓术

【原理】

用失活剂将牙髓失活后，除去冠髓，将干髓剂（三聚甲醛）置于已失活根髓的断面上，使其无菌干尸化，而消除牙髓炎所产生的疼痛症状，并防止感染扩散到根尖组织，保留患牙。

【适应证】

成年人后牙牙髓炎早期，炎症局限于冠髓，未出现化脓或坏死者；无对粉牙伸长或下垂的后牙，因修复需要而保留者；老龄患者意外露髓的后牙。

【操作步骤及方法】

1. **开髓失活**　除腐质，使牙髓暴露，或局部麻醉开髓；或在穿髓孔置失活剂，失活牙髓。
2. **揭髓盖**　牙髓失活后，根据牙体和髓腔形态特征，揭除全部髓室顶。
3. **去冠髓**　用锐利刮匙或球钻将冠髓和根管口内小部分根髓一起去除。
4. **放干髓剂**　冲洗、擦干窝洞后，隔离唾液，甲醛甲酚棉球处理根髓断面，调制干髓剂置于根髓断面上。
5. **充填窝洞**　在干髓剂上用磷酸锌粘固粉垫洞底，银汞合金充填窝洞。

第三节　根管治疗

【原理】

根管治疗是治疗牙髓病及根尖周病的一种方法，通过清除根管内的炎症牙髓和坏死物质，并进行适当消毒，充填根管，以去除根管内容物对根尖周围组织的不良刺激，防止发生根尖周病变或促进根尖周病变的愈合。

【适应证】

急、慢性牙髓病变；根尖周病变；牙髓牙周综合征；有系统性疾病不宜拔牙，又需要治疗或暂时保留的牙。

【操作步骤及方法】

1. **开髓拔髓**　在局部麻醉下或牙髓失活后揭髓顶，暴露髓腔，拔除根髓。
2. **根管长度测量**　根管的长度是指从切缘或牙尖到距根尖 0.5～1cm。
3. **根管预备**　按顺序逐号用根管锉和根管扩大器去除根管壁上的感染物质，并扩大根管，使弯曲狭窄的根管通畅。
4. **冲洗根管**　在扩根管时，每换一型号器械，需用 3% 双氧水盐水冲洗一次根管，以随时溶解和去除感染物质。
5. **干燥根管**　用纸捻将根管内的水分吸干。
6. **根管消毒**　用氧化锌丁香油粘固粉或牙胶将甲醛甲酚棉捻或樟脑酚棉捻暂封于根管内 3～5 日。
7. **根管充填**　若患牙无自觉症状，无叩痛，根管内所封棉捻无味、无渗出，或原有黏膜瘘管消失，即可进行根管充填。根管充填材料为氧化锌丁香油糊剂和牙胶尖。要求充填物直至根尖孔，有根尖周病变者，允许少许糊剂超充。

第四节　塑化治疗

【原理】

将液态的塑化剂导入根管内，使其渗入根管壁的牙本质小管内，待树脂聚合后即可将根管内的感染物质及残髓组织包埋，凝聚为无菌物质的同时严密封闭根管，从而消除病源，使根尖周病得到治疗和预防。

【适应证】

成年人后牙慢性牙髓炎、残髓炎、牙髓坏死者；成年人后牙根尖部无明显破坏吸收的各型根尖周病患牙；根管预备时器械折断于根管内，不能取出且又未出根尖孔者；根管过分狭窄、弯曲时。

【操作步骤及方法】

1. **开髓**　在牙髓失活后或局部麻醉下，揭髓顶，去冠髓。
2. **拔髓**　选用与根管粗细相适应的拔髓针，拔去 1/3 根髓。
3. **封药**　可用樟脑酚棉捻开放引流 3～5 日。

4. **塑化** 隔湿、干燥髓腔。将新配制的塑化液送入髓腔，用光滑髓针插入根管至根尖 1/3～1/4 处，将插入的器械旋转并沿根管壁上下提插，以利根管内的气体排出和塑化液的导入，然后用棉球吸干髓腔内的塑化液。如此反复操作 3～4 次，最后一次不要吸出塑化液。

5. **充填** 用氧化锌丁香油糊剂紧密覆盖于根管口，吸干髓室内剩余的塑化液。水门汀垫底，银汞合金永久充填。

第五节 龈上洁治术

龈上洁治术是使用龈上洁治器械除去龈上牙石和菌斑，并磨光牙面，防止菌斑和牙石再积沉的一种方法。洁治器械分为手用洁治器和超声洁治器两类。

【手用器械洁治法】

1. **洁治器** 常用的洁治器械分为镰形洁治器、锄形洁治器、磨光器等。镰形洁治器主要用于刮除牙齿邻面上的菌斑和牙石；锄形洁治器主要用于刮除龈上牙石和浅层龈下牙石以及牙齿光滑面上的色素和牙石；磨光器（常用杯状刷和橡皮杯）用于抛光牙面，以免菌斑再度沉积。

2. **洁治方法** 以改良握笔法持洁治器，以中指的指腹置于洁治器颈部，同时以中指或中指加无名指放在洁治牙附近的牙面作为支点。将洁治器的刀口置于牙石的下方，紧贴牙面，刀刃与牙面形成 80° 角，使用腕力，向𬌗面方向将牙石整块从牙面刮除。然后用橡皮杯或杯状刷磨光牙面。

【超声波洁治法】

超声洁治器主要由发生器和换能器组成，通过工作头的高频振动而去除牙石，具有高效、省时、省力等优点。使用时将工作头轻轻以 15° 角接触牙石，利用工作头顶端的超声振动波击碎牙石。安装心脏起搏器的患者禁用超声洁治器。

第六节 龈下刮治术

龈下刮治术也叫根面平整术，是用比较精细的龈下刮治器刮除位于牙周袋内根面上的牙石和菌斑以及感染的表层牙骨质，使根面光滑平整，为牙周新附着创造条件的一种方法。

【龈下刮治器械】

常规使用的是龈下匙形器和 Gracey 匙刮器。

【操作方法】

1. **龈下匙形器**　将龈下匙形器插入牙周袋并环抱牙齿，使之与根面呈 80°角，先用冠向动作后用斜向动作交叉来回刮除，以根面达到光洁为准。

2. **Grecey 匙刮器**　将该匙刮器插入袋底，旋转刃部，抵住根面，若工作端露在牙周袋外部分与牙长轴平行，则表明其刃缘已与根面呈 80°角，然后冠向刮除牙石，使根面平整。

第七节　翻瓣术

翻瓣术是用手术方法切开牙周袋，翻起黏膜骨膜瓣，使病损充分暴露，在直视下刮净龈下牙石和肉芽组织，从而达到去除刺激物、平整根面、消除牙周袋、促使牙周新附着形成的一种方法。

【适应证】

牙周袋深大于 5mm，牙槽骨吸收小于 2/3 根长，用切除性新附着术难以彻底清除的牙周病损；牙周袋深度超过膜龈联合者；牙周病变范围较大或涉及多个牙面的牙周袋；根分叉病变需直视下平整根面，或需截除某一患根者；牙周瘘管距龈缘较远，不易切除者。

【手术步骤】

1. **常规消毒，铺巾，麻醉**
2. **切口**　分 3 种切口：内斜切口、沟内切口、水平切口。
3. **根面平整**　用锄形洁治器、龈下刮匙器及根面锉依次将每个根面残留的菌斑、牙石刮净，去除表层病理性牙骨质，直至根面光洁平整。
4. **根面处理**　隔湿保护术区周围组织，擦干根面，用饱和枸橼酸小棉球在根面上涂擦 2 分钟，然后用生理盐水反复冲洗。
5. **龈瓣复位**　龈瓣复位并使之与根面紧密贴合，间断对位缝合或悬吊缝合。
6. **牙周塞治**　术区使用塞治剂，防止出血及保护创面。

7. 术后处理 口服抗生素。术后 24 小时内术区不刷牙。术后 1 周拆线，去除塞治剂，并刮净牙面残留物。术后 3 个月内不能探测牙周袋，以免影响新附着。

第八节 松牙固定术

松动牙固定是通过牙周夹板或其他修复体将一组松动的患牙与相邻的稳固牙齿连接，形成一个咀嚼群体，使咬合力分散，减轻单个患牙的负担，实现平衡咬合，为牙周组织得以修复并行使功能创造条件的一种方法。

【适应证】

外伤所致牙松动；已做牙周常规治疗，但牙齿依然松动影响咀嚼者。

【固定方法】

1. "8"字结扎法 取直径 0.20mm 的不锈钢钢丝一段，从中央弯成 "U"形，钢丝穿过作为基牙的远中牙间隙，一端在唇面，另一端在舌面，使钢丝位于牙齿接触点和舌隆突之间。在每个牙间隙处进行颊舌侧钢丝交叉，直至对侧稳固的基牙，如此连续将牙栓结在一起。

2. 钢丝加光敏树脂联合固定法 在 "8"字结扎法的基础上加光敏复合树脂，起到加固钢丝和美观的作用。

第九节 口腔局部麻醉

【口腔常用局麻药物】

1. 普鲁卡因 又称奴佛卡因，具有良好的局部麻醉作用，毒副作用小，性能较稳定。常用药物浓度为 1%～2% 溶液，每次用量不超过 1g。由于此药血管扩张的作用较明显，临床上常加入少量的肾上腺素（1∶100000～200000），使局部小血管收缩，减缓药物的吸收，延长麻醉时间，增强麻醉效果，减少术中出血，减低麻醉药的毒副作用。但高血压、甲状腺机能亢进、心脏病患者不宜加肾上腺素。普鲁卡因有时会出现过敏性休克。

2. 利多卡因 又称赛罗卡因，麻醉作用比普鲁卡因强 2 倍，维持时间长 1 倍，毒性也相应较大，穿透性和扩散性强。药物浓度为 2%～4% 时，可用于表面麻醉；浸润麻醉和阻滞麻醉时浓度为 1%～2%，极量为 0.4g。利多卡因是目前口腔科临床应用最多的局部麻醉药物。

3. 丁卡因　亦称地卡因，麻醉作用强，显效快，常用浓度为 1%～2% 的溶液行黏膜表面麻醉。毒性较大，不可用于浸润或阻滞麻醉。

【局部麻醉方法】

（一）表面麻醉

表面麻醉是将药物涂布或喷雾于黏膜表面以麻醉末梢神经。此法适用于表浅的黏膜下脓肿切开、极松动牙齿的拔除等。

（二）局部浸润麻醉

局部浸润麻醉是指注射麻药于手术区的组织内，利用药物的弥漫、渗透作用，麻醉神经末梢，使其失去传导痛觉的功能。此法适用于上前牙、前磨牙、下前牙拔除，口内脓肿切开等。

用 5 号注射针头，注射前局部黏膜用 1%～2% 碘酊消毒，不需用酒精脱碘。注射时，以执笔式握住注射器，针头进入注射部位后，常规回抽无血液时，方可注入麻醉剂。唇（颊）侧注射时，于根尖部近中侧前庭沟处进针，针头与黏膜成 45°角，达骨膜后，注入麻药 1.5～2.0ml。舌（腭）侧注射时，于距牙龈缘 0.5～1.0cm 处进针，注射麻药 0.5ml。

（三）阻滞麻醉

阻滞麻醉是将麻醉剂注射于神经干或主要分支周围，以阻断神经末梢传入的刺激，使该神经分布的区域产生麻醉效果。阻滞麻醉具有麻醉范围广、持续时间长、所需药量少、麻醉效果好等优点，是拔牙及口腔颌面部手术最常用的麻醉方法。此法适用于上下颌磨牙的拔除、一次性多个牙齿拔除，尤其是局部有炎症及肿胀不宜行浸润麻醉时。

1. 上齿槽后神经阻滞麻醉　将麻药注射于上颌结节后外方，麻醉上齿槽后神经，又叫上颌结节注射法，常用口内注射法。此法可麻醉除上颌第一磨牙颊侧近中根外的同侧上颌磨牙、牙槽突及颊侧的牙周膜、骨膜、牙龈黏膜。因为上颌第一磨牙近中颊侧根是由上牙槽中神经支配，故拔除上颌第一磨牙时，需补充颊侧局部浸润麻醉。

方法：病人取半坐位，稍开口，术者用口镜将口颊向后上方拉开，显露上颌磨牙区前庭沟。进针点在第二磨牙远中颊侧根部的前庭处，如为第二磨牙尚未萌出的儿童，则进针点前移一个牙位。注射针头与上颌牙咬合面成45°角，向后上方刺入，同时将注射器向同侧口角方向转动，使针尖沿上颌结节后外面弧形骨面滑动，向后、上、内方向进针，深约2～2.5cm，回吸无血，推注麻药2ml。进针过程中始终要保持针尖贴近骨面，不宜刺入过深，以免刺破上颌结节后方的翼静脉丛，引起深部血肿。

2. 腭前神经阻滞麻醉　将麻药注射于腭大孔，麻醉出腭大孔的腭前神经，又叫腭大孔注射法。此法可麻醉同侧上颌磨牙、前磨牙的腭侧牙龈、黏-骨膜和骨组织。

方法：嘱病人大张口，进针点为上颌第二或三磨牙腭侧龈缘至腭中线连线的中外1/3交界处，软硬腭交界前约0.5cm。注射针从对侧口角方向刺入腭黏膜，直达骨面，稍回抽0.1cm，注射麻药0.5ml，至腭黏膜发白。注射点不可过于向后，量也不宜多，否则，容易引起咽部压迫感及恶心等症状。

3. 鼻腭神经阻滞麻醉　将麻药注射于硬腭前方的切牙孔处，麻醉出切牙孔的腭前神经，又叫切牙孔注射法。此法可麻醉双侧尖牙连线前方的腭侧牙龈、黏-骨膜和牙槽突。

方法：将头位调到稍后仰，嘱病人大张口，注射针从侧面刺入切牙乳头基底部，然后将注射器摆到中线，使其与牙长轴平行，注射针进入切牙孔，深度0.5cm，推注麻药0.3ml，此处龈黏膜紧贴骨面，组织致密，阻力大，故推药宜缓慢，以免压力过大致针头脱落。

4. 眶下神经阻滞麻醉　将麻药注射于眶下孔或眶下管内，麻醉眶下神经在眶下管内分出的上牙槽中神经、上牙槽前神经及出孔后的末梢支。此法可麻醉包括同侧下睑、鼻、眶下部、上唇以及上颌前牙和前磨牙的唇颊侧龈黏膜、骨膜和牙槽骨。

（1）口外注射法　眶下孔位于眶下缘中点下方0.5～1.0cm处，指压此处有明显痛感。由于眶下孔和眶下管的方向朝前、内、下，故进针点位于眶下孔的内下方1cm、鼻翼外侧约1cm。注射针与皮肤成45°角，斜向上、后、外直接进入眶下孔。如针尖抵于眶下孔周围的骨面，可先注射药物1ml，再寻找眶下孔，进入眶下孔有突破感。进针深度0.5cm左右，不可进入太深，以免损伤眼球。回抽无血，可推注药物1～2ml。

（2）口内注射法　用口镜牵开上唇，上颌侧切牙根尖口腔前庭沟处为进针点，注射器与上颌中线成45°角，沿骨面向上、后、外方向进针约2cm，针尖抵眶下孔周围骨面，注射药物1ml，然后用食指压在眶下缘中点下方，寻找眶下孔，进入眶下孔后注射药物1ml。

5. 下齿槽神经阻滞麻醉　将麻药注射于下颌孔之上方、翼下颌间隙内，麻醉下齿槽神经。临床上常用口内注射法。此法可麻醉同侧下颌骨、下颌牙、牙周膜以及前磨牙至中切牙的唇颊侧牙龈、黏-骨膜和下唇。

方法：嘱病人大张口，头稍仰，使下牙殆平面与地面平行，术者用口镜将注射侧口角及颊部拉向外侧，进针点在颊脂垫尖、翼下颌皱襞中点外侧 0.3 ~ 0.4cm、下颌磨牙殆平面上 1cm 处。注射器在对侧下颌前磨牙区，注射器与中线成 45°角，向后外方刺入进针点，深度 2 ~ 2.5cm，针尖触及周围骨面下齿槽神经后缘的骨面，即下颌神经沟处。如触到骨面时进针深度不足 2cm，说明针尖抵达之部位过于向前；如达 2.5cm 深度仍未触到骨面，则为过于向后。矫正方法是退针至黏膜下，调整方向，再行进针，回抽无血后，注射麻药 2ml。

6. 舌神经阻滞麻醉 将麻药注射于舌神经干附近，以阻断同侧下颌舌侧牙龈、黏膜、骨膜、口底黏膜及舌前 2/3 感觉。

方法：在下牙槽神经麻醉注射后，将注射针退出 1cm 注射麻药 1ml，即可麻醉舌神经；或在退出注射针的同时，边退边注射，直到针尖退至黏膜下方。

7. 颊长神经阻滞麻醉 将麻药注射于下颌升支前缘内侧颊神经干附近，以麻醉下颌第二前磨牙后的颊侧牙龈、黏膜、骨膜和颊部。

方法：当麻醉下牙槽神经及舌神经之后，针尖退于黏膜下，稍向后外方推进 0.5cm，注射少量麻药即可麻醉颊神经。单独麻醉颊神经时，穿刺点可选在下颌支前缘，相当于下颌磨牙殆平面高度处，针尖向后外方向推进 0.5cm，注射麻药 1ml。

【局部麻醉的并发症及防治】

1. 晕厥 由于一时性中枢缺血导致突发性、暂时性的意识丧失。一般可由患者精神紧张、恐惧、疲劳、体弱以及疼痛因素诱发。前驱症状是患者感到头晕、恶心、胸闷等。临床可见面色苍白，全身冷汗，呼吸短促，脉搏快而细弱，血压短暂下降，重者可完全失去知觉。

防治：术前检查患者的全身及局部情况，如身体虚弱、饥饿、疲劳或局部疼痛明显应暂缓手术，并给予相应治疗。对惧怕手术的患者，术前应耐心解释，加以鼓励与安慰，消除其顾虑。在手术过程中，应随时观察患者，如发现颜面苍白，说明晕厥发生，应立即停止操作，让病人平卧，头部放低，松开衣扣，保证呼吸通畅，并嗅以氨水或芳香氨酒精以刺激呼吸中枢，一般很快即可恢复。重者可针刺人中或给予氧气吸入，静脉注射高渗葡萄糖液等。

针麻发生晕厥（晕针）时，应立即将针拔出，让患者平卧，饮以温开水，即可逐渐复原。

2. 中毒、过敏、特异质反应 中毒是指单位时间内血液中麻醉药物浓度过高，超过机体耐受力而造成的毒性反应。过敏即变态反应，包括即刻反应与迟发反应两种类型。特异质反应是指极小的剂量即引起类似中毒的严重反应。三者发病机制不同，临床表现相似，发病缓急各异，通常是中毒反应较慢，过敏反应稍快，特异质反应最急。轻者表现为烦躁不安，恶心，呕吐，胸闷，寒战，心率加快；严重者出现紫绀，惊厥，神志不清，血压下降，甚至呼吸、循环衰竭。迟发型过敏反应多为唇颊部血管神经性水肿，偶见荨麻疹、药疹等。

防治：术前仔细询问有无麻药过敏史；怀疑有过敏史的患者，应先做皮肤过敏试验；局部麻醉时，推药速度要慢，并注意观察；发生晕厥时应放平椅位，轻者给脱敏药物、吸氧；重者应立即抢救，根据临床表现立即采取镇静、给氧、解痉、升压等针对性抢救措施。

3. 感染　发生感染的主要原因是注射部位和注射器械消毒不彻底，麻醉药物不纯净或变质，或是操作过程中针头污染，将感染带入深部组织内而引起。主要表现有注射区疼痛，肿胀，张口受限。

防治：注射前要检查麻醉药物、注射器以及注射区消毒情况；严格遵守无菌操作原则；注射针避免通过感染区，针头如触及牙面应立即更换。如发生感染则按抗感染原则处理。

4. 血肿　在注射过程中刺破血管导致组织内出血。多见于上齿槽后神经阻滞麻醉时刺破翼静脉丛或眶下神经阻滞麻醉时刺伤眶下动、静脉而形成血肿。表现为局部迅速肿胀，无疼痛，皮肤或黏膜出现紫红色瘀斑，数日后转变成黄绿色，最后吸收消失。

防治：应正确掌握穿刺点、进针方向、角度及深度，避免反复穿刺；注射针应当无弯曲，针尖锐利无倒钩；如发现注射区突然肿胀，应立即停止注射，并压迫止血，24小时内冷敷，然后热敷，必要时给予止血和抗感染药物。

5. 注射针折断　临床较少见，造成注射针折断的因素有注射针质量差，缺乏弹性；术者操作不当，将注射针刺入骨孔、骨管或韧带且又过分用力；注射中病人突然摆动头位等。

防治：注射针消毒时应逐个检查，不合格者予以废弃；术前向病人解释清楚，消除恐惧情绪，嘱病人配合手术；术中操作要心细、手轻，针头进入组织后，如需转换方向，不可使之过度弯曲；注射针的折断部位多在针头与针体的连接处，因而注射时不要将针头全部刺入组织内，至少应有1cm留置在组织之外。如果发生折断，立即夹住针头之外露部分将其拔出；如断针完全埋入组织内，则取出较难，可经X线摄片定位后行手术取出，同时嘱咐病人术前勿行开闭口运动，以防针头移位。

6. 暂时性面瘫　偶见于下齿槽神经阻滞麻醉时，由于注射部位过深，超过下颌支后缘或下颌切迹，将麻药注入腮腺内，麻醉了面神经总干，导致暂时性面瘫。注射后数分钟，患者感觉面部活动异常，注射侧眼睑不能闭合，口角下垂。

防治：应注意进针部位、进针方向、深度和麻药剂量；如出现暂时性面瘫，待药物作用消失之后，即可自行恢复；如刺伤面神经，则需给予营养神经的药物。

7. 其他并发症　较深部位的阻滞麻醉注射后，偶有患者主诉牙关紧闭或注射侧出现复视、视觉模糊或失明，此种偶发现象常引起患者及陪同家属的惊慌。发生此类并发症时要耐心给患者解释，一般均可于短时间内（待药物麻醉作用消失后）自然好转而不需特殊治疗。

第十节　牙拔除术

【适应证】

1. 龋病　无法修复的龋齿、牙根情况不宜作覆盖义齿或桩冠者。

2. 牙周病　晚期牙周病、牙齿松动三度以上、经常牙周溢脓、严重影响咀嚼功能者。

3. 根尖周病　根尖破坏严重，无法用根管治疗术或其他根尖疗法治愈的牙齿。

4. 阻生牙　反复感染，并引起邻牙龋坏的阻生齿。

5. 滞留乳牙　影响恒牙正常萌出者。但若同名恒牙先天缺失，乳牙功能良好可保留。

6. 病灶牙　经常引起颌面部炎症，疑为与全身某些疾病如风湿病、肾炎及心脏瓣膜炎等有关的牙。

7. 多生牙、错位牙　影响美观、咀嚼功能，引起疾病或创伤，妨碍义齿修复的多生牙、错位牙。

8. 外伤牙　牙根折断应拔除；骨折线上的牙影响骨折愈合者，应及早拔除。

9. 治疗需要　因正畸治疗需减数的牙或义齿修复需拔除的牙；恶性肿瘤进行放射治疗前，为预防严重并发症而需要拔除的牙。

【禁忌证】

1. 血液系统疾病　如血友病、血小板减少性紫癜、再生障碍性贫血、白血病等,一般不宜拔牙,如必须拔牙时应慎重对待,术前做好应急措施的准备,如输血、抗感染等。

2. 心脏疾病 心脏病,如患者有紫绀、颈静脉怒张、呼吸困难、心律不齐等心功能代偿不全症状者,不宜行拔牙手术。

3. 高血压病 血压高于24/13.3kPa者不宜拔牙。如有高血压病史,但无症状,目前血压低于本人基础血压,可在拔牙前给予适量镇静剂,术中选用利多卡因。

4. 糖尿病 一般不行拔牙术,但血糖已控制,在抗生素保护下可行拔牙术。

5. 孕妇 妊娠前3个月、6个月后不宜拔牙,经期不宜拔牙。

6. 颌面部急性炎症 全身情况差者不宜拔牙。

7. 严重的慢性病 如肾功能衰竭、活动性肺结核、肝功能损害严重者不宜拔牙。

8. 恶性肿瘤 恶性肿瘤波及牙时,不应单独拔牙,以免引起肿瘤扩散。此时牙的摘除应与肿瘤根治术一并进行。

9. 甲状腺功能亢进症 未经治疗的甲亢患者禁忌拔牙手术。如必须拔牙,则应在治疗后,使患者脉搏不超过100次/分钟,注意局麻药中不加肾上腺素。

【术前准备】

1. 对患者耐心解释,消除顾虑

2. 细心核对牙位、数目,估计手术难度,并常规洗手消毒

3. 体位 患者采取坐位。拔上颌牙时,患者头稍后仰,上牙𬌗面与地平面呈45°,上颌与术者肩部同一高度。拔下颌牙时应使患者下牙𬌗面与地平面平行,下颌与术者肘关节在同一高度或略低。

4. 消毒 先用1:5000高锰酸钾溶液漱口,后用1%~2%碘酊消毒拔牙区。复杂的拔牙手术应做洁治、口外消毒。

5. 准备拔牙器械 常用拔牙器械有牙钳、牙挺、牙龈分离器、刮匙、手术刀、骨凿、骨锉、骨锤、咬骨钳及缝合器械。所有器械均应严密消毒备用。

【操作方法】

常规消毒,核对牙位后施行麻醉,应仔细观察患者反应,不可离开,麻醉显效后,按步骤拔除患牙。

1. 分离牙龈 1%~2%碘酊消毒牙龈缘,用牙龈分离器或探针紧贴牙面插入龈沟内直达牙槽嵴,先分离唇颊和舌侧,然后再分离邻面。分离牙龈应彻底。

2. 挺松患牙 将牙挺的刃插入牙的近中根与牙槽嵴之间，然后使用旋转、楔入、撬动的力量，逐步使牙松动脱位。

3. 安放牙钳 预选好牙钳，正确握持；钳喙的长轴与牙的长轴平行；安放时钳喙分别沿牙的唇（颊）侧及舌（腭）侧插入，直达牙颈部，使牙钳紧紧夹住患牙。拔牙前再次核对牙位，并确定钳喙在拔除患牙时不会损伤邻牙。

4. 拔除患牙 使用摇动、旋转和牵引力，使牙齿松动，同时扩大牙槽窝。旋转仅用于根圆的上前牙。摇动一般先向弹力大、阻力小的一侧进行，摇动幅度由小到大。牙体松动后开始牵引，向阻力小的一方脱位。手术同时术者应运用左手保护，以免牙钳伤及患者对殆牙。

【拔牙创的处理】

检查牙根是否完整，发现断根立即取出。检查牙龈有无撕裂，若撕裂应缝合，防止出血。刮净牙槽窝，清除碎骨片、炎性肉芽组织，然后覆盖纱布用拇指、示指挤压牙槽骨复位，使其恢复原来大小，以减少术后出血，加速创口愈合。修整牙槽嵴，患牙拔除后，过高的牙槽骨间隔或突出的牙槽骨嵴，应用咬骨钳咬平修整，有利于创口的愈合和以后的义齿修复。拔牙创口上放置纱卷，嘱患者咬紧，半小时后吐出，可防止出血，加速血块凝结。

【拔牙后注意事项】

拔牙后当日不能漱口，术后 1~2 小时血凝块凝结完好、麻醉感消失后可进软食，避免用患侧咀嚼食物。拔牙当天可能有少量渗血，属正常现象，嘱患者勿恐慌。若疼痛不止并有加重的情况应及时复诊。

拔牙后牙槽窝内立即充满血液；15 分钟后血块形成，封闭创面；1 天后肉芽组织由牙槽窝四周向中央增殖，使血块逐渐机化；术后第 6 日即可见新骨形成；术后 3 个月完全形成骨组织；拔牙后 3~4 日牙龈上皮开始向血块伸延；最早术后 8 日可见牙龈上皮完全覆盖创面。

【拔牙术的常见并发症与防治】

1. 术中并发症及防治

（1）邻牙损伤 由于使用牙钳、牙挺不当，或术者用力过猛失去控制所致。

防治：严格遵守操作规程，控制用力或用左手保护，防止牙钳上提太高、太快。

（2）牙龈撕裂 牙龈分离不彻底，牙钳安放不当损伤牙龈，牙挺支点选择不好滑脱，均可损伤牙龈或软组织。

防治：拔牙前要彻底分离牙龈，牙钳要紧贴牙面延伸至牙颈部，勿夹至牙根；一旦损伤牙龈，要立即缝合，并给予消炎药物，防止感染。

（3）牙根折断　断根是拔牙术中常见的并发症，因牙龋坏严重、根尖弯曲、根分叉大、根肥大、牙根与牙槽骨粘连或术者操作不当等原因，造成断根。

防治：术者在熟悉牙根解剖的基础上，按正规操作；对有可能存在牙根解剖异常或出现病理性改变者需拍牙片，如牙根折断则根据情况用适当的方法拔除。

（4）牙槽骨损伤　在牙槽骨薄弱的部位以及牙与牙槽骨板发生粘连时，由于拔牙过程中用力不当，可造成牙槽骨骨折。

防治：上颌第三磨牙用牙挺拔除时，如有远中阻力不应强行用力，拍片后再决定手术方法；下颌第三磨牙在劈冠和使用牙挺时应避免损伤舌侧骨板；发现牙槽骨折断时，不要强行拉出，应先剥离黏－骨膜再将骨板取出；如骨板与牙无粘连而且骨板与黏－骨膜相连，可将其复位缝合。

（5）口腔上颌窦贯通　上颌第二前磨牙以及第一、第二磨牙根尖与上颌窦底仅有很薄的骨板或无骨板相隔，在拔除残根时，如牙挺用力不当，很容易将断根推入上颌窦，出现上颌窦与口腔贯通。

防治：在视野不清时拔除残根，不可盲目向里挺，应从牙根与牙槽间隙向外挺；若没有间隙，可去除部分骨质；若是细小残根，可不必取出；一旦残根进入上颌窦内，应行上颌窦根治术取出，同时给予抗生素控制感染。

2．术后并发症及防治

（1）拔牙后出血　若拔牙后半小时吐出纱布卷后仍出血不止，或拔牙术后第2天再次出血，则为拔牙后出血。出血原因有全身因素和局部因素：全身因素包括各种血液疾病、高血压、肝胆疾病等；局部因素包括牙龈撕裂，牙槽窝内残留肉芽组织、碎骨片，血凝块脱落或继发感染等。

防治：查明原因对症处理。局部出血一般可在牙槽窝内放置明胶海绵、止血粉等用纱卷加压咬合。若仍不能止血，则用碘仿纱条填塞牙槽窝2～3日后逐步取出。如牙龈撕裂应缝合止血。若因全身因素出血，则应给予全身治疗。

（2）拔牙创感染　多因创口异物和炎性肉芽组织的残留引起，表现为创口经久不愈，慢性溢脓，肉芽组织增生，周围牙龈红肿。

防治：拔牙后行常规刮净牙槽窝，特别是有根尖炎症的患者更应彻底搔刮。感染后配合全身抗生素使用，局部清创刮治，清洁创面。

（3）干槽症　干槽症实为牙槽窝骨板感染，下颌智齿阻生拔除后多见。原因可能由于手术时间过长、创伤过大、创口暴露时间过长、消毒不严创口感染、局部供血不足、患者全身抵抗力差所致。表现为拔牙后3～4日，手术区有持续性疼痛并向耳颞部放射，有时可出现低热，全身不适；牙槽窝无凝血块，骨壁有灰白色假膜，触痛明显，有臭味。

防治：手术过程中严格遵守无菌原则，刮净牙槽窝，减少手术创伤，缩小创面，消除残留感染灶，减少骨面暴露，保护好牙槽窝内凝血块。一旦发生干槽症，在局部麻醉下行牙槽窝清创术，3%过氧化氢溶液冲洗清洁，用碘仿纱条或明胶海绵填塞，严密缝合，7~10日后取出纱条；全身应用抗生素治疗。

（4）下齿槽神经损伤 下齿槽神经损伤多见于下颌阻生智齿拔除后。因为阻生智齿，尤其低位者，根尖距下颌管很近，掏取断根时如果根尖移位于下颌管内，或使用牙挺反复撬动弯曲的根尖，均可损伤下齿槽神经。

防治：拔除下颌低位阻生智齿时，根尖无病变的细小断根，如取出困难可不取，以免损伤下齿槽神经。神经损伤后，多可在数月内自行恢复，可采用针刺、理疗、注射维生素 B_{12} 等促进恢复。

附　录

方剂名录

二　画

二陈汤（《和剂局方》）　制半夏　橘红　茯苓　炙甘草　乌梅　生姜

二妙丸（《丹溪心法》）　炒苍术　炒黄柏

人参紫金丹（《正骨心法要旨》）　人参　丁香　五加皮　甘草　茯苓　当归　骨碎补　血竭　五味子　没药

八珍汤（《正体类要》）　人参　白术　茯苓　当归　川芎　白芍药　熟地黄　甘草

八宝眼药（《中华人民共和国药典》）　炉甘石（三黄汤飞）300g，冰片20g，珍珠9g，硼砂（炒）60g，麝香、熊胆各9g，地粟粉200g，海螵蛸（去壳）60g，朱砂10g。珍珠、朱砂分别水飞或粉碎成极细粉，海螵蛸、硼砂粉碎成极细粉，将麝香、冰片、熊胆研细，与上述粉末及地粟粉、炉甘石粉末配研，过9号筛，混匀，即得。

十灰散（《十药神书》）　大蓟　小蓟　荷叶　侧柏叶　白茅根　茜草根　山栀　大黄　牡丹皮　棕榈皮

三　画

大黄扫毒汤（《医学衷中参西录》）　大黄　天花粉　皂角刺　炮山甲　乳香　没药　薄荷　蜈蚣

三黄凉膈散（《经验喉科紫珍集》）　黄连　川芎　黄柏　赤芍药　甘草　黄芩　栀子　薄荷　青皮　天花粉　射干　金银花　当归　玄参

三拗汤（《和剂局方》）　生甘草　麻黄　杏仁　生姜

三子养亲汤（《韩氏医通》）　苏子　白芥子　莱菔子

三仁汤（《温病条辨》）　杏仁　滑石　豆蔻仁　通草　竹叶　厚朴　薏苡仁　半夏

小续命汤（《千金方》）　麻黄　桂枝　杏仁　防风　生姜　附片　川芎　白芍　防己　黄芩　人参　甘草

四　画

天麻钩藤饮（《杂病症治新义》）　天麻　钩藤　生石决明　栀子　黄芩　川牛膝　杜仲　益母草　桑寄生　夜交藤　茯神

五苓散（《伤寒论》）　泽泻　茯苓　猪苓　白术　桂枝

五味消毒饮（《医宗金鉴》）　金银花　野菊花　蒲公英　紫花地丁　紫背天葵

丹栀逍遥散（《和剂局方》）　柴胡　当归　薄荷　白芍药　茯苓　白术　甘草　丹皮

栀子　生姜

升麻葛根汤（《阎氏小儿方论》）　升麻　葛根　芍药　甘草

升麻解毒汤（《经验方》）　升麻　葛根　赤芍药　甘草　黄芩　鱼腥草　蒲公英　苍耳子　白芷　桔梗

六味地黄丸（《小儿药证直诀》，原名地黄丸）　熟地黄　山茱萸　山药　泽泻　茯苓　丹皮

六味汤（《喉科指掌》）　桔梗　生甘草　薄荷　荆芥　僵蚕　防风

六神丸（《雷氏方》）　成药，药物组成略。

六君子汤（《医学正传》）　人参　白术　茯苓　甘草　陈皮　半夏　生姜　大枣

牛蒡解肌汤（《疡科心得集》）　牛蒡子　薄荷　荆芥　连翘　山栀　丹皮　石斛　玄参　夏枯草

牛黄丸（《审视瑶函》）　牛黄　珍珠　天竺黄　琥珀　青黛　僵蚕　白附子　地龙　麝香　苏合油　香油。将前9味各另研极细，共为一处，用细甘草梢煎汁三分之二，次入苏、香二油，三分之一兑匀，共和为丸，金箔为衣，量其大小，薄荷汤化下。

内疏黄连汤（《医宗金鉴》）　黄连　黄芩　大黄　栀子　连翘　薄荷　桔梗　当归　白芍　木香　槟榔　甘草

分珠散（《审视瑶函》）　槐花　赤芍　归尾　生地　白芷　荆芥　炒栀子　甘草　炒黄芩　龙胆草（春加大黄泻肝，夏加黄连泻心，秋加桑白皮泻肺）

五　画

玉女煎（《景岳全书》）　石膏　熟地黄　麦冬　知母　牛膝

玉露膏（《经验方》）　芙蓉叶细末用凡士林调成20%油膏。

玉枢丹（太乙紫金锭，即紫金锭）　见紫金锭

玉屏风散（《世医得效方》）　黄芪　白术　防风

正骨紫金丹（《医宗金鉴》）　丁香　木香　血竭　儿茶　熟大黄　红花　牡丹皮　甘草

龙胆泻肝汤（《医宗金鉴》）　龙胆草　柴胡　泽泻　车前子　木通　土地黄　当归尾　栀子　黄芩　甘草

右归丸（《景岳全书》）　熟地黄　山茱萸　淮山药　当归　肉桂　枸杞　鹿角胶　菟丝子　制附子　杜仲

甘露饮（《阎氏小儿方论》）　熟地黄　麦冬　枳壳　甘草　茵陈　枇杷叶　石斛　黄芩　生地黄　天门冬

甘露消毒丹（《温热经纬》）　飞滑石　绵茵陈　淡黄芩　石菖蒲　木通　川贝母　射干　连翘　薄荷　白蔻仁　藿香

四黄散（《证治准绳》）　黄连　黄柏　黄芩　大黄　滑石　五倍子

四苓散（《名医指掌》）　猪苓　泽泻　白术　茯苓

四物消风饮（《外科证治》）　生地　当归　川芎　赤芍　防风　柴胡　黄芩　薄荷　荆芥穗　甘草

四物汤（《和剂局方》） 川芎 当归 白芍 熟地黄

四君子汤（《和剂局方》） 党参 白术 茯苓 甘草

四物五子丸（《医宗金鉴》） 车前子 覆盆子 枸杞子 菟丝子 地肤子 当归 熟地 白芍 川芎

生脉散（《备急千金要方》） 人参 麦冬 五味子

生脉饮 见生脉散。

生肌散（《常用中成药》） 象皮 血竭 煅龙骨 海螵蛸 赤石脂 乳香 没药 冰片

生蒲黄汤（《中医眼科六经法要》） 生地黄 牡丹皮 旱莲草 荆芥炭 生蒲黄 郁金 丹参 川芎

仙方活命饮（《医宗金鉴》） 穿山甲 皂角刺 归尾 甘草 金银花 赤芍 乳香 没药 陈皮 天花粉 防风 白芷 贝母

白塞方（《经验方》） 炙附子 肉桂 半夏 党参 白术 干姜 茯苓 三棱 莪术 当归 赤芍 红花 甘草

白虎汤（《伤寒论》） 石膏 知母 甘草 粳米

白虎加桂枝汤（《金匮要略》） 知母 甘草 石膏 粳米 桂枝

白虎加人参汤（《伤寒论》） 即白虎汤加人参。

白附子散（《证治准绳》） 荆芥 白菊花 防风 木贼 白附子 甘草 苍术 人参 羌活 蒺藜

半夏厚朴汤（《金匮要略》） 半夏 厚朴 茯苓 紫苏叶 生姜

半夏白术天麻汤（《医学心悟》） 半夏 白术 天麻 茯苓 橘红 甘草 生姜 大枣

加味二陈汤（《外科正宗》） 半夏 陈皮 茯苓 甘草 黄芩 黄连 薄荷 生姜

加减地黄丸（《原机启微》） 生地 熟地 牛膝 当归 枳壳 杏仁 羌活 防风

加减驻景丸（《银海精微》） 楮实子 菟丝子 枸杞子 车前子 五味子 当归 熟地 川椒

宁血汤（《中医眼科学》） 旱莲草 仙鹤草 侧柏叶 生地 栀子炭 白及 白芍 阿胶 白茅根 白蔹

石膏羌活散（《审视瑶函》） 苍术 羌活 密蒙花 白芷 石膏 牛蒡子 木贼草 藁本 黄连 细辛 菊花 荆芥 川芎 甘草

石决明散（《普济方》） 石决明 草决明 羌活 栀子 大黄 荆芥 青葙子 木贼 芍药 麦冬

石斛夜光丸（《原机启微》） 天门冬 人参 茯苓 五味子 甘菊花 麦门冬 杏仁 熟地 菟丝子 山药 枸杞 牛膝 生地 蒺藜 石斛 肉苁蓉 川芎 炙甘草 枳壳 青葙子 防风 黄连 草决 犀角（用牛角代） 羚羊角

平胃散（《太平惠民和剂局方》） 苍术 厚朴 陈皮 炒甘草

正容汤（《审视瑶函》） 羌活 白附子 防风 秦艽 胆南星 僵蚕 法半夏 木瓜 松节 甘草 生姜

归芍红花散（《审视瑶函》） 当归 赤芍 红花 栀子 黄芩 生地 连翘 大黄 防

风　白芷　甘草

　　归脾汤（《济生方》）　白术　黄芪　茯神　党参　甘草　木香　远志　枣仁　龙眼肉
当归

六　画

　　耳聋左慈丸（《重订广温热论》）　熟地黄　山茱萸　牡丹皮　淮山药　泽泻　茯苓　磁
石　石菖蒲　五味子

　　耳灵散（《经验方》）　梅片　玄明粉　硼砂　朱砂

　　巩堤丸（《景岳全书》）　熟地　菟丝子　炒白术　熟附子　五味子　破故纸　韭菜子
益智仁　白茯苓

　　百合固金汤（《医方集解》）　生地黄　熟地黄　麦冬　百合　白芍　当归　贝母　玄参
桔梗　甘草

　　托里消毒散（《医宗金鉴》）　黄芪　皂角刺　金银花　甘草　桔梗　白芷　川芎　当归
白芍　白术　茯苓　人参

　　当归芍药汤（《经验方》）　当归　白术　赤芍药　茯苓　泽泻　黄芩　辛夷　白菊花
地龙　薄荷　川芎　甘草

　　当归龙荟丸（《宣明论方》，又名龙脑丸）　当归　龙胆草　黑山栀　黄连　黄柏　黄芩
生大黄　芦荟　青黛　木香　麝香

　　会厌逐瘀汤（《医林改错》）　桃仁　红花　生地黄　甘草　桔梗　枳壳　赤芍　柴胡
玄参

　　冰硼散（《外科正宗》）　成药，药物组成略。

　　冰麝散（《经验方》）　黄柏　黄连　甘草　鹿角霜　玄明粉　明矾　硼砂　冰片　麝香

　　导痰汤（《妇人良方》）　半夏　胆南星　枳实　茯苓　橘红　甘草　生姜

　　阳和汤（《外科证治全生集》）　熟地　肉桂　麻黄　生甘草　鹿角胶　白芥子　姜炭

　　如意金黄散（《外科正宗》）　天南星　陈皮　苍术　厚朴　黄柏　姜黄　白芷　大黄
天花粉　甘草

　　血府逐瘀汤（《医林改错》）　当归　牛膝　红花　生地黄　桃仁　枳壳　赤白芍　柴胡
桔梗　甘草　川芎

　　冲和膏（《外科正宗》）　紫荆皮　独活　赤芍　白芷　石菖蒲

　　安宫牛黄丸（《温病条辨》）　牛黄　郁金　黄连　朱砂　山栀　雄黄　黄芩　水牛角
冰片　麝香　珍珠

　　导赤散（《小儿药证直决》）　生地黄　木通　生甘草　竹叶

　　竹叶泻经汤（《原机启微》）　柴胡　山栀　羌活　升麻　炙甘草　黄连　大黄　赤芍
草决　茯苓　泽泻　车前子　竹叶　黄芩

七　画

　　杞菊地黄丸（《医级》）　枸杞　菊花　熟地黄　山茱萸　淮山药　泽泻　茯苓　丹皮

苁蓉滴鼻液（《经验方》）　肉苁蓉、羊藿叶、当归、桂枝、黄芪，煎液，加石蜡油混合。

苍耳子散（《严氏济生方》）　白芷　辛夷　苍耳子　薄荷

苏合香丸（《和剂局方》）　成药，药物组成略。

辰砂定痛散（《医宗金鉴》）　朱砂　冰片　胡黄连　煅石膏

辛夷滴鼻液（《经验方》）　辛夷花　麝香　冰片　芭蕉根

补中益气汤（《脾胃论》）　黄芪　甘草　人参　当归　陈皮　升麻　柴胡　白术

补骨脂丸（《中医内科学讲义》）　磁石　熟地黄　当归　川芎　肉桂　菟丝子　川椒补骨脂　白蒺藜　葫芦巴　白芷　石菖蒲

补阳还五汤（《医林改错》）　黄芪　归尾　赤芍药　川芎　桃仁　红花　地龙

补肾丸（《银海精微》）　磁石　肉苁蓉　五味子　熟地黄　枸杞子　菟丝子　楮实子覆盆子　车前子　石斛　沉香　知母

附桂八味丸（《金匮要略》）　附片　肉桂　熟地　山药　山茱萸　泽泻　丹皮　茯苓

连翘败毒散（《伤寒全生集》）　连翘　山栀　羌活　玄参　薄荷　防风　柴胡　桔梗升麻　川芎　当归　黄芩　芍药　牛蒡子

沙参麦冬饮（《温病条辨》）　沙参　麦冬　扁豆　玉竹　天花粉　甘草

还阴救苦汤（《原机启微》）　升麻　苍术　甘草　柴胡　防风　羌活　细辛　藁本　川芎　桔梗　红花　当归尾　黄连　黄芩　黄柏　知母　生地黄　连翘　龙胆草

抑阳酒连散（《原机启微》）　独活　生地　黄柏　汉防己　知母　蔓荆子　前胡　生甘草　防风　山栀　黄芩　寒水石　羌活　白芷　黄连

吴茱萸汤（《审视瑶函》）　姜半夏　吴茱萸　川芎　炙甘草　人参　茯苓　白芷　陈皮生姜

八　画

奇授藿香丸（《外科正宗》）　藿香　猪胆汁

明矾散（《经验方》）　明矾　甘遂　白降丹　雄黄

知柏地黄丸（《景岳全书》）　知母　熟地黄　山茱萸　淮山药　茯苓　泽泻　丹皮黄柏

金黄散（《中医大辞典》）　黄连　胡粉　龙骨

　　　　（《证治准绳》）　煨大黄　人参　蛤粉　黄蜀葵　灯芯草

鱼腥草液（《经验方》）　干鱼腥草1000g，吐温－80　20ml，氯化钠17g，蒸馏法制成2000ml，分装即成。

参苓白术散（《和剂局方》，又名参术饮）　人参　白术　茯苓　扁豆　陈皮　山药　炙甘草　莲子肉　薏苡仁　桔梗　砂仁

参附龙牡汤（《世医得效方》）　人参　附子　龙骨　牡蛎

参附汤（《济生方》）　人参　附子

青黛散（《杂病源流犀烛》）　黄连　黄柏　牙硝　青黛　朱砂　雄黄　牛黄　硼砂　冰

片 薄荷

青吹口散（《经验方》） 煅石膏 煅人中白 青黛 薄荷 黄柏 黄连 煅月石 冰片

虎潜丸（《丹溪心法》） 黄柏 龟板 知母 熟地黄 陈皮 白芍 锁阳 干姜 虎骨（犬骨代替）

泻心导赤散（《小儿药证直诀》） 木通 生地 黄连 灯心草 甘草

泻肺饮（《眼科纂要》） 石膏 赤芍药 黄芩 桑白皮 枳壳 木通 连翘 荆芥 防风 山栀 白芷 羌活 甘草

泻肺汤（《审视瑶函》） 桑白皮 黄芩 地骨皮 知母 麦门冬 桔梗

泻肝汤（《审视瑶函》） 地骨皮 玄参 车前子 玄明粉 茺蔚子 大黄 知母

泻心汤（《银海精微》） 黄连 黄芩 大黄 连翘 荆芥 赤芍药 车前子 薄荷 菊花

羌活胜风汤（《原机启微》） 柴胡 荆芥 防风 羌活 独活 薄荷 川芎 白芷 白术 甘草 枳壳 黄芩 桔梗 前胡

明目地黄丸（《审视瑶函》） 熟地 生地黄 山药 泽泻 山萸肉 丹皮 柴胡 茯神 当归身 五味子

鱼腥草眼药水（湖南中医学院附属第一医院） 干鱼腥草1000g（鲜的加倍），吐温－80 20ml，氯化钠17g。将鱼腥草洗净，蒸馏成1980ml，加氯化钠、吐温，然后过滤，在100 ℃下灭菌30分钟即得2000ml滴眼液，分装备用。

肥儿丸（《医宗金鉴》） 人参 白术 茯苓 黄连 胡黄连 使君子 神曲 炒麦芽 炒山楂 炙甘草 芦荟

驱风散热饮子（《审视瑶函》） 连翘 牛蒡子 羌活 薄荷 大黄 赤芍 防风 归尾 甘草 山栀 川芎

驻景丸（《银海精微》） 楮实子 枸杞子 五味子 人参 熟地黄 肉苁蓉 乳香 川椒 菟丝子

九 画

珍珠散（《外科证治全书》） 硼砂 雄精 川黄连 儿茶 人中白 冰片 薄荷叶 黄柏

烂耳散（《经验方》） 穿心连 猪胆汁 枯矾

养金汤（《杂病源流犀烛》） 生地黄 沙参 麦冬 桑白皮 知母 杏仁 阿胶 白蜜

养阴清肺汤（《重楼玉钥》） 大生地 麦冬 生甘草 玄参 贝母 薄荷 炒白芍 丹皮

养阴生肌散（《经验方》） 明腰黄 牛黄 青黛 黄柏 龙胆草 甘草 冰片

活血止痛散（《经验方》） 透骨草 川楝子 当归 姜黄 乳香 威灵仙 川牛膝 羌活 白芷 苏木 五加皮 红花 土茯苓 川椒

活血止痛汤（《外科大成》） 当归 苏木 落得打 川芎 红花 乳香 投药 三七 炒赤芍 陈皮 地鳖虫 紫荆藤

柏石散（《经验方》） 黄柏 滑石 枯矾 冰片

柳花散（《外科正宗》） 黄柏 青黛 冰片 肉桂

香贝养荣汤（《外科心法要诀》） 白术 人参 茯苓 陈皮 熟地黄 川芎 当归 贝母 香附 白芍药 桔梗 甘草

将军定痛丸（《审视瑶函》） 大黄 黄芩 僵蚕 天麻 半夏 陈皮 桔梗 礞石 白芷 薄荷

茵陈蒿汤（《伤寒论》） 茵陈蒿 栀子 大黄

荆防败毒散（《证治准绳》） 荆芥 防风 羌活 独活 前胡 柴胡 枳壳 桔梗 茯苓 川芎 人参 甘草 薄荷（或生姜）

栀子胜奇散（《原机启微》） 白蒺藜 蝉蜕 谷精草 木贼草 黄芩 草决明 菊花 山栀子 川芎 荆芥穗 羌活 密蒙花 防风 蔓荆子 甘草

除湿汤（《眼科纂要》） 连翘 滑石 车前子 枳壳 黄芩 黄连 木通 甘草 陈皮 荆芥 茯苓 防风 天花粉

除风益损汤（《原机启微》） 熟地 当归 川芎 白芍 前胡 防风 藁本

十 画

珠黄散（《经验方》） 人中白 马勃粉 青黛 孩儿茶 梅片 玄明粉 硼砂 薄荷 黄连 牛黄 珍珠末

桃红四物汤（《医宗金鉴》） 当归 川芎 生地 赤芍 红花 桃仁

萆薢渗湿汤（《疡科心得集》） 萆薢 薏苡仁 赤苓 滑石 泽泻 黄柏 丹皮 通草

真武汤（《伤寒论》） 茯苓 芍药 白术 制附子 生姜

夏陈六君子汤（《妇人良方》） 人参 白术 法夏 茯苓 陈皮 生姜 大枣 炙甘草

消风散（《和剂局方》） 荆芥 防风 羌活 川芎 僵蚕 蝉蜕 藿香 厚朴 茯苓 陈皮 人参 甘草

消痔灵（《经验方》） 注射剂，药物组成略。

消瘰丸（《医学心悟》） 贝母 玄参 牡蛎

逍遥散（《和剂局方》） 柴胡 白芍药 当归 白术 茯苓 炙甘草 薄荷 生姜

铁笛丸（《经验方》） 诃子 麦冬 茯苓 瓜蒌皮 贝母 桔梗 甘草 凤凰衣 玄参 青果

益气聪明汤（《证治准绳》） 黄芪 人参 升麻 葛根 蔓荆子 芍药 黄柏 炙甘草

益气养阴方（《经验方》） 党参 黄芪 桔梗 枸杞 麦冬 天花粉 黄连 茯苓 丹参 甘草

涤痰汤（《奇效良方》） 制南星 制半夏 枳实 茯苓 橘红 石菖蒲 人参 竹茹 甘草 生姜

凉膈散（《和剂局方》） 大黄 芒硝 甘草 栀子 薄荷 黄芩 连翘 竹叶

润喉丸（《经验方》） 甘草粉 硼砂 食盐 玄明粉 酸梅 荸荠粉

通气散（《奇效良方》） 茴香 木香 全蝎 陈皮 石菖蒲 玄胡索 羌活 僵蚕 川

芎　蝉衣　穿山甲　生甘草

通关散（《丹溪心法附余》）　牙皂　川芎

通窍散（《上药标准》）　麝香　蟾酥　冰片　细辛　牙皂　闹羊花　硼砂　荆芥炭　灯草灰

通窍方（《经验方》）　柴胡　香附　川芎　石菖蒲　当归　红花　泽兰　法夏　茯苓水蛭

通窍活血汤（《医林改错》）　赤芍　川芎　桃仁　红花　老葱　鲜姜　红枣　麝香

养阴清肺汤（《重楼玉钥》）　生地黄　麦门冬　玄参　白芍药　贝母　丹皮　薄荷　生甘草

养肝熄风汤（《眼科证治经验》）　桑叶　菊花　炒枣仁　牡蛎　麦冬　炙鳖甲　制首乌　五味子　磁石　珍珠母

荸荠退翳散（《中医眼科学》）　硼砂 30g，冰片 6g，麝香 1g，荸荠粉 155g。先将硼砂、冰片、荸荠粉研成极细末，过 9 号 200 目筛，再与麝香同研混匀，即得。

柴胡疏肝散（《景岳全书》）　柴胡　炙甘草　枳壳　白芍药　川芎　香附　陈皮

桑菊饮（《温病条辨》）　桑叶　菊花　连翘　桔梗　杏仁　薄荷　芦根　甘草

透脓散（《外科正宗》）　当归　生黄芪　炒山甲　川芎　皂角刺

十 一 画

黄芩汤（《医宗金鉴》）　黄芩　甘草　麦冬　桑白皮　栀子　连翘　赤芍　桔梗　薄荷　荆芥穗

黄芪解毒汤（《经验方》）　生黄芪　当归　玄参　金银花　蒲公英　黄芩　赤芍　防风　白芷　皂角刺

黄连解毒汤（《外科正宗》）　黄芩　黄柏　栀子　连翘　牛蒡子　甘草

黄连膏（《医宗金鉴》）　黄连　当归尾　黄柏　生地黄　姜黄　麻油　黄蜡

黄连清喉饮（《外科证治全书》）　川黄连　桔梗　牛蒡子　玄参　赤芍药　荆芥　甘草　连翘　黄芩　天花粉　射干　防风

黄连滴耳液（《经验方》）　黄连　枯矾　甘油　冰片

黄连温胆汤（《六因条辨》）　黄连　法半夏　陈皮　茯苓　甘草　枳壳　竹茹

黄芩滑石汤（《温病条辨》）　黄芩　滑石　茯苓皮　大腹皮　白蔻仁　通草　猪苓

硇砂散（《简明中医外科学》）　硇砂　辰砂　雄黄　火硝　西月石　麝香　梅片

银黄含片（《经验方》）　成药，药物组成略。

银翘散（《温病条辨》）　金银花　连翘　桔梗　薄荷　淡竹叶　荆芥穗　牛蒡子　芦根　淡豆豉　甘草

银花复明汤（《中医眼科临床实践》）　大黄　玄明粉　枳壳　木通　桑白皮　黄芩　知母　黄连　龙胆草　金银花　蒲公英　天花粉　蔓荆子　生地黄　甘草

银花解毒汤（《眼科证治经验》）　金银花　连翘　菊花　白芷　黄芩　黄连　栀子　知母　生军　玄明粉

银黄注射液（《医院制剂规范》） 取金银花提取物 12.5g，黄芩提取物 20g，分别加注射用水与 8% 氢氧化钠溶液适量溶解后，合并两液，加注射用水使成 980ml，用 8% 氢氧化钠溶液（调 pH 值至 7.2），再加活性炭适量，置水浴上加热 1 小时，放冷加入苯甲醇与注射用水，使成 1000ml 过滤至澄清，灌封，100 ℃灭菌 30 分钟即得。

麻黄附子细辛汤（《伤寒论》） 麻黄 细辛 炮附子

麻杏石甘汤（《伤寒论》） 麻黄 杏仁 石膏 甘草

旋覆代赭汤（《伤寒论》） 旋覆花 代赭石 制半夏 生姜 人参 炙甘草 大枣

羚羊角饮子（《秘传眼科龙木论》） 羚羊角 防风 知母 人参 茯苓 玄参 桔梗 细辛 黄芩 车前子

清胃散（《兰室秘藏》） 当归 黄连 生地 牡丹皮 升麻

清咽利膈汤（《外科发挥》） 连翘 栀子 黄芩 薄荷 牛蒡子 防风 荆芥 玄明粉 金银花 大黄 玄参 桔梗 黄连 甘草

清咽双和饮（《喉科紫珍集》） 荆芥 葛根 前胡 桔梗 川贝 金银花 甘草 玄参 归尾 赤芍 丹皮 茯苓 生地 灯芯

清气化痰丸（《医方考》） 陈皮 杏仁 枳实 黄芩 瓜蒌仁 茯苓 胆南星 制半夏

清燥救肺汤（《医门法律》） 冬桑叶 石膏 麻仁 麦冬 阿胶 人参 杏仁 枇杷叶 甘草

清金利咽汤（《经验方》） 桔梗 黄芩 浙贝 麦冬 牛蒡子 栀子 薄荷 木通 玄参 甘草

清瘟败毒饮（《疫疹一得》） 生石膏 生地 水牛角 黄连 栀子 桔梗 黄芩 知母 赤芍 玄参 连翘 甘草 牡丹皮 淡竹叶

清阳散火汤（《外科正宗》） 升麻 白芷 黄芩 牛蒡子 连翘 石膏 防风 当归 荆芥 白蒺藜 甘草

清脾除湿饮（《医宗金鉴》） 赤茯苓 白术 苍术 黄芩 生地黄 麦门冬 生栀子 泽泻 甘草 连翘 茵陈蒿 枳壳 玄明粉

清热泻脾散（《医宗金鉴》） 山栀 石膏 黄连 生地 茯苓 灯芯

清胃汤（《医宗金鉴》） 石膏 黄芩 黄连 生地黄 牡丹皮 升麻

清营汤（《温病条辨》） 水牛角 生地黄 玄参 竹叶 丹参 黄连 金银花 连翘

清脾散（《审视瑶函》） 薄荷叶 升麻 山栀仁（炒） 赤芍 枳壳 黄芩 广陈皮 藿香叶 防风 石膏 甘草

清凉眼药（《中华人民共和国药典》） 熊胆 5g，冰片 20g，薄荷脑 3g，西瓜霜 20g，硼砂 10g，炉甘石 50g，凡士林 620g。以上 7 味，冰片、薄荷脑分别粉碎成极细腻粉。再与炉甘石粉末配研，过筛，混匀。然后将凡士林加热至 150 ℃约 1 小时，滤过；冷至约 90 ℃时加入熊胆等粉末，研匀；待温度下降至 60 ℃时加入冰片、薄荷脑，搅匀，即得。

槟榔滴眼液（《中医眼科学》） 取槟榔 100g，加水 500ml，煮沸 45 分钟，滤出药液。将药渣再加水 500ml，煮沸 40 分钟，滤出药液。将 2 次药液合并，煮沸浓缩至 100ml 过滤，加尼泊金或三氯叔丁醇防腐，将 pH 值调至 7 左右，放置数日，待自然沉淀后取其上清液使用。

排风散（《审视瑶函》）　　桔梗　天麻　防风　五味子　血竭　乌梢蛇　细辛　赤芍

绿风羚羊饮（《医宗金鉴》）　玄参　防风　茯苓　知母　黄芩　细辛　桔梗　羚羊角
车前子　大黄

猪苓散（《审视瑶函》）　　猪苓　木通　扁蓄　滑石　车前子　大黄　苍术　狗脊　栀子

猪肝散（《银海精微》）　　青蛤粉　谷精草　夜明砂　猪肝

十 二 画

越鞠丸（《丹溪心法》）　　苍术　香附　神曲　栀子

紫雪丹（《外台秘要》）　　成药，药物组成略。

紫金锭（《片玉心书》，又名玉枢丹）　　雄黄　朱砂　麝香　红芽大戟（去芽）　山慈菇
（洗去皮毛）　续随子肉（去油）　糯米粉

紫归油（《外科证治全书》）　　紫草　当归

喉症丸（《苏药标准》）　　人工牛黄　雄黄　玄明粉　硼砂粉（炒）　冰片　青黛　板蓝
根　蟾酥　猪胆汁

温肺止流丹（《辨证录》）　　人参　荆芥　细辛　诃子　甘草　桔梗　鱼脑骨

温胆汤（《三因极一病症方论》）　　半夏　竹茹　枳实　陈皮　茯苓　炙甘草　生姜
大枣

疏风清热汤（《中医喉科学讲义》）　　荆芥　防风　牛蒡子　甘草　金银花　连翘　桑白
皮　赤芍　桔梗　黄芩　天花粉　玄参　浙贝母

疏风除湿汤（《经验方》）　　荆芥　防风　蝉蜕　生薏苡仁　生枳壳　生白术　生黄柏
车前子　车前草　菊花

滋阴降火汤（《审视瑶函》）　　当归　生地　熟地　白芍　麦门冬　川芎　知母　黄柏
黄芩　柴胡　甘草

滋阴退翳汤（《外科临证笔记》）　　玄参　知母　生地　麦冬　蒺藜　木贼　菊花　青葙
子　蝉蜕　菟丝子　甘草

普济消毒饮（《东垣试效方》）　　黄连　黄芩　白僵蚕　牛蒡子　连翘　陈皮　板蓝根
玄参　柴胡　桔梗　生甘草　马勃　人参　升麻

犀角地黄汤（《千金方》）　　犀角（用牛角代）　生地黄　芍药　牡丹皮

十 三 画

锡类散（《金匮翼》）　　牛黄　人指甲　冰片　珍珠　象牙屑　青黛　壁钱

蒲公英滴眼液（《药剂学》）　　蒲公英2000g，氯化钠8g，硝酸苯汞0.1s，95%乙醇适量，
蒸馏水适量，共制成1000ml。取蒲公英加适量水煎煮2次，煎液合并，蒸发浓缩至糖浆状，
加95%乙醇沉淀。第1次2倍量，除去沉淀后回收乙醇，第2次3倍量，除去沉淀后再回收
乙醇至无醇味。提取物加800ml蒸馏水溶解，加入氯化钠8g、硝酸苯汞0.1g，使溶解；加
10%氢氧化钠液调pH值至8.0，加足量蒸馏水使全量达1000ml。先用滤纸过滤，再用3号垂
熔漏斗滤过至澄明，灌装于输液瓶中，100℃流通蒸气灭菌30分钟。取出后放置24小时，检

查澄明度，合格后无菌操作条件下，分装于无菌滴眼瓶中，即得。

蒲公英四季青眼药水（《眼科证治经验》）　蒲公英 30g，四季青 30g，黄芩 30g，野菊花 30g。将上药加蒸馏水 1600ml，加热煮沸 1 小时，取药汁过滤。第 2 次加 800ml，加热煮沸 30 分钟，取药汁过滤。将 2 次过滤液合并，放在冰箱内 3 日，过滤去除沉淀，再放冰箱内冷藏，再过滤去沉淀。如此反复几次去尽沉淀，然后加热浓缩至 320ml，再用 10％氢氧化钠调 pH 值至 8.0，再过滤 1 次，分装备用蜂。

新制柴连汤（《眼科纂要》）　柴胡　黄连　黄芩　赤芍　蔓荆子　栀子　龙胆草　木通荆芥　防风　甘草

十四画以上

碧云散（《医宗金鉴》）　鹅不食草　川芎　细辛　辛夷花

蔓荆子散（《东垣十书》）　蔓荆子　生地黄　赤芍药　炙甘草　桑白皮　甘菊　木通麦冬　升麻　前胡　赤茯苓

磁朱丸（《千金要方》，又名神曲丸）　磁石　朱砂　神曲

漱口方（《经验方》）　防风　甘草　荆芥　金银花　连翘　薄荷

滴鼻灵（《经验方》）　鹅不食草　辛夷花　麻黄素粉　葡萄糖粉

增液汤（《温病条辨》）　玄参　麦门冬　生地黄

薄荷连翘方（《冰玉堂验方》）　薄荷　连翘　金银花　绿豆衣　牛蒡子　竹叶　知母生地

蠲痹汤（《医学心悟》）　独活　羌活　秦艽　海风藤　桑枝　桂心　当归　川芎　乳香木香　甘草

主要参考文献

1. 李传课主编. 中西医结合眼科学. 第一版. 北京：中国中医药出版社，2001
2. 田道法主编. 中西医结合耳鼻咽喉科学. 第一版. 北京：中国中医药出版社，2001
3. 李元聪主编. 中西医结合口腔科学. 第一版. 北京：中国中医药出版社，2001
4. 肖家翔主编. 中西医结合五官科学. 第一版. 北京：中国古籍出版社，2002